U0287923

胰腺疾病
超声诊断与病例解析

主　编　陈志奎　林礼务　薛恩生
副主编　张秀娟　钱清富　唐秀斌

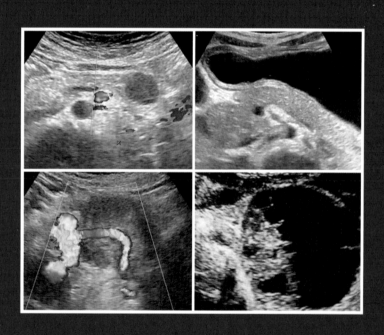

人民卫生出版社
·北 京·

图书在版编目（CIP）数据

胰腺疾病超声诊断与病例解析/陈志奎，林礼务，薛恩生主编. —北京：人民卫生出版社，2022.8
ISBN 978-7-117-33079-4

Ⅰ.①胰… Ⅱ.①陈…②林…③薛… Ⅲ.①胰腺疾病-超声波诊断 Ⅳ.①R576.04

中国版本图书馆 CIP 数据核字（2022）第 080473 号

人卫智网	www.ipmph.com	医学教育、学术、考试、健康，购书智慧智能综合服务平台
人卫官网	www.pmph.com	人卫官方资讯发布平台

胰腺疾病超声诊断与病例解析

Yixian Jibing Chaosheng Zhenduan yu Bingli Jiexi

主　　编：陈志奎　林礼务　薛恩生
出版发行：人民卫生出版社（中继线 010-59780011）
地　　址：北京市朝阳区潘家园南里 19 号
邮　　编：100021
E - mail：pmph @ pmph.com
购书热线：010-59787592　010-59787584　010-65264830
印　　刷：廊坊一二〇六印刷厂
经　　销：新华书店
开　　本：889×1194　1/16　印张：20
字　　数：591 千字
版　　次：2022 年 8 月第 1 版
印　　次：2022 年 8 月第 1 次印刷
标准书号：ISBN 978-7-117-33079-4
定　　价：198.00 元

打击盗版举报电话：010 - 59787491　E - mail：WQ @ pmph.com
质量问题联系电话：010 - 59787234　E - mail：zhiliang @ pmph.com
数字融合服务电话：4001118166　E - mail：zengzhi @ pmph.com

编 者（以姓氏汉语拼音为序）

陈　蕾　福建医科大学附属协和医院
陈志奎　福建医科大学附属协和医院
高上达　福建医科大学附属协和医院
郭晶晶　福建医科大学附属协和医院
黄丹凤　福建省肿瘤医院
黄丽燕　福建医科大学附属第一医院
黄韵琳　浙江大学医学院附属第二医院
李小燕　福建医科大学附属协和医院
梁荣喜　福建医科大学附属协和医院
林礼务　福建医科大学附属协和医院
刘向一　福建省肿瘤医院
罗晓雯　福建医科大学附属协和医院
钱清富　福建医科大学附属协和医院
孙　彦　北京大学第三医院
唐　懿　福建医科大学附属协和医院
唐秀斌　福建医科大学附属协和医院
魏洪芬　浙江大学医学院附属邵逸夫医院
徐剑文　福建医科大学基础医学院
薛恩生　福建医科大学附属协和医院
杨　龙　郑州大学人民医院
杨嘉嘉　福建医科大学附属协和医院
俞　悦　福建医科大学附属协和医院
张　宇　福建医科大学附属协和医院
张美恋　福建省妇幼保健医院
张秀娟　福建医科大学附属协和医院
卓敏玲　福建医科大学附属协和医院

秘书　俞　悦　卓敏玲　唐　懿

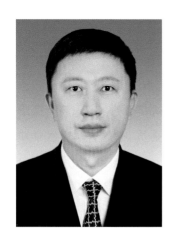

陈志奎

福建医科大学附属协和医院超声科副主任、主任医师、副教授、博士生导师、美国哈佛大学麻省总医院影像科博士后、美国托马斯-杰斐逊大学附属医院超声教育中心访问学者。兼任中国医师协会超声分子影像与人工智能专业委员会委员、超声医师分会介入专业委员会委员、超声医师分会青年委员、中华医学会超声医学分会青年委员、福建省医师协会超声医学科分会常务委员、福建省医学会超声医学分会常务委员、《中华超声影像学杂志》通讯编委等。

长期从事腹部、浅表器官与周围血管疾病超声诊疗临床、教学与科研工作,主要研究方向为肿瘤、消化系统疾病超声诊疗及超声新技术基础研究与临床应用。近年来主持科研课题 12 项,在国内外期刊发表论文百余篇,主编、参编医学专著 5 部,获得授权国家发明专利 10 项,以第一完成人获得福建省医学科技奖二等奖、福建省优秀博士学位论文奖、海峡两岸创新成果奖等。

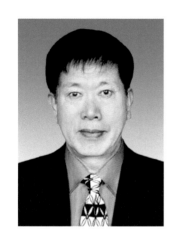

林礼务

福建医科大学附属协和医院超声科主任医师、二级教授、博士生导师、国家级有突出贡献专家、国务院政府特殊津贴专家、福建省突出贡献专家、福建省优秀专家、《中华医学超声杂志》编委会顾问、福建省医院协会超声医学管理分会主任委员、福建省超声医学研究所首任所长,历任中华医学会超声医学分会常务委员与《中华超声影像学杂志》常务编委等。

发表论著 120 余篇,主编医学专著 15 部,其中 *Practical Clinical Ultrasonic Diagnosis* 由 World Scientific Publishing 出版发行。先后获省部级科学技术进步奖 21 项(其中一等奖 1 项、二等奖 4 项),获国家发明专利 12 项,2002 年荣获"福建省五一劳动奖章",2010 年被福建省委省政府授予"福建省杰出科技人才"荣誉称号,2015 年荣获"中国杰出超声医师"称号,2017 年被中国医师协会授予"中国超声医师终生成就奖"。

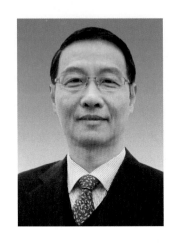

薛恩生

福建医科大学附属协和医院超声科主任、主任医师、教授，兼任中国医疗保健国际交流促进会超声医学分会副主任委员、中国医药教育协会超声医学分会副主任委员、中国医师协会超声医学分会常务委员、中国超声医学工程学会浅表器官与外周血管专业委员会副主任委员、福建省超声医学质控中心主任、福建医师协会超声医学分会主任委员、福建医学会超声医学分会副主任委员，《中华超声影像学杂志》《中华医学超声杂志》《中国超声医学杂志》《福建医科大学学报》等杂志编委。

获得国务院政府特殊津贴，"中国杰出超声医师"称号获得者，长期从事临床超声医学诊疗、科研及教学工作，擅长腹部、浅表器官及血管疾病的超声诊断与介入治疗，主持和参与多项省部级研究课题，获省级、省医药卫生科技进步奖 17 项（其中一等奖 1 项、二等奖 2 项），在国内外期刊发表论文百余篇，主编 6 部、参编 15 部超声医学专著。

前　言

　　超声检查由于实时无创、操作简便,已经广泛应用于临床各种疾病的诊断。近年来,随着超声仪器性能不断提高,超声新技术不断发展,超声造影、超声弹性成像、三维超声、人工智能等逐步应用于临床,在疾病诊断与鉴别诊断等方面显示出优越性,介入性超声的发展应用更为临床疾病的诊疗提供了一种微创而有效的手段。

　　然而,由于胰腺位于腹膜后,位置深,超声检查容易受到胃肠道气体干扰及患者体型的影响,检查难度较大。此外,由于胰腺周围血管神经丰富,国内部分基层医院尚未开展胰腺手术,使得超声医师获取病理诊断资料困难;加上目前国内外有关胰腺的超声专著较为稀缺,使得部分超声医师对胰腺疾病超声诊断认识不足,操作欠规范,容易导致漏诊、误诊,超声诊断准确率低。近年来,随着临床医学与病理学各学科的发展,胰腺疾病显得更为纷繁复杂,逐渐成为超声医学研究的热点之一。

　　本书由来自全国部分医院从事超声医学、医学影像学、病理学、解剖学一线工作的专家共同撰写,重点围绕各种胰腺疾病,从病因病理、临床特点、超声检查方法、超声诊断及鉴别诊断等方面进行系统阐述,内容丰富。全书选用各类精美图片924幅,包括超声、CT、MRI、X线、内镜及示意图,图文并茂。全书还精选了120个病例,不仅涵盖各种胰腺常见病、疑难病,还包括许多少见病、罕见病及误诊病例。通过展示详尽的病史、超声检查、其他影像检查、实验室检查、术中所见、病理诊断及随访结果,并针对每个病例特点进行详细剖析,让读者犹如置身于"床旁教学"的情境中,达到理论联系实践的学习效果。相信本书的出版,对于超声医师全面了解胰腺疾病,提高胰腺超声检查规范和诊断水平将有一定的裨益。

　　由于胰腺疾病错综复杂,部分疾病比较罕见,加上编者学识水平有限,书中难免有叙述不当之处,望读者批评补正。

陈志奎　林礼务　薛恩生

2021 年 3 月 1 日

目　录

第一章

胰腺解剖组织与生理学基础

第一节 胰腺发育

人胚第4周末,前肠尾端的内胚层细胞增生、外突,先后形成背胰芽和体积略小的腹胰芽,此即胰的始基。背、腹胰芽细胞增生,进而分化成背胰、腹胰,它们各有一条贯穿腺体全长的背胰管、腹胰管。

第5周,腹胰管连通胆总管。

第6周,由于受胃、十二指肠旋转和肠壁不均等生长的影响,致使腹胰转向右侧、背胰转向左侧,随后腹胰转至背胰下方并与之融合,形成单一的胰腺。腹胰形成胰头下份和钩突,背胰形成胰头上份、胰颈、胰体和胰尾。同时,腹胰管与背胰管远侧段沟通形成主胰导管,穿十二指肠降部与胆总管汇合,开口于十二指肠大乳头。背胰管的近侧段消失,少数不消失者形成副胰管,开口于十二指肠小乳头。

在发育过程中,胰芽的上皮细胞增生形成细胞索,细胞索反复分支,形成各级导管及其末端的腺泡。第3个月时,一些上皮细胞脱离细胞索,形成腺泡间的细胞团,进而分化为胰岛,于第5个月开始行使内分泌功能(图1-1-1)。

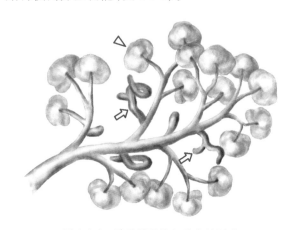

图 1-1-1 胰腺的腺泡与胰岛的形成
三角号标识腺泡;箭号标识不同发育阶段的胰岛

第二节 胰腺解剖学

一、胰的形态和分部

胰为横置的狭长腺体,呈灰红色,质地柔软,长17~20cm,宽3~5cm,厚1.5~2.5cm,重82~117g。

胰从右向左依次分为头、颈、体、尾4部分,其间无明显的界限。

1. 胰头 是胰右端膨大部分,其下部向左突出,称钩突。胰头前面凸隆,后面平坦,近似三角形。

2. 胰颈 是胰头与胰体之间较狭窄、扁薄的部分,长2~2.5cm。胰颈后面有一凹沟,容纳肠系膜上静脉,该静脉向上与脾静脉汇合成肝门静脉。

3. 胰体 占胰的大部分,略呈三棱柱形。前面稍凸隆,后面平坦。

4. 胰尾 是胰左端狭细的部分,末端达脾门。

二、胰的位置与毗邻

(一)胰的位置

1. 胰的基本位置 胰位于腹上区和左季肋区,紧贴腹后壁,横置于第1~2腰椎体前方,位置深而不可触及。胰右端位置较低,被十二指肠从上方、右侧、下方呈"C"形环绕;左端稍高,抵达脾门。胰的位置可随呼吸运动和体位的变化而发生一定程度的移动。老年人胰头的位置较青年人稍低。

2. 胰的表面解剖

(1)胰的上缘:约平脐上10cm。

(2)胰的下缘:约平脐上5cm。

（3）胰头：位于幽门平面右下方。

（4）胰颈：位于幽门平面，第1~2腰椎中线右前方。

（5）胰体和胰尾：位于幽门平面左上方。

（二）胰的毗邻

胰居左、右两器官间（右为十二指肠，左为脾），上、下两条血管间（上为腹腔干，下为肠系膜上动脉），前为平行结构（横结肠系膜），后为"十字"管道（左右两肾之间的腹主动脉及其分支肾动脉、下腔静脉及其属支肾静脉），肝门静脉及其属支亦行于其后（图1-2-1）。正常情况下，胰与上述血管之间有丰富的疏松结缔组织，易分离。

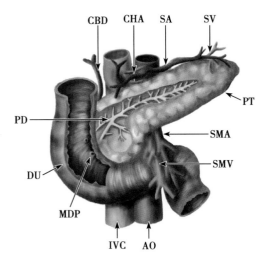

图 1-2-1　胰腺解剖示意图
AO：腹主动脉；CBD：胆总管；CHA：肝总动脉；DU：十二指肠；IVC：下腔静脉；MDP：十二指肠大乳头；PD：胰管；PT：胰尾部；SA：脾动脉；SMA：肠系膜上动脉；SMV：肠系膜上静脉；SV：脾静脉

1. 胰头　位于第2腰椎的右侧。

（1）上、右、下三方分别与十二指肠上部、降部及水平部紧贴。

（2）前面有横结肠系膜根越过，并与空肠相毗邻。胰头钩突前面尚有肠系膜上动、静脉通过。

（3）后面有胆总管、下腔静脉。

1）在胰头右后方与十二指肠降部之间有胆总管经过，胆总管常部分或全部被胰实质包埋。当胰头肿大压迫胆总管时，可影响胆汁排出，发生阻塞性黄疸。

2）胰头后面邻下腔静脉，胰头肿大可致下腔静脉淤血。

2. 胰颈　前上方为胃幽门，后面邻脾静脉、肠系膜上静脉以及由二者汇合而成的肝门静脉。若胰肿大压迫肝门静脉影响其血液回流，则出现腹

水、脾肿大等症状。

3. 胰体　前面有腹膜覆盖，隔网膜囊与胃后壁相邻，故胃癌或胃后壁溃疡穿孔常与胰粘连。后面为腹主动脉、左肾上腺、左肾及脾静脉。上方与腹腔干和腹腔丛相邻，脾动脉沿此缘向左行。下方为十二指肠空肠曲和空肠。

4. 胰尾　胰尾末端达脾门。

三、胰管与副胰管

胰管位于胰实质内，直径约2mm，起于左侧的胰尾，横贯胰的全长。到达胰头右侧时，胰管斜穿十二指肠降部后内侧壁，与胆总管汇合成肝胰壶腹，开口于十二指肠大乳头。副胰管细短，常与胰管连通。引流胰头前上部的胰液，开口于十二指肠小乳头。

四、血管

（一）动脉

胰的血液供应大部分来自腹腔干的分支，还有一部分来自肠系膜上动脉。包括胰十二指肠上前、后动脉（源于胃十二指肠动脉）、胰十二指肠下动脉（源于肠系膜上动脉）和胰支（源于脾动脉）等。（图1-2-2）

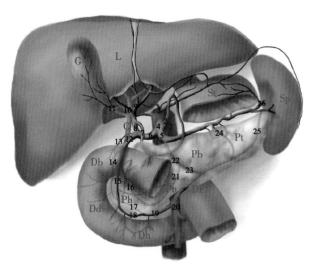

图 1-2-2　胰腺的血液供应
1：腹主动脉；2：胃左动脉；3：膈下动脉；4：腹腔干；5：脾动脉；6：肝总动脉；7：胃右动脉；8：肝固有动脉；9：肝左动脉；10：肝右动脉；11：胆囊动脉；12：胃十二指肠动脉；13：十二指肠上动脉；14：胰十二指肠上后动脉；15：胰十二指肠上前动脉；16：胃网膜右动脉；17：胰十二指肠下动脉后支；18：胰十二指肠下动脉前支；19：胰十二指肠下动脉；20：肠系膜上动脉；21：吻合支；22：胰背动脉；23：胰下动脉；24：胰大动脉；25：胰尾动脉；26：胃网膜左动脉
C：胆总管；DF：十二指肠空肠曲；Db：十二指肠球部；Dd：十二指肠降部；Dh：十二指肠水平部；G：胆囊；L：肝；St：胃；Sp：脾；Pt：胰尾部；Pb：胰体部；Pn：胰颈部；Ph：胰头部

1. **胰头的动脉**　血液供应丰富。胰十二指肠上前、后动脉与胰十二指肠下动脉分出的前、后支，分别行于胰头与十二指肠降部之间的前、后面，相互吻合形成动脉弓，由动脉弓发出分支供应胰头和十二指肠。

2. **胰颈、胰体和胰尾的动脉**　脾动脉沿胰上缘走行，沿途发出多条细小的胰支到胰颈、胰体和胰尾。胰背动脉发自脾动脉根部，行于胰颈或胰体背面，分左、右2支，左支沿胰下缘背面左行，称胰下动脉。脾动脉胰支，一般为4~6支(其中最大的一支为胰大动脉)，营养胰体。分布至胰尾部的动脉称胰尾动脉。

（二）静脉

胰的静脉多与同名动脉伴行，汇入肝门静脉系统。胰头及胰颈的静脉汇入胰十二指肠上、下静脉及肠系膜上静脉，胰体及胰尾的静脉以多条小支在胰后上部汇入脾静脉。

五、淋巴

胰的淋巴起自腺泡周围的毛细淋巴管，在小叶间形成较大的淋巴管，沿血管抵达胰表面，注入胰上、下淋巴结和脾淋巴结等。以上各淋巴结的输出管最后主要注入腹腔淋巴结，小部分注入肠系膜上淋巴结。

六、神经

胰由腹腔丛和肠系膜上丛分支支配。这些交感神经和副交感神经纤维伴胰的动脉达胰，形成胰前、后丛。

第三节　胰腺组织学

胰表面覆有薄层结缔组织膜，结缔组织伸入腺实质，将其分隔成许多小叶。因小叶间结缔组织不发达，故小叶间分界不明显。胰的组织结构分为外分泌部和内分泌部两部分(图1-3-1)。外分泌部的腺泡细胞分泌多种消化酶，构成胰液的主要成分，经胰管和副胰管排入十二指肠；内分泌部的胰岛细胞分泌胰岛素和胰高血糖素等激素，进入血液和淋巴液，主要调节糖代谢。

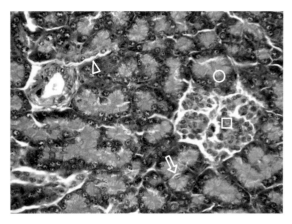

图1-3-2　胰腺闰管和泡心细胞光镜图(HE染色×400倍)
方形示胰岛；三角号示闰管；圆形示腺泡；箭头示泡心细胞

（一）腺泡

由典型浆液性腺细胞构成。腺细胞呈锥体形，顶部胞质含酶原颗粒。底部贴于基膜，基膜与腺细胞之间无肌上皮细胞。在腺泡的腔面，有小而色浅的单层扁平上皮，称泡心细胞，是导管上皮的起始部。

（二）导管

分闰管、小叶内导管、小叶间导管和主导管，各级导管皆为单层上皮。随着管径的逐渐增粗，上皮亦由单层扁平、单层立方、单层柱状直至变为单层高柱状。闰管起始部为延伸入腺泡腔内的泡心细胞。闰管(扁平上皮)细长，逐渐汇合为小叶内导

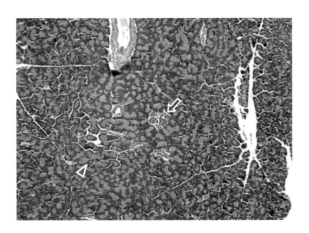

图1-3-1　胰腺组织结构光镜图(HE染色×100倍)
箭号示内分泌部(胰岛)；三角号示外分泌部(腺泡)

一、外分泌部

占胰的绝大部分，为纯浆液性复管泡状腺，由腺泡和导管两部分组成(图1-3-2)。

管(立方上皮)、小叶间导管(矮柱状上皮)直至主导管(柱状上皮)。

二、内分泌部

散在于外分泌部腺泡之间,为形状不定、大小不等的内分泌细胞团,又称胰岛。HE 染色较浅,在显微镜下容易辨认。成年人胰岛数约有 100 万个,占胰体积的 1.5%,以胰尾处居多。胰岛的毛细血管丰富,胰岛细胞的分泌物借此直接进入血液循环。依特殊染色、电镜下各类细胞分泌颗粒的形态特征鉴别,人胰岛主要有 A、B、D、PP、D1 五种类型细胞。

(一) A 细胞

约占胰岛细胞总数的 20%,细胞体积较大,多分布于胰岛周边部,分泌胰高血糖素,促进糖原分解,升高血糖。

(二) B 细胞

约占胰岛细胞总数的 70%,多分布于胰岛的中央部,分泌胰岛素,促进糖原合成,使血糖降低。通常胰岛素分泌低下时可导致糖尿病。

(三) D 细胞

占胰岛细胞总数的 5%,分散于胰岛周边部,并与 A、B 细胞紧贴,分泌生长抑素作用于 A、B 细胞,从而抑制胰岛素和胰高血糖素的分泌。

(四) PP 细胞

数量很少,主要位于胰钩突的胰岛周边部,分泌胰多肽,抑制胃肠运动、胰液分泌及胆囊收缩。

(五) D1 细胞

数量较少,占胰岛细胞总数的 2%~5%,主要分布于胰岛周边部,少数在胰外分泌部和血管周围,分泌血管活性肠肽,促进胰腺腺泡细胞分泌、抑制胃酶分泌、刺激胰岛素和胰高血糖素的分泌。

第四节 胰腺生理学

一、胰液的生理功能

胰液是最重要的消化液,含有水解糖、脂肪和蛋白质三大营养物质的消化酶。胰液由胰的腺泡细胞和小导管上皮细胞分泌,经导管排入十二指肠,参与化学性消化。

(一) 胰液的成分

胰液是无色、无臭的碱性液体,pH 值为 7.8~8.4,成人分泌量为 1~2L/d,渗透压与血浆相等。胰液中含无机物和有机物。在无机成分中,HCO_3^- 的含量很高,还有水以及 Na^+、K^+、Ca^{2+}、Cl^- 等离子。有机成分为蛋白质,即多种消化酶。

(二) 胰液的作用

1. 碳酸氢盐 主要由胰的小导管细胞所分泌,能中和进入十二指肠的胃酸,保护肠黏膜免受胃酸的侵蚀;同时保持了小肠内的弱碱性,为消化酶发挥作用提供最适宜的 pH 环境。

2. 消化酶 由腺泡细胞分泌,包括分解碳水化合物的淀粉酶、分解脂肪的脂肪酶、分解蛋白质的蛋白酶(在胰液中为胰蛋白酶原和糜蛋白酶原,这些无活性的酶原在小肠被激活)等。

(1) 胰淀粉酶:将淀粉分解为糊精、麦芽糖。

(2) 胰脂肪酶:将甘油三酯分解为脂肪酸、一酰甘油和甘油。

(3) 胰蛋白酶原和糜蛋白酶原:二者均以无活性的酶原形式存在于胰液中,随胰液进入小肠后,肠液中的特异性酶——肠激酶可激活胰蛋白酶原,使其变为具有活性的胰蛋白酶。此外,已活化的胰蛋白酶、胃酸及组织液亦能激活胰蛋白酶原。糜蛋白酶原在胰蛋白酶作用下转化成有活性的糜蛋白酶。胰蛋白酶和糜蛋白酶的作用极为相似,都能分解蛋白质。当二者共同作用于蛋白质时,可使蛋白质分解为小分子多肽和氨基酸。

正常情况下,胰分泌的蛋白水解酶为无活性酶原,故而不消化胰腺自身。此外,胰尚分泌少量的胰蛋白酶抑制物,可与胰蛋白酶和糜蛋白酶结合而使其失活,因而能阻止少量活化蛋白酶对胰的自身消化。

二、胰岛激素的生理功能

胰岛中主要的内分泌细胞为 A 细胞和 B 细胞。A 细胞分泌胰高血糖素,B 细胞分泌胰岛素。另有少量的 D 细胞分泌生长抑素,PP 细胞分泌胰多肽。

(一) 胰岛素

1965 年,我国科学家用化学方法合成了具有生物活性的结晶牛胰岛素,开创了人工合成蛋白质的先例。胰岛素是一种可溶性蛋白质激素,参与调节体内糖、蛋白质和脂肪代谢,是维持血糖正常水平的重要激素。

1. 对糖代谢的作用　当血糖浓度升高时，胰岛素是体内唯一降低血糖的激素。胰岛素的降糖作用主要通过增加血糖去路和减少血糖来源两方面实现。

2. 对脂肪代谢的作用　促进脂肪的合成，抑制脂肪的分解。胰岛素促进肝细胞和脂肪细胞合成脂肪酸，然后转运到脂肪细胞贮存。胰岛素抑制脂肪酶的活性，减少脂肪的分解。

3. 对蛋白质代谢的作用　促进蛋白质的合成，抑制蛋白质的分解。胰岛素增加氨基酸转运入细胞内的含量，加快细胞核的复制和转录过程，并直接作用于核糖体，促进蛋白质的合成。另外，胰岛素还抑制蛋白质的分解，阻止氨基酸转化成糖。

（二）胰高血糖素

在诸多方面，胰高血糖素的生物学作用与胰岛素相拮抗。胰高血糖素是一种促进分解代谢的激素，动员体内能源物质分解，其作用的主要靶器官是肝。

1. 对糖代谢的作用　促进糖原分解和糖异生，使血糖升高。

2. 对脂肪代谢的作用　激活脂肪酶，促进脂肪分解，使酮体增多。

3. 对蛋白质代谢的作用　促进蛋白质分解，并使氨基酸加快进入肝细胞以转化成葡萄糖。

4. 对胰岛激素分泌的作用　通过旁分泌促进胰岛 B 细胞分泌胰岛素、D 细胞分泌生长抑素。

（徐剑文　俞悦　陈蕾）

参考文献

1. 崔慧先,李瑞锡. 局部解剖学. 9 版. 北京:人民卫生出版社,2018.
2. 李继承,曾园山. 组织学与胚胎学. 9 版. 北京:人民卫生出版社,2018.
3. 王庭槐. 生理学. 9 版. 北京:人民卫生出版社,2018.
4. 张朝佑. 人体解剖学. 3 版. 北京:人民卫生出版社,2009.

第二章

胰腺超声检查技术

超声检查具有实时无创、可重复多次检查等优点。由于胰腺位于腹膜后，超声检查容易受到胃肠道气体影响。近年来，随着超声仪器分辨率及功能不断提高，以及胃十二指肠声窗的应用，胰腺超声检查质量得到明显改善，成为胰腺疾病首选的影像检查方法。

一、适应证

1. 胰腺先天性疾病 异位胰腺、环状胰腺、胰腺不发育或发育低下、胰腺分裂、胰腺囊性纤维化、多囊胰腺。

2. 胰腺炎症 急性胰腺炎、慢性胰腺炎、慢性肿块型胰腺炎、自身免疫性胰腺炎、胰腺结核、胰腺脓肿。

3. 胰腺囊肿 先天性囊肿、潴留性囊肿、胰腺假性囊肿、寄生虫性囊肿、淋巴上皮性囊肿。

4. 胰腺肿瘤 胰腺癌、胰腺囊性肿瘤、胰腺神经内分泌肿瘤、胰腺转移性肿瘤等。

5. 胰腺损伤。

6. 超声介入性诊断与治疗 超声引导穿刺细胞学和活体组织学检查、胰腺囊肿和脓肿抽液诊断和引流治疗等。

二、检查方法

（一）仪器条件

宜选用高分辨率的超声诊断仪器，检查成人常用探头的频率为 3.5MHz，肥胖者可选用 2.5MHz，体瘦或少年儿童可选用 5MHz 探头检查。

（二）检查前准备与体位

1. 检查前准备 胰腺超声检查宜安排在上午空腹进行，禁食至少 8 小时。患者检查前一天饮食宜清淡，少吃产气食物，检查当天排空大便以减少肠道气体干扰。对于胃肠明显胀气者，检查前一天可口服西甲基硅油，便秘者可使用缓泻剂或开塞露

通便。检查前饮用温开水或有回声型胃肠超声显像剂建立胃十二指肠声窗，有助于清晰显示胰腺。急腹症患者随时检查，但怀疑急性胰腺炎或临床禁食禁水的患者禁用胃肠超声显像剂。

2. 检查体位

（1）仰卧位：最常用体位，充分暴露上腹部，检查时如发现胃肠道气体干扰致胰腺显示不清，可嘱患者深吸气，使肝脏下移作为透声窗显示胰腺。

（2）坐位或半卧位：胃肠道气体较多者，可采用坐位或半卧位，胃内气体上浮至胃底部，同时使肝脏下移，可改善胰腺超声检查质量。

（3）左侧卧位：配合胃窗检查，可较清晰显示胰腺体尾部。

（4）右侧卧位：便于观察胰头颈部及与十二指肠关系，也可透过脾脏观察胰尾部。

（5）俯卧位：经左肾作为声窗观察胰尾区。

（三）扫查方法

1. 横切扫查 探头置于中上腹部（相当于第 1~2 腰椎平面），观察胰腺长轴。扫查时探头自上而下或自下而上往返检查，并且左右移动探头，以显示胰腺长轴全貌。由于胰头指向右肾门，胰尾指向脾门，呈头低尾高，自右向左逐渐向上向后倾斜，因此扫查时探头需与水平面呈 15°~30° 角倾斜（图 2-0-1、图 2-0-2）。正常胰腺横切扫查可显示三种形态，即蝌蚪型、哑铃型和腊肠型（图 2-0-3~图 2-0-5）。胰腺周围血管是胰腺各部分分界的标志，应注意扫查，如胰头后方的下腔静脉、胰体尾部后方的脾静脉、胰颈部后方的脾静脉与肠系膜上静脉交汇处以及肠系膜上静脉和肠系膜上动脉等（图 2-0-6）。

2. 纵切扫查 胰腺纵切扫查是横切扫查的重要补充，通过连续滑行纵切扫查，可较全面观察胰腺头颈体部以及部分尾部，还能根据其周围的解剖结构，协助胰腺病灶定位。主要有如下几个切面扫查：

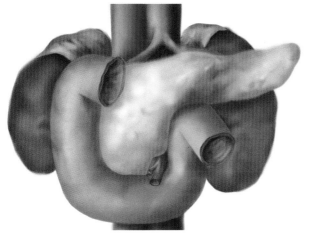

图 2-0-1　正常胰腺解剖示意图

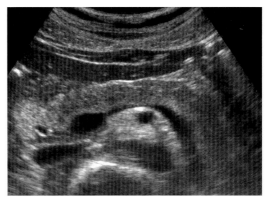

图 2-0-2　正常胰腺超声图

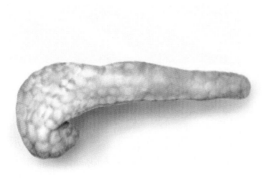

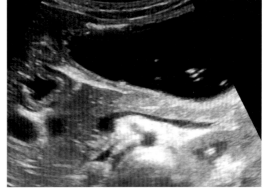

图 2-0-3　蝌蚪型胰腺

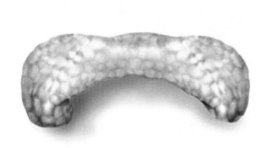

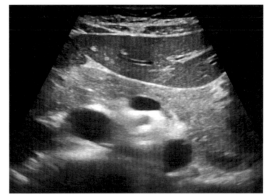

图 2-0-4　哑铃型胰腺

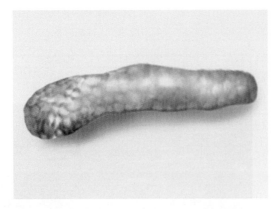

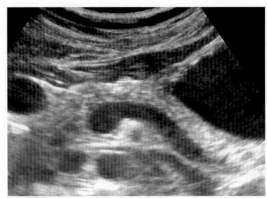

图 2-0-5　腊肠型胰腺

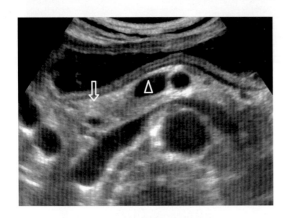

图 2-0-6　胰腺横切面

显示肠系膜上动脉与肠系膜上静脉(三角号)及胰头部(箭号)

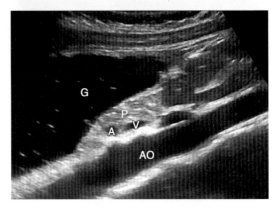

图 2-0-8　经腹主动脉纵切面

经胃窗(G)显示腹主动脉(AO)前方的胰体部(P),A:脾动脉;V:脾静脉

（1）经下腔静脉右正中旁纵切扫查,首先寻找到下腔静脉纵切断面,于下腔静脉腹侧可显示胰头纵切面(图2-0-7)。

（3）经肠系膜上静脉纵切扫查,显示门静脉后延续的肠系膜上静脉长轴断面,此时可显示腹侧胰颈部以及背侧的胰头钩突部(图2-0-9)。

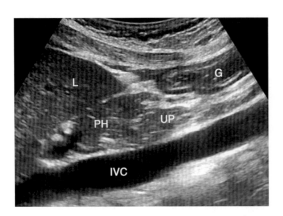

图 2-0-7　经下腔静脉纵切面

G:胃窦部;IVC:下腔静脉;L:左肝;PH:胰头;UP:钩突部

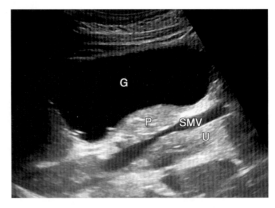

图 2-0-9　经肠系膜上静脉纵切面

经胃窗(G)显示肠系膜上静脉(SMV)腹侧胰腺头颈部(P)及背侧胰腺钩突部(U)

（2）经腹主动脉左正中旁纵切扫查,首先显示腹主动脉纵断面,并显示其分支腹腔动脉和肠系膜上动脉,此时可显示腹主动脉腹侧胰颈体部的短轴断面(图2-0-8)。

（4）经胰体尾部的纵切扫查,显示胰体尾部短轴断面。

3. 左冠状切面扫查　取仰卧位,根据胰尾伸向脾门的解剖特点,探头置于左腋前线或腋中线,以脾脏为透声窗,以脾动、静脉作为标志,于脾门处显示胰尾部(图2-0-10)。

4. **左背侧斜纵切面扫查**　取俯卧位,通过背部以左肾为透声窗可显示左肾前方的胰尾部(图2-0-11)。

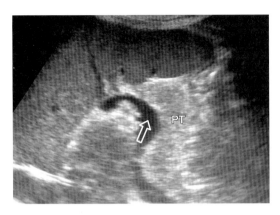

图2-0-10　左侧腹冠状面
显示脾脏及其后脾静脉(箭号)及胰尾(PT)

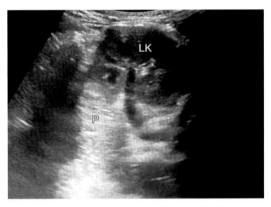

图2-0-11　俯卧位经左肾显示胰尾部
LK:左肾;P:胰尾部

三、胰腺超声检查注意事项

胰腺位于上腹部腹膜后,位置较深,超声检查容易受到胃肠气体干扰,尤其是年老肥胖者,胰腺的显示常欠清晰,或不能显示完整的胰腺。为提高胰腺超声检查质量,应注意如下技术要点:

1. 熟悉胰腺解剖,注意其周围脏器如肝、脾、胆道、胃、十二指肠和周围血管的分布与走行。当扫查胰腺长轴时,应用门静脉、脾静脉与肠系膜上动、静脉等血管为解剖标志,观察胰腺全貌。胰腺短轴扫查时,注意应用下腔静脉、肠系膜上静脉、腹主动脉及其分支腹腔动脉、肠系膜上动脉等解剖标记,观察胰头部、胰颈部及胰颈体部等胰腺情况。

2. 当患者胃肠胀气或肥胖者,检查时可适当加压探头,使探头与胰腺的距离缩短,可增加胰腺

显示率,改善图像清晰度(图2-0-12)。

3. **饮水或口服胃肠超声显像剂建立胃十二指肠声窗**　当患者胃肠气体多,胰腺显示欠清晰时,除了改变体位外,可嘱患者饮水或口服有回声型胃肠超声显像剂500~800mL,然后通过胃十二指肠作为声窗,可减少气体干扰,较清晰显示胰腺(图2-0-13、图2-0-14)。

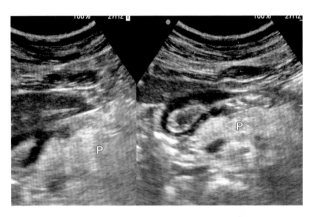

图2-0-12　探头加压前后比较
左图为加压前,胰腺模糊,右图为加压后,胰腺显示清晰P(胰尾部)

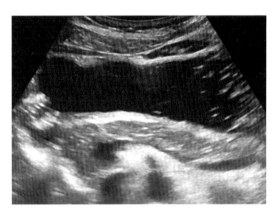

图2-0-13　经胃窗显示胰腺
饮水后,通过胃窗清晰显示胰体尾部

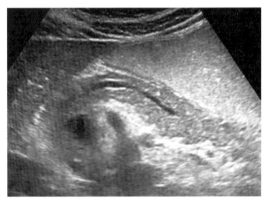

图2-0-14　经胃窗显示胰腺
口服胃肠超声显像剂后,清晰显示胰腺体尾与胰管

4. 注意结合其他影像检查　超声检查受患者条件及检查医生水平等多方面因素影响，存在一定局限性，对于超声显示不满意者，应建议行其他影像学检查，如 CT、MRI、ERCP 等。

四、检查内容

1. 观察胰腺的大小、形态、轮廓、边界。
2. 观察胰腺实质回声情况。
3. 观察胰管的形态和内径。
4. 观察胰腺周围的血管以及相邻器官与胰腺的关系。
5. 观察胰腺内病灶的位置、大小、形态、分布、回声、血流及与周围组织器官的关系。

五、胰腺测量与正常值

（一）胰腺的测量

由于胰腺位于腹膜后，胰体部位于脊柱前方，向前凸起，使胰腺的各部分所处的深度不处于一个平面上，超声难以准确测量其长轴的长径，因此胰腺测量以厚径测量为准。Weill 采取在胰腺的前后缘，根据胰腺走行的弯曲度作切线，并在胰腺的头、体、尾的测量处作垂直线进行测量，即切线测量法，为目前公认的胰腺测量方法（图 2-0-15）。

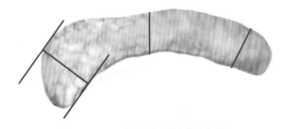

图 2-0-15　切线法测量胰腺径线

（二）胰腺测量正常值

目前国内外不少文献报道了胰腺测量的正常值，但尚无统一标准。Goodberg 认为，正常胰腺测值为胰头小于 2.5cm，胰体、胰尾小于 2.0cm，但由于胰腺形态不同，其测值有所差异，如蝌蚪形胰头最大值为 3.5cm。随着年龄增长，胰腺的前后径（厚径）的测值也不相同，如 0~6 岁，胰头 1.9cm，胰体 1.0cm，胰尾 1.6cm；7~12 岁，胰头为 2.2cm，胰体为 1.0cm，胰尾为 1.8cm。1982 年我国曹海根等报道了胰腺正常值（表 2-0-1），结合国内外的胰腺测值，简化胰腺正常值供参考（表 2-0-2）。

表 2-0-1　胰腺径线参考值

单位：cm

部位	正常	可疑	增大
胰头	<2.0	2.1~2.5	>2.5
胰体尾	<1.5	1.6~2.0	>2.1

表 2-0-2　胰腺径线参考值

单位：cm

部位	前后径	上下径
胰头	2.34±0.31	3.63±0.56
胰体	1.24±0.26	3.04±0.61
胰尾	1.69±0.26	3.18±0.43

（林礼务　黄韵琳　陈蕾）

参考文献

1. 郭万学. 超声医学. 6 版. 北京：人民军医出版社，2011.
2. 曹海根，王金锐. 实用腹部疾病超声诊断学. 2 版. 北京：人民卫生出版社，2006.

第三章

胰腺疾病的影像学检查

胰腺解剖位置的特殊性、分泌功能及病理学类型的复杂性,决定着胰腺疾病诊疗方式的多样性。随着医学影像学技术的发展,各种新技术、新方法不断应用于临床,在胰腺疾病诊疗中发挥着重要作用。

一、超声检查

(一) 经腹部超声检查

经腹部超声检查胰腺操作比较简便,无电离辐射,可多次重复检查,可多角度实时动态观察,是胰腺疾病的初步筛查方法。经腹部超声检查对显示胰管、结石、囊性病灶较敏感,可显示胰腺占位性病变的部位、大小、形态、边界及内部结构。随着介入性超声的发展与应用,超声引导下对胰腺病变进行穿刺活检及局部治疗在临床中发挥着越来越重要的作用。

胰腺位于腹膜后,位置深,超声检查容易受肥胖、胃肠气体、操作者技术水平、临床经验及仪器分辨率等因素影响。超声检查对显示胰腺颈部、体部相对容易,但胰头钩突部特别容易受到十二指肠气体干扰;胰尾部位于左季肋区,探头无法加压扫查,容易受到空肠、结肠气体干扰。常规超声容易显示胰腺囊性或囊实性病灶,但对胰腺实性小病灶不敏感,尤其是胰头钩突部的近等回声病灶容易漏诊。

近年来,随着超声医学的不断发展,超声造影、弹性成像、三维超声等新技术广泛应用于临床,在胰腺占位的超声诊断与鉴别诊断中显示出重要价值。此外,通过口服胃肠超声显像剂建立胃十二指肠声窗明显减少了胃肠道气体干扰,提高了胰腺疾病的超声检查质量(图 3-0-1)。

(二) 内镜超声

内镜超声(endoscopic ultrasonography,EUS)是指在内镜的顶端安装微型超声探头,将内镜和超声检查融为一体。EUS 通过高分辨率探头观察消化道表面黏膜结构、管壁层次以及消化道周围脏器,其不受胃肠道气体、肥胖、胰腺与周围组织粘连等因素干扰,能精确评估胰腺实质、胰管及胰腺前方被膜的改变,检出胰腺的微小病灶,是目前公认的发现胰腺病变最敏感的方法(图 3-0-2)。超声内镜引导下细针抽吸(FNA)活检可获取标本进行病理检查,有助于胰腺癌与肿块型胰腺炎的鉴别诊断。超声内镜引导下细针穿刺结合囊液分析有助于胰腺囊性肿瘤良恶性鉴别。超声内镜引导介入治疗胰腺假性囊肿,住院时间短、恢复快。

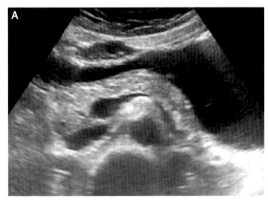
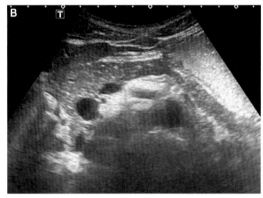

图 3-0-1 经胃窗观察胰腺

A. 饮水;B. 服用胃肠超声显像剂

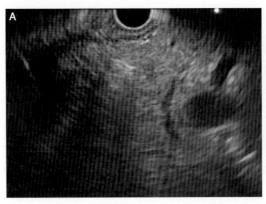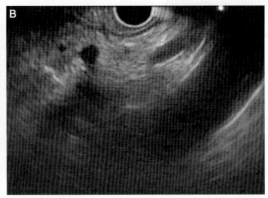

图 3-0-2　胰腺内镜超声检查
A. 胰头部纵切；B. 胰颈部纵切

二、计算机体层成像

计算机体层成像（computed tomography，CT）显像清晰直观，组织对比良好，不受胰腺位置深、胃肠道气体、肥胖等因素影响，可以明确病变部位、性质、范围，在胰腺疾病诊断中占有重要位置。CT检查可完整显示整条胰腺，对胰腺弥漫性病变具有重要价值。通过胰腺形态、轮廓、密度及胰周渗出等变化较准确诊断急性胰腺炎，并且可以鉴别是否合并胰腺组织坏死。多层螺旋CT（multi-slice computed tomography，MSCT）具有扫描时间短、空间分辨率高、覆盖范围广等特点，并能够进行薄层扫描及三维重建，在胰腺癌诊断中具有重要价值。增强MSCT可以发现直径小于2cm的胰腺癌，还可评估胰腺癌对周围组织及血管的浸润情况，明确有无腹腔淋巴结及实质脏器转移（图3-0-3）。此外，由于CT检查无需特殊准备，不直接接触患者皮肤，尤其适合胰腺术后短期内复查。

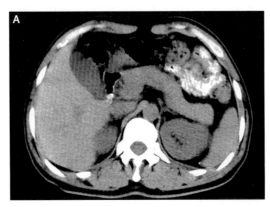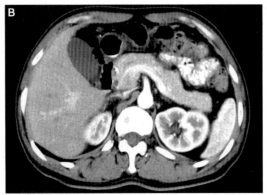

图 3-0-3　正常胰腺 CT 检查
A. 胰腺平扫；B. 增强扫描

随着CT设备及扫描技术的发展，CT灌注技术及双源、宝石能谱CT等也逐步应用于临床，通过多参数分析，不仅能提高胰腺恶性肿瘤的术前诊断率，还能更准确地进行术前分期和术后预后评估。作为一种功能成像技术，CT灌注成像可以在胰腺组织发生明显形态学改变前显示病变的血流灌注变化，可预测胰腺组织坏死，用于慢性胰腺炎与胰腺肿瘤的诊断与鉴别诊断，另外对检出<2cm的小胰腺癌也具有重要价值。CT能谱成像主要通过正常与病变组织对不同X线能量谱的差异性吸收，更加完整地显示解剖结构，提高病灶显示率，还可以分析测定物质成分。

CT检查也存在一些不足，如碘造影剂过敏者不能进行增强检查，X线辐射剂量大，尤其对孕妇及小儿等容易造成辐射损伤。此外，CT非实时检查，由于患者个体差异等原因，增强分期扫描可能会遗漏部分重要诊断信息，造成误诊或漏诊。

三、磁共振成像和磁共振胰胆管成像

磁共振成像（magnetic resonance imaging，MRI）

检查是一种多参数、多序列、多方位成像的影像技术,具有较高的软组织分辨率,无辐射损伤,并且能够进行水成像、血管成像和功能成像,可清晰显示胰腺解剖结构,发现胰腺形态改变,反映胰腺组织成分变化,在检出胰腺早期病变方面优于 CT 检查。

胰腺动态增强 MRI 通过静脉注射对比剂 Gd-DT-PA,对胰腺进行动态增强扫描,获得动脉期、门静脉期及延迟期图像,通过病变强化的特点明确病灶性质,还可显示病灶与血管的关系,对胰腺病变具有很高的诊断价值(图 3-0-4)。

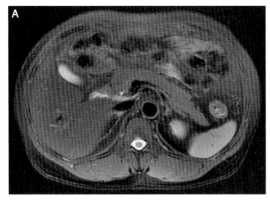
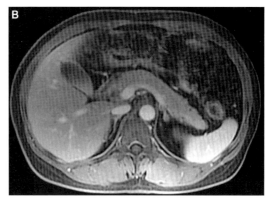

图 3-0-4　正常胰腺 MRI 检查
A.胰腺平扫 T_2WI 序列;B.增强扫描

磁共振胰胆管成像(magnetic resonance cholangiopancreatography,MRCP)采用重 T_2 加权技术,使胆汁和胰液呈高信号,周围组织器官呈低信号,从而获得类似内镜逆行胰胆管造影以及经皮肝穿刺胆道造影的效果,可以清晰显示胰胆管形态及病变(图 3-0-5)。MRCP 检查无需注射造影剂,具有无辐射、简单、快捷、准确率高的优点,可清晰显示胆胰管梗阻部位和扩张程度,可发现胰管内 2mm 以上的结石,对于胰腺癌与肿块型胰腺炎的鉴别诊断、胰腺导管内乳头状黏液性肿瘤的诊断,以及胰腺先天发育异常,如环形胰腺、胰腺分裂等疾病的诊断具有重要价值。

MRI 检查也存在一定的局限性,如 MRI 对钙化、结石不敏感;检查费用高、耗时长,不如超声和

CT 普及;MRI 无法引导介入进行活检与治疗;患者体内有铁磁性植入物、心脏起搏器等也不能行 MRI 检查。

四、内镜逆行性胰胆管造影术

内镜逆行性胰胆管造影术(endoscopic retrograde cholangiopancreatography,ERCP)将十二指肠镜插至十二指肠降部,通过活检管道将造影导管插入十二指肠乳头开口部,注入造影剂后行 X 线摄片显示胰胆管,具有创伤小、并发症少、住院时间较短等优点。ERCP 诊断主要应用于怀疑胰腺癌或其他胰腺疾患及阻塞性黄疸的鉴别诊断,ERCP 还可以对有症状的胰管结石、胰管狭窄和胰腺假性囊肿进行镜下治疗。由于 ERCP 具有一定的侵入性,而近年来 MRCP 技术不断发展应用,其具有无创、无辐射、无需造影剂等优点,已逐步取代诊断性ERCP。

五、正电子发射计算机断层显像

正电子发射计算机断层显像(position emission computed tomography,PET)将葡萄糖、蛋白质、核酸等人体生命代谢中必需的物质标记上放射性核素,注入人体后,通过观察该物质在代谢中的聚集情况,反映生命代谢活动,从而达到诊断效果。

PET-CT 技术有效整合了 PET 提供的功能代谢信息与 CT 提供的精确解剖定位信息,具有灵敏、

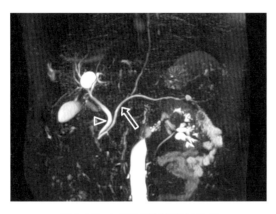

图 3-0-5　正常胰腺 MRCP 检查
箭号所示为胰管;三角号所示为胆总管

准确、特异及定位精确等优点（图 3-0-6）。18 氟代脱氧葡萄糖（^{18}F-FDG）是目前临床上应用最广泛的 PET-CT 显像剂，不仅可以显示体积较小的早期胰腺癌，还可较早期检测出转移灶，对术前临床分期具有重要意义，在监测治疗反应、区分术后纤维化和肿瘤复发等方面也具有重要价值。然而，PET-CT 检查存在诊断假阳性和假阴性问题，辐射量大、价格昂贵、对设备要求高等不足也限制其在临床广泛应用。PET/MRI 是一种 PET 与 MRI 结合的新技术，具有较高的软组织分辨能力和空间定位能力，能更好地检测出细微病变，对于评估胰腺癌术区复发情况和周围组织是否被侵袭方面具有更高的应用价值。

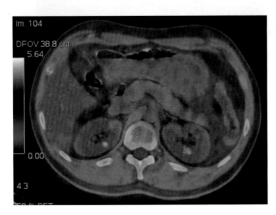

图 3-0-6　胰腺 PET-CT 检查

随着研究不断深入，目前已出现多种新型特异性肿瘤显像剂，如以 ^{18}F-FLT 为主的核酸代谢显像剂对胰腺良恶性肿瘤的鉴别诊断、疗效评估和预后评价有较好的发展前景；生长抑素受体显像在胰腺神经内分泌肿瘤的诊断、分期及疗效评价方面均有重要作用；胰高血糖素样肽受体显像可特异性检测胰岛素瘤；整合素受体显像在评估胰腺癌的发生、发展及转移过程中都发挥了重要作用。

胰腺疾病的影像学检查方法较多，由于各种方法均有其优势与局限性，在临床工作中应注意根据实际情况，选择创伤小、操作简便、灵敏度高、特异性强的检查手段，注意取长补短，综合应用，既保证获得精确的诊断信息，又避免不必要的重复检查。

（黄丽燕　黄丹凤　刘向一）

参考文献

1. 方旭，边云，王莉，等. 胰腺影像学检查在临床决策中的意义及鉴别诊断. 中华消化外科杂志，2020，19（4）：449-454.
2. 白人驹，马大庆，张雪林. 医学影像诊断学. 2 版. 北京：人民卫生出版社，2009.
3. 关富，胡菊香，汪福群，等.《2018 年欧洲循证指南：胰腺囊性肿瘤》摘译. 临床肝胆病杂志，2018，34（6）：1193-1197.
4. Varasara Julu S，Bang J Y，Sutton B S，et al. Equal efficacy of endoscopic and surgical cystogastrostomy for pancreatic pseudocyst drainage in a randomized trial. Gastroenterol，2013，145（3）：583-590.
5. Buscail L，Faure P，Bournet B，et al. Interventional endoscopic ultrasound in pancreatic diseases. Pancreatology，2006，6（1-2）：7-16.
6. 陈旭. 内镜下逆行胰胆管造影术在慢性胰腺炎诊疗中的应用分析. 医学综述，2013，19（3）：550-551.
7. Arcidiacono P G，Calori G，Carrara S，et al. Celiac plexus block for pancreatic cancer pain in adults. Cochrane Database Syst Rev，2011（3）：1-28.
8. 梁青，崔云甫. 胰腺癌淋巴结微转移的研究进展. 中华消化外科杂志，2013，12（2）：158-160.
9. Zhao S，Kuge Y，Mochizuki T，et al. Biologic correlates of intratumoral heterogeneity in ^{18}F-FDG distribution with regional expression of glucose transporters and hexokinase-Ⅱ in experimental tumor. J Nucl Med，2005，46（4）：675-682.
10. von Forstner C，Egberts J H，Ammerpohl O，et al. Gene Expression Patterns and Tumor Uptake of ^{18}F-FDG，^{18}F-FLT，and ^{18}F-FEC in PET/MRI of an Orthotopic Mouse Xenotransplantation Model of Pancreatic Cancer. J Nucl Med，2008，49（8）：1362-1370.
11. Sharma P，Arora S，Dhull VS，et al. Evaluation of（68）Ga-DOTANOC PET-CT imaging in a large exclusive population of pancreatic neuroendocrine tumors. Abdom Imaging，2015，40（2）：299-309.
12. Antwi K，Fani M，Nicolas G，et al. Localization of Hidden Insulinomas with ^{68}Ga-DOTA-Exendin-4 PET-CT: A Pilot Study. J Nucl Med，2015，56（7）：1075-1078.
13. Liu Z，Liu H，Ma T，et al. Integrin αvβ$_6$-Targeted SPECT Imaging for Pancreatic Cancer Detection. J Nucl Med，2014，55（6）：989-994.

第四章

超声新技术在胰腺疾病诊断的应用

随着计算机及相关领域技术不断发展进步，超声医学发展迅猛，各种超声新技术不断涌现，并广泛应用于临床，在疾病诊断与治疗中发挥着重要作用。近年来，具有代表性的超声新技术主要有超声造影、声学弹性成像、三维超声以及人工智能。

第一节　胰腺疾病超声造影

超声造影（contrast-enhanced ultrasonography）是通过静脉注射与血液成分声阻抗不同的声学造影剂来增强血液的散射信号强度，从而反映组织及病变的血流灌注情况。目前临床常用的造影剂 SonoVue 平均粒径约 2.5μm，不能通过血管内皮间隙，是一种血池示踪剂。低机械指数反转脉冲谐波编码成像等超声造影技术可实时动态观察病灶血流灌注情况，超声造影定量分析软件能够对病灶增强模式及各种参数进行定量评估。

胰腺位于腹膜后，位置深，超声检查容易受肥胖体型、胃肠气体干扰，不易显示胰腺全貌。彩色多普勒超声常受毗邻大血管搏动的影响，对部分胰腺疾病诊断较为困难，而超声造影能够提高胰腺疾病诊断的灵敏度和特异度。超声双重造影（double contrast-enhanced ultrasonography，DCEUS）联合胃窗超声显像和静脉超声造影，即通过口服胃肠超声显像剂减少胃肠气体对胰腺声像图的干扰，在此基础上进行经静脉超声造影，形成双重对比，可更好地显示胰腺病灶。

超声造影在胰腺常见疾病诊断的应用如下：

一、胰腺炎

1. 急性胰腺炎　急性胰腺炎是胰腺消化酶被激活后引起的胰腺组织自身消化性疾病，临床分为急性水肿性胰腺炎（轻型）和急性出血坏死性胰腺炎（重型）。超声造影能够更客观地反映胰腺组织的血供和坏死情况，更好地显示胰周渗液等，在评价炎症严重程度上具有优势。急性水肿性胰腺炎以间质水肿为主，超声造影表现为胰腺均匀增强，而急性出血坏死性胰腺炎病理表现为出血、坏死及继发性改变，超声造影坏死区域始终无增强或低增强，出现渗液时亦可表现为胰周或邻近区域无增强或低增强。以超声造影是否出现无增强或低增强区域作为区分轻、重型急性胰腺炎的指标，其诊断敏感性、特异性和准确性分别高达 90%、95% 和 94%。

2. 慢性胰腺炎　慢性胰腺炎多见于中老年男性，反复发作的炎症反应使胰腺细胞破坏、纤维组织增生，镜下可见慢性炎症浸润和间质纤维化，取代正常胰腺小叶结构，但间质血管未被破坏。因此，造影表现为"同进同退"，增强早期与正常胰腺组织的强化速度与强度相同，晚期与正常胰腺组织同步消退。肿块型胰腺炎常规超声表现与胰腺癌相似，超声造影有助于鉴别，后者多表现为"慢进快退低增强"。

自身免疫性胰腺炎是慢性胰腺炎的特殊类型，中老年人多见，其组织学特征为大量淋巴细胞、浆细胞浸润及小叶间纤维化，二维超声表现为胰腺体积增大、回声减低，可伴有胰管弥漫或局限性狭窄。自身免疫性胰腺炎组织炎症细胞浸润、充血明显，超声造影早期呈高增强；当病程迁延，组织纤维化明显，微血管密度降低，可表现为增强早期呈中等或明显不均匀强化，增强晚期呈低增强，消退缓慢。

二、胰腺囊肿

1. 胰腺真性囊肿　胰腺真性囊肿较少见,囊壁内层由腺管或腺泡上皮细胞构成,可单发或多发,一般较小,壁薄、光滑,超声造影表现为始终无增强的薄壁囊性病灶。

2. 胰腺假性囊肿　胰腺假性囊肿是由于胰腺组织破坏导致胰液、血液、渗出液及坏死组织积聚。纤维组织增生包裹形成的囊肿,囊壁由肉芽及纤维组织构成。患者多有胰腺炎、手术或外伤病史,囊肿单发或多发,壁可薄可厚。超声造影于囊性区域始终无增强,囊壁的增强程度取决于炎症反应和坏死程度,新发的胰腺假性囊肿囊壁可呈高增强,陈旧的假性囊肿囊壁多呈低增强。

三、胰腺肿瘤

1. 胰腺癌　好发于老年男性,以胰头部多见,可引起胰管、胆管扩张并侵犯周围组织。胰腺癌为乏血供肿瘤,且肿瘤组织中的微血管混有大量增生的纤维组织,因此大部分胰腺癌超声造影增强水平低于周围正常胰腺组织,表现为低增强,早期和晚期增强强度均低于正常胰腺组织,可从周边到中央增强,或表现为病灶内部的片状增强,而消退早于正常胰腺组织,即"慢进快退低增强"(图4-1-1)。

2. 胰腺囊腺瘤与囊腺癌　胰腺囊腺瘤是发生于胰腺导管上皮的良性肿瘤,多见于中老年女性,好发于胰腺体尾部。胰腺浆液性囊腺瘤多为多房囊性病灶,几乎不发生恶变,囊内含有无色的浆液,有纤维间隔,富含微小血管。超声造影早期分隔呈高增强或等增强,晚期呈等增强。胰腺黏液性囊性肿瘤具有恶变潜能,多为单房,囊壁厚薄不一,部分可见乳头状或不规则凸起,囊内含有黏稠的黏液,囊壁及凸起由纤维结缔组织构成,富含微小血管,超声造影早期囊壁及凸起明显强化(图4-1-2)。

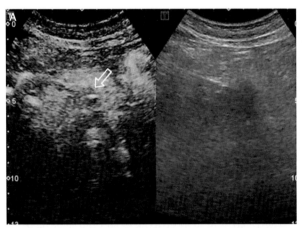
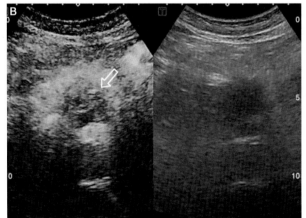

图4-1-1　胰腺癌超声造影
A.造影23秒,肿瘤不均匀增强;B.31秒,肿瘤增强开始消退(箭号)

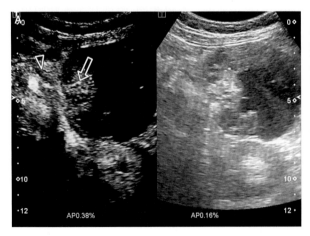
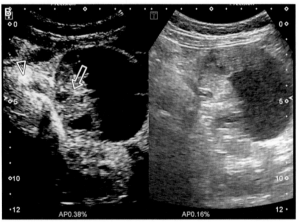

图4-1-2　胰腺黏液性囊性肿瘤超声造影
A.造影26秒,肿瘤实性部分不均匀增强;B.34秒,肿瘤实性部分明显增强(箭号示肿瘤实性部分;三角号示正常胰腺组织)

胰腺囊腺癌多由胰腺黏液性囊性肿瘤恶变所致。常规超声表现为类圆形或分叶状病灶,单房或多房,形态欠规则,囊壁厚薄不均,壁上可有乳头状凸起,为乏血供肿瘤,且血流分布杂乱。超声造影表现为与正常胰腺组织同时增强,早期增强强度等于或高于正常胰腺组织,消退较快,晚期增强强度低于正常胰腺组织。

3. 胰腺实性-假乳头瘤　胰腺实性-假乳头瘤是一种多见于年轻女性的低度恶性胰腺肿瘤,常向胰腺外生长。肿瘤边缘或中央可出现钙化,大多有完整的纤维包膜,组织成分与正常胰腺相似。超声造影于动脉期可见肿物包膜呈环状等增强,肿瘤内为不均匀性增强,静脉期表现为快速减退,体积较大时瘤内常发生出血坏死而呈囊实性,可见始终无增强的囊性区域。

4. 胰腺神经内分泌肿瘤　胰腺神经内分泌肿瘤 PanNENs 分为功能性和非功能性,可发生于胰腺的任何部位,以头部和尾部多见。PanNENs 为富血供肿瘤,大多病灶边界清晰、形态规则,以低回声多见,亦可表现为高回声和混合回声,尤其是体积较大者可出现出血坏死。PanNENs 肿瘤细胞较丰富,间质成分少,微血管密度相对较高,超声造影大多表现为先于正常胰腺组织的等增强或高增强。需要注意的是,仍有约 25% 的 PanNENs 表现为低增强,可能是由于肿瘤纤维间质含量高,肿瘤细胞团散在分布,微血管含量相对较少。这部分 PanNENs 与胰腺癌难以区分,有学者认为,通过绘制超声造影时间-强度曲线有助于鉴别。

5. 胰腺导管内乳头状黏液性肿瘤　好发于中老年人,以胰头多见,组织学改变为导管上皮增生并呈乳头状生长,分为主胰管型、分支胰管型和混合型。超声表现为扩张胰管内的低回声结节,或突出胰腺表面的囊实性病灶,囊性区域与胰管相通。超声造影表现为"快进快退",早期强化较快,增强程度等于或高于正常胰腺组织,晚期为低增强,消退快于正常胰腺组织。

胰腺超声造影在显示胰腺血管和微血管方面具有优势,常规超声不易显示的胰腺病变,或其他影像学检查发现病变但常规超声未能显示时,胰腺超声造影能够提高检查的敏感性,帮助做出定位、定性诊断,对于胰腺病变的诊断和鉴别诊断具有重要价值。

第二节　超声弹性成像与胰腺疾病

超声弹性成像是近年来发展起来的一项新技术,通过检测组织的弹性模量值来反映组织的硬度。自 1991 年 Ophir 等提出弹性成像的概念以来,经过近 30 年的发展,目前临床上应用的超声弹性成像技术种类众多,主要包括应力式弹性成像和剪切波弹性成像(SWE),已经应用于肝脏、乳腺、肌骨、甲状腺等组织器官疾病的诊断。超声弹性成像也用于检查胰腺。2005 年,Uchida 等人首次报道经腹超声胰腺弹性成像。同年,Hirooka 等人首次报道超声内镜下胰腺弹性成像。胰腺弹性成像研究主要集中于区分胰腺肿块的良恶性以及诊断胰腺慢性炎症、纤维化,多为内镜超声下弹性成像。

一、经腹超声弹性成像

(一) 成像方法

胰腺应变弹性成像通过主动脉搏动产生的压力获得应变弹性图。由于胰腺体部位于腹主动脉和探头之间,较容易获得良好的应变弹性图像。一般距离体表 6cm 深度以内可获得较好的弹性图像。剪切波弹性成像对于胰腺头部、体部的检测成功率高于应变弹性成像,应用范围更广(图 4-2-1)。剪切波速度用绝对值表示,不存在比较区域选择的问题,在胰腺的临床应用具有良好的前景。当然,无论哪种超声弹性方法,首先必须获得清晰的胰腺灰阶图像,才能获得可靠的弹性测量结果。

(二) 临床应用

有研究尝试使用应变比来区分恶性和良性的胰腺肿瘤,但用于区分恶性和良性应变比的截断值在不同的报道中有所不同。应用应变弹性成像技术对胰腺癌、胰腺炎疗效评价也有一定的参考价值。但目前采用上述技术报道的病例数少,仍需要进一步研究。

有研究显示,应用剪切波弹性成像检测胰腺的头部、体部和尾部的成功率分别为 80%、83% 和 68%。正常胰腺的实时剪切波弹性成像测量值,男性为 11.1kPa±3.2kPa,女性为 10.8kPa±3.1kPa。文献报道,如果将鉴别慢性胰腺炎与正常胰腺的剪切波速度的截断值设为 1.40m/s,其敏感性为

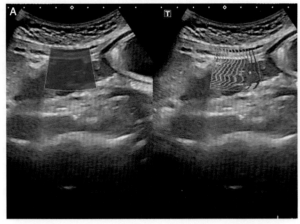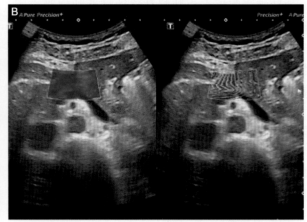

图 4-2-1　胰腺 SWE 检查

A.胰头部;B.胰体部(双幅图左侧为剪切波弹性显示,右侧为剪切波传播显示)

75%。有研究发现,胰腺癌非肿瘤区域组织硬度高于非胰腺癌的胰腺组织,通过胰腺组织学比较,证实胰腺癌的腺体较非胰腺癌的腺体存在更明显的炎症变化、纤维化等。该研究方法可应用于胰腺癌高危人群的筛查。另有报道,胰腺的剪切波速度与既往饮酒量呈正相关。此外,剪切波弹性成像有助于鉴别胰腺囊性肿瘤为黏液性或者浆液性。

二、超声内镜下胰腺弹性成像

(一)成像方法

超声内镜在胃肠道恶性肿瘤的分期、黏膜下肿物的评价等方面有着广泛的应用,也是评价胰胆系统的重要手段。其采用双幅图像,即灰度图像与弹性图像实时成像,因而容易对感兴趣区进行辨认和检测。超声内镜下胰腺弹性成像是一种很有发展前景的成像技术,尤其是能够定量分析胰腺组织及病灶的硬度,能够评估整个胰腺实质的弹性,有望成为一种新的、准确的胰腺疾病诊断方法。

与肝脏不同,胰腺体积较小,要通过与胰腺周围组织(特别是脂肪组织)比较,来评估病变组织的硬度。因此,建议设置感兴趣区(ROI)时应包括胰腺周围组织。有许多文献强调,ROI 范围不应局限于病灶的范围,应该大于病灶一倍或更大,也应包括胰周软组织。但需要注意的是,应避免将脾静脉、门静脉等胰周血管划入 ROI。

超声内镜下胰腺弹性成像定性评价:观察 ROI 内组织的均质性,常用 5 分制(1~5 分)进行分类,分值越高,胰腺肿瘤的恶性程度越高。但这种判断可能是主观的,结果受肿瘤与周围区域面积比的影响。因此,定性评价不适用于巨大的胰腺肿瘤和/或大的形状不规则的胰腺肿瘤。

超声内镜下胰腺弹性成像定量评价:目前应用的方法包括应变比法、应变直方图法和神经网络法,可进行组织弹性的(半)量化评价,但尚未见不同评价方法之间的比较。定量评价可用于慢性胰腺炎和胰腺纤维化的诊断。有报道应变直方图法诊断胰腺肿瘤良恶性的诊断正确率为89.7%,结合 AI 自动分析系统,诊断正确率可提高到 95%~97%。

(二)临床应用

正常胰腺的超声内镜下弹性成像特征是整个腺体呈均匀的绿色分布(中等硬度),色彩重复性较好。在定性分析中,正常胰腺以绿色为主,色彩均匀分布(41.7%)或不均匀分布(58.3%)。定量分析显示,正常胰腺的平均弹性值为 0.55%(95%CI:0.42%~0.68%)。剪切波速度测值(中位数),头部为 2.22m/s,钩突部为 2.36m/s,体部为 1.99m/s,尾部为 2.25m/s。近年来,关于胰腺疾病超声内镜下弹性成像多中心研究和荟萃分析的报道逐渐增多,其中以鉴别胰腺肿瘤良恶性居多。

1.胰腺肿瘤的诊断　弹性图像的均匀性或非均匀性特征以及主色彩与病变的组织学特征密切相关。胰腺肿块呈蓝色(质硬)大多被认为是恶性肿瘤,而其他色彩模式被认为是良性的。文献报道,恶性/良性肿瘤的超声内镜下弹性成像定性分析的灵敏度为 100%,特异性为 67%。13 篇文章共1 042 例的荟萃分析结果显示,超声弹性成像鉴别胰腺肿瘤良恶性弹性成像的灵敏度为 95%(95%CI:93%~96%),特异性为 69%(95% CI:63%~75%)。另一篇荟萃分析了 1 044 例,结果灵敏度为

95%（95%CI：94%～97%），特异性67%，优势比为42.28（95%CI：26.90～66.46）。

文献报道，超声内镜下弹性成像定量分析胰腺实体肿物，其特异性（92.9%）和准确性（97.7%）高于定性分析。根据研究结果，应变比大于6.04，对正确判断肿块为恶性的敏感性为100%，应变比高于15.41，则诊断恶性肿瘤特异性为100%。一项包括121例胰腺肿块的多中心研究显示，超声内镜下弹性成像诊断恶性肿瘤的敏感性和特异性分别为92.3%和80%。

2. 慢性胰腺炎和胰腺纤维化的诊断 从2000年左右开始，超声内镜下弹性成像被广泛应用于慢性胰腺炎的诊断。Itohx等使用应变弹性检查胰腺纤维化，根据受试者工作特征曲线分析，均值是诊断胰腺纤维化程度最有效的参数，平均值区别轻度或中度纤维化、中度纤维化或严重纤维化的ROC曲线下面积均为0.90。

有文献报告，使用应变比均值诊断慢性胰腺炎，60岁以下和60岁以上健康胰腺和弥漫性慢性胰腺炎患者被纳入研究。胰腺体部的应变值（mean，SD）分别为110.2（23.9）、80.0（16.4）、32.4（11.9）。各组两两比较，差异有统计学意义（$p<0.001$）。在截断值为50的情况下，曲线下面积为0.993，能够区分60岁以上人群的正常胰腺和慢性胰腺炎。

Ohno E等比较正常胰腺与自身免疫性胰腺炎的剪切波速度测值，自身免疫性胰腺炎组的剪切波速度测值中位数（2.57m/s）明显高于正常对照组（1.89m/s）（$p=0.0185$）。类固醇治疗后剪切波速度均值从3.32m/s明显下降到2.46m/s（$n=6$）（$p=0.0234$）。

3. 胰腺癌与慢性胰腺炎的鉴别诊断 胰腺癌和慢性胰腺炎的鉴别诊断有时是比较困难的，特别是在活动期胰腺炎的病例中，内镜超声的准确率低于75%。弹性成像不仅可用于慢性胰腺炎的胰腺实质弥漫性改变的评估，也可检出ROI中的肿块。

有研究认为，超声内镜下弹性成像定性分析容易将炎性肿块误认为胰腺癌，其准确性仅为20%，而定量分析可提高恶性肿瘤的诊断准确性。

4. 其他应用 虽然组织学检查是"金标准"，但活检组织病理学检查也可能出现误诊，因为肿瘤也可以伴有纤维化或坏死，内镜超声下FNA的诊断敏感性和准确性分别为75%～92%和79%～92%。超声弹性成像也有助于从胰腺组织中识别肿瘤，以减少FNA的次数，提高精确性。

5. 局限性及展望 内镜超声下胰腺弹性成像很难评估3.5cm或更大的病变以及远离探头的病变。这是由于随着距离加大，声波衰减，剪切波速度降低。据文献报道，内镜超声下弹性成像诊断胰腺良恶性肿瘤的敏感性高，但特异性低。仅通过弹性图像比较，难以鉴别诊断伴慢性胰腺炎的胰腺癌。对于慢性胰腺炎、胰腺纤维化，炎性细胞浸润程度和钙化可能增加胰腺的硬度，对其纤维化进展程度的诊断仍需要进一步探讨。

文献报道130例胰腺实性肿块的内镜超声下弹性成像定性分析结果，弹性成像诊断恶性肿瘤的敏感性为100%，特异性为85.5%，总准确率为94%。另有作者则发表了令人失望的结果，内镜超声下弹性成像预测胰腺病变性质的能力较差，诊断敏感性、特异性和准确性仅分别为41%、53%、45%。弹性成像研究中诊断准确性的不同，可能是由于定性弹性成像的固有局限性，即对弹性图像判断的主观性。将弹性成像与应变比相结合，可提高诊断水平，其敏感性为98%，特异性为77%，阳性预测值（PPV）为91%，阴性预测值（NPV）为95%，准确率为92%。

为了推广内镜超声下胰腺弹性成像，并保证足够的准确性，有必要构建成像训练系统，建立标准的成像和分析方法。未来的方向应该包括：应用内镜超声下弹性成像胰腺影像数据报告以提高胰腺肿瘤的检测能力，提高FNA的准确性，预测自身免疫性胰腺炎的复发等。

第三节　胰腺超声三维成像

超声三维成像技术的研究始于20世纪70年代，通过对靶器官进行连续动态扫查，在二维成像的基础上对ROI结构进行重建，立体地展示组织结构。三维超声检查时间短，可以在检查后脱机对图片进行后处理，即获取ROI三维容积数据后，根据需要对组织结构进行全面分析。超声三维成像与CT、磁共振相比，扫查简单快速、经济便捷，并且无创、无辐射、无明确禁忌证，具有广阔的应用前景。

层面成像技术,例如超声断层成像技术(tomography ultrasound imaging,TUI)可以从任意方向对容积数据等距离平行切割显示二维平面(图4-3-1),自由解剖成像(OmniView)技术通过手动画线从任意角度切割容积数据获取任意非正交切面。多层面成像(multi slice imaging,MSI)技术和三维斜切面成像(oblique view,OBV)技术可同时显示横断面、矢状面、冠状面或弯曲的非标准切面的多个连续切面。改变组织间对比度技术,比如容积对比成像(volume contrast imaging,VCI)通过增强相似结构组织的对比度显示ROI边缘及内部结构,容积渲染反转模式是在最小透明模式的基础上将信息色彩反转。体积测量技术,包括虚拟器官计算机辅助分析(virtual organ computer aided analysis,VOCAL)和自动容积测量(sonographic automatic volume calculation,SonoAVC)技术,前者通过手动勾勒ROI轮廓测量容积,后者自动对不规则的组织器官或腔隙进行识别后测量。

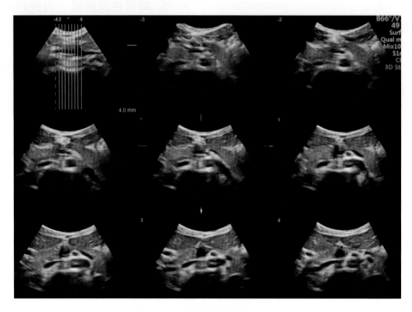

图4-3-1　胰腺超声断层成像
层厚4mm,平行切割显示胰腺横断面,3×3 二维平面图

胰腺三维成像可以立体地展示组织结构,通过旋转图像从不同角度获取信息,包括三维超声特有的冠状面,更直观地显示病变形态、边界,确定病变与周围组织的关系,例如一些浸润性生长的肿瘤,三维超声可以最大限度地提供病变表面特征及其与周围正常组织关系的信息,帮助判断肿瘤生长方式,为良恶性的鉴别提供依据;胰腺周围解剖结构复杂,二维灰阶超声不易对占位性疾病进行定位,尤其是壶腹周围占位与胰头占位病变常难以区分,三维超声通过多切面立体显示病变与周围组织结构的空间位置关系,增强组织对比度,有助于对壶腹周围病变和胰腺病变进行诊断和鉴别诊断。

三维成像能更清晰地显示病变内部结构特征,有利于发现二维灰阶图像不易显示的微小结构,如病变内部的乳头状结构、胰管内的病变等,提高诊断敏感性,为胰腺疾病的诊断和鉴别诊断提供可靠的形态学依据。三维成像能够更清晰地显示病变

内部及周边血管的形态特征,明确胰腺疾病血液供应情况,帮助判断病变性质。胰腺三维成像能够剪除多余信息,单独显示ROI立体结构从而进行相关参数测量,例如有学者利用三维超声SonoAVC技术测量胰腺体积,发现胰腺超声三维成像能够在一定程度上替代CT测量胰腺体积,反映胰腺的生理和病理状态,有助于对包括2型糖尿病在内的一些胰腺疾病进行评估。此外,三维超声造影相比于二维超声造影,在显示胰腺占位的立体感、清晰度、血管走行、空间关系等方面具有优势,在诊断胰腺癌和肿块型胰腺炎时具有更高的灵敏度和特异度。

胰腺三维超声成像是二维灰阶成像的重要补充,但目前在临床上的应用仍较少,一方面是因为三维成像后处理费时费力,需要对ROI进行大量处理分析重建胰腺立体图像;另一方面是因为胰腺周围解剖结构复杂,三维图像胰腺与周围软组织对比度低,进行后处理剪除多余组织时边界不易明确区分,难以针对胰腺进行清晰显示;此外,超声三维成

像是建立在获得清晰二维图像的基础上的,而胰腺位置深在,患者肥胖体型和气体干扰给扫查带来困难,虽然检查时引入胃肠超声显像剂,在一定程度上提高了成像质量,但上述不利因素对胰腺三维成像质量的影响仍远大于二维灰阶成像,限制了胰腺三维成像的应用。

第四节　人工智能在胰腺疾病诊断的应用

人工智能(artificial intelligence,AI)是指能够执行与人类智能类似任务的计算机程序,比如学习和解决问题。机器学习是 AI 领域的一个分支,包括基于计算机的数据统计模型构建,并用于数据分析和预测。深度学习是机器学习的技术和研究领域之一,包括卷积神经网络、多层感知器、循环神经网络等。神经网络的每个神经元都是一个计算单元,所有神经元都相互连接以建立一个网络。人工神经网络由输入层、隐含层和输出层组成(图 4-4-1),隐含层的层次决定了人工神经网络的功能。近年来,深度学习已经在医疗各领域应用取得了重要进展。

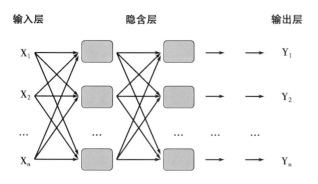

图 4-4-1　人工神经网络拓扑结构示意图

AI 也被用于对胰腺病变的辅助诊断,主要是通过内镜超声对胰腺病变进行评估。内镜超声有时容易混淆慢性胰腺炎与胰腺癌,尤其在慢性胰腺炎合并肿瘤的情况下,降低了诊断胰腺癌的能力。Zhu 等人应用计算机辅助诊断技术提取内镜超声图像参数用于胰腺癌和慢性胰腺炎的鉴别诊断。作者从感兴趣的区域提取纹理特征,利用类算法与序列正向选择算法,建立支持向量机预测模型,并对其进行训练和验证。从 262 例胰腺癌和 126 例慢性胰腺炎的图像中提取了 9 个类别的 105 个特征进行模式分类。结果显示,胰腺癌的平均准确率为 94%,敏感性为 96%,特异性为 93%,阳性预测值为 92%,阴性预测值为 96%。Das 等人将数字图像分析技术应用于胰腺的内镜超声图像,建立区分

胰腺癌与非肿瘤性组织的分类模型。作者选取正常胰腺(110 个)、慢性胰腺炎(99 个)、胰腺癌(110 个)的内镜超声图像中的感兴趣区,每个区域共提取 256 个统计参数。利用图像分析软件进行纹理分析,建立基于神经网络的预测模型并进行训练和验证。结果显示,数字图像分析技术能够帮助内镜超声对胰腺癌与慢性炎症和正常组织进行鉴别,并可指导 FNA。

患者的年龄以及病灶的血流分布对诊断胰腺癌有一定的帮助。Ozkan 等人使用人工神经网络对 202 例胰腺癌和 130 例非癌症的内镜超声图像进行研究,结果其准确性为 87.5%,敏感性为 83.3%,特异性为 93.3%。按年龄分为三个组别(<40 岁、40~60 岁、>60 岁)通过 200 次随机试验,得到分类正确率分别为 92%、88.5%、91.7%,敏感度分别为 87.5%、85.7%、93.3%,特异性分别为 94.1%、91.7%、88.9%。研究认为,计算机辅助诊断系统对胰腺癌患者年龄分级的诊断效果优于未分级诊断。因此,推荐诊断胰腺癌时必须考虑患者的年龄,以提高其诊断能力。Cazacu 团队还进行了一项人工神经网络定量血管分布参数研究,该方法基于不同的定量血管分布参数来区分胰腺癌和慢性胰腺炎,其敏感性、特异性分别为 94.64% 和 94.44%。

内镜超声弹性成像对胰腺疾病良恶性鉴别也有一定帮助。Săftoiu 等应用多层感知器神经网络,学习内镜超声弹性成像对胰腺良恶性进行分类,平均获得95%的优异测试性能,认为人工神经网络处理内镜超声弹性成像的方法,能够对胰腺病变类型进行最优预测。

胰腺导管内乳头状黏液性肿瘤(IPMNs)一旦进展为侵袭性癌,预后可能与胰腺导管腺癌一样差。切除 IPMNs,尤其是在高级别阶段被认为是有生存益处的。Kuwahara 等回顾分析了 IPMNs 的内镜超声图像表现,总共将 3 970 张图像输入到深度学习算法中,并与欧盟 IPMNs 指南进行比较,计算AI 值和 AI 恶性概率。其结果是,恶性 IPMNs 的平

均 AI 值明显大于良性 IPMNs（0. 808 vs 0. 104，$p <$ 0. 001），通过人工智能恶性概率诊断 IPMNs 恶性程度的工作特性曲线下面积为 0. 98（$p < 0.001$）。AI 恶性概率的敏感性、特异性和准确性分别为 95. 7%、92. 6% 和 94. 0%，其准确性高于医师诊断的 56. 0%。与医师诊断和内镜超声表现相比，AI 可能是一种更准确、更客观的诊断恶性 IPMNs 的方法。

AI 越来越多地用于辅助图像分析以辅助诊断，随着收集疾病例数越来越多，图像数据正变得越来越复杂，导致数据爆发式增长。深度学习扮演着重要角色，也因为它的计算方法不断改进，能够处理大量的数据，其诊断能力必将不断提升。

（薛恩生　俞悦）

参考文献

1. 沈浩霖,杨舒萍,王康健,等. 口服胃窗造影联合 SonoVue 血管造影诊断胰腺局灶性病变. 中华超声影像学杂志,2013,22(5):452-453.

2. 吴春华,李凤华. 胰腺占位性病变的影像学研究进展. 临床超声医学杂志,2011,13(6):402-405.

3. 杨浩,尹家保,周素芬,等. 超声造影对急性胰腺炎分级诊断的临床意义. 中国临床医学影像杂志,2012,23(12):62-64.

4. 钟跃,罗燕,卢强. 超声造影对急性重症胰腺炎的诊断价值初探. 中华超声影像学杂志,2010,19(6):495-497.

5. D'Onofrio M,Gallotti A,Principe F,et al. Contrast-enhanced ultrasound of the pancreas. World Journal of Radiology,2010,2(3):97-102.

6. Uehara T,Hamano H,Kawa S,et al. Distinct clinicopathological entity autoimmune pancreatitis-associated sclerosing cholangitis. Pathology International,2005,55(7):405-411.

7. 卢颖,黄光亮,谢晓燕,等. 自身免疫性胰腺炎超声表现及与胰腺癌的鉴别. 中华超声影像学杂志,2014,23(4):308-311.

8. Zhang M M,Zou D W,Wang Y,et al. Contrast enhanced ultrasonography in the diagnosis of IgG4-negative autoimmune pancreatitis:A case report. J Interv Gastroenterol,2011,1(4):182-184.

9. Rickes S,Wermke W. Differentiation of cystic pancreatic neoplasms and pseudocysts by conventional and echo-enhanced ultrasound. Journal of Gastroenterology and Hepatology,2004,19(7):761-766.

10. 梁瑾瑜,谢晓燕,李雯,等. 胰腺癌定量超声造影与微血管密度的相关性研究. 中华肝胆外科杂志,2012,18(3):188-191.

11. D'Onofrio Mirko,Ciaravino V,Crosara S,et al. Contrast-Enhanced Ultrasound (CEUS) of Pancreatic Cancer. Current Radiology Reports,2015,3(10):1-10.

12. Xu M,Xie X Y,Liu G J,et al. The application value of contrast-enhanced ultrasound in the differential diagnosis of pancreatic solid-cystic lesions. European Journal of Radiology,2012,81(7):1432-1437.

13. 徐明,谢晓燕,徐辉雄,等. 超声造影对胰腺假性囊肿、囊腺瘤及囊腺癌鉴别诊断的价值. 中华医学超声杂志(电子版),2011,8(3):108-114.

14. 唐少珊,王丹,高金梅,等. 胰腺实性假乳头状瘤的超声及超声造影表现. 中国医学影像技术,2009,25(9):113-115.

15. 王延杰,孙利,严昆,等. 胰腺神经内分泌肿瘤超声造影表现与病理对照. 中华超声影像学杂志,2016,25(3):207-211.

16. 谢晓燕. 超声内镜和超声造影在胰腺局灶性病变诊断中的应用. 中华医学超声杂志(电子版),2011,8(7):1402-1405.

17. Hirooka Y,Kuwahara T,Irisawa A,et al. JSUM ultrasound elastography practice guidelines:pancreas. J Med Ultrason (2001),2015,42(2):151-174.

18. Itoh Y,Itoh A,Kawashima H,et al. Quantitative analysis of diagnosing pancreatic fibrosis using EUS-elastography (comparison with surgical specimens). J Gastroenterol,2014,49(7):1183-1192.

19. Janssen J,Papavassiliou I. Effect of aging and diffuse chronic pancreatitis on pancreas elasticity evaluated using semiquantitative EUS elastography. Ultraschall Med,2014,35(3):253-258.

20. Lee TH,Cha SW,Cho YD. EUS elastography:advances in diagnostic EUS of the pancreas. Korean J Radiol,2012,13 Suppl 1:S12-S16.

21. Okasha H,Elkholy S,El-Sayed R,et al. Real time endoscopic ultrasound elastography and strain ratio in the diagnosis of solid pancreatic lesions. World J Gastroenterol,2017,23(32):5962-5968.

22. Ohno E,Hirooka Y,Kawashima H,et al. Feasibility and usefulness of endoscopic ultrasonography-guided shear-wave measurement for assessment of autoimmune pancreatitis activity:a prospective exploratory study. J Med Ultrason (2001),2019,46(4):425-433.

23. 佟彤,熊奕. 三维超声后处理技术在产前诊断中的应用进展. 中国介入影像与治疗学,2015,12(11):705-708.

24. Maev I V,Riazantsev A A,V'Iuchnova E S. Use of three-dimensional ultrasound visualization in differential diagnosis of pancreatic head diseases. Klinicheskaia Meditsina,2009,87(10):67.

25. 张渊,江泉,陈剑,等. 三维超声鉴别诊断乳腺肿块良恶性的优势. 中国超声医学杂志,2010,26(4):311-314.

26. 童建卿,刘志聪,张云姣,等. 三维成像在胰腺肿块诊断中的应用. 中国超声诊断杂志,2003,4(7):528-530.

27. 张渊,江泉,陈剑,等. 甲状腺单发结节三维超声定性诊断及其 ROC 曲线分析. 中国临床医学影像杂志,2010,21(1):13-16.

28. 陆志明,程印蓉,袁南兵,等. 三维超声测量胰腺体积的研究. 华西医学,2015,30(9):1701-1703.

29. Nan-Bing Y, Yin-Rong C, Zhi-Ming L, et al. Measurement of pancreatic volume in patients with type 2 diabetes by three-dimensional ultrasound. Modern Preventive Medicine, 2014(18):3427.

30. 王燕,高军,喜苏力担卡扎,等. 三维与二维超声造影在胰腺癌与肿块型胰腺炎的诊断价值. 中国超声医学杂志,2017,33(5):437-439.

31. Zhu M, Xu C, Yu J, et al. Differentiation of pancreatic cancer and chronic pancreatitis using computer-aided diagnosis of endoscopic ultrasound (EUS) images:A diagnostic test. PLoS One,2013,8(5):e63820.

32. Das A, Nguyen CC, Li F, et al. Digital image analysis of EUS images accurately differentiates pancreatic cancer from chronic pancreatitis and normal tissue. Gastrointest Endosc, 2008,67(6):861-867.

33. Ozkan M, Cakiroglu M, Kocaman O, et al. Age-based computer-aided diagnosis approach for pancreatic cancer on endoscopic ultrasound images. Endosc Ultrasound, 2016, 5 (2):101-107.

34. Săftoiu A, Vilmann P, Dietrich CF, et al. Quantitative contrast-enhanced harmonic EUS in differential diagnosis of focal pancreatic masses (with videos). Gastrointest Endosc, 2015,82(1):59-69.

35. Cazacu IM, Udristoiu A, Gruionu LG, et al. Artificial intelligence in pancreatic cancer:Toward precision diagnosis. Endosc Ultrasound,2019,8(6):357-359.

36. Kuwahara T, Hara K, Mizuno N, et al. Usefulness of Deep Learning Analysis for the Diagnosis of Malignancy in Intraductal Papillary Mucinous Neoplasms of the Pancreas. Clin Transl Gastroenterol,2019,10(5):1-8.

第五章

胰腺先天性疾病

胰腺先天性疾病是指胚胎发育时期,由于各种原因导致胰腺位置、形态及功能异常改变所引起的胰腺疾病,临床上较为少见,包括异位胰腺、环状胰腺、胰腺不发育或发育低下、胰腺分裂、多囊胰腺、胰腺囊性纤维化等。

第一节 异 位 胰 腺

异位胰腺(heterotopic pancreas)是发生于正常胰腺部位以外,且与正常胰腺无解剖和血管联系的胰腺组织,1727年Schuhltz首先报道本病。异位胰腺可发生于任何年龄,好发年龄是40~50岁,男女比例接近。既往认为异位胰腺是一种少见疾病,近年来随着内镜超声和内镜黏膜下剥离术的应用,异位胰腺的诊断率明显增加。

一、病因与病理

异位胰腺病因与发病机制尚不明确。目前普遍认为,异位胰腺是在胚胎时期,正常的胰腺组织从原始肠基中的胰芽发展成形的过程中,有部分胰芽残留在肠壁内,残留下来的胰芽组织随着胃肠道的发育,演变为异位胰腺组织。

异位胰腺可发生于消化道的任何部位,其中以胃、十二指肠最为常见,病变主要位于黏膜下层,部分位于黏膜层、固有肌层,或多层。病灶较大时可出现出血囊性变。根据Hernrich病理分型标准,可将异位胰腺分为4型:Ⅰ型可见胰腺腺泡、胰腺导管和胰岛细胞;Ⅱ型有大量腺泡细胞,少量导管细胞,没有胰岛细胞;Ⅲ型有丰富导管细胞,少量腺泡细胞,不含胰岛细胞;Ⅳ型只有具有内分泌功能的胰岛细胞。

二、临床特点

根据临床表现不同,异位胰腺可分为隐匿型(无症状)、出血型、梗阻型、肿瘤型、憩室型。多数情况下异位胰腺患者没有临床症状,少部分有症状者,表现为上腹痛、反酸、烧心、嗳气、呕血、黑便等,缺乏特异性,症状与异位位置、病理分型及病变严重程度等因素有关。

由于异位胰腺主要位于胃肠道黏膜下层,普通内镜活检常难以取得满意标本,而内镜超声下细针穿刺细胞学检查对病理医生要求较高,最终确诊仍需要进行组织病理学检查。异位胰腺没有症状或病灶较小时,可进行观察随访。当异位胰腺出现症状,或出现并发症(如出血、梗阻),或病灶比较大,怀疑有恶变时应进行手术治疗。

三、超声检查

(一)内镜超声检查

内镜超声(endoscopic ultrasonography,EUS)诊断的异位胰腺主要局限于胃十二指肠。

1. 异位胰腺多位于胃肠壁黏膜下层,或黏膜层/黏膜下层,少部分位于固有肌层。

2. 脐样凹陷为特征性表现,但仅约1/3的病灶具有该征象。

3. 病灶大小多为1~2cm,呈椭圆形、类圆形或扁平型,病灶长径/厚径比例为1.1~2.4,平均为1.7±0.3。

4. 病灶呈中等回声,也可表现为偏低或偏高回声,内部回声均匀,部分不均匀,可见管道样无回声;病灶较大时可出现囊性变。

5. 病灶边界清晰,部分欠清晰,缺乏包膜回声(图5-1-1)。

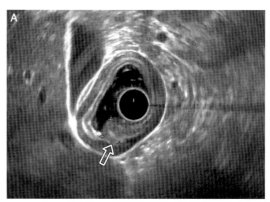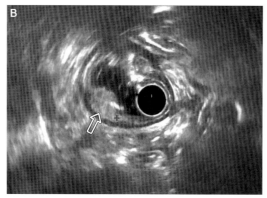

图 5-1-1　异位胰腺内镜超声表现
A. EUS 显示异位胰腺位于胃窦壁黏膜下层；B. 胃窦部异位胰腺呈中等回声

（二）经腹超声检查

近年来随着胃肠超声显像剂的应用，经腹部超声亦可较清晰地显示胃十二指肠的异位胰腺，尤其是胃体、胃窦部的异位胰腺。采用饮水或有回声型的胃肠超声显像剂，尽量选择中高频探头进行扫查，可较清晰显示胃肠壁层次，对于判断病灶起源，评估病变性质具有重要价值。异位胰腺经腹部超声检查的声像图表现类似内镜超声，但对于内部微细结构显示不如内镜超声清晰。有关经腹部超声检查胃肠道异位胰腺的报道仍较罕见。

四、其他影像检查

腹部 CT 检查　多表现为边缘清楚的圆形或类圆形占位，增强扫描后强化程度、模式与正常胰腺类似，但 CT 无法显示胃肠壁层次，与其他胃肠黏膜下病变，如胃肠道间质瘤等鉴别较困难。

五、鉴别诊断

胃肠道异位胰腺主要应与胃肠黏膜下肿瘤鉴别。

1. 胃肠道间质瘤　多见于中老年人，发病无明显性别差异。胃肠间质瘤多见于胃部，尤其是贲门胃底壁。体积较小的胃肠道间质瘤与异位胰腺的鉴别诊断有一定难度，二者主要鉴别点如下：①胃肠道间质瘤大多起源于胃肠壁固有肌层，而异位胰腺多位于黏膜下层；②胃肠道间质瘤大小差别较大，从数毫米到十几厘米不等，而异位胰腺多为 1~2cm；③胃肠道间质瘤多呈类圆形，病灶较大时形态不规则，而异位胰腺多呈椭圆形或稍扁形状，长/厚径比值约为 1.7；④胃肠道间质瘤多呈偏低回声，而异位胰腺多为中等回声；⑤胃肠道间质瘤边缘多较光整，而异位胰腺缺乏包膜回声；⑥胃肠道间质瘤血流信号多较丰富，而异位胰腺多为乏血供。⑦高危险度的胃肠道间质瘤可发生肝脏等部位转移，而异位胰腺极少发生恶变。

2. 胃肠道脂肪瘤　此类病变较少见，多位于胃窦部黏膜下层，表面光滑，边界清楚，有包膜回声，呈圆形或椭圆形。病灶呈高回声，后方可出现声衰减。二者鉴别有时较困难。

3. 胃肠道血管瘤　极为少见，是一种黏膜下或浆膜下的血管畸形，可发生出血并发症。病灶呈低回声或中等回声，回声不均，内可见纤维条索回声，甚至呈蜂窝状，形态欠规则，可见血流信号。

六、病例解析

病例一

（一）临床资料

男性患者，42 岁，反复腹胀、上腹痛半年，加重 1 周。胃镜显示胃窦后壁见一 3cm×3cm 隆起，表面少许糜烂，内镜活检病理提示轻度慢性非萎缩性胃炎。进一步行超声胃镜检查，提示胃窦隆起，考虑神经内分泌瘤或间质瘤；上腹部 MRI 提示肝多发囊肿，余未见异常。发现"甲亢"7 年，已停药 2 年，复查甲状腺功能正常。个人史、家族史等无特殊。查体未见明显异常。

（二）超声检查

【超声显像所见】饮水 500mL 后，经腹部超声检查，胃窦后壁黏膜下层见一中等回声结节，大小约 1.7cm×0.8cm，边界尚清晰，未见明显包膜回声，CDFI 未见明显血流信号（图 5-1-2）。

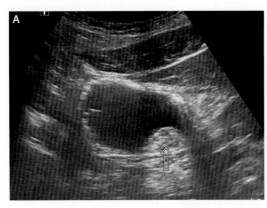 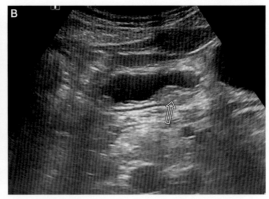

图 5-1-2 胃窦部异位胰腺超声检查
A.病灶呈中等回声;B.病灶位于黏膜下层,呈卵圆形

【超声检查结果】胃窦部等回声结节,考虑异位胰腺,间质瘤待排除。

（三）其他影像学资料

全腹 CT 平扫

【影像学所见】胃窦小弯壁见一结节状软组织密度影,大小约 1.9cm×1.1cm,边界光滑(图 5-1-3)。

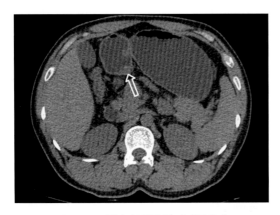

图 5-1-3 胃窦部异位胰腺 CT 检查

【影像学诊断】考虑间质瘤,胃癌待排,请结合临床或进一步检查。

（四）实验室检查

血常规、血生化全套、肿瘤标志物 AFP+CA199+CA125+CEA 未见异常。

（五）术中所见

入院后行"全腹腔镜部分胃切除术",术中见病灶位于胃窦,呈腔内生长,大小约 3.0cm×3.0cm,胃周未见肿大淋巴结,切除肿物送冰冻病理检查示异位胰腺。

（六）病理检查

镜下为异位胰腺组织。

（七）解析

超声内镜可近距离观察胃壁层次结构,显示病灶详细超声特征,包括病灶所处胃壁层次、病灶大小、形态、回声、边界、边缘等,对诊断胃十二指肠异位胰腺具有重要价值。与内镜超声相比,经腹部超声检查更加简便,患者依从性好。饮水或胃肠超声显像剂后,一般能显示大小约 1cm 的病灶,部分患者条件较好的,可显示约 0.5cm 的病灶。当然,经腹部超声检查较容易受患者条件如肥胖、病灶部位、气体等因素影响。

本例患者为中年男性,有腹胀、腹痛症状,内镜检查发现胃窦壁隆起,表面糜烂,超声显示病灶位于黏膜下层,符合异位胰腺表现。异位胰腺主要应与胃肠道间质瘤鉴别,胃肠道间质瘤发病率较高,占胃黏膜下病变的 80% 以上,二者鉴别主要在于病灶所处胃壁层次、病灶形态、边缘(有无包膜回声)、内部回声,以及临床表现。此外,异位胰腺声像图表现与脂肪瘤较接近,二者均为较少见的胃良性病变,普通超声鉴别诊断有一定困难,若内镜超声发现病灶表面脐凹征或病灶内部胰腺导管样结构,有助于异位胰腺诊断。

病例二

（一）临床资料

女性患者,1 岁 5 个月,半个月前体检发现腹腔一肿物,约鹅蛋大小,无疼痛、呕吐等,行 CT 检查考虑胆总管囊肿可能。既往史、个人史、家族史等无特殊。

（二）超声检查

【超声显像所见】右上腹见一囊性包块,大小约 2.8cm×1.9cm,边界尚清楚,壁不光滑,内可见分隔,未见明显血流信号;胰腺未见异常(图 5-1-4)。

【超声检查结果】右上腹囊性包块(性质待定)。

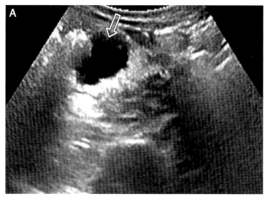
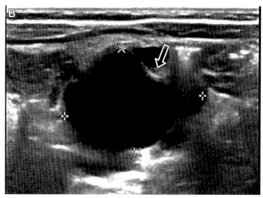
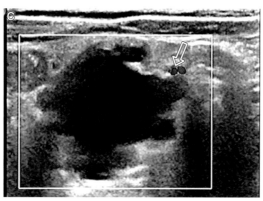

图 5-1-4　腹腔异位胰腺超声检查
A. 低频超声显示囊性为主团块；B. 高频超声显示分隔；C. 病灶周边可见少量血流信号

（三）其他影像学资料

全腹 CT 平扫+增强

【影像学所见】 肝门部及其下方见多发囊状低密度影，最大截面大小约 5.2cm×4.0cm，内部见多发厚薄不均的分隔及结节，增强扫描囊性成分未见强化，结节及分隔平扫 CT 值约 60HU，增强扫描动脉期及静脉期 CT 值分别约 103HU、130HU，病变周围见迂曲增粗的血管影；胰头未见显示，体尾部未见增大，未见异常密度影（图 5-1-5）。

【影像学诊断】 胰头部囊实性占位或胆总管囊肿。

（四）实验室检查

血常规、血生化全套、肿瘤标志物未见明显异常。

（五）术中所见

大网膜下方见一多房囊性肿物，大小约 7cm×6cm×5cm，针头穿刺内为蛋清样胶冻样液体，打开胃十二指肠韧带及胃结肠韧带，见肿物前界位于胃后壁下方，后界达胰头包膜，下界达十二指肠水平部，与肠系膜上静脉关系密切，十二指肠、胰腺未见

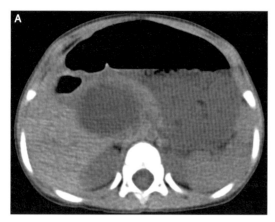
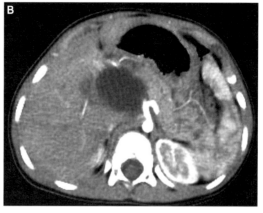

图 5-1-5　异位胰腺 CT 检查
A. 平扫见腹腔囊性低密度灶；B. 增强扫描显示囊壁强化

明显侵犯。术中诊断腹腔异位胰腺伴囊肿可能。

（六）病理检查

（腹腔肿物）纤维性囊壁组织，其间见异位胰腺组织，部分纤维组织表面被覆扩张黏液柱状上皮，灶性上皮呈轻度异型增生，倾向异位胰腺伴胰腺导管囊样扩张。

（七）解析

异位胰腺多位于胃、十二指肠，异位至腹腔罕见。该患儿体检发现腹腔包块，超声检查发现右上腹囊性包块，大小约2.8cm×1.9cm，壁不光滑，内可见分隔，胰腺未见异常。婴幼儿腹壁较薄，可采用高频超声检查，图像分辨率高，可明确病灶与胰腺关系，考虑为腹腔肿物。该患儿病灶为异位胰腺伴胰管囊性扩张，呈囊实性，体积较大，约7cm×6cm×5cm。超声对囊性成分显示较为容易，但对高回声的实性部分与腹腔内网膜、肠系膜等脂肪组织有时较难区分，故超声对病灶测值明显小于实际体积。

CT检查受气体干扰等因素较超声轻，整体观较好，但其对软组织分辨率不如高频超声，无法区分病灶与胰腺关系，错误将病灶定位于胰头或胆总管。婴幼儿胰腺肿瘤较罕见，腹腔肿瘤以神经母细胞瘤、畸胎瘤、淋巴管瘤等多见。该患儿为异位胰腺合并胰管扩张，病灶呈囊实性，术前诊断较困难。

病例三

（一）临床资料

女性患者，65岁，反复恶心、呕吐9天入院。8天前查上腹部CT提示：①肝内外胆管扩张并积气、胆囊增大，考虑胆道感染；②胰管扩张。查胃镜提示：十二指肠球部狭窄，肿瘤压迫？肿瘤浸润？慢性萎缩性胃炎伴糜烂。既往因"急性胆囊炎"多次就诊当地医院。个人史、家族史等无特殊。查体未见明显异常。

（二）超声检查

【超声显像所见】肝脏大小正常，实质回声均匀，肝内胆管扩张，内径约0.5cm（左肝），部分胆管内见气体强回声。胆囊形态尚正常，宽径约3.1cm，壁薄，囊内见气体强回声。胆总管扩张，内径约1.2cm，内见气体强回声。胰腺头部形态饱满，厚约3.1cm，余腺体大小正常，实质回声均匀。胰管扩张，内径约0.4cm。十二指肠球部狭窄，内径约0.7cm，降部壁增厚，范围约2.8cm×1.2cm，局部肠腔明显变窄，其旁见一淋巴结回声，大小约0.7cm×0.6cm（图5-1-6）。

【超声检查结果】①十二指肠降部壁增厚（恶性肿瘤待排除）；②十二指肠球降部肠腔狭窄；③肝内外胆管及胰管扩张；④胆道积气；⑤胰头部形态

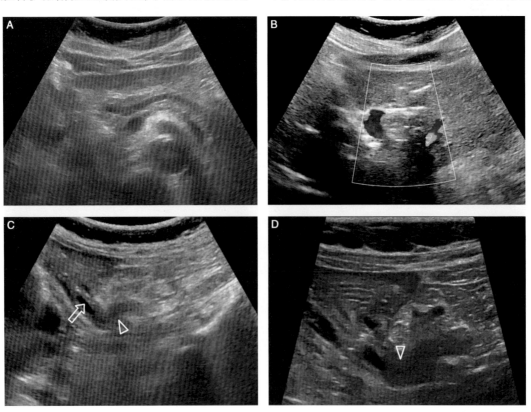

图5-1-6 十二指肠异位胰腺超声表现

A.胰管扩张；B.肝内胆管积气；C、D.十二指肠球部肠腔变窄（箭号），降部壁明显增厚（三角号）

饱满;⑥十二指肠周围小淋巴结。

（三）其他影像学检查

1. 胃镜检查

【诊断描述】幽门变形,十二指肠球部后壁见一假憩室,前壁见白色溃疡疤痕,球降交界处狭窄,胃镜无法通过。

【镜下诊断】十二指肠球部溃疡;十二指肠球部狭窄。

2. 胃肠泛影葡胺造影

【影像学所见】十二指肠球部形态、大小规则,未见明显激惹征,未见明显龛影及充盈缺损。球后段-降段向心性狭窄,累及长度约 2.7cm,形态欠规则,壁僵硬,扩张略受限,造影剂通过缓慢。十二指肠水平段及升段未见明显异常(图 5-1-7)。

【影像学诊断】十二指肠球后段-降段狭窄,溃疡? 占位未除,请结合其他检查。

3. CT 肠系膜静脉造影

【影像学所见】肠系膜上下静脉及其各小属

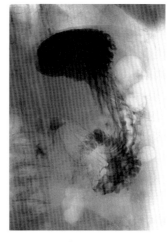

图 5-1-7　十二指肠异位胰腺 X 线检查

十二指肠球后段-降段向心性狭窄,形态欠规则,壁僵硬,扩张受限

支未见迂曲扩张,也未见明显充盈缺损。肝内、外胆管扩张伴散在积气,胆总管胰腺段管腔显示不清,胆囊增大,可见少许积气。胰管轻度扩张(图 5-1-8)。

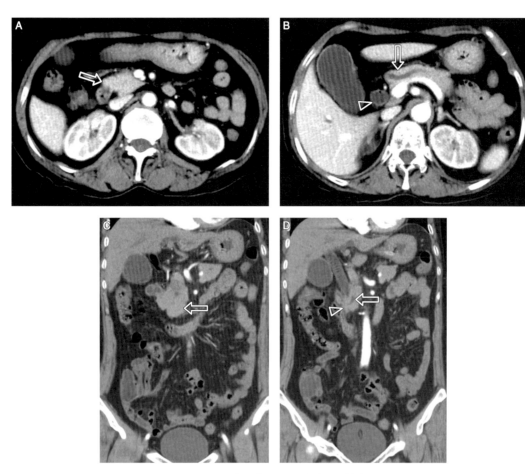

图 5-1-8　十二指肠异位胰腺 CT 检查

A. CT 横断面增强显示十二指肠乳头处隐见一强化程度同胰腺的结节影;B. 胆囊肿大,胆总管扩张(三角号),胰管扩张(箭号);C. 冠状位重建显示胰头部肿大;D. 冠状位重建显示十二指肠降部管腔明显狭窄(三角号),胰管扩张(箭号)

【影像学诊断】肠系膜静脉未见明显异常。

（四）实验室检查

1. 肿瘤标志物　AFP+CA199+CA125+CA153+CEA 未见异常。

2. 血常规　RBC $3.42×10^{12}$/L、NE% 78.1%、LY% 11.7%、Hb 100.0g/L、PLT $87×10^9$/L。

3. 血生化　GGT 195U/L。

4. D-二聚体 $1.45\mu g$/mL。

5. 尿常规、大便常规+OB 试验、降钙素原未见异常。

（五）术中所见

入院后行"腹腔镜探查+胰十二指肠切除术"，术中探查肝脏未见异常，胆囊呈慢性炎症改变，胆总管扩张明显，直径约 1.4cm，胰腺质中，未见种植转移结节。十二指肠球降处明显狭窄，切开十二指肠部分降部，取十二指肠狭窄处组织送冰冻病理提示未见肿瘤，同时探查发现十二指肠降部瘢痕形成明显，引起十二指肠乳头严重狭窄。

（六）病理检查

（胰头十二指肠）送检标本肉眼于十二指肠降部乳头周围见一狭窄区，范围约 2.8cm×0.8cm，于该处经全部取材，镜下于肠管肌壁间见胰腺组织，可见腺泡、胰岛和导管成分，胰腺组织排列呈小叶状结构，间质见淋巴细胞、浆细胞浸润，符合十二指肠降部乳头周围异位胰腺。周围肠黏膜呈慢性活动性炎，部分黏膜上皮糜烂缺失，狭窄区局部黏膜固有层及黏膜肌层纤维组织增生、瘢痕形成。

（七）解析

本病例为十二指肠梗阻型异位胰腺，Hernrich 分型属于 I 型，镜下可见胰腺腺泡、胰腺导管和胰岛细胞。患者既往多次上腹痛住院，诊断为"胆囊炎"，不排除当时为十二指肠异位胰腺并发炎症的可能性，反复炎症发作，容易导致肠腔狭窄、梗阻。由于患者十二指肠异位胰腺位于肌壁间，胃镜检查难以获得有效标本，诊断为十二指肠球部陈旧性溃疡伴球降部狭窄。

术前超声检查发现十二指肠球部腔变窄，降部壁增厚，肠腔接近闭合，误诊为十二指肠恶性肿瘤，原因如下：①患者为老年人，存在消化道梗阻表现，以及胰胆管扩张，首先考虑肿瘤；②十二指肠肿瘤好发于降部，以恶性多见；③患者禁食禁水，超声检查时未服用胃肠显像剂，影响检查效果。由于十二指肠降部位于腹膜后，位置深，超声检查较困难，同时十二指肠异位胰腺发病率较低，术前超声诊断较困难。

第二节　环状胰腺

环状胰腺（annular pancreas）是一种少见的胰腺先天性发育畸形，1818 年 Tidermann 第一次描述环状胰腺，1862 年 Ecker 首次命名，发病率为 1/20 000～1/6 000。胰腺头部组织呈钳状或环状包绕十二指肠降段，造成十二指肠不同程度梗阻，为新生儿期上消化道梗阻的常见原因之一，占新生儿十二指肠梗阻的 10%～30%。

一、病因与病理

环状胰腺的病因至今尚未完全清楚，多数学者认为：在胚胎第 4 周时，前肠末端分化出腹胰芽和背胰芽，第 6 周末腹胰随着中肠旋转向后转至背侧与背胰融合，第 7 周末腹胰和背胰完全融合形成正常胰腺，腹胰构成胰头下部，背胰构成胰头上部、胰体、胰尾。若腹胰在移位、与背胰融合过程异常，则形成环状胰腺（图 5-2-1）。根据包绕程度不同，环状胰腺可分为完全型和不完全型，前者胰腺环绕十二指肠 1 周，后者环绕十二指肠 2/3 或 4/5 周。

二、临床特点

环状胰腺根据发病年龄、临床表现及诊断时间的不同大致分为新生儿型和成人型，其中以新生儿型多见，表现为消化道梗阻症状，少数为成人型，可延至成年后出现症状，极少数终生无症状。

新生儿型：多在出生后 1 周出现十二指肠梗阻症状，以呕吐为主要表现，为胆汁性呕吐，部分患儿可有喂养困难，可合并肺部感染及新生儿黄疸，甚至合并先天性心脏病、先天性肠旋转不良、先天性肛门畸形等。

成人型：患者可以没有明显症状，部分出现并发症或合并症，可表现为十二指肠梗阻症状，亦可表现为胰腺炎，甚至类似消化性溃疡的表现，但梗阻性黄疸极少见，恶变更为罕见。

不合并内科疾病或其他消化道畸形的环状胰腺预后较好；若合并早产、败血症、新生儿重度肺炎

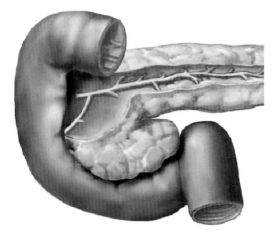

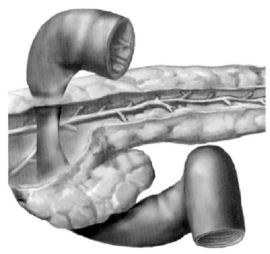

图 5-2-1　正常胰腺和环状胰腺示意图

上图为正常胰腺,下图为环状胰腺

等内科疾病,死亡率明显增高。

三、超声检查

(一) 检查方法

检查前禁食禁饮 3~4 小时,患儿取仰卧位,充分暴露腹部,先剑突下纵切从食管裂孔处开始扫查,依次观察贲门、胃底、胃体、胃窦、幽门、十二指肠球部、降部、水平部、升部、胰腺及肠系膜上动脉、上静脉。发现梗阻后,仔细观察梗阻部位、胰头形态、十二指肠与胰腺的关系。

(二) 典型超声表现

胃及十二指肠球降部扩张,呈"双泡征"或"单泡征",十二指肠降部肠壁增厚,回声减低,逆蠕动增强。胰头形态异常,呈 360°包绕十二指肠降部,或部分向外延伸呈钳样半包绕十二指肠降部(图 5-2-2、图 5-2-3),而胰体及胰尾形态正常;被包绕的十二指肠外膜层不连续,肠壁与胰腺组织分界不清,肠腔变窄(图 5-2-4)。

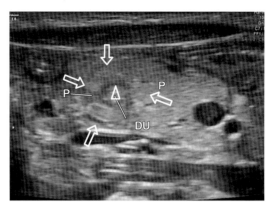

图 5-2-2　环状胰腺超声检查

高频超声显示胰腺组织(箭号)环状包绕十二指肠降部(三角号)

P:胰腺;DU:十二指肠

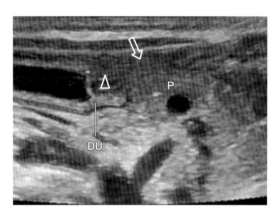

图 5-2-3　环状胰腺超声检查

胰头部分(箭号)向外延伸呈钳样半包绕十二指肠降部(三角号)

P:胰腺;DU:十二指肠

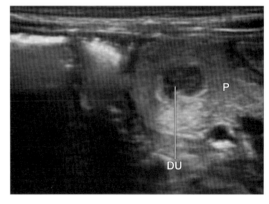

图 5-2-4　环状胰腺超声检查

被环状胰腺包绕的十二指肠降部可见少量液体通过

P:胰腺;DU:十二指肠

四、其他影像检查

1. 上消化道 X 线造影可明确肠道梗阻的具体部位,但无法做出梗阻的病因诊断。

2. 内镜超声的探头分辨率高,贴近胰腺检查,可清晰显示胰腺组织与十二指肠的关系,但具有一定侵入性,对于新生儿操作难度大。

3. 多层螺旋 CT 结合三维重建技术可清晰显示环状胰腺的形态,但操作比较繁杂,而且存在辐射污染。

五、鉴别诊断

临床上与环状胰腺症状相似的疾病较多,如先天性肥厚性幽门狭窄、十二指肠闭锁与狭窄、肠旋转不良等。

1. **先天性肥厚性幽门狭窄**　主要是由于幽门环形肌增厚引起幽门管狭窄导致的不完全性梗阻,多表现为出生后 2~3 周出现有规律性、进行性、喷射性呕吐及腹部肿块。超声表现为胃腔扩张,蠕动增强,幽门肌层增厚,呈低回声的"橄榄球形",其中间管腔狭小,十二指肠无扩张。

2. **十二指肠闭锁与狭窄**　可发生在十二指肠的任何部位,以十二指肠降段常见,尤以壶腹附近多见,临床多表现为出生后 1~2 天喂奶后即出现呕吐,且持续性加重。超声表现为胃及十二指肠近端明显扩张,近端十二指肠内容物无法通往远端肠管,可见内容物在闭锁处回旋,局部肠管壁增厚,但是肠管周围未见明显胰腺组织呈环状或钳状包绕。

3. **肠旋转不良**　是胚胎期发生的肠管以肠系膜上动脉为轴心的旋转运动发生障碍,导致肠管位置异常,是新生儿肠梗阻的常见原因,临床常表现为出生后 3~5 天突发胆汁性呕吐伴排便减少或消失。超声表现为胃及十二指肠降段中部以上扩张,降段峡部管腔变窄,腹腔肠管内未见明显气体样回声,扫查可发现肠系膜根部呈环状或漩涡状低回声,彩色多普勒超声显示环状或漩涡状红蓝相间的彩色血流信号,该特征可与环状胰腺相鉴别。

4. **十二指肠膜状狭窄**　超声见十二指肠内膜状物,可位于十二指肠任何部位,隔膜狭窄上端显著扩张,边缘光滑,并随肠管蠕动呈"风袋样"改变,膜状物中间可见一小孔隙,动态扫查偶可见液体通过。

六、病例解析

病例一

（一）临床资料

患儿,女,出生后 2 小时,孕期超声提示腹部"双泡征",十二指肠梗阻可能入院。查体:胃肠减

压后,上腹胀明显缓解。出生时 Apgars 评分 10 分,无产伤、窒息、抢救史。

（二）超声检查

【超声检查所见】胃部及十二指肠降部以上扩张;胰头形态失常,十二指肠降部可见胰腺组织呈环状包绕(图 5-2-5);十二指肠降部外膜层不连续,十二指肠肠壁与胰头分界不清;胰体及胰尾形态正常(图 5-2-6)。

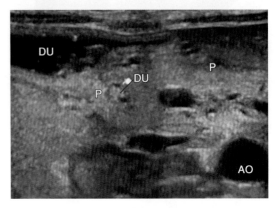

图 5-2-5　环状胰腺超声检查
胰头形态失常,十二指肠降部被胰腺组织环状包绕,内未见内容物
P:胰腺;DU:十二指肠;AO:腹主动脉

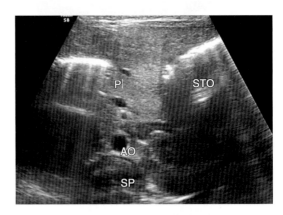

图 5-2-6　环状胰腺超声检查
胰体及胰尾形态正常
AO:腹主动脉;SP:脊柱;STO:胃部

【超声检查结果】十二指肠降部梗阻,环状胰腺所致。

（三）其他影像检查

上消化道 X 线造影

【影像学所见】常规腹部立位片显示胃腔扩张,中下腹肠管扩张。经胃管注入稀释优维显造影剂后,胃腔显影,明显扩张,十二指肠球部明显扩张,见造影剂于十二指肠球部与窦部做往返运动,未见明显造影剂下行;15 分钟后复查,小肠肠腔内可见造

影剂进入,胃腔及十二指肠球部仍见大量造影剂残留。

【影像学诊断】高位不全肠梗阻,梗阻点位于十二指肠球后可能。

(四) 术中所见

术中可见胰腺组织明显增厚,呈环状包绕十二指肠降部,宽约 0.8cm,十二指肠降部内侧胰腺组织明显增厚,降部下段肠腔明显缩小,内径约 1.0cm,远端肠管肠腔部分充气。术中诊断:环状胰腺。故行十二指肠球部与降部菱形侧侧吻合术。

(五) 解析

患儿于孕期超声检查即发现胃部及十二指肠扩张呈双泡征,提示十二指肠梗阻可能。术前行高频超声检查,清晰显示环状胰腺的特征性图像:胃部及十二指肠降部以上扩张,十二指肠降部可见胰腺组织呈环状包绕,手术证实为环状胰腺引起的十二指肠梗阻。高频超声诊断新生儿环状胰腺具有明显优势,因为小儿腹壁较薄,使用高频探头扫查可清晰显示腹内脏器的毗邻关系及典型的环状胰腺声像图,易与腹部其他疾病进行鉴别,减少误诊。产前产后超声随访监测,对于明确十二指肠梗阻的病因,特别是环状胰腺引起的梗阻有重要意义,及时手术也可改善患儿的预后和生活质量。

病例二

(一) 临床资料

患儿,女,产前超声提示"双泡征",生后 3 小时入院。患儿系 G2P2 胎龄 40^{+1} 周剖宫产出生,出生体重 2.89kg,Apgar 评分 10 分,生后哭声好,生后胎粪未排,无产伤、窒息、抢救史。

(二) 超声检查

【超声检查所见】胃部及十二指肠降部以上扩张,十二指肠降部及以上肠壁增厚(图 5-2-7);胰

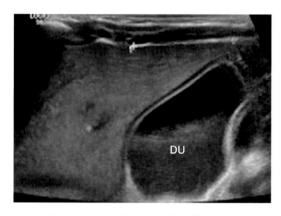

图 5-2-7　高频超声显示十二指肠扩张
DU:十二指肠

头形态失常,胰头处可见胰腺组织呈环状包绕十二指肠降部,肠腔未见内容物充盈(图 5-2-8);矢状面可见部分胰腺组织向外延伸呈钳样半包绕十二指肠降部,该处肠管受压变窄(图 5-2-9);胰体及胰尾形态正常(图 5-2-10)。

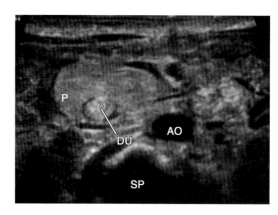

图 5-2-8　胰头环状包绕十二指肠降部
P:胰腺;DU:十二指肠;AO:腹主动脉;SP:脊柱

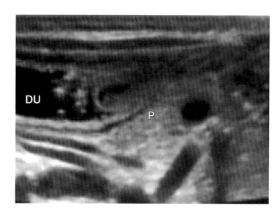

图 5-2-9　矢状切面胰头呈钳状包绕十二指肠降部
P:胰腺

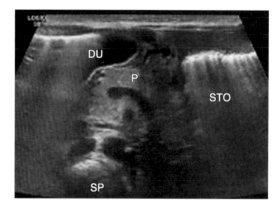

图 5-2-10　胰体及胰尾形态正常
P:胰腺;DU:十二指肠;STO:胃部;SP:脊柱

【超声检查结果】十二指肠近端扩张,考虑环状胰腺所致可能。

（三）其他影像检查

结肠稀释优维显造影

【影像学所见】腹部外形较饱满，上腹部可见"双泡征"；经细肛管注入适量稀释优维显，见各段结肠依次充盈显影至回盲部，伴少量造影剂顺利进入小肠，回盲部位于右下腹部，见乙状结肠冗长，结肠管腔未见明显异常扩张或狭窄，管壁尚光整，结肠袋存在，蠕动尚可，造影过程及拔除导管后可见造影剂排出。

【影像学诊断】高位肠梗阻。

（四）术中所见

入院后行"腹腔镜下十二指肠球降部菱形吻合术+粘连松解术+右上腹腔引流术"，术中见胃体及十二指肠球部明显增厚、扩张，径约3.5cm。可见胰腺组织明显增厚，呈环状环绕十二指肠降部，宽约0.8cm，十二指肠降部内侧胰腺组织明显增厚。降部下段肠腔明显缩小，径约1.0cm，远端肠管肠腔部分充气。

（五）解析

患儿出生前的孕期超声检查发现胃泡和十二指肠扩张形成的"双泡征"，提示十二指肠梗阻，但是引起十二指肠梗阻的原因有多种，可能是十二指肠闭锁或狭窄，肠旋转不良或环状胰腺等，孕期超声未明确提示环状胰腺。出生后的高频超声检查不仅清晰地显示十二指肠球部扩张，还可从不同的切面显示十二指肠降部狭窄处，横切面显示胰头处胰腺组织呈环状包绕十二指肠降部，十二指肠纵切面则显示降部处肠管突然狭窄，胰腺组织呈钳状包绕十二指肠，同时未见明显隔膜样回声。环状部分的胰腺组织为正常胰腺组织，它不仅环绕，还可长入十二指肠肠壁内，故常常看到狭窄处的十二指肠外膜与胰腺组织的分界欠清。此外，经腹的高频超声还可观察肠系膜上动静脉的相对位置关系，进一步观察有无合并肠旋转不良等其他畸形。

第三节　胰腺不发育或发育低下

胰腺形成过程中某一环节发育停止将导致胰腺不发育或发育低下，背胰部分不发育较腹胰不发育更为常见。完全性背侧胰腺发育不全患者的副胰管、胰体尾均缺失，仅残留胰头，胰头体积可以正常或增大，称之为"球形胰腺"。

一、病因与分型

背胰发育不全为一种存在于胰腺实质及管道系统的先天性异常，其特点为胰腺的体尾部未发育或发育不全。在胰腺发育过程中任一基因突变均可导致背侧胰腺发育不全，一般分为两型：完全性背胰发育不全和部分性背胰发育不全（图5-3-1）。根据其程度亦分为：完全性背胰不发育；体、尾部发育不全；尾部发育不全。

二、临床特点

该病起病隐匿，多数患者无临床症状，通常在出现腹痛、胰腺炎、其他胃肠道疾病或合并其他内脏畸形时才被发现。常见症状为上腹痛，多见于部分性胰腺背侧发育不全。约一半的患者可并发糖尿病，更常见于背侧胰腺不发育。胰腺外分泌功能不足可导致脂肪泄、消瘦等表现。有研究报道，背侧胰腺发育不全者经常合并脾脏发育异常、

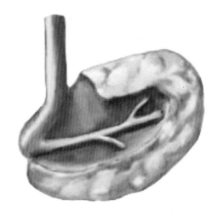

图5-3-1　胰腺发育不全示意图

十二指肠及胆道闭锁、肾发育不良或缺如等先天性疾病。

三、超声检查

经腹部超声表现为胰头增大、正常或缩小，胰腺体尾部部分缺失。超声内镜检查紧贴胰腺，可清晰显示胰腺实质和胰管，同时可进行FNA检查，在胰腺发育不全合并其他疾病的情况下，可进一步明确病变性质。

四、其他影像检查

副胰管及胰体尾的缺失是诊断完全性背侧胰

腺发育不全的主要依据,临床常常选择增强 CT 或 MRCP,多能获得明确诊断,表现为胰头部增大,胰体及胰尾部不能显示。ERCP 为诊断"金标准",可见胰管中断,胰体尾部胰管不显影。

五、鉴别诊断

先天性胰腺发育不全临床上较为少见,背胰发育不全需要与继发性胰腺体尾部萎缩相鉴别。慢性胰腺炎导致的胰腺萎缩位置不固定,常表现为胰腺整体或某一部分腺体萎缩,多伴有慢性胰腺炎的表现。背胰发育不全发生在胰腺体尾部,累及胰头部者少见。背胰发育不全还需要与胰头癌鉴别,胰头癌多呈实性低回声,形态不规则、边界不清,常压迫胰胆管导致胰管扩张、胆道梗阻。

第四节　胰 腺 分 裂

胰腺分裂是指胰腺背侧胰管及腹侧胰管不融合或部分融合,发病率在 4%~14%。胰腺分裂患者若出现胰腺炎发作或胰性腹痛等相关症状时,称为胰腺分裂症。

一、病因与病理

在胚胎发育的第 6~8 周,腹侧胰管(主胰管)与背侧胰管(副胰管)融合异常所致。胰腺分裂常见类型有三种(图 5-4-1):①背侧胰管与腹侧胰管完全不融合,相互间无任何交通吻合支,此型最常见;②背侧胰管与腹侧胰管之间有细小的交通支,但不足以通畅引流,又称不完全胰腺分裂;③腹侧胰管完全缺如,主乳头上无胰管开口。

二、临床特点

胰腺分裂是常见的胰管先天性异常,是慢性胰腺炎的潜在诱发因素,但常无临床症状。在胰腺分泌物通过小乳头排出受阻时才出现反复发作性腹痛或急慢性胰腺炎等症状。实验室检查可有血清淀粉酶、脂肪酶、胆红素和白细胞计数升高。

胰腺分裂无症状者不需特殊治疗。近期反复发作的急性胰腺炎,内科保守治疗无效者,可采取内镜治疗,扩大副乳头开口,使胰液引流通畅。外科手术治疗主要包括经十二指肠副乳头切开成形术、保留十二指肠的胰头切除术以及保留幽门的胰十二指肠切除术等。

三、超声检查

当反复副乳头插管失败难于诊断时,EUS 可提供辅助胰管成像,其具有连续、动态观察的优势,诊断的关键是显示胰管解剖。因腹侧胰腺和背侧胰腺的脂肪含量不同,腹侧胰腺呈低回声,而

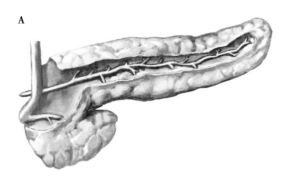

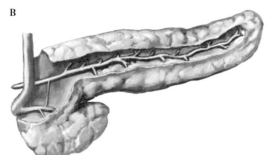

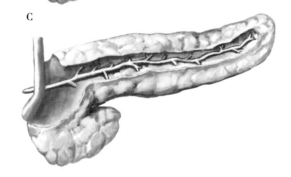

图 5-4-1　胰腺分裂示意图

A.背侧胰管与腹侧胰管完全不融合,相互间无任何交通吻合支;B.背侧胰管与腹侧胰管之间有细小的交通支,但不足以通畅引流;C.腹侧胰管完全缺如,主乳头上无胰管开口

背侧胰腺呈高回声,二者有明显的分界线,当观察到主胰管穿过该分界线,可排除胰腺分裂;反之,要考虑胰腺分裂可能。EUS 如能发现背侧胰管,甚至比腹侧胰管更粗,则存在胰腺分裂的可能

性大。

四、其他影像检查

1. ERCP 是确诊胰腺分裂的"金标准",确诊标准为:①主乳头插管造影见腹侧胰管短小,多在脊柱右侧,长度<60mm,直径<3mm,胰体尾胰管不显影;②副乳头插管造影可见背侧胰管显影,延伸至胰体尾,与腹侧胰管无融合或仅有细小交通支相连。符合第一条为可疑诊断,符合第二条才能确诊。

2. MRCP 表现为背侧胰管和腹侧胰管同时显像,腹侧胰管呈一段短管腔,可与胆总管共同开口于十二指肠乳头,也可单独开口。

3. 薄层螺旋 CT 发现胆胰管合流异常,胰管在胆管汇入大乳头的上一层面引流入小乳头的部分

占优势则提示存在胰腺分裂。

五、鉴别诊断

胰腺分裂需与胰腺肿瘤、慢性胰腺炎及胰体尾缺失相鉴别,主要鉴别点:

1. 胰腺癌病变段胰管不规则狭窄、突然中断,而远端胰管扩张。

2. 慢性胰腺炎体尾部可发生纤维变性,主胰管变细呈线样,可能被误认为腹侧胰管,当 ERCP 见副胰管显影有助于鉴别。

3. 胰体尾部缺失者,主乳头造影不能显示胰体尾部,副乳头造影可见背侧胰管于体尾部之前终止。

4. 当胰腺肿瘤或慢性胰腺炎合并胰腺分裂时,鉴别难度增大。

第五节　胰腺多囊性疾病

胰腺多囊性疾病比较少见,临床上分为四种类型:胰腺多囊病无相关畸形、胰腺囊肿伴囊性纤维症、胰腺多囊病伴小脑肿瘤及视网膜血管瘤(von Hippel-Lindau 病)、胰腺囊肿伴多囊肾。胰腺多囊病无相关畸形者,囊肿多见于胰腺头体部,大小不一,囊壁由扁平或立方上皮构成,内可见腺泡。

病例一

(一) 临床资料

女性患者,67 岁,反复发热 5 天,体温最高达39.2℃,伴中上腹胀痛。既往有"多囊肝、多囊肾、双下肢静脉曲张术后"病史。母亲生前患有"多囊肝、多囊肾"。个人史无特殊。查体:全身皮肤、巩膜轻度黄染,右上腹及中上腹腹肌稍紧张,局部压痛,无反跳痛,肝脾触诊不满意,肝区叩击痛,双肾区无叩击痛。

(二) 超声检查

【超声检查所见】肝脏显著增大,右肝斜径约20.5cm,肝内见众多大小不等的液性区,较大者位于右肝前叶跨左肝内叶,大小约 13.2cm×11.0cm×11.2cm,边界清楚,内见密集点状回声,未见明显血流信号。肝门区淋巴结显示不清。胆囊受压变小,壁厚、毛糙,囊内透声尚好。胆总管扩张,内径

约 1.3cm,管腔内未见明显异常回声。胰腺增大,内见数个大小不等的液性区,大者位于胰腺头体部交界处,约 4.1cm×3.4cm×3.2cm,边界清楚,内透声好,未见明显血流信号(图 5-5-1)。脾无肿大,大小约 11.0cm×3.0cm,回声均匀。

【超声检查结果】①多囊肝伴部分囊内透声差(合并感染不能排除);②胆囊壁厚、毛糙;③胆总管扩张;④胰腺多发液性区(多囊胰?)

(三) 其他影像学检查

1. 上腹部 CT 平扫

【影像学所见】肝脏体积增大,形态欠规整,内见多发大小不等低密度影,大者约 10.3cm×9.9cm,肝内、外胆管无扩张。胰腺形态、大小未见异常,内见多个类圆形低密度影。扫及双肾增大,形态失常,见弥漫分布低密度影,内散在少量小结节状高密度影(图 5-5-2)。

【影像学诊断】①多囊肝;②多囊肾,部分囊壁钙化可能;③胰腺囊肿可能。

2. 肝胆脾 MRI 平扫

【影像学所见】肝脏体积增大,肝内见弥漫多发大小不等囊状 T_2 高 T_1 低信号灶,大者约12.9cm×10.3cm,边界尚清楚,部分囊壁稍增厚,较大病灶囊内 T_1 信号稍低,ADC 信号减低,肝内血管显示欠清,肝内外胆管显示不清;脾不大,实质内未见异

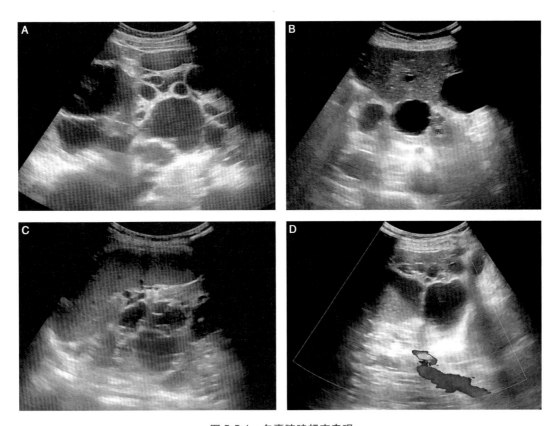

图 5-5-1　多囊胰腺超声表现
A. 肝内多发大小不等囊肿;B. 胰腺颈体部多发大小不等囊肿;C. 胰尾区多发囊肿;D. 彩色多普勒显示囊壁及周围未见明显血流信号

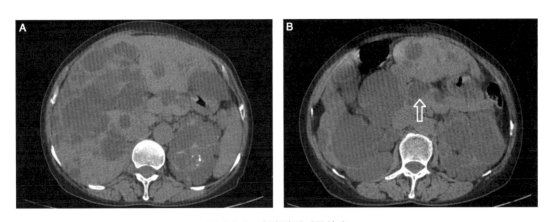

图 5-5-2　多囊胰腺 CT 检查
A. CT 平扫横断位显示肝脏及左肾多发类圆形低密度影;B. 不同层面显示胰腺多发低密度影(箭号),双肾形态失常,弥漫分布大小不等低密度影

常;胰腺显示欠清(图 5-5-3);扫及双肾见多发大小不等囊状 T₂ 高 T₁ 低信号灶。

【影像学诊断】 ①多囊肝,部分囊肿壁稍厚,ADC 信号减低,合并感染待排或者复杂囊肿可能,请结合临床;②多囊肾。

(四) 实验室检查

1. **肿瘤标志物** CA125 72.47U/mL、CA242 49.74U/mL、CA199 84.99U/mL、CEA 10.6ng/mL、AFP+NSE+Cyfra21-1 未见异常。

2. **血常规** 中性粒细胞百分比(NE%)79.7%、淋巴细胞百分比(LY%)9.5%、血小板(PLT)48×10⁹/L。

3. **血生化** 总胆红素(TBIL)31.2μmol/L、直接胆红素(DBIL)22.2μmol/L、谷氨酰转肽酶(GGT)347U/L、碱性磷酸酶(ALP)163U/L、血糖(GLU)6.3mmol/L。

4. **降钙素原** 7.67ng/L、纤维蛋白原(FIB)6.61g/L、D-二聚体 4.43μg/mL。

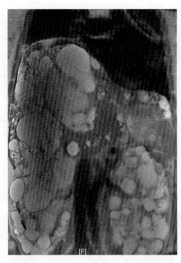

图 5-5-3　多囊胰腺 MRI 检查
MRI 平扫冠状位成像显示肝脏、双肾体积增大,形态失常,内弥漫分布大小不等囊状信号,未见正常胰腺结构

5. TORCH 全套　风疹病毒 IgG(+)、巨细胞病毒 IgG(+)。

(五)解析

本病例影像学检查对多囊肝、多囊肾诊断比较明确,而对于胰腺病变,CT 考虑胰腺囊肿,而 MRI 则无法显示胰腺。超声检查发现胰腺内大量囊肿,仍可见部分胰腺实质回声。超声实时动态扫查对于胰腺颈体部组织较钩突及尾部更容易显示,一般胰腺组织回声比肝脏高,超声检查可较清晰分辨胰腺与肝脏组织。该患者由于肝肾明显增大,合并大量囊肿,与胰腺分界不清,故 MRI 检查无法显示胰腺结构。本病例属于胰腺囊肿伴多囊肾,为 Osath-nondh-Potter 病 I 型,即双侧多囊肾伴肝内胆管囊性增生和肺或胰腺多发囊肿。

病例二

(一)临床资料

男性患者,34 岁,反复头痛,行走不稳 20 天。既往"左小脑血管母细胞瘤"术后 10 年,左眼"视网膜血管瘤"术后 9 年。个人史、家族史无特殊。查体未见异常。

(二)超声检查

【超声检查所见】胰腺增大,胰头厚约 3.4cm,体部约 2.3cm,尾部约 2.6cm,实质回声增粗不均,内见多个小液性区,呈蜂窝状,大者约 1.2cm×1.3cm,未见明显血流信号,胰管显示不清。右侧肾上腺区见一低回声结节,大小约 2.2cm×1.8cm,边界清楚,未见血流信号(图 5-5-4)。

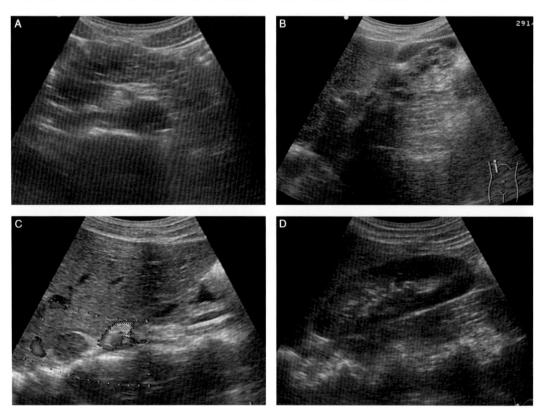

图 5-5-4　多囊胰腺超声检查
A、B. 胰腺增大,内见弥漫分布大小不等液性区,呈蜂窝状;C. 右肾上腺低回声结节;D. 右肾未见异常回声

【超声检查结果】①胰腺增大,呈蜂窝状回声(多囊胰腺待排除);②右侧肾上腺区低回声结节(腺瘤?),建议进一步检查。

(三) 实验室检查

血常规、尿常规、凝血四项、生化全套未见异常。

(四) 随访

入院后行双侧小脑半球占位切除术,术后病理诊断为血管母细胞瘤。

(五) 解析

患者胰腺病变超声表现为弥漫分布、大小不等的液性区,多囊胰腺诊断成立。一般多囊胰腺常合并多囊肝、多囊肾,而本病例肝脏、肾脏均无明显囊肿,仅表现为多囊胰腺。患者既往患左小脑血管母细胞瘤、左眼视网膜血管瘤,本次入院行双侧小脑占位切除术,术后病理诊断为血管母细胞瘤,故 von Hippel-Lindau 病诊断成立。

von Hippel-Lindau(VHL)综合征是一种较为罕见的常染色体显性遗传性疾病,在胰腺、肝脏、肾脏表现为囊肿或肿瘤。临床诊断本病多采用 Maher 等提出的标准:①多发性视网膜血管瘤或小脑血管母细胞瘤。②在①的基础上,有明确的家族史;若无家族史但有肾上腺嗜铬细胞瘤或肾脏、胰腺、附睾囊肿(或肿瘤)者。该患者合并多囊胰腺,VHL 综合征诊断明确,由于右侧肾上腺结节未行手术治疗,其病理性质不明。

第六节　胰腺囊性纤维化

囊性纤维化(cystic fibrosis,CF)是一种致死性常染色体隐性遗传病,国外报道主要集中在北美洲和欧洲,亚洲和非洲黑人少见。

一、病因与病理

1989 年,囊性纤维化相关缺陷基因克隆成功,命名为囊性纤维化跨膜转导调节因子 CFTR,基因突变可导致此蛋白的合成、翻译异常和功能丧失,降低外分泌腺导管上皮细胞膜对氯离子的通透性,引起外分泌腺体功能异常。胰腺的 CFTR 受损,致使腺体产生稠厚的分泌物,阻塞导管,早期引起导管扩张,随后可引起腺泡细胞变性,继发胰腺纤维化。

二、临床特点

囊性纤维化常累及多个脏器,如肺、胰腺、肝脏、胃肠道、胆囊等。85%~90%的囊性纤维化患者伴有胰腺受累,临床表现复杂,诊断困难。胰腺受累程度轻重不一,早期胰腺功能可以正常,但随着年龄增大,一些起初为胰腺功能正常的患者可发展为胰腺功能不全,临床上多表现为急慢性胰腺炎,胰腺外分泌功能不全导致蛋白、脂肪消化不良,内分泌功能不全导致糖尿病。其他症状主要有腹痛和腹胀等。

囊性纤维化的诊断主要根据临床表现、阳性家族史以及 2 次以上发汗试验阳性(汗液中的氯离子>60mmol/L),或者基因检测发现 CFTR 突变基因。

三、超声检查

声像图表现为胰腺萎缩、体积变小,胰腺内(尤其是胰尾部)可见囊肿形成。

四、其他影像检查

CT、MRI 检查多缺乏特征性,主要表现为部分患者早中期胰腺呈大小不等囊性灶,纤维条索与脂肪组织相混杂,而胰腺脂肪化主要发生于囊性纤维化晚期。

五、鉴别诊断

胰腺囊性纤维化位于胰头或胰尾的囊肿主要应与胰腺其他囊性肿瘤鉴别,如胰腺囊腺瘤。

六、病例解析

(一) 临床资料

女性患者,48 岁,1998 年因腰酸乏力 2 年,加重 4 个月就诊外院,超声提示肝肿瘤。复查超声显示肿块位于右侧肾上腺区,大小约 6cm×6cm;上腹纵切与横切见胰腺体积增大,呈多房性改变,轮廓模糊,自胰头至胰尾均见大小不等的无回声区,最大径约 1.7cm,胰腺后方血管显示不清,饮水后见胰腺多房性囊性病灶与胃、脾分界清晰;超声提示右肾上腺肿瘤,胰腺多囊性病变。手术发现胰腺呈水泡状,水泡大小为 1～2cm,内为无色水样物,切除数个小囊肿活检。术后病理报告右肾上腺皮质腺癌,胰腺纤维囊性病。术后患者定期复诊,超声提示胰腺体积逐年增大。2010 年 10 月超声检查发现左肾上极结节,再次入院手术治疗。个人史、家族史等无特殊。查体未见明显异常。

（二）超声检查

【超声检查所见】 胰腺体积增大,无明显边界,实质内见大小不等的无回声区,较大者位于右侧缘,径约 4.9cm,实质内未见明显血流信号(图 5-6-1),胰腺后缘血管模糊不清。左肾上极见一大小约 5.0cm×5.1cm 的囊实性团块,其下部为囊性区,径约 2.5cm,上部为大小约 2.8cm×2.3cm 的高回声结节,内部回声不均,可见无回声区。

【超声检查结果】 ①胰腺多发性囊肿;②左肾囊实性团块,考虑恶性肿瘤。

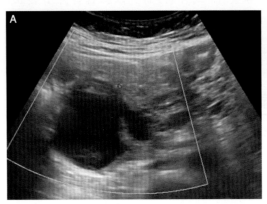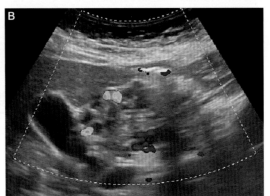

图 5-6-1 胰腺囊性纤维化超声表现
A.超声显示胰腺内多个大小不等囊性无回声区;B.彩色多普勒显示病灶内未见明显血流信号

（三）其他影像检查

上腹部 MRI 检查 右肾上腺肿瘤术后,多囊胰,左肾占位,右肾门前方囊实性肿块(图 5-6-2)。

图 5-6-2 MRI 横断位成像
T₂WI 序列显示胰腺内多个大小不等的高信号囊性病灶

（四）术中所见

左肾上极一直径 2.5cm 的肿瘤,有假包膜,切面不均匀,其下方有一直径 3.0cm 的囊肿。

（五）病理检查

左肾透明细胞癌。

（六）解析

本例患者无家族史,未行染色体检查。胰腺囊性纤维化的诊断主要依靠临床表现和实验室检查,其影像学表现缺乏特征性,但患者胰腺的临床表现及影像学特征均符合早中期胰腺囊性纤维化。

该患者合并左肾透明细胞癌、右肾上腺皮质腺癌。回顾文献,胰腺囊性纤维化可合并恶性肿瘤,其中胃肠道恶性肿瘤的发病率较高。囊性纤维化是一种常染色体异常疾病,其染色体的改变是否与上述肿瘤存在一定的关联,仍值得进一步研究。随着患者生存率的提高,越来越多的新并发症被发现及报道,因此对这类患者的其他部位检查应格外仔细,避免漏诊。

第七节　胰腺异位副脾

　　胰腺异位副脾为先天发育变异,较为少见,多发于中年人,男性偏多。异位副脾最常见于胰尾部,患者一般无症状,常在体检影像学检查时发现,血糖、胰酶、血肿瘤标志物正常。影像学检查容易与胰腺良性肿瘤,如囊腺瘤、神经内分泌瘤或实性-假乳头瘤混淆,核素显像可特异性摄取$^{99}Tc^m$标志的热变性红细胞,有助于诊断。

病例一

(一) 临床资料

　　女性患者,39 岁,半个月前体检发现胰腺肿物,无不适。既往史、个人史、家族史等无特殊。查体未见明显异常。

(二) 超声检查

　　【超声显像所见】 胰腺头、体部未见异常,尾部见一低回声结节,大小约 1.3cm×1.3cm,边界尚清,未见明显血流信号。脾门区副脾,大小约 0.6cm×0.6cm(图 5-7-1)。

　　【超声检查结果】 考虑胰尾囊腺瘤或神经内分泌肿瘤。

(三) 其他影像检查

CT 肠系膜静脉造影

　　【影像学所见】 胰腺尾部见一等稍低密度影,大小约 1.4cm×1.3cm,增强呈渐进强化(图 5-7-2)。

　　【影像学诊断】 考虑实性-假乳头瘤? 神经内分泌肿瘤? 建议 MRI 检查。

(四) 实验室检查

　　血生化全套、肿瘤标志物 AFP+CEA 正常。

(五) 术中所见

　　入院后行"机器人下胰体尾切除术",术中见胰尾一质硬肿物,约 1.3cm×1.0cm×1.0cm,包膜完整,边界尚清楚。

(六) 病理检查

　　(胰尾)胰腺组织见一枚副脾。

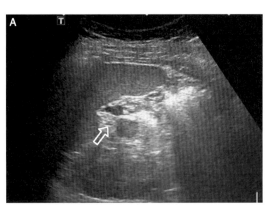
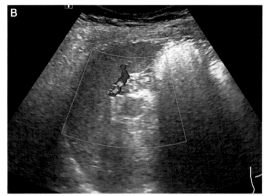

图 5-7-1　异位副脾超声表现
A.胰尾部低回声结节,边界清晰;B.病灶未见明显血流信号

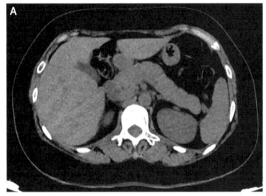
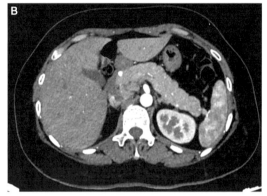

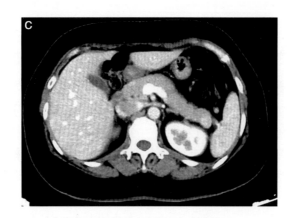

图 5-7-2　异位副脾 CT 检查
A. 平扫显示胰腺尾部等稍低密度影；B、C. 增强扫描显示病灶呈渐进性强化

（七）解析

副脾多位于脾周，超声表现为与脾脏回声较接近的结节，形态较规则，边界较清晰，诊断相对容易。胰腺异位副脾声像图表现与普通副脾相似，脾周围常可见副脾，但由于该病较为罕见，影像学检查难以诊断，多误诊为胰腺良性肿瘤，如囊腺瘤、神经内分泌肿瘤或实性-假乳头瘤。当患者无症状，肿瘤标志物正常，胰尾部出现类似副脾的小结节，并且脾周可见副脾，要考虑胰腺异位副脾的可能，超声造影可见胰腺异位副脾与脾脏造影表现相似，有助于诊断。

病例二

（一）临床资料

女性患者，49 岁，发现胰腺肿物 1 个半月，无不适。慢性乙型病毒性肝炎 20 年，个人史、家族史等无特殊。查体未见明显异常。

（二）超声检查

【超声显像所见】 胰尾见一液性区，大小约 2.0cm×1.9cm，边界清楚，未见明显血流信号（图 5-7-3）。脾门旁见一副脾，大小约 1.4cm×1.3cm。

【超声检查结果】 考虑胰尾囊肿或囊腺瘤。

（三）其他影像检查

1. CT 肠系膜静脉造影

【影像学所见】 胰尾部稍增大，内见一囊性占位性病变，大小约 3.1cm×2.3cm，壁较厚、光整、均匀，增强扫描囊壁可见强化，余胰腺大小形态及密度未见明显异常（图 5-7-4）。

【影像学诊断】 考虑囊腺瘤可能。

2. 上腹部 MRI 平扫+增强

【影像学所见】 胰腺尾部见一大小约 3.0cm×2.2cm 囊实性病灶，增强后实性成分强化同胰腺实质相近（图 5-7-5）。

【影像学诊断】 考虑实性-假乳头瘤，囊腺瘤待除。

（四）实验室检查

1. 血生化检查　谷丙转氨酶（ALT）53U/L、谷草转氨酶（AST）61U/L，余未见明显异常。

2. 乙肝病毒 DNA 1.65×10³U/mL。

3. 肿瘤标志物　AFP 45.02ng/mL，CA199＋CA125＋CEA 正常。

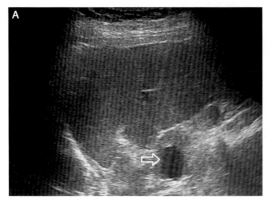
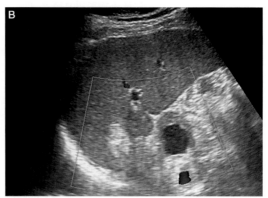

图 5-7-3　异位副脾超声表现
A. 胰尾部囊性结节；B. 彩色多普勒未见明显血流信号

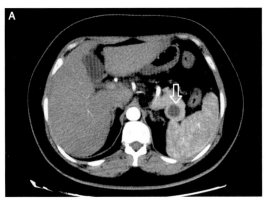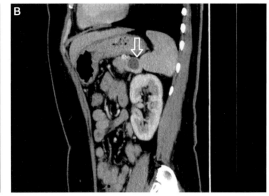

图 5-7-4　异位副脾 CT 检查
A.胰尾部囊性病灶,增强扫描可见囊壁强化;B.矢状位重建显示胰尾部囊性病灶

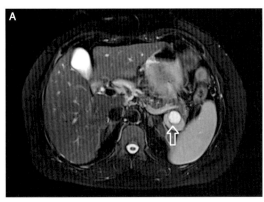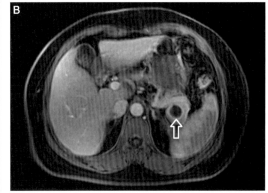

图 5-7-5　异位副脾 MRI 检查
A.胰腺尾部囊性病灶,T_2WI 呈高信号;B.增强扫描病灶囊壁强化

（五）术中所见

入院后行"达芬奇机器人下胰尾切除术+副脾切除术",术中胰尾部见一直径约 3.0cm 的囊实性肿物,质中,边界清楚,包膜尚光整。

（六）病理检查

胰尾见异位脾脏组织,大小约 2.7cm×2.0cm×0.8cm,其内可见一扩张导管,内衬单层或复层上皮伴鳞化。

（七）解析

胰腺异位副脾较为罕见,而本病例合并胰管明显扩张,超声表现为囊性病灶者更为罕见,术前各种影像学检查,包括 CT、MRI 均误诊为胰腺囊腺瘤。异位副脾多位于胰尾部,超声经左肋下扫查常难以清晰显示病灶,经左侧肋间,以脾脏为透声窗往往可以获得比较理想的检查效果。该病例病灶超声显示为囊性,未见到实性部分,可能为实性部分较少,而病灶位置较深,超声难以区分低回声的实性部分与囊性成分,超声造影有助于区分囊性或囊实性结节。

第八节　胰腺脉管畸形

1928 年,John B. Mulliken 首次提出基于血管内皮细胞生物学特性的分类法,将传统的"血管瘤"重新分为血管瘤和脉管畸形。脉管畸形包括单纯性和混合性,单纯性脉管畸形主要有毛细血管畸形、淋巴管畸形、静脉畸形、动静脉畸形和动静脉瘘;混合性为同一病灶中含有两种或以上脉管畸形,如毛细血管-静脉畸形、淋巴-静脉畸形等。

病例一

（一）临床资料

女性患者,42 岁,反复上腹胀痛 3 年余,加剧 1 个月,超声检查提示胆总管囊性肿物（先天性胆总

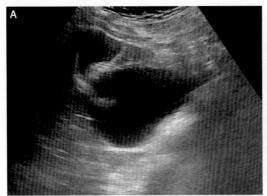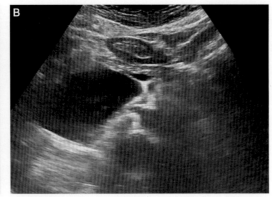

图 5-8-1 胰腺脉管瘤超声表现
A.上腹部囊性病灶,内透声好,与胰头分界不清;B.未见正常胆总管

管囊肿?)。既往史、个人史、家族史无特殊。体检未见明显异常。

（二）超声检查

【超声显像所见】胆总管囊状扩张,范围约7.6cm×4.9cm,内透声尚好(图5-8-1)。

【超声检查结果】胆总管囊状扩张。

（三）其他影像检查

1. CT 平扫

【影像学所见】肝门胆总管走行区见一囊性低密度影,边界清楚,大小约6.6cm×4.3cm(图5-8-2)。

【影像学诊断】考虑胆总管囊肿可能,请结合临床。

2. MRI 平扫+增强+MRCP

【影像学所见】胰头后方见一囊状长T_1、长T_2信号灶,大小约7.6cm×4.9cm,增强未见明显强化,MRCP显示病灶与胆总管相连,肝内胆管走行正

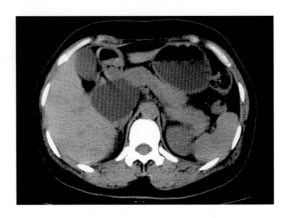

图 5-8-2 胰腺脉管瘤 CT 检查
CT 平扫显示胆总管走行区囊性低密度影

常,未见明显扩张,左右肝管显影良好,管径无增粗,胆囊不大,胰管显影良好,未见明显扩张(图5-8-3)。

【影像学诊断】考虑:①胆总管囊肿;②腹膜后囊肿,请结合临床。

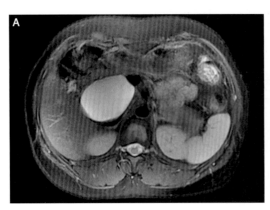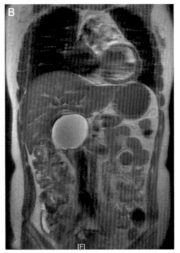

图 5-8-3 胰腺脉管瘤 MRI 检查
A、B.横断位及冠状位显示胰头区囊状长 T_2 信号灶

（四）实验室检查

血常规、生化全套、肿瘤标志物 AFP+CA199+CA125+CEA 未见异常。

（五）术中所见

入院后行"胰头囊肿部分切除+残余囊壁空肠 Roux-en-Y 吻合术"，术中见胆总管无明显扩张，胰头部见一囊肿，大小约 8cm×5cm×5cm，外生生长，位于胆总管前方紧贴胆总管。囊壁较薄，囊液为澄清液体，术中打开囊肿，取少量囊液检测淀粉酶，测值为 63U/L。

（六）病理检查

（胰头囊肿囊壁）脉管瘤。

（七）解析

脉管瘤是比较少见的淋巴管和微静脉的混合畸形，可发生于身体的任何部位。胰腺脉管瘤极为罕见，1966 年 Couinaud 首次报道，是起源于胰腺间质组织的良性囊性肿瘤，含血管和淋巴管成分，多见于女性。肿瘤较小时无症状，部分患者病灶较大，压迫周围组织出现腹胀、腹痛等症状，胰头部多见。影像学表现为囊性或囊实性病灶，难以与其他胰腺囊性肿瘤，如囊腺瘤、导管内乳头状黏液性肿瘤等鉴别。

对于肿瘤最大径大于 3cm 者可行手术切除治疗。

本病例为胰头部脉管瘤，中年女性患者出现上腹部疼痛，肿瘤标志物正常。术前各种影像学检查均误诊为胆总管囊肿，后者亦多见于女性患者，可分为囊性扩张、憩室样扩张、胆总管开口部囊性脱垂、肝内外胆管扩张及 Caroli 病，以囊性扩张多见。

本病超声检查直接提示为胆总管囊状扩张，误诊原因可能为：①由于本病极为罕见，检查医师认识不足；②病灶呈外生性，体积较大，呈纺锤形，位于胆总管走行区；③管壁菲薄，超声回声失落，未能显示与正常胆管的关系。

病例二

（一）临床资料

女性患者，30 岁，体检发现胰腺占位 4 天，无腹痛、眼黄、皮肤黄等不适。既往史、个人史、家族史等无特殊。查体无异常。

（二）超声检查

【超声显像所见】胰腺大小尚正常，胰颈部呈蜂窝状，范围 3.0cm×0.8cm，边界不清，未见血流信号，余腺体回声尚均匀，胰管无扩张。（图 5-8-4）

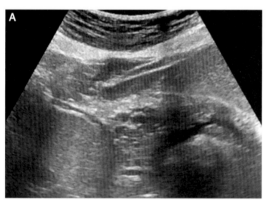
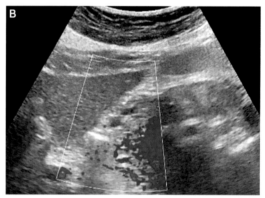
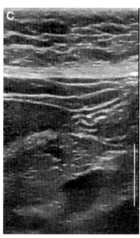
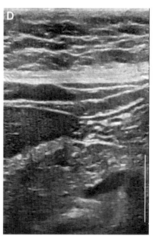

图 5-8-4　胰腺血管畸形

A. 胰腺颈部呈蜂窝样，无明显边界；B. 未见血流信号；C、D. 高频超声显示蜂窝样结构

【超声检查结果】 胰腺颈部蜂窝状改变(囊腺瘤?血管畸形?)

（三）其他影像学检查

1. 肠系膜静脉 CT 造影检查

【影像学所见】 胰体部见一结节状稍低密度影,境界欠清,增强扫描动脉期强化不明显,门脉期及平衡期明显强化,大小约 2.4cm×1.5cm,胰管无明显扩张。(图 5-8-5)

【影像学诊断】 胰体部占位,神经内分泌肿瘤?请结合临床。

2. 上腹部 MRI 平扫+增强检查

【影像学所见】 胰腺体部见蜂窝状长 T_1、长 T_2 信号,DWI 高 b 值未见明显高信号,ADC 未见明显低信号,大小约 3.4cm×2.0cm,增强呈渐进性强化。(图 5-8-6)

【影像学诊断】 胰腺体部异常信号灶,考虑神经内分泌肿瘤?实性假乳头状瘤等其他病变待除。

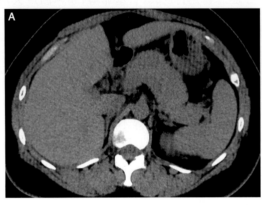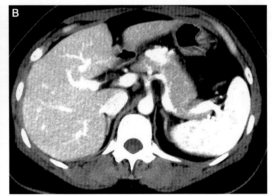

图 5-8-5 胰腺血管畸形 CT 检查
A. 胰腺体部稍低密度影;B. 增强扫描门脉期明显强化

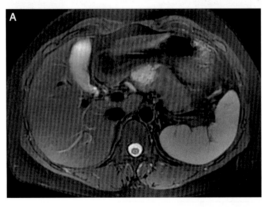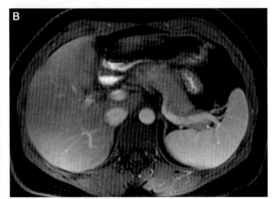

图 5-8-6 胰腺血管畸形 MRI 检查
A. T_2WI 序列显示胰腺体部长 T_2 信号灶;B. T_1WI 增强序列显示病灶渐进性强化

（四）实验室检查

血肿瘤标志物、生化检查、淀粉酶未见异常。

（五）术中所见

入院后行"机器人下胰颈肿物切除术"。术中探查,腹腔内无腹水,肝脏未见明显结节,胆囊大小正常,腹盆壁、肠系膜未见种植结节,大小肠未见明显异常;切开胃结肠韧带探查见胰颈一肿物,大小约 3.5cm×2.5cm×2.0cm,质软,界尚清,胰颈表面可见多发迂曲血管网。胰颈肿物送检术中冰冻病理检查提示未见明显肿瘤。

（六）病理检查

(胰颈肿物)镜下为胰腺组织,间质见血管扩张、迂曲,结合临床提供的病史,符合血管畸形病理改变。胰颈上缘肿物、胰颈下缘肿物、胰颈底部肿物镜下为胰腺组织,未见肿瘤。

（七）解析

血管畸形主要包括毛细血管畸形、静脉畸形、动静脉畸形以及动静脉瘘,其中后两者为高血流量的血管畸形。本病例彩色多普勒超声检查病灶未见血流信号,可排除高血流量的血管畸形。静脉畸形,旧称海绵状血管瘤,是临床上最为常见的脉管畸形之一,为静脉异常发育产生的静脉血管结构畸形,是一种低流速的脉管畸形,通常以单一静脉结构存在。

本例患者为年轻女性,无症状,体检影像学检查发现胰腺占位就诊。术前增强 CT 和 MRI 检查均表现为胰腺体部比较明显的占位,误诊为胰腺神经内分泌肿瘤。超声检查显示腺颈部呈蜂窝状改变,个别呈小囊状,无明显边界,彩色多普勒未见血流信号,应考虑胰腺浆液性囊腺瘤或脉管畸形。胰腺浆液性囊腺瘤多见于老年女性,常表现为胰腺体尾部的单房或多房囊性病灶,边界较清晰,与本病例不符。胰腺血管畸形较为罕见,本病例声像表现符合低流量血管畸形的改变,如果实时超声造影显示病灶内蜂窝状囊性结构出现造影剂充填,且消退延迟,则更支持本病诊断。

第九节　胰胆管合流异常

胰胆管合流异常(pancreaticobiliary maljunction,PBM)是一种先天性胰胆管发育异常,1916 年 Kizumi 首先提出这一概念。PBM 亚洲发病率较高,约为 1/1 000,10 岁以下女孩多见。PBM 是由于胆管和胰管在十二指肠壁外提前汇合、共同通道过长导致 Oddi 括约肌不能控制和调节胰胆管汇合部,从而引起胰液、胆汁反流,最终产生一系列胆道和胰腺疾病。

一、病因

病因尚未明确,有学者认为,正常胰胆管汇合部在胚胎发育 8 周之前位于十二指肠壁外侧,随着胚胎发育,汇合部不断向十二指肠壁内迁移,而 PBM 患者的这种迁移停滞。有研究显示,PBM 可能与性联染色体缺陷、病毒感染有关。

二、病理

PBM 的病理解剖学特点包括:胰胆管在十二指肠壁外汇合;共同通道延长;胰胆管失去了各自括约肌功能;经常伴有胆管胰管及共同通道的形态异常。约 75% 的正常人胆总管与主胰管在十二指肠黏膜下汇合成共同管,共同管周围及近端具有 Oddi 括约肌,其中胆总管括约肌部分恒定存在,在神经和体液双重因素调节下可控制胆汁正常排出,防止胰液逆流入胆管。由于胰管内压比胆管内压高 2~3 倍,故出现 PBM 时一般为胰液反流入胆管,胰酶被激活后导致胆管壁上皮破坏脱落,弹力纤维断裂,平滑肌纤维减少乃至消失,使管腔扩张,管壁纤维化增厚,远端胆管壁水肿狭窄,管腔内蛋白栓沉积加重梗阻,也可形成不同类型胆胰管结石。

PBM 被认为是胆道恶性转化的危险因素,由于胰液可以自由反流入胆道,导致胆管上皮破坏和胆管壁细胞增生、化生、不典型增生。研究发现,PBM 患者胆囊癌的发病率是一般人群的 167~420 倍,而且发病年龄提前了 10~20 年。

三、临床特点

根据胰管和胆管连接的角度,PBM 可分为三种类型:Ⅰ 型为胆总管呈直角进入胰管后汇合为胰管型(B-P 型);Ⅱ 型主胰管呈锐角进入胆管后汇合为胆管型(P-B 型);Ⅲ 型不属于 Ⅰ 型,也不属于 Ⅱ 型,即复杂型。新的 Komi 分类添加了是否存在共同管扩张和胰腺分裂的概念,Ⅰ、Ⅱ 型均无副胰管开放,根据共同管无或有扩张,再分为 a、b 亚型,Ⅲ 型副胰管直接开口于十二指肠,根据共同管有无扩张及主副胰管是否相通又分为 a、b、c 亚型。

临床上,PBM 伴有胆管扩张症者约占 80%,有研究表明,先天性胆管扩张症几乎全部伴有 PBM。伴有胆管扩张的 PBM 表现为间歇性腹痛、恶心呕吐、发热、黄疸、陶土样便和右上腹痛性肿物。不伴胆管扩张的 PBM 也可反复发作类似上行性胆管炎或轻症胰腺炎的症状,或表现为无症状,一般于成人后才发现。PBM 容易并发胆管穿孔、胰腺炎、胆道结石、胆道癌变,其中不伴胆管扩张的 PBM 胆道肿瘤发病率较胆管扩张型明显增高。

对于胆管扩张型 PBM,完全切除扩张的胆管、关闭远侧胆总管残端、肝管空肠 Roux-en-Y 式重建术已成为标准术式。对于非胆管扩张型 PBM,应进行胆囊预防性切除,但是否切除肝外胆管仍存在争议。

四、影像学检查

(一) 常规超声检查

目前有关超声诊断 PBM 的文献报道较少。对于胆管扩张型 PBM,超声可发现胆管、胰管扩张,甚至显示共同管,还能显示管壁厚度,有无结石或蛋白栓;对于胆管无扩张型 PBM,超声诊断较困难。超声检查应尽量选择中高频率探头,提高胰胆管汇合部的显示率,提高诊断准确率。

(二)超声内镜

为侵入性检查方法,但优于内镜逆行胰胆管造影(endoscopic retrograde cholangiopancreatography, ERCP),可以观察十二指肠固有肌层和胰腺实质,清晰显示胰胆管汇合于十二指肠壁外,同时可以观察胆囊和胆管结构。

(三)ERCP

被认为是诊断的"金标准",可以清晰显示整个胰、胆管形态,并且可以发现管腔是否存在扩张、狭窄、受压、充盈缺损等改变。但 ERCP 对操作要求高,对年幼者操作更为困难,且容易诱发胰腺炎、出血等并发症,难以普及应用。

(四)MRCP

为儿童 PBM 的首选检查方式,可清晰显示胰胆管位置关系及共同管的汇合情况。但对于共同管较短的婴幼儿,容易受到呼吸运动和肠道液体的影响。

(五)术中胆道造影

可明确肝内外胆管有无狭窄、有无 PBM 及分型,胆总管远端有无结石或蛋白栓形成。

五、PBM 诊断

影像学检查(MRCP 或术中胆道造影等)发现胰胆管汇合于 Oddi 括约肌之外,且共同管长度过长,一般成人≥10mm,儿童≥5mm;胆汁淀粉酶明显升高,>10 000U/L。

六、病例解析

(一)临床资料

女性患者,9 岁,1 个月前因腹痛在外院行腹部 CT 检查提示肝内外胆管囊性扩张、胆源性胰腺炎,治疗后症状好转。既往史、个人史、家族史无特殊。查体未见阳性体征。

(二)超声检查

【超声检查所见】肝脏大小正常,实质回声均匀,肝内胆管扩张,内径分别约 1.4cm(左肝)、2.1cm(右肝)。胆囊大小约 7.0cm×2.6cm,壁薄,囊内透声好。胆总管扩张,内径约 1.5cm。胰腺大小正常,实质回声均匀。胰腺体尾部胰管稍增宽,内径约 0.25cm,胰头部主胰管扩张,内见高回声实体充填,大小约 1.6cm×0.9cm,未见血流信号,副胰管可见,内径约 0.2cm,与主胰管相通。胆总管胰腺段呈鸟嘴样变窄,尖端与扩张的主胰管相通。(图 5-9-1)

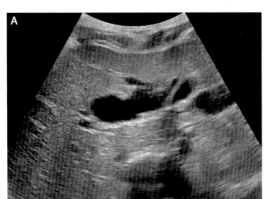
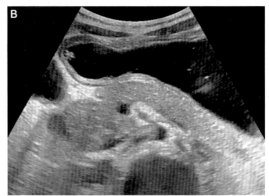
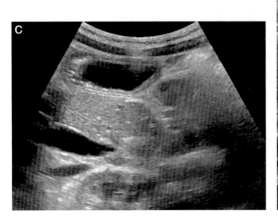
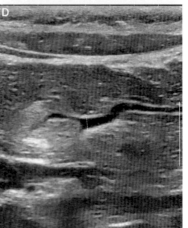

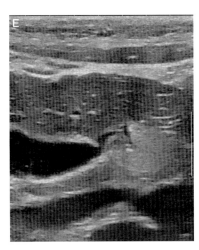
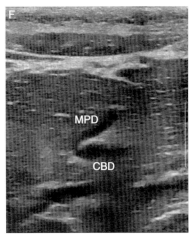

图 5-9-1　胰胆管合流异常超声表现

A. 低频超声显示肝内胆管明显扩张；B. 低频超声显示胰腺未见明显异常；C. 低频超声显示胆总管胰腺段呈鸟嘴样变窄；D. 中频超声显示主胰管稍增宽，胰头段胰管内见一高回声实体(蛋白栓)；E. 中频超声显示胆总管狭窄段末端与胰头段高回声实体相连；F. 中频超声显示主胰管与胆总管相通

【超声检查结果】　①胰胆管合流异常；②肝内外胆管及胰管扩张。

（三）其他影像学检查

1. MRCP

【影像学所见】　肝内胆管走行正常，管腔扩张，胆总管及左右肝管显影良好，管径增粗，最大径约 1.8cm，胆总管下段鸟嘴样狭窄；胆囊不大，壁增厚；胰管显影良好，未见明显扩张。（图 5-9-2）

【影像学诊断】　①胆总管下段狭窄伴肝内外胆管扩张；②胆囊炎。

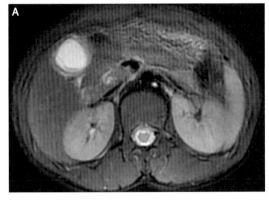
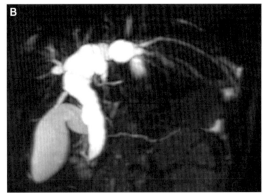

图 5-9-2　胰胆管合流异常 MRCP 表现

A. T_2WI 显示胆总管胰头段明显变窄，似与胰管相连；B. MRCP 显示扩张胆总管末端似与主胰管相连

2. 胰腺 CT 平扫+增强检查

【影像学所见】　胆总管下段局部管腔变窄，其内密度稍增高；肝内、外胆管扩张；胰管未见明显扩张，增强未见明显异常软组织强化。胆囊增大，囊壁均匀，囊腔未见阳性结石及异常密度灶。胰腺形态饱满，密度未见异常，胰周脂肪间隙清晰。（图 5-9-3）

【影像学诊断】　①胆总管下段局部管腔变窄，其内密度稍增高；②肝内、外胆管扩张。

（四）实验室检查

1. 血生化全套　谷丙转氨酶 42U/L、γ-谷氨酰转肽酶 112U/L、碱性磷酸酶 535U/L。

2. 血淀粉酶 109U/L。

（五）术中所见

入院后行"胆囊切除术+扩张胆管切除术+肝管空肠 Roux-en-Y 式重建术"，术中见肝脏表面轻微纤维化纹路，无明显淤胆外观，胆囊大小约 6cm×4cm×3cm，胆总管呈梭形扩张。细针穿刺胆总管，检测胆汁淀粉酶浓度 63 580U/L，诊断为胰胆管合流异常。

（六）解析

本例患者为 9 岁女童，为 PBM 好发人群，1 个

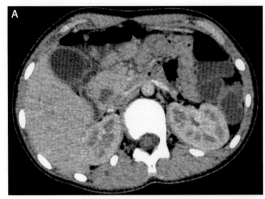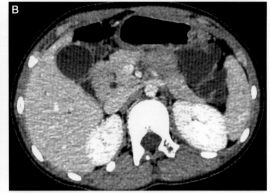

图 5-9-3 胰胆管合流异常 CT 表现
A. CT 平扫显示胰头部低密度灶；B. 增强后胰头部低密度灶无强化，似与主胰管相连

月前因腹痛行 CT 检查发现胆管扩张、胰腺炎。入院后超声检查时，低频超声见胆总管胰腺段呈鸟嘴样变窄，胰管稍增宽。改用中频探头检查，可清晰显示主胰管胰头段扩张，内见高回声实体充填；胆总管呈锐角插入主胰管，过早汇合，共同管长约 2.0cm；副胰管可清晰显示，与胰头段主胰管相通，内径与体尾部胰管相近，超声检查考虑为胰胆管合流异常。清晰显示胰胆管汇合处及共同管是影像学诊断 PBM 的关键。小儿由于腹壁较薄，透声好，应尽量选择高分辨率的探头进行检查，以提高诊断的敏感性与准确性。

本例 PBM 由于共同管内充满高回声的蛋白栓，导致胰胆管梗阻，胰液反流入胆道系统，破坏胆管壁，使肝内外胆管明显扩张；同时，由于胰液引流不畅，可反复发生胰腺炎。本病例术前 MRCP 与 CT 增强检查均未能诊断出 PBM，主要与共同管内充满蛋白栓有关。

（黄韵琳 张美恋 陈志奎）

参考文献

1. Stern CD. A historical perspective on the discovery of the accessory duct of the pancreas, the ampulla of Vater and pancreas divisum. Gut, 1986, 27(2): 203-212.

2. Satterfield ST, McCarthy JH, Greenen JE, et al. Clinical experience in 82 patients with pancreas divisum: preliminary results of manometry and endoscopic therapy. Pancreas, 1988, 3(3): 248-253.

3. Saltzman JR. Endoscopic treatment of pancreas divisum: why, when, and how? Gastrointest Endosc, 2006, 64(5): 712-715.

4. Z Zheng, Q Liu. Research advance in the diagnosis of pancreas divisum. Health, 2010, 12(2): 1401-1404.

5. Schneider L, Müller E, Hinz U, et al. Pancreas divisum: a differentiated surgical approach in symptomatic patients. World J Surg, 2011, 35(6): 1360-1366.

6. Rana SS, Gonen C, Vilmann P. Endoscopic ultrasound and pancreas divisum. JOP, 2012, 13(3): 252-257.

7. Rana SS, Bhasin DK. Endoscopic ultrasound and pancreas divisum. Pancreas, 2014, 43(1): 141-153.

8. 李兆申, 许国铭. 胰腺疾病内镜治疗与诊断学. 上海: 第二军医大学出版社, 2004.

9. Kamisawa T, Yoshiike M, Egawa N, et al. Pancreatic tumor associated with pancreas divisum. J Gastroenterol Hepatol, 2005, 20(6): 915-918.

10. Wang DB, Yu J, Fulcher AS, et al. Pancreatitis in patients with pancreas divisum: imaging features at MRI and MRCP. World J Gastroenterol, 2013, 19(30): 4907-4916.

11. 刘江林, 李光泽, 向丽, 等. 58 例新生儿环状胰腺临床分析. 第三军医大学学报, 2014, 36(6): 614-615.

12. 段星星, 李皓, 陈文娟, 等. 高频超声对新生儿环状胰腺的诊断价值. 中国超声医学杂志, 2014, 30(8): 760-762.

13. 段星星, 何静波, 陈文娟, 等. 高频超声在新生儿先天性上消化道梗阻中的诊断价值探讨. 临床小儿外科杂志, 2017, 16(5): 464-468.

14. 胡蓉, 王丹, 孙真真. 小儿环状胰腺的超声诊断价值及漏误诊病例分析. 中国中西医结合影像学杂志, 2019, 17(4): 399-400.

15. 周昌荣, 栗河舟, 杨坡, 等. 先天性十二指肠梗阻的产前超声表现与预后关系分析. 中国超声医学杂志, 2017, 33(9): 381-383.

16. 张文花, 丁红宇, 王慧, 等. 高频超声诊断新生儿环状胰腺的价值. 中华超声影像学杂志, 2019, 23(4): 423-426.

17. Xiang H, Han J, Ridley WE, et al. Crocodile jaw sign: Annular pancreas, J Med Imaging Radiat Oncol, 2018, 62 Suppl 1: 69.

18. Berroa E, Alcaide N, Rodriguez M, et al. Annular pancreas: apotentially overlooked congenital pancreatic anomaly. Gas-

troenterol Hepatol,2014,37(10):596-597.

19. Etienne D,John A,Menias CO,et al. Annular pancreas:a reviewof its molecular embryology,genetic basis and clinicalconsiderations. Ann Anat,2012,194(5):422-428.

20. 郝发宝,郭春宝. 新生儿环状胰腺的临床诊疗进展. 临床小儿外科杂志,2018,17(11):872-875.

21. Jang KM,Kim SH,Park HJ,et al. Ectopic pancreas in upper gastrointestinal tract:MRI findings with emphasis on differentiation from submucosal tumor. Acta Radiol,2013,54(10):1107-1116.

22. 邝胜利,周炳喜,杨玉秀,等. 胃异位胰腺的内镜超声图像特征分析. 中华超声影像学杂志,2011,20(6):499-501.

23. 王倩,杨学华,高剑波,等. 异位胰腺的 CT 表现与病理联系. 实用放射学杂志,2014(5):815-817.

24. 宋璇,崔志平,郝洪升,等. 超声内镜对胃异位胰腺与间质瘤的鉴别诊断价值. 中华超声影像学杂志,2012,21(9):775-778.

25. 沈镭,戈之铮,薛寒冰,等. 62 例异位胰腺的诊治分析. 中华消化内镜杂志,2009,26(2):69-72.

26. Derichs N. Targeting a genetic defect:cystic fibrosis transmembrane conductance regulator modulators in cystic fibrosis. Eur Respir Rev,2013,22(127):58-65.

27. 陈伯华,杨元,张思中. 囊性纤维化的分子遗传学研究进展. 中华医学遗传学杂志,1997,14(4):243-247.

28. 徐保平,王昊. 儿童囊性纤维化的相关问题. 中国循证儿科杂志,2015,10(4):241-244.

29. Hou Y,Guan X,Yang Z,et al. Emerging role of cystic fibrosis transmembrane conductance regulator-an epithelial chloride channel in gastrointestinal cancers. World J Gastrointest Oncol,2016,8(3):282-288.

30. 施健,刘苏,谢渭芬. 囊性纤维化的消化系统表现. 诊断学理论与实践,2004,3(5):385-387.

31. Daneman A,Gaskin K,Martin DJ. Pancreatic changes in cystic fibrosis:CT and sonographic appearaces. Am J Roentgenol,1983,141(4):653-655.

32. Matsumoto S,Mori H,Miyake H. Uneven fatty replacement of the pancreas:evaluation with CT. Radiology,1995,194(2):453-458.

33. 曾晓露,熊鸿燕,叶诗洋,等. 囊性纤维化对呼吸系统影响的队列研究系统评价. 中华肺部疾病杂志(电子版),2014,7(4):373-378.

34. Brennan ML,Schrijver I. Cystic Fibrosis:a review of associated phenotypes,use of molecular diagnostic approaches,genetic characteristics,progress,and dilemmas. J Mol Diagn,2016,18(1):3-14.

35. 杜鹃,厉有名,许国强,等. 先天性胰腺畸形——短胰腺一例并文献复习. 中华消化杂志,2006,26(11):772-773.

36. Yau D,De Franco E,Flanagan SE,et al. Case report:maternal mosaicism resulting in inheritance of a novel GATA6 mutation causing pancreatic agenesis and neonatal diabetes mellitus. Diagn Pathol,2017,12(1):1.

37. Sehnedl WJ,Reisinger EC,Schreiber F,et al. Complete and partial agenesis of the dorsal pancreas within one family. Gastrointest Endosc,1995,42(5):475-487.

38. Haldorsen IS,Vesterhus M,Raeder H,et al. Lack of pancreatic body and tail in HNF1B mutation carriers. Diabet Med,2010,25(7):782-787.

39. Schnedl WJ,Piswanger-Soelkner C,Wallner SJ,et al. Agenesis of the Dorsal Pancreas and Associated Diseases. Dig Dis Sci,2009,54(3):481-487.

40. Cienfuegos JA,Rotellar F,Salguero J,et al. Agenesis of the dorsal pancreas:systematic review of a clinical challenge. Rev Esp Enferm Dig,2016,108(8):479-484.

41. Salina A,Pasquali L,Aloi C,et al. Neonatal Diabetes Caused by Pancreatic Agenesia:Which other genes should be used for diagnosis? Diabetes Care,2010,33(8):e112.

42. 屈琳林,易湘,孙红玉,等. 急慢性胰腺炎免疫反应的研究进展. 解放军医学杂志,2018,43(1):75-78.

43. 刘学明. 胰腺囊性纤维化 1 例. 中国超声医学杂志,1993,3(9):191.

44. 罗志艳,刘学明,莫国强,等. 胰腺囊性纤维化合并左肾癌及右肾上腺癌超声表现 1 例. 中华超声影像学杂志,2012,2(21):137-141.

45. 汪建华,涂灿,王玉涛,等. 胰腺异位副脾的 CT 与 MRI 检查特征. 中华消化外科杂志,2014,13(4):310-314.

46. 韩铮,舒锦尔,吕光宏,等. 胰腺内异位副脾 CT 及 MRI 表现. 中国医学影像学杂志,2020,28(3):223-226.

47. 中华医学会小儿外科学分会新生儿学组. 中华医学会小儿外科学分会肝胆学组. 儿童胰胆管合流异常临床实践专家共识. 中华小儿外科杂志,2019,40(6):481-487.

48. 钟明安,肖现民. 胰胆管合流异常的病理特征与诊治进展. 肝胆外科杂志,2000,8(5):399-400.

49. 郑金辉,何利平,陈勇,等. 内镜在胰胆管合流异常诊疗中的作用探讨. 中华消化内镜杂志,2014,31(1):29-32.

第六章

胰腺炎症性疾病

胰腺炎临床上较为常见，主要包括急性胰腺炎、慢性胰腺炎和一些特殊类型胰腺炎。超声检查由于实时、无创、可多次重复检查、可床边检查、可引导穿刺引流等优势，在胰腺炎的诊疗中具有重要作用。

第一节　急性胰腺炎

急性胰腺炎（acute pancreatitis，AP）临床常见，属于急腹症的范畴，好发于中青年。它是一种急性炎症反应，是由多种病因引起胰酶激活，继而伴发胰腺及胰周组织的自身消化，病情较严重的患者甚至可伴有器官功能障碍。

一、病因与病理

本病病因众多，包括胆石症、高脂高蛋白饮食、酗酒、胰腺手术与外伤、药物、肿瘤、内分泌与代谢障碍等，其中胆石症是我国最常见的 AP 致病因素。病理上，AP 分为两种类型：间质水肿型及出血坏死型。间质水肿型表现为胰腺水肿增大、被膜张力增高、表面充血，镜下见腺泡、间质水肿，炎症细胞浸润，伴有胰腺内及其周围小灶性散在分布的脂肪坏死，但胰腺实质无坏死。出血坏死型表现为胰腺肿大，出血区呈红褐色，坏死灶呈灰黄色，镜检见所有胰腺细胞及组织均可受累，病变组织呈大片状出血坏死，坏死区周围有大量炎症细胞浸润，同时伴有血管壁坏死、血栓形成、胰管破坏，胰内及胰周脂肪组织大面积坏死。

二、临床特点

主要临床表现为急性发作的上腹部剧烈疼痛，呈持续性，可放射至背部，常有恶心呕吐及腹胀的伴随症状，部分患者可伴发黄疸、发热，严重者可出现休克以及其他器官功能障碍的相应表现。轻症患者体格检查仅有轻压痛，而重症者可出现腹膜刺激征、腹水征、腰胁部或脐周皮下瘀斑征等。在 AP 病程进展过程中，可伴发多种并发症，包括急性液体或坏死物积聚、假性囊肿、组织坏死等局部并发症，以及全身炎症反应综合征、器官功能障碍、脓毒症、腹腔间隔室综合征及腹腔内压增高等全身并发症。

临床上根据病情的严重程度将本病分为轻症、中度重症及重症三种类型，其中轻症 AP 最常见，占 60%~80%，具有自限性，患者通常在 1~2 周内恢复，间质水肿型 AP 多属于此型；中度重症 AP 患者伴有一过性的器官功能障碍，持续时间<48 小时，病程早期病死率较低，但若后期坏死组织合并感染，其死亡率则显著增高；重症 AP 较少见，占 AP 患者的 5%~10%，伴有持续时间>48 小时的器官功能障碍，死亡率高达 30%~50%。

根据《中国急性胰腺炎诊治指南（2019 版）》的建议，具有以下标准中的任意 2 项，即可诊断为 AP。①阳性症状：急性起病、持续性、程度剧烈的上腹部疼痛，可放射至背部；②实验室检查阳性：血清淀粉酶和/或脂肪酶活性检测至少高于正常值上限的 3 倍；③影像学表现阳性：增强 CT 或 MRI 检查结果显示胰腺水肿或胰周渗液。

三、超声检查

（一）间质水肿型 AP

胰腺体积增大，以前后径增大为主，多为弥漫性肿大，少部分呈局限性肿大（图 6-1-1）。胰腺轮廓大多清晰，边缘规整，实质回声减低，以低回声为主，后方回声增强或无明显变化。主胰管多无扩

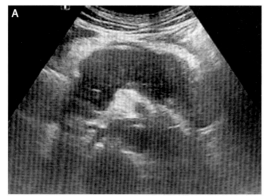
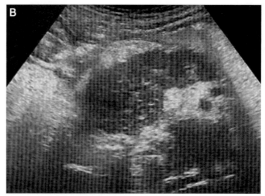
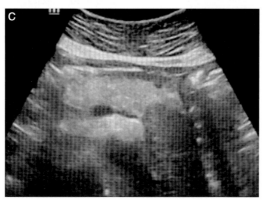

图 6-1-1 间质水肿型 AP 超声表现

A.胰腺肿大,回声减低,胰周见细带状渗出液;B.胰头部肿大;C.胰腺尾部肿大,回声减低

张,少数可见轻度扩张。部分病例由于炎性渗出可见胰周细带状液性区。

（二）出血坏死型 AP

胰腺明显肿大,以前后径增大为主,轮廓模糊,边缘不规则,实质回声不均匀,少数病例可见胰管轻度扩张。当炎症反应及坏死液化严重时,可在胰腺内外出现坏死物或液体积聚(图 6-1-2)。胰腺内坏死物积聚表现为实质呈明显不均质,可出现不规则的低回声区或无回声区。胰腺外液体积聚可于

胰周见片状或条带状液性区,甚至可扩散至腹盆腔、纵隔、心包等处,在相应部位形成低回声或无回声区。

（三）胰腺假性囊肿

AP 发生 4 周后,胰腺内或胰腺周围的液体积聚被纤维组织或肉芽组织包裹,形成假性囊肿(图 6-1-3)。其声像图上表现为胰腺内部或周围出现的无回声区,呈边界清楚的囊性包块,囊壁可粗糙或光滑,囊肿后方回声增强,部分病例可在囊肿内

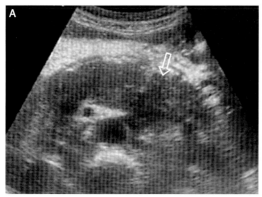
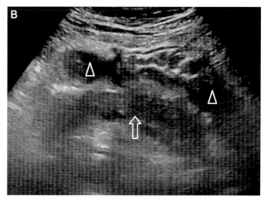

图 6-1-2 出血坏死型 AP 超声表现

A.胰腺肿大,轮廓模糊,实质回声明显不均,胰周见条带状渗出液回声;B.胰腺外液体积聚,呈条带状、小片状无回声区(箭号示肿大胰腺,三角号示胰周积液)

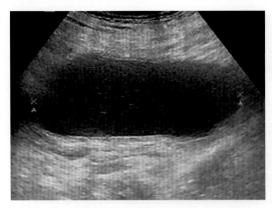

图 6-1-3　胰腺假性囊肿

上腹部囊性包块,边界清晰,囊壁光滑,与胰腺关系密切,后方回声增强

观察到分隔带回声。

（四）胰腺脓肿

胰腺脓肿由 AP 坏死组织或假性囊肿继发感染而来,致病菌常为大肠杆菌、变形杆菌、念珠菌、产气杆菌等。脓肿病变可位于胰腺内部或胰腺周围组织内,呈类圆形、类椭圆形或不规则形,多数病变周围有完整或不完整的纤维素包裹,内部呈低-无回声,伴有密集点状回声,后方回声增强。

（五）其他胰腺外超声征象

胆源性 AP 患者可表现有胆石症、急性胆囊炎、胆总管结石、胆道蛔虫等胆系疾病相应的声像表现。合并门静脉、脾静脉血栓时,可在病变处血管腔内观察到实体回声及血流信号消失。合并脾动脉梗塞、狭窄、脾动脉瘤时,彩色多普勒超声检查可见脾动脉内血流信号中断、变细,或者增粗、呈涡流状。

（六）超声造影的应用

胰腺坏死时,超声造影显示胰腺呈低灌注状态,坏死区域可呈无灌注的"充盈缺损"改变。因此可以应用超声造影判断胰腺组织的坏死情况,辅助评估 AP 的严重程度;通过超声造影的时间-强度曲线分析,可以对感兴趣区域进行组织灌注定量评估,以考察胰腺组织的缺血程度及预后预测。当胰腺外积液合并感染或出血时,在常规超声上可表现为不规则低回声区,与其他软组织结构难以分辨,此时采用超声造影可以协助积液的识别及量的评估。此外,超声造影还可以用于胰腺周围血管并发症的监测。

四、其他影像检查

AP 的 CT 检查分级包括 5 个等级:A 级为正常胰腺;B 级为胰腺呈弥漫性或局限性肿大,胰腺实质发生改变;C 级为在 B 级表现的基础上,出现胰周脂肪间隙模糊;D 级为胰周可见渗出液,呈单个的胰周液体积聚;而 E 级为胰腺内或胰腺周围出现两处以上的液体积聚或积气。分类为 D 级及 E 级者,提示可能为中度重症 AP 或者重症 AP。

五、实验室检查

血清淀粉酶和/或血清脂肪酶升高,其诊断节点为正常上限的 3 倍。由于血清脂肪酶的升高时间及达峰时间均早于淀粉酶,且维持时间更长,因此被认为是更可靠的 AP 诊断指标。此外,血清 C 反应蛋白、血糖、尿素氮的显著升高均提示可能存在胰腺组织的坏死,降钙素原升高对合并感染有较强的提示意义。

六、鉴别诊断

1. **慢性胰腺炎**　慢性胰腺炎急性发作时胰腺也可表现为不均质的高低混杂回声,易与出血坏死性 AP 声像相混淆。但是慢性胰腺炎往往有胰管串珠样扩张,胰管内结石、钙化灶形成等较具特征性的声像特点,结合临床表现及病史有助于鉴别诊断。

2. **胰腺癌**　局限性胰腺炎可呈肿块样表现,应与胰腺癌相鉴别。后者多呈浸润性生长,边界不清,肿块后方回声可衰减,肿块压迫胰管可形成截断征,远端胰管明显扩张,结合临床表现及血淀粉酶、血脂肪酶等实验室检查可加以鉴别。

3. **胃穿孔、肠梗阻等急腹症**　由于 AP 与胃穿孔、肠梗阻等急腹症有相似的临床表现,并且都可引起胃肠道内大量积气,使胰腺难以显示,给超声诊断带来困难。但是在检查中如果观察到胆道结石、胆道扩张的表现时,需要排除是否为胆源性 AP;若观察到腹腔游离气体时,应考虑存在消化道穿孔;观察到肠管扩张,则应当排除是否有肠梗阻。

七、病例解析

病例一

（一）临床资料

女性患者,23 岁,饱餐后出现上腹部持续性剧烈疼痛,放射至背部,伴有恶心、呕吐、畏冷、发热,体温最高达 38.8℃。既往史、个人史、家族史无特殊。查体上腹部轻压痛、反跳痛,未扪及腹部包块。

(二) 超声检查

【超声显像所见】 胰腺体、尾部肿大,厚径分别约2.1cm、2.4cm,局部边界模糊,肿大部位实质回声减低(图6-1-4)。

【超声检查结果】 胰腺炎症改变。

(三) 其他影像检查

腹部CT平扫

【影像学所见】 胰腺体积明显增大,实质密度减低,胰周脂肪间隙多发渗出,双侧肾周筋膜见增厚(图6-1-5)。

【影像学诊断】 胰腺炎。

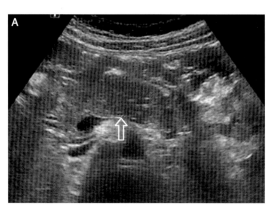
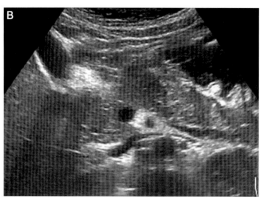

图6-1-4　急性胰腺炎超声表现
A.胰体部肿大,局部边界模糊,回声均匀减低;B.胰尾部肿大

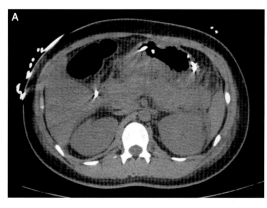
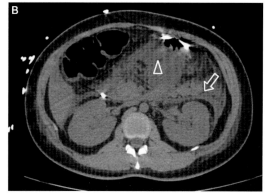

图6-1-5　急性胰腺炎CT表现
A.胰腺体积明显增大;B.胰周脂肪间隙渗出(三角号),双侧肾周筋膜增厚(箭号)

(四) 实验室检查

1. **血常规** 白细胞 $12.68×10^9/L$。
2. **血淀粉酶** 655U/L。
3. **血甘油三酯** 20.31mmol/L。

(五) 随访结果

入院后根据患者各项检查结果,临床诊断为高脂血症型急性胰腺炎,予以抑制胰液分泌、营养补液等治疗12天后,患者症状消失,血淀粉酶恢复正常,血甘油三酯降至2.9mmol/L,6周后复查腹部CT显示胰腺未见异常改变。

(六) 解析

急腹症患者往往胃肠道内大量积气,使得胰腺的超声显像较为困难,且对于胰腺位置较深、腹壁较厚的患者,超声的诊断效能有限。尽管如此,超声检查由于具有便捷、无辐射等优点,仍然是对急性胰腺炎进行初筛、病因诊断、动态观察的重要手段。超声检查不仅能为临床提供形态学依据,而且能对其他原因(如急性胆囊炎、胆石症、胃穿孔等)所导致的急腹症做出迅速判断,且其对胆源性胰腺炎的检出能力优于CT,因此几乎所有指南均推荐在入院时或入院48小时内对患者进行经腹超声检查,排查是否为胆源性胰腺炎,以便制订正确的治疗措施。值得注意的是,部分患者在病程早期可能无特征性影像学改变。

本病例患者临床症状典型,血淀粉酶大于正常高限值(125U/L)的3倍,影像学检查呈现胰腺肿大、胰周脂肪间隙模糊的表现,均支持急性胰腺炎的诊断。病因诊断上,超声检查发现患者合并有脂肪肝,而胆道系统无炎症、结石等表现,患者血清学检查甘油三酯显著增高,因而考虑为高脂血症型AP。本病例病程较短,无合并其他器官功能衰竭的表现,为轻症型,超声以胰腺体尾部肿大、回声减低为主要表现,治疗后复查,影像学异常改变消失,考虑为间质水肿型AP。

病例二

(一) 临床资料

男性患者,46岁,饮酒后出现中上腹持续性闷痛,程度中等尚可忍受,放射至后背部,伴有恶性、呕吐及腹胀。既往史、个人史、家族史无特殊。体格检查见腹部膨隆,腹肌稍紧张,中上腹压痛,无反跳痛。

(二) 超声检查

【超声显像所见】胰腺弥漫性肿大,头部厚约4.7cm,体部厚约3.0cm,尾部厚约3.2cm;实质回声欠均匀,被膜模糊不清,胰管未见扩张;胰周组织增厚,其间见细条状或小片状无回声区,局部呈蜂

窝样改变。肝脏体积增大,右肝斜径为16.4cm。胆囊肿大,大小约11.7cm×3.4cm,囊内见细点状回声沉积。脾肿大,大小约11.5cm×4.7cm。腹腔见少量积液。(图6-1-6、图6-1-7)

【超声检查结果】①急性胰腺炎伴胰周液体积聚;②胆囊炎症改变伴胆泥淤积。

(三) 其他影像检查

腹部CT平扫

【影像学所见】胰腺肿大,密度减低,轮廓模糊,胰周脂肪间隙多发斑片状渗出影(图6-1-8)。胆囊增大,囊壁稍增厚,囊腔内见分层密度。腹盆腔少量积液。

【影像学诊断】①急性胰腺炎,伴胰周多发渗出及腹盆腔少量积液;②胆囊炎伴胆泥淤积。

(四) 实验室检查

1. **血常规** 白细胞 $11.32 \times 10^9/L$。

2. 尿淀粉酶 2 258U/L,血淀粉酶 136U/L,脂肪酶 1651U/L。

3. C反应蛋白 278.72mg/L。

4. **血生化** Ca 1.58mmol/L,葡萄糖 12.80mmol/L,总胆红素 23.4μmol/L,直接胆红素 11.9μmol/L,

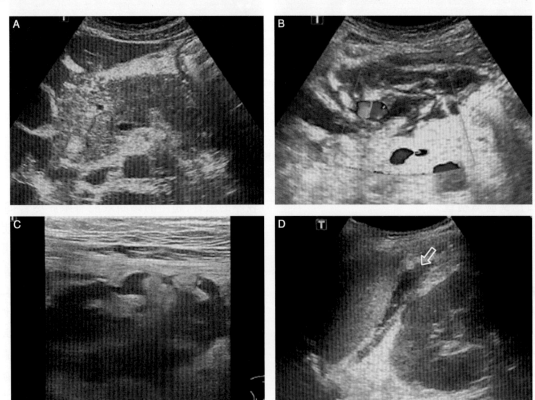

图 6-1-6 急性胰腺炎超声表现

A.胰腺弥漫性肿大,实质回声欠均匀,边界不清;B.凸阵探头显示胰周液体积聚,胰周组织增厚,其间见细条状或小片状无回声区;C.线阵探头,胰周组织间隙见小片状液性区,呈蜂窝样改变;D.脾周少量游离液性区

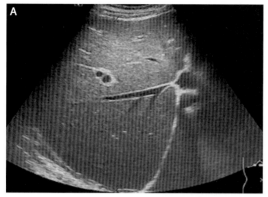
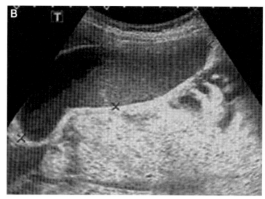
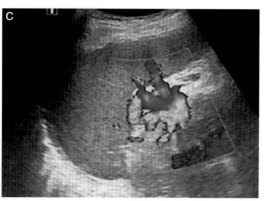

图 6-1-7 急性胰腺炎胰周脏器声像改变
A.肝脏体积增大;B.胆囊增大,囊内见高回声点状沉积物;C.脾体积增大

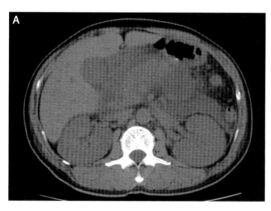
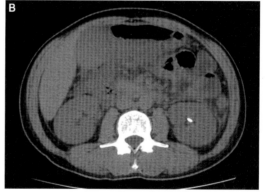

图 6-1-8 急性胰腺炎 CT 检查
A、B.胰腺肿大,密度减低,轮廓模糊,胰周脂肪间隙密度增高,见斑片状渗出影

乳酸脱氢酶 352U/L。

5. 尿常规 尿糖 2+,尿蛋白 1+,尿红细胞 1+。

（五）随访结果

结合患者各项相关检查结果,临床诊断为中度重症型急性胰腺炎。患者经抑制胰酶、补液、营养支持等治疗后,症状缓解,实验室检查各项指标渐趋正常。

（六）解析

对 AP 严重程度的量化评估有多种方法,临床上常用的有 CT 分级、改良的 CT 严重指数评分（modified CT severity index,MCTSI）以及超声严重指数评分（ultrasound severity indices,USSI）等。其中由于增强 CT 在判断胰腺坏死和渗出范围方面具有较高的准确性,被认为是诊断 AP 的"金标准"。然而,随着超声造影技术的日渐成熟及广泛应用,其在辅助 AP 严重程度评估方面也开始显示出巨大潜能。USSI 是超声造影下胰腺坏死和胰周液体积聚情况的量化指标,其评分计算方法与 MCTSI 相同,均为分级计分与坏死百分比计分之和,总分 ≥4 分时提示可能是中度重症 AP 或者重症 AP。

研究表明,对于腹腔超声显像条件好的 AP 患者,采用 USSI 对胰腺坏死组织进行诊断,其准确性可与增强 CT 相媲美,因此推荐对于具有增强 CT 检查禁忌证的 AP 患者,采用超声造影来替代。

本病例腹部 CT 平扫显示胰周多发渗出及腹盆腔少量积液,评级 E 级,经治疗后症状缓解,各项检验指标趋于正常,未出现持续性器官功能衰竭的表现,临床诊断为中度重症型 AP。患者虽未进行超声造影检查,但在常规超声上已有明显的 AP 特征性改变,包括胰腺显著肿大、轮廓模糊、出现多处胰腺外液体积聚的表现等,这提示在实践中常规超声检查可以参考 CT 分级标准,对显像条件好的患者进行 AP 严重程度预判。AP 患者由于胰腺肿胀、胆管受压以及禁食等原因,常出现胆囊肿大、胆泥淤积。此外,患者饮酒后发病,不排除酒精性 AP 的可能性。

第二节   慢性胰腺炎

慢性胰腺炎(chronic pancreatitis,CP)是一种发生于胰腺组织的进行性炎症,迁延不愈,最终造成胰腺实质、胰管结构和胰腺内外分泌功能的持续性、永久性损害。本病好发于 30～50 岁人群,男性多于女性,症状顽固反复,严重影响患者的生活质量,常需终身治疗。

一、病因与病理

与 CP 形成关系密切的因素很多,如胆道疾病、酒精摄入、遗传、吸烟、高脂或高钙血症、创伤、自身免疫性疾病等。胆道疾病是目前我国 CP 的主要病因,然而酒精性 CP 的发病率在近年呈现出逐年上升的趋势。复发性急性胰腺炎是 CP 的高危致病因素,约有 1/3 的复发性急性胰腺炎最终演变为 CP。

本病病理的主要特征是胰腺腺泡细胞萎缩、破坏,间质弥漫性纤维组织增生,伴局灶性坏死及钙化。病程早期,胰腺的大体形态可以正常或者轻度增大;疾病晚期胰腺硬化、缩小、表面呈结节状,与周围器官组织粘连以及假性囊肿形成。随着病程进展,胰岛细胞数量减少、萎缩;胰管扭曲僵硬,引起多发性狭窄与囊状扩张,管腔内形成结石或管壁钙化。

二、临床特点

腹痛是 CP 最常见的临床表现,疼痛程度轻重不一,多位于上腹部,可放射至腰背部,病程初期为间歇性发作,后发作频率逐渐增加,可转为持续性。随着病程发展,胰腺组织受损严重,逐渐出现胰腺内、外分泌功能不全的临床表现,包括糖耐量异常、糖尿病、体重减轻、脂肪泻等。胰头部局限性 CP 是一种特殊类型的 CP,其炎症和纤维化局限于胰腺头部,可表现为梗阻性黄疸及胰头占位。此外,CP 还可能出现假性囊肿、胰瘘、胰源性门静脉高压及胸腹水等并发症,甚至极少数患者可进展为胰腺癌。

依据我国《慢性胰腺炎诊治指南(2018 版)》的建议,当患者影像学或组织学(表 6-2-1)呈典型改变时,即可确诊 CP;而当影像学和组织学呈不典型表现时,则至少需要满足 2 项次要诊断依据方可确诊。次要诊断依据:①反复发作的上腹疼痛;②血淀粉酶检测异常;③出现胰腺内外分泌功能不全的临床表现;④基因检测发现明确致病突变;⑤大量饮酒史。

表 6-2-1   慢性胰腺炎影像学及组织学特征

---
1. 影像学特征性表现
(1) 典型表现(下列任何一项)
①胰管结石
②分布于整个胰腺的多发钙化
③ERCP 显示主胰管不规则扩张和全胰腺散在不同程度的分支胰管不规则扩张
④ERCP 显示主胰管完全或部分梗阻(胰管结石或蛋白栓),伴上游主胰管和分支胰管不规则扩张
(2) 不典型表现(下列任何一项)
①MRCP 显示主胰管不规则扩张和全胰散在不同程度的分支胰管不规则扩张
②ERCP 显示胰腺散在不同程度分支胰管扩张,或单纯主胰管不规则扩张,或存在蛋白栓
③CT 显示主胰管全程不规则扩张伴胰腺形态不规则改变
④超声或超声内镜显示胰腺内高回声病变(考虑结石或蛋白栓),或胰管不规则扩张伴胰腺形态不规则改变
2. 组织学特征性表现
(1) 典型表现:胰腺外分泌实质减少伴不规则纤维化,纤维化主要分布于小叶间隙,形成"硬化"样小结节改变
(2) 不典型表现:胰腺外分泌实质减少伴小叶间纤维化,或小叶内和小叶间纤维化

引自中国医师协会胰腺病专业委员会慢性胰腺炎专委会《慢性胰腺炎诊治指南(2018,广州)》。

三、超声检查

（一）胰腺体积的异常改变

在病程早期，胰腺体积可以正常或轻度肿大，肿大可呈弥漫性也可为局限性。在病程晚期或胰腺出现纤维化时，胰腺体积则逐渐缩小，形态不规则，轮廓模糊，与周围组织分界不清。然而需要注意的是，部分患者在整个病程中胰腺体积和形态正常，无明显变化。

（二）胰腺实质回声的异常改变

疾病早期，由于炎性水肿致胰腺弥漫性肿大，实质可呈不均质的偏低回声表现；随着纤维化程度不断加重，胰腺实质回声增强、增粗、不均质，并因实质内钙质沉着形成结石或钙化灶，出现散在的斑点状强回声灶，后方可伴有声影。

（三）胰管的异常改变

主胰管管壁回声增强、毛糙，走行迂曲，管腔粗细不均，呈串珠样或腊肠样不规则扩张。管腔内伴有结石，呈点状、团状、弧形强回声表现，较大结石后方伴有声影（图6-2-1）。

（四）胰腺假性囊肿及潴留性囊肿

胰腺内部或周围可形成假性囊肿，表现为边界清楚的类圆形、类椭圆形或不规则形无回声区，后方回声增强，囊壁毛糙，可伴有强回声钙化灶。潴留性囊肿体积较小，位于胰腺实质内主胰管附近或与胰管相通。

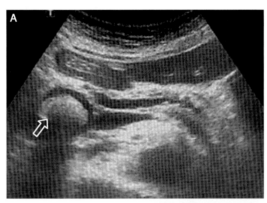
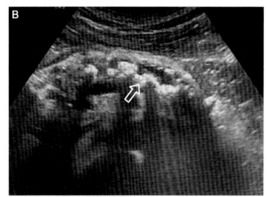
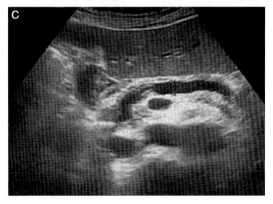

图6-2-1　慢性胰腺炎超声表现

A.胰腺体积缩小，实质回声增强，胰管扩张，胆总管下段见团状强回声（箭号），后方见声影；B.胰腺实质变薄，回声增强，胰管显著扩张，内见大量强回声结石，后方见声影；C.不典型声像：胰腺体积缩小，实质变薄，回声增强，胰管不规则扩张

四、实验室检查

CP伴有外分泌功能不全时，胰酶分泌减少；出现内分泌功能不全时，空腹血糖升高、糖耐量检测异常、血清胰岛素降低；CP急性发作时血清淀粉酶含量增高。CP可以出现CA199升高，如明显升高，应警惕合并胰腺癌的可能。由高脂血症、高钙血症、自身免疫性疾病引起的CP，可相应表现为血脂、血钙、甲状旁腺素、IgG4等指标异常升高。对于特发性CP、青少年或有家族性CP病史的患者，可取静脉血进行基因检测，常见的易感基因包括PRSS1、SPINK1、CTRC、CFTR等。

五、鉴别诊断

1.胰腺脂肪浸润及老年性胰腺 胰腺脂肪浸润、老年性胰腺纤维组织增生也可使胰腺实质回声增高,但其无胰管不规则扩张、胰管结石、钙化等征象;早期CP可仅表现为胰腺实质回声不均或增强,鉴别诊断较困难,随着病程进展,CP的实质回声变得粗糙、出现钙化,并且伴有胰管不规则扩张及胰管结石、假性囊肿等特征性声像,有助于鉴别诊断。

2.胰腺癌 局限性肿块型CP可形成假瘤样征象,应与胰腺癌相鉴别。后者肿块呈浸润性生长,边界不清,胰管呈梗阻性均匀性扩张,往往有"截断征"的表现,缺乏结石、钙化征象,有助于鉴别。弥漫性胰腺癌可表现为胰腺实质内分布不均匀、杂乱的高回声,易与CP相混淆。但前者胰腺形态明显失常,后方回声衰减,伴有胰周血管受压、浸润等征象,有别于CP的声像表现,必要时可行超声引导下穿刺活检加以鉴别。

六、病例解析

病例一

(一) 临床资料

男性患者,47岁,无明显诱因突发上腹痛6个月余,呈持续性,疼痛与进食及体位无关。既往史、个人史、家族史等均无特殊。查体上腹部轻压痛,无反跳痛,未扪及腹部包块。

(二) 超声检查

【超声显像所见】胰腺实质变薄,胰管显著扩张,内径约1.3cm,体、尾部胰管内见较多强回声,大者约2.3cm×1.8cm,后方见声影(图6-2-2)。胆总管扩张,内径约1.0cm,内未见明显异常回声。胆囊大小正常,囊壁厚、毛糙。

【超声检查结果】 ①慢性胰腺炎;②慢性胆囊炎。

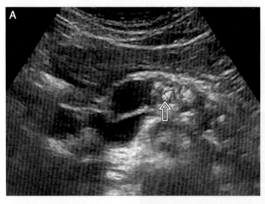 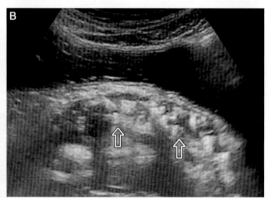

图 6-2-2 慢性胰腺炎声像表现

A.经腹常规超声,胰腺体部胰管扩张显著,内见多量结石回声,胰腺尾部显像不满意;B.饮水后建立水窗,胰腺尾部清晰显示,胰管扩张,内充满大量结石回声

(三) 其他影像检查

上腹部CT平扫

【影像学所见】胰腺体积萎缩,胰管内及胰头钩突见多发斑点状及结节状致密影,大者约为2.1cm×1.8cm,胰管明显扩张,未见明显软组织肿块(图6-2-3)。

【影像学诊断】慢性胰腺炎。

(四) 实验室检查

1.血常规 血红蛋白169.0g/L。

2.血生化、凝血功能、肿瘤标志物大致正常。

(五) 术中所见

入院后患者于全麻下行"胰十二指肠切除术",术中见胰腺质韧,可触及胰腺多发结石,纵行切开扩张胰管,取出结石后,胰头钩突部仍可触及质硬结石;胆囊呈慢性炎症改变,大小约7cm×3cm×3cm,未触及结石,胆总管外径0.9cm。

(六) 病理检查

镜下胰腺呈慢性炎,导管增生,部分导管上皮增生伴低级别上皮内瘤变,胰头部见显著增生的纤维组织伴慢性炎症细胞浸润、钙化。

(七) 解析

在CP病程的早期,仅表现为胰腺轻度肿大、实质回声不均或轻度增强时,超声检查往往难以做出准确的判断,但是当出现胰管结石和扩张时,超

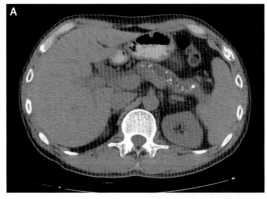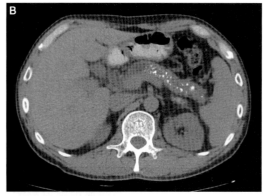

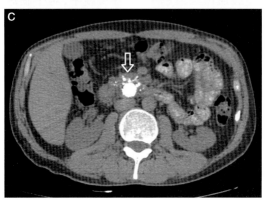

图 6-2-3　慢性胰腺炎 CT 表现

A、B.横断面显示胰腺萎缩,胰管明显扩张,管壁多发斑点状钙化影;C.胰头部见多发钙化影

声诊断能力则大大提高。本例患者的超声及 CT 平扫检查结果,均提示有明显的胰管结石和胰管扩张表现,不难做出正确诊断。

我国《慢性胰腺炎诊治指南(2018 版)》对 CP 诊断标准设定了两个主要诊断依据:影像学依据和病理学依据,然而多数 CP 患者并不会进入到手术环节取得组织学证据,因此影像学依据就显得更加重要。虽然内镜超声检查是超声诊断 CP 的"金标准",但是该方法具有侵入性,难以广泛开展。

胰腺是腹膜后脏器,其经腹超声显像效果常常受前方胃肠道内积气影响,尤其是胰尾部,有时难以清晰完整地显示。胃充盈超声检查技术可以有效减少胃内气体的干扰,并通过显像剂形成的透声窗,清晰地显示深部的胰腺整体结构,安全无创,是一种提高超声对胰腺疾病诊断能力的有力武器。本病例通过采用胃充盈超声技术,使原本模糊的胰腺尾部更加清晰、完整地显示出来。

病例二

(一) 临床资料

男性患者,60 岁,反复上腹部持续性闷痛 1 年余,可向后背部放射,无其他不适。无特殊既往史、个人史、家族史。查体上腹部轻压痛,无反跳痛,未扪及腹部包块。

(二) 超声检查

【超声显像所见】胰腺体积、形态未见明显异常,实质内散在强回声点,大者径约 0.3cm,后方未见明显声影。胰管轻度扩张,内径约 0.4cm,管壁回声增强,未见结石及钙化(图 6-2-4)。

【超声检查结果】慢性胰腺炎可能。

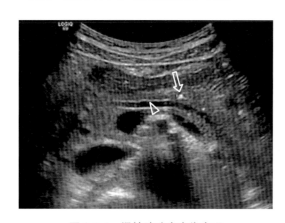

图 6-2-4　慢性胰腺炎声像表现

胰腺实质散在强回声点(箭号),胰管轻度扩张(三角号)

（三）其他影像学检查

腹部 CT 平扫 胰腺实质散在钙化灶,胰管扩张。

（四）实验室检查

1. 空腹血糖 8.5mmol/L。

2. 其余血生化检查及血常规未见明显异常。

（五）随访结果

结合患者病史、体征、实验室检查及影像学检查结果,临床诊断为慢性胰腺炎。经抑制胰酶、降糖等处理,患者症状有所缓解,空腹血糖测值趋于正常。

（六）解析

本病例在超声和 CT 上的表现相仿,均为胰腺实质散在钙化及胰管扩张的不典型改变。根据我国《慢性胰腺炎诊治指南（2018 版）》对 CP 诊断标准的建议,当影像学表现不典型时,应当至少满足两项次要诊断依据,才能确诊为 CP。本例患者有反复发作的上腹疼痛表现,可向后背部放射,此为一项次要诊断依据;患者空腹血糖升高,为胰腺内分泌功能不全的表现,此为第二项次要诊断依据;因此,本病例符合 CP 的诊断标准。由于部分 CP 患者的超声表现不典型,容易疏漏,这就要求我们在实践中,对于临床可疑 CP 的患者,应当仔细寻找胰腺异常的蛛丝马迹;当受消化道内积气影响使胰腺显像模糊时,可以视情况采用胃充盈超声技术创造更好的检查条件。

第三节 慢性肿块型胰腺炎

慢性肿块型胰腺炎是慢性胰腺炎的一种特殊表现形式,是胰腺小叶间或胰管周围纤维组织增生和慢性炎性细胞浸润形成的炎性肿块,是胰腺炎中少见的病理形态改变,又称假肿瘤性慢性胰腺炎。临床及影像学表现与胰腺癌存在较多重叠,鉴别诊断困难,文献报道常规超声诊断准确率仅为 29.5%。

一、病因与病理

长期大量饮酒、慢性胆道炎症与结石、胰腺先天解剖异常,以及遗传因素在慢性肿块型胰腺炎的发病中起重要的作用。高脂血症、高钙血症、胰腺外伤或手术、吸烟、自身免疫异常等亦是慢性肿块型胰腺炎的致病因素。

大体病理标本见肿块所在胰腺部位肿大,呈结节状,质硬如橡皮或石头,胰被膜增厚。切面见胰腺间质纤维组织增生,胰管不规则扩张,管内可见结石,胰腺实质坏死液化形成囊肿。镜下见胰腺实质减少、萎缩、破坏,甚至消失,胰岛结构可见。胰腺小叶间、小叶旁、小叶内和腺泡间纤维组织增生或广泛纤维化,大量淋巴细胞、浆细胞、嗜中性粒细胞浸润及微脓肿形成。

二、临床特点

肿块多位于胰头,患者常表现为腹痛、厌食、恶心呕吐、体重减轻和梗阻性黄疸。胆道炎症与慢性肿块型胰腺炎常互为因果,胆道炎症为胰腺炎的病因,慢性肿块型胰腺炎堵塞胆管进一步加剧了胆道炎症,形成了慢性恶性循环。严重慢性肿块型胰腺炎可出现十二指肠梗阻、胰漏、胰源性门静脉高压等。

三、超声检查

慢性肿块型胰腺炎大多位于胰头,声像图显示胰头呈一低回声团块,内部回声尚均匀,与胰头癌较相似。部分慢性肿块型胰腺炎回声不均,呈高低回声相间,并可见斑点状强回声,肿块后方无回声衰减。彩色多普勒超声可探及肿块内血流信号（图 6-3-1、图 6-3-2）。超声造影多表现为肿块等增强或高增强。

由于增生纤维组织牵拉及胰管壁不规则增厚,主胰管不规则扩张,管壁不光滑,呈串珠状或凹凸不平;胰管扩张,贯通肿块,胰管内可见结石强回声。胰头部炎性肿块阻塞胆管时可见肝内外胆管扩张,胆囊肿大,囊内充满胆泥细点状回声。胆管壁增厚,回声增强,为长期胆道炎症改变。

四、其他影像学检查

（一）CT 检查

胰腺局部增大呈肿块样,腺体呈慢性炎症改变,可见钙化、胰管扩张、胰管结石等征象,但 CT 对于鉴别慢性肿块型胰腺炎与胰腺癌无明确的指导意义。

（二）MRI 检查

T_1WI 多呈等、低信号,T_2WI 多呈不均匀稍高

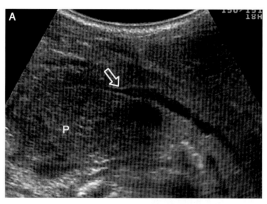
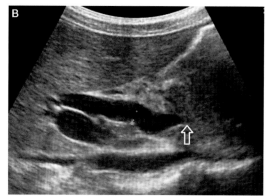
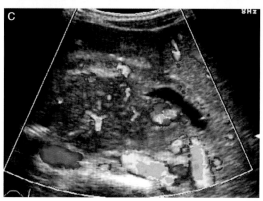

图 6-3-1 胰头慢性肿块型胰腺炎超声表现

A.胰头肿大,境界不清,回声不均匀,胰管全程扩张,头端逐渐细小伸入胰头呈贯通征(箭号);B.胆总管扩张,于胰腺段管腔变窄;C.病灶血流信号丰富

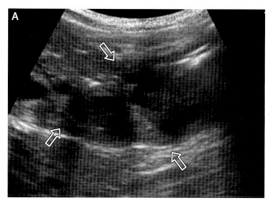
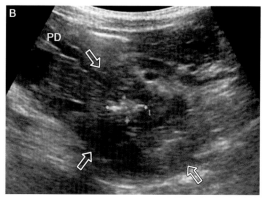

图 6-3-2 慢性肿块型胰腺炎超声表现

A.胰头肿大,回声杂乱,境界不清,内可见蜂窝状无回声区;B.肿大的胰头部见强回声钙化灶

信号或等信号;DWI 序列呈稍高信号;ADC 值显著低于正常胰腺,TIC 以缓升缓降型为主。

（三）ERCP

可清楚显示胰胆管病变部位、狭窄及扩张程度、有无结石等,还可刷取胰管壁细胞、抽取胰液行细胞学检查,具有较高的诊断价值。

五、实验室检查

糖类抗原 199（CA199）和癌胚抗原（CEA）可正常或轻中度增高;炎症急性发作时血尿淀粉酶增高;胆管堵塞时胆红素,尤其是直接胆红素明显增高。

六、鉴别诊断

慢性肿块型胰腺炎和胰头癌的鉴别诊断一直是困扰临床医生的难题,二者临床及影像学表现有较多相似之处,鉴别诊断困难。二者多位于胰头部,患者出现腹痛、黄疸等临床表现,超声表现为胰腺局灶性增厚,呈低回声,胰周出现淋巴结肿大。以下几点有助于二者鉴别诊断:①胰腺癌临床症状呈进行性加重,病灶边界不清,呈浸润性生长,腺体后方回声衰减,乏血供,病变段胰管受压变窄,而远端胰管扩张,可出现肝脏等远处转移;②慢性肿块型胰腺炎病情常反反复复,病灶边界可清晰或不清晰,胰管呈"贯通征",腺体后方回声无衰减,可见血流信号;③胰腺癌肿瘤标志物,尤其是CA199升高明显,而慢性肿块型胰腺炎正常或轻中度升高。由于胰腺位于腹膜后,患者多为中老年人,超声检查图像质量受多方面因素影响,超声鉴别二者仍有较大难度。此外,并非所有胰腺癌CA199都会升高,一般病灶较大的晚期胰腺癌CA199才明显升高。超声造影检查对二者的鉴别诊断有一定的帮助。

七、病例解析

病例一

(一) 临床资料

男性患者,47岁,入院2个月前无明显诱因出现右上腹闷胀不适,间歇性反复发作,并阵发性加剧,伴畏冷、发热,体温最高达39℃,经消炎治疗好转,外院CT提示胰头占位,考虑胰头癌,行胰头穿刺未检出癌组织。1周前出现尿黄、眼黄、皮肤黄,并进行性加深。既往史、个人史、家族史等无特殊。查体见皮肤巩膜黄染。

(二) 超声检查

【超声显像所见】肝脏增大,肝内回声致密增强,肝内胆管扩张达0.8cm(左肝)、0.7cm(右肝)。胆囊明显肿大,壁稍厚,内见众多细点状回声沉积。胆总管无明显扩张,但壁增厚,欠光滑,壁上似可见乳头状突起。胰腺明显增大,形态不规则,边缘不光滑,实质回声增强、不均,胰管扩张、扭曲,胰体部见囊状包块,大小约3.4cm×2.3cm,壁厚;胰头部胰管扩张,内见众多细点状回声聚集,范围约4.3cm×2.4cm,可见轻微移动。彩色多普勒见胰周血流信号明显增多(图6-3-3)。

【超声检查结果】胰腺肿大伴胰管重度扩张并胰液潴留(慢性胰腺炎可能性大,肿瘤待排除)。

(三) 其他影像检查

上腹部CT平扫+增强

【影像学所见】肝内胆管普遍扩张达1.0cm,胆总管无明显扩张,但管壁见轻度增厚及强化。胆

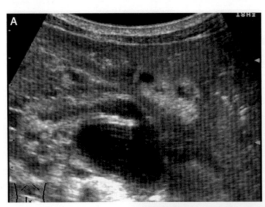
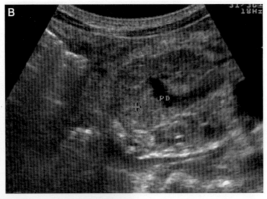
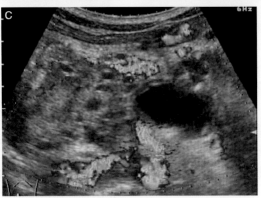

图6-3-3 胰头部慢性肿块型胰腺炎超声表现
A.胰腺肿大,回声杂乱不均;B.胰管扩张;C.胰周血流信号明显增多

囊稍肿大,壁轻度增厚及水肿,胆囊周围及肝肾隐窝见少量积液。胰头明显肿大,约 5.0cm×6.0cm,内部密度不均,胰体部见一 3.0cm×4.0cm 的囊状低密度影;胰尾未见明显异常;增强后见胰头区病灶呈多囊状改变。

【影像学诊断】　胰头部病变,考虑炎症(多发小脓肿形成)/胆总管乳头状瘤并存。

（四）实验室检查

1. 肿瘤标志物　CA199 124.19U/mL,AFP + CEA 未见异常。

2. 血生化检查　TBIL 184.9μmol/L、DBIL 121.30μmol/L、IBIL 63.6μmol/L、ALT 276U/L、AST 307U/L、GGT 1 390U/L、ALP 1 737U/L、GLU 16.37mmol/L。

（五）术中所见

入院后行"胆囊切除+胆总管-空肠 Roux-y 吻合术""空肠造瘘+术中超声引导下胰腺肿物无水酒精注射术"。术中见肝脏中度淤胆,胆囊肿大,胆总管下段狭窄,胰腺慢性炎症改变,周围组织粘连,胰头部触及肿物,大小约 7.0cm×6.3cm×6.0cm,术中超声提示肿物囊性变,并抽出白色胶冻样液 10mL,行无水酒精注射术。

（六）病理检查

胰腺囊肿:涂片中散在淋巴细胞、粒细胞及单个核细胞,未找到瘤细胞。

（七）解析

患者以阻塞性黄疸收入院,曾无明显诱因出现右上腹疼痛伴阵发性加剧,伴畏寒、高热,临床表现疑似炎症性改变。CT、超声均见胰头肿大,因此需行慢性肿块型胰腺炎与胰头癌的鉴别诊断。慢性肿块型胰腺炎为特殊类型的胰腺慢性炎症改变,常因胆道炎症致胆源性胰腺炎,表现为胰腺局灶性肿

大,回声杂乱,胰管扩张,甚至出现潴留性囊肿,胰管内可见结石与沉渣。胰头癌患者肝内外胆管扩张,胆囊肿大,胆总管扩张至胰头段呈截断性改变,胰头肿块呈实质性改变。而本例患者虽肝内胆管扩张,但胆总管狭窄,管壁增厚,内膜不光滑,呈慢性炎症改变。胰头肿大,回声杂乱,术前影像学检查见胰头内囊性肿块,似为胰管扩张所致潴留性囊肿,或胰腺坏死液化改变,术中证实为囊性肿物,可与胰头癌鉴别。结合患者 2 型糖尿病,为慢性胰腺炎的继发性改变。

病例二

（一）临床资料

男性患者,72 岁,眼黄、尿黄、皮肤黄 20 天。外院超声提示胰头癌可能;上腹部 MRI 平扫+增强+MRCP 提示胰头钩突部恶性肿瘤。发现"糖尿病"8 年,个人史、家族史等无特殊。查体见皮肤巩膜轻度黄染。

（二）超声检查

【超声显像所见】　肝内胆管轻度扩张。肝门区未见明显肿大的淋巴结回声。胆囊大小正常,壁厚、毛糙,囊内见细点状高回声沉积成团。胆总管扩张,内径约 1.3cm,管腔内未见明显异常回声。胰头部见一低回声团块,大小约 4.4cm×2.4cm,边界欠清,未见明显血流信号。胰管扩张,内径约 0.47cm(图 6-3-4)。

【超声检查结果】　胰头低回声团块,考虑胰腺癌。

（三）其他影像检查

CT 肠系膜静脉造影

【影像学所见】　扫及胰头钩突部稍低密度影,范围约 3.3cm×3.2cm,边缘模糊,强化程度低于胰腺正常组织,胰管及肝内外胆管轻度扩张(图 6-3-5)。

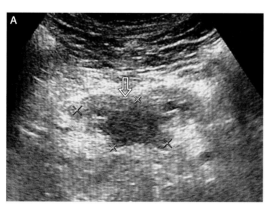
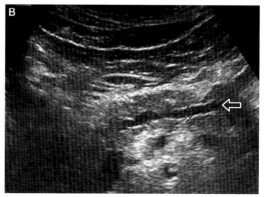

图 6-3-4　慢性肿块型胰腺炎超声表现
A.胰头低回声团块,边界欠清晰;B.胰管扩张

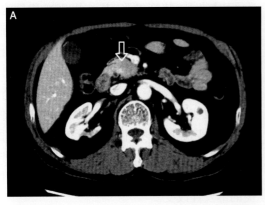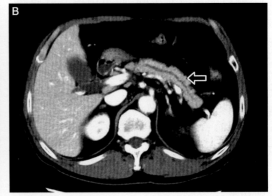

图 6-3-5 慢性肿块型胰腺炎 CT 检查
A. CT 肠系膜静脉造影显示胰头钩突部轻度强化的低密度影;B. 胰颈体尾部扩张

【影像学诊断】 考虑胰腺癌可能。

(四)实验室检查

1. 肿瘤标志物 CA199 53.65U/mL、CA125 12.84U/mL。

2. 血生化检查 TBIL 41.4μmol/L、DBIL 25.4μmol/L、IBIL 16.0μmol/L、ALT 67U/L、AST 57U/L、ALP 155U/L、GGT 78U/L。

(五)术中所见

入院后行"腹腔镜辅助胰十二指肠切除术",术中见胆总管扩张,胰腺质地较硬,肿物位于胰头,质硬,大小约 4.0cm×3.0cm,边界不清,切除肿物送冰冻病理检查未见肿瘤。

(六)病理检查

(胰)纤维组织增生伴慢性炎症细胞浸润,小灶见泡沫细胞聚集,并见较多神经纤维束,可见胰岛聚集,周围胰腺部分腺泡萎缩伴慢性炎症细胞浸润,个别导管上皮扩张,部分导管上皮伴低级别上皮内瘤变。

(七)解析

本病例为老年男性患者,因黄疸就诊,既往无胰腺炎病史,影像学检查发现胰头部病灶,约 4cm,形态不规则,边界不清,增强后强化程度低于正常胰腺组织,合并胰管胆管扩张,无胰管结石钙化等表现,术前各种影像学检查均误诊为胰腺癌。但该患者缺乏腹痛消瘦等症状,肿瘤标志物 CA199 与血清胆红素仅轻度升高,与中晚期胰腺癌不符。

慢性肿块型胰腺炎与胰腺癌影像学检查鉴别诊断困难,特别是常规超声检查,据文献报道,诊断正确率仅约 30%。由于胰腺癌预后很差,而且发病率高,而慢性肿块型胰腺炎发病率相对较低,超声诊断慢性肿块型胰腺炎时应谨慎,避免将胰腺癌误诊为慢性肿块型胰腺炎,延误患者诊治。超声造影

与超声引导下穿刺活检有助于鉴别诊断。

病例三

(一)临床资料

男性患者,44 岁,2 周前查腹部增强 CT 提示胰头钩突部占位,考虑恶性肿瘤可能。"糖尿病"病史 11 年,"高血压"病史 8 年,7 年前患"胰腺结石、慢性胰腺炎"。吸烟 40 年,6~7 支/d。家族史无特殊。查体:上腹部轻压痛。

(二)超声检查

【超声显像所见】 肝内胆管扩张,内径约 0.7cm。肝门区未见明显肿大的淋巴结回声。胆囊大小约 9.2cm×2.9cm,壁薄,囊内透声好。胆总管扩张,中上段内径约 1.2cm,末端壁稍增厚,透声差。胰腺实质回声欠均匀,胰管不规则扩张,最宽处约 0.9cm,内透声差,可见数个强回声,大者径约 1.2cm。上腹部(紧邻胰头与十二指肠降部)见一低回声不均结节,大小约 2.8cm×1.5cm,形态不规则,边界不清,未见明显血流信号。胰腺周围见数个淋巴结,大者约 1.0cm×0.8cm(图 6-3-6)。

【超声检查结果】 ①上腹部低回声不均结节(胰腺癌?);②慢性胰腺炎伴胰管多发结石;③胰腺周围淋巴结肿大。

(三)其他影像资料

1. CT 肠系膜静脉造影

【影像学所见】 胰头占位,病灶与邻近的肠系膜上静脉、门静脉及脾静脉关系较紧密。胰管见多发结节状致密影,胰管扩张(图 6-3-7)。腹腔及腹膜后散在小-稍肿大淋巴结。

【影像学诊断】 ①胰头占位,与邻近的肠系膜上静脉、门静脉及脾静脉关系较紧密;②胰管多发结石,胰管扩张;③腹腔及腹膜后散在小-稍肿大淋

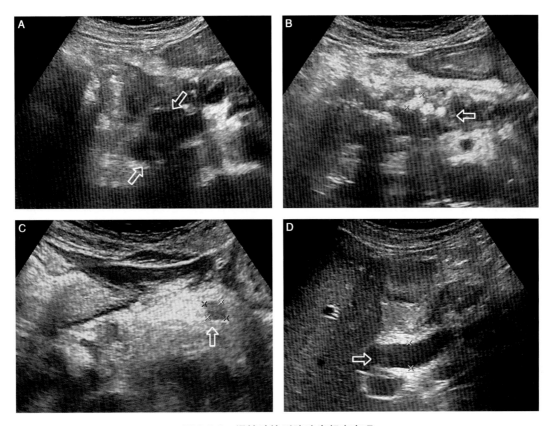

图 6-3-6　慢性肿块型胰腺炎超声表现
A.胰头区低回声不均结节,形态不规则,边界不清;B.胰管不规则扩张,内透声差,内见强回声;C.胰周淋巴结肿大;D.胆总管扩张

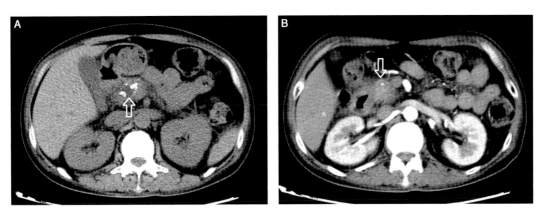

图 6-3-7　慢性肿块型胰腺炎 CT 检查
A.平扫横断面显示胰头部密度不均,胰管扩张,管壁见点状致密钙化影;B.增强后较低层面显示胰头部强化不均的软组织影

巴结。

2. 全腹 CT 平扫

【影像学所见】胰腺体积稍增大,胰管扩张伴散在斑点致密影,胰头区为著,且胰腺周围脂肪间隙模糊,胰头区及十二指肠降段结构稍紊乱,隐约见软组织影,境界不清,胰管扩张;十二指肠可见管壁局部增厚、毛糙,管腔变窄。

【影像学诊断】考虑恶性肿瘤可能。

3. 上腹部 MRI 平扫+增强

【影像学所见】胰头体积不规则增大,T_1WI 呈等信号,T_2WI 呈略高信号,信号欠均匀,病灶与周围正常胰腺组织分界欠清,范围约 3.7cm×4.1cm,ADC 呈稍低信号,Gd-DTPA 增强扫描病灶呈不规则强化。胰周围组织界面不清楚,胰管可见不规则形扩张,胆总管稍扩张。腹膜后未见明显肿大淋巴结。

【影像学诊断】考虑胰腺癌可能,慢性肿块型胰腺炎不能除外。

（四）实验室检查

1. **肿瘤标志物**   CA199 128.3U/mL。

2. **血生化检查**   ALT 63U/L、AST 108U/L。

（五）术中所见

入院后行"胰十二指肠切除术",术中见胆总管扩张,胰头可触及质硬实性肿物,直径约 3.5cm,周围炎症粘连明显,切除肿物送冰冻病理检查,提示可见衬覆柱状上皮,局状轻度异型。

（六）病理检查

（胰腺）可见部分胰管扩张,内衬上皮部分伴低级别上皮内瘤变,周围胰腺间质纤维组织增生明显,并有散在淋巴细胞、浆细胞浸润。淋巴结呈反应性增生,未见肿瘤。

（七）解析

本病例患者为中年男性,长期吸烟史,慢性胰腺炎病史,超声检查发现胰腺回声不均匀,胰管扩张伴多发结石,慢性胰腺炎诊断成立。但超声检查在胰头部发现一低回声结节,形态不规则,边界不清,无血流信号,胰周多发淋巴结肿大,肿瘤标志物 CA199 明显升高,在这种情况下,超声很难判断患者是慢性胰腺炎,胰头局部炎症肿块形成,或者是胰腺慢性炎症合并胰头癌。术前其他影像学检查,包括 CT、MRI 均误诊为胰头癌,诊断难度大,确诊依靠病理检查。

第四节   自身免疫性胰腺炎

1995 年,Yoshida 等提出自身免疫性胰腺炎(autoimmune pancreatitis, AIP)的概念,AIP 是一种少见的胰腺炎症性疾病,好发于中老年人。近年来 AIP 的发病率呈上升趋势,我国报告的病例数约占同期慢性胰腺炎的 3.6%~9.7%。

一、病因与病理

AIP 是由自身免疫所介导,以淋巴细胞、浆细胞浸润,伴有胰腺纤维化及功能障碍为特征,并可累及胆管、泪腺、唾液腺、肾脏、肺等胰腺外器官。

根据临床和病理学表现不同,可将 AIP 分为两个亚型:Ⅰ型为淋巴浆细胞硬化性胰腺炎,为 IgG4 相关性疾病在胰腺的局部表现,典型病理表现为胰腺导管周围见明显淋巴细胞、浆细胞浸润,实质呈席纹状纤维化,闭塞性静脉炎和大量 IgG4 阳性浆细胞(大于 10 个/HPF);Ⅱ型为特发性导管中心性胰腺炎,患者血清 IgG4 及其他自身抗体阳性率低,较少累及胰腺外组织,典型病理表现为胰腺导管周围有大量中性粒细胞浸润,并导致导管上皮损害,一般不伴有血管旁炎症,IgG4 阳性浆细胞少见。

二、临床特点

Ⅰ型 AIP 主要累及人群为 50~70 岁亚洲男性,Ⅱ型发病年龄在 40~50 岁,主要累及欧美人群,男女无明显差异。AIP 临床表现复杂多样,缺乏特异性,Ⅰ型、Ⅱ型 AIP 临床表现无明显差别,最常见为梗阻性黄疸,伴或不伴轻度上腹部疼痛,部分患者出现体重减轻。Ⅰ型患者胰腺外受累包括胆管炎、唾液腺炎、肾病和血管炎等,Ⅱ型则合并炎症性肠病,如克罗恩病和溃疡性结肠炎等。此外,AIP 可出现糖尿病、胰源性门静脉高压、胰腺结石、胰腺囊肿等并发症。

AIP 的第一个诊断标准是日本胰腺协会于 2002 年提出,随后美国 Mayo Clinic 推出了 HISORt 标准,2008 年日本和韩国共同制定了亚洲标准,2011 年国际胰腺病协会发表了国际共识(international consensus Diagnostic criteria, ICDC),2012 年我国发布了自身免疫性胰腺炎诊治指南草案,其诊断标准如下:

下列任何一组均可诊断

A 组:胰腺组织病理学表现。

B 组:典型影像学征象+血清 IgG4 水平高于正常上限两倍或典型胰腺外器官受累表现。

C 组:非典型影像学征象+血清 IgG4 水平升高和/或其他脏器中出现 IgG4 阳性细胞+除外胰腺肿瘤+激素疗效显著。

三、超声检查

根据不同声像图表现,将 AIP 分为四型:弥漫型、节段型、结节型、混合型。

弥漫型 AIP 表现为胰腺弥漫性肿大和/或回声弥漫性减低不均,胰腺被膜不光整,胰管狭窄显示不清(图 6-4-1)。

节段型 AIP 病灶短径/长径比值<0.5,回声减

低不均,边界欠清,常见于胰体尾部,病变段胰管狭窄显示不清,正常段胰腺未见明显异常(图6-4-2)。

结节型 AIP 病灶短径/长径比值>0.5,呈偏低回声,单发多见,好发于头部,边界欠清晰,病变段胰管狭窄显示不清,其远端胰管可出现扩张(图6-4-3)。

混合型 AIP 表现为胰腺弥漫性改变,同时伴有结节状病灶,结节多位于胰头部,局灶性病变段胰管狭窄,其远端节段性扩张,内径多小于5mm,可见胰管内结石。

病灶位于胰头部者胆管扩张较常见。部分 AIP 可见胰周和腹膜后淋巴结肿大。

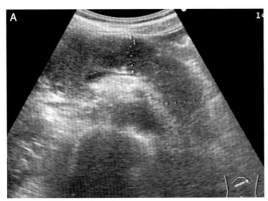
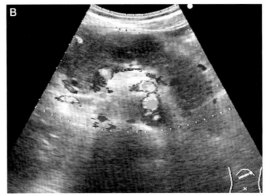

图 6-4-1 弥漫型自身免疫性胰腺炎超声表现
A. 胰腺弥漫性肿大,回声减低不均;B. CDFI 显示胰腺内见少量血流信号

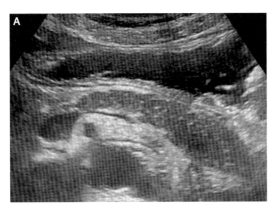
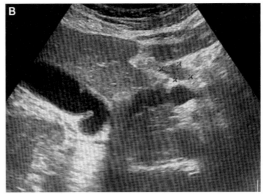

图 6-4-2 节段型自身免疫性胰腺炎超声表现
A. 胰体尾部回声减低不均,边界欠清;B. 胰周淋巴结肿大

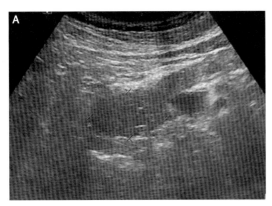
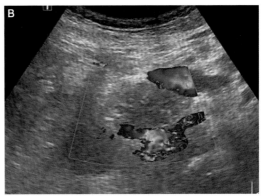

图 6-4-3 结节型自身免疫性胰腺炎超声表现
A. 胰头低回声结节,边界欠清;B. CDFI 显示结节内未见明显血流信号

四、其他影像检查

（一）CT

弥漫型 AIP 胰腺弥漫性增大呈"腊肠样"；胰腺实质密度降低，动态增强扫描可见均匀、延迟强化；局灶型 AIP 呈低密度肿块，动态增强后肿块可出现延迟、均质强化。

（二）MRI/MRCP

T_1 加权显示胰腺弥漫增大或局灶性肿块，呈略低信号；T_2 加权呈稍高信号，可见胰周低信号包膜样边缘；动脉期无强化或轻度强化，门脉期或延迟期出现强化。MRCP 显示主胰管较长、多发的不规则狭窄。

（三）EUS

对 AIP 的诊断和鉴别诊断具有重要价值，主要征象为胰腺弥漫性增大或局部肿块，边缘呈波浪样改变，可见"导管穿透征"。

五、实验室检查

IgG4 是 I 型 AIP 较为特异的血液学指标，部分患者有高 γ-球蛋白血症，IgG 升高，血沉增快，C反应蛋白增高，抗核抗体、类风湿因子等自身免疫抗体阳性。II 型 AIP 血清 IgG4 水平一般不升高，自身免疫抗体多为阴性。

六、鉴别诊断

AIP 主要应与胰腺肿瘤及其他胰腺炎症疾病鉴别，不同超声分型 AIP 的鉴别点不同。

1. 弥漫型 AIP 应与普通胰腺炎鉴别，急性胰腺炎腹痛等症状多较明显，血淀粉酶明显升高，胰腺弥漫性肿胀，伴有周围炎性渗出，甚至假性囊肿形成，而 IgG4 等指标多正常。慢性胰腺炎的特征是反复发作的上腹部疼痛、体重下降伴进行性胰腺内、外分泌功能减退或丧失，超声见胰腺萎缩，回声不均匀，胰管不规则扩张，伴结石形成。AIP 多见于中老年男性，无明显诱因，临床症状常以梗阻性黄疸为主，腹痛等其他症状较轻，大多患者血淀粉酶、脂肪酶正常，而 IgG4 升高较明显，影像学检查见胰管狭窄是其特征性表现。

2. 局灶型 AIP 应与胰腺癌鉴别，二者在临床与影像学上均有较多相似之处，鉴别难度较大。AIP 与胰腺癌均多见于中老年男性，尤其胰头部结节型 AIP 更容易误诊为胰腺癌，以下几点可能有助于二者的鉴别诊断：①胰腺癌，尤其是晚期胰腺癌，

腹痛多较顽固，患者体重明显减轻，超声多表现为结节型病灶，呈浸润性生长，边界不清，其远端胰管扩张较明显，可伴有远端胰腺萎缩，可累及胰腺周边的肠系膜上动脉静脉或脾动静脉；②局灶型 AIP 回声多减低；③混合型 AIP 表现为胰腺回声不均匀，局部见低回声结节，或胰腺回声减低，局部见中高回声结节，但结节的内部结构与相邻段胰腺较相似，二者主要表现为回声高低的不同；④AIP 胰管多狭窄，但经腹部超声难以显示，MRCP，尤其 ERCP 有助于显示胰管狭窄。此外，AIP 常伴发胰腺外器官受累，如硬化性胆管炎、唾液腺炎、肺门淋巴结肿大、腹膜后纤维化、炎症性肠病等。局灶型 AIP 尚应与其他胰腺肿瘤鉴别，如神经内分泌肿瘤、囊腺瘤、实性-假乳头瘤等，详见相关章节介绍。

七、病例解析

病例一

（一）临床资料

男性患者，59 岁，体检超声检查发现胰腺肿物，无不适。半年前在外院行"肺叶切除术"，个人史、家族史等无特殊。查体未见明显异常。

（二）超声检查

【超声显像所见】胰体部见一低回声团块，大小约 3.3cm×2.6cm×3.3cm，边界尚清晰，可见少量血流信号（图 6-4-4）。右上腹另见一低回声团块，大小约 4.2cm×2.2cm×3.9cm，与胰头分界不清，可见少量血流信号（图 6-4-5）。胆总管中上段扩张，内径约 0.9cm；胰管扩张，内径约 0.3cm（图 6-4-6）。肝门区及胰周见数个淋巴结肿大，大者位于肝门区，约 2.2cm×0.8cm。

【超声检查结果】①胰体部低回声团块，考虑胰腺癌或神经内分泌肿瘤；②右上腹低回声团块，考虑胰头或壶腹周围肿瘤。

（三）其他影像检查

1. CT 肠系膜静脉造影

【影像学所见】胰腺体部见团状稍低密度灶，增强后不均匀渐进轻度强化，边缘欠清；胰头钩突部见稍低密度灶，增强扫描渐进性强化，边界欠清（图 6-4-7）。

【影像学诊断】胰头及胰体部占位，肝内外胆管及胰管扩张。

2. 上腹部 MRI 平扫+增强

【影像学所见】胰腺体部局部增大，见一团状

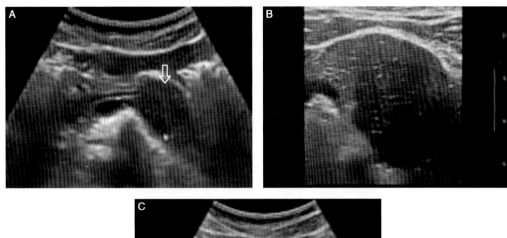

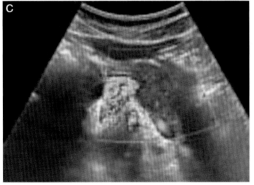

图 6-4-4 自身免疫性胰腺炎超声表现
A.凸阵探头显示胰体部低回声团块;B.线阵探头显示病灶内部结构与周边正常胰腺相似;C.CDFI 可见少量星点状血流信号

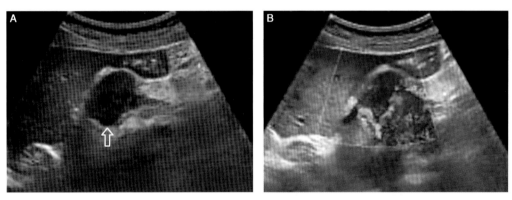

图 6-4-5 自身免疫性胰腺炎超声表现
A.右上腹低回声团块;B.CDFI 显示病灶内可见少量血流信号

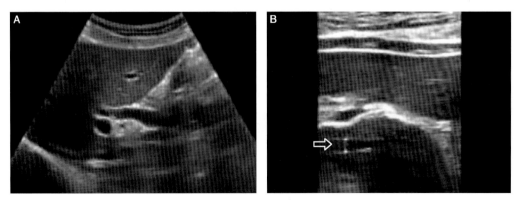

图 6-4-6 自身免疫性胰腺炎超声表现
A.胆总管上段扩张;B.胰管轻度扩张

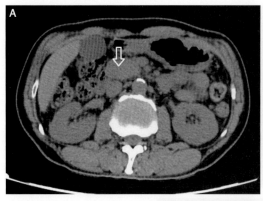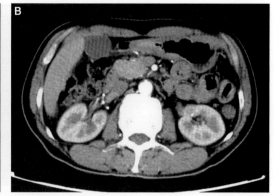

图6-4-7　自身免疫性胰腺炎CT检查

A.平扫显示胰头部稍低密度影;B.增强扫描动脉期显示病灶可见强化

T_1稍低信号,T_2稍高信号,最大层面约3.7cm×2.3cm,增强后不均匀渐进性轻度强化,边缘欠清。胰头钩突部增大,DWI可见团块状高信号,大小约3.6cm×2.0cm,T_1稍低信号,T_2稍高信号,增强扫描渐进性强化,境界欠清,局部胆总管狭窄,其上方肝内外胆管及胰管扩张(图6-4-8)。肝门区、胰腺周围及腹膜后见肿大淋巴结。

【影像学诊断】①胰体占位,考虑胰腺癌可能性大,需与神经内分泌肿瘤鉴别;②胰头钩突部肿块,考虑胰腺癌,伴肝内外胆管及胰管轻度扩张;③肝门区、胰周及腹膜后多发淋巴结肿大。

（四）实验室检查

1. 免疫球蛋白IgG4亚型30.4g/L、血淀粉酶277U/L。

2. 血常规、血生化全套、肿瘤标志物CA199+CA153+CA125+CEA+AFP未见异常。

（五）随访

入院后完善相关检查,结合IgG4及影像学检查资料,临床诊断自身免疫性胰腺炎,予口服激素治疗6周后复查超声及CT检查,病灶明显缩小。

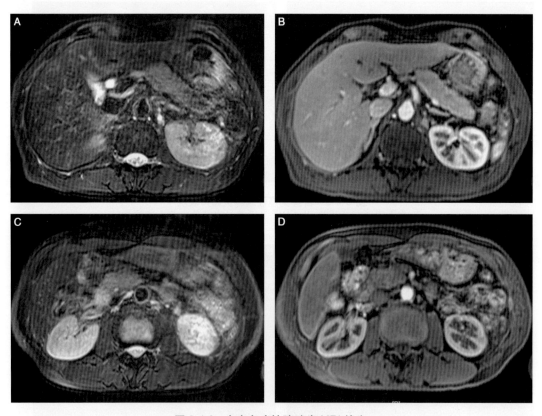

图6-4-8　自身免疫性胰腺炎MRI检查

A.T_2WI序列显示胰体部稍高信号影;B.T_1增强序列显示胰体病灶不均匀渐进性轻度强化;C.T_2WI序列显示胰头部稍高信号影;D.T_1增强序列显示胰头病灶渐进性强化

（六）解析

患者为中老年男性，于体检超声检查时发现胰腺低回声结节，伴胆管、胰管扩张，胰周多发淋巴结肿大，首先应该考虑胰腺癌的可能。但胰腺癌好发于胰头部，多为单发病灶，胰腺不同部位同时出现多个肿块较罕见。胰腺癌多呈浸润性生长，与周围组织分界不清，患者常有腹痛、体重减轻等症状，肿瘤标志物，尤其 CA199 升高，以上与患者不符。患者虽然出现胆总管及胰管扩张，但程度较轻，血生化检查胆红素未见异常，未出现梗阻性黄疸。此外，患者半年前曾在外院行上腹部超声检查，胰腺未见明显异常，亦不支持胰腺癌的诊断。

患者胰腺病灶形态较规则，边界较清晰，亦应与其他胰腺肿瘤鉴别，如非功能性神经内分泌肿瘤 PanNENs，后者多无明显临床症状，常在体检时发现，肿瘤标志物多正常，与结节型自身免疫性胰腺炎具有相似性。PanNENs 更多见于中老年女性，病灶结节感更明显，可呈外生性生长，约 1/3 的病灶可见丰富血流信号，部分病例可发生远处转移。

IgG4 是诊断 I 型自身免疫性胰腺炎的重要血液学指标，血 IgG4 水平升高 2 倍以上对诊断自身免疫性胰腺炎具有较高特异性。虽然少数胰腺癌患者可出现 IgG4 升高，但幅度多较低，该患者血 IgG4 升高近 15 倍，虽然影像学表现不典型，但糖皮质激素试验性治疗效果显著，进一步证明自身免疫性胰腺炎诊断的正确性。

病例二

（一）临床资料

男性患者，66 岁，1 年前因反复中上腹痛 3 个月，眼黄、皮肤黄 1 周首次入院，CT 检查发现胰腺稍肿大，伴低位梗阻性黄疸，查血免疫全套提示免疫球蛋白 G 5.70g/L、免疫球蛋白 M 1.06g/L、免疫球蛋白 A 2.14g/L、补体 C3 1.12g/L、补体 C4 0.21g/L，CA199 82.13U/mL，考虑自身免疫性胰腺炎伴梗阻性黄疸可能性大，予以激素治疗后黄疸基本消退，CA199 下降，好转出院。半年后入院复查，无特殊不适。个人史、家族史等无特殊。查体未见明显异常。

（二）超声检查

1. 患者首次入院时未行超声检查。

2. 二次入院超声检查

【超声显像所见】胰头增大，内见一不规则低回声团块，大小约 4.5cm×2.5cm×2.8cm，边界欠清晰，内见少量血流信号，胰管未见扩张（图 6-4-9）。

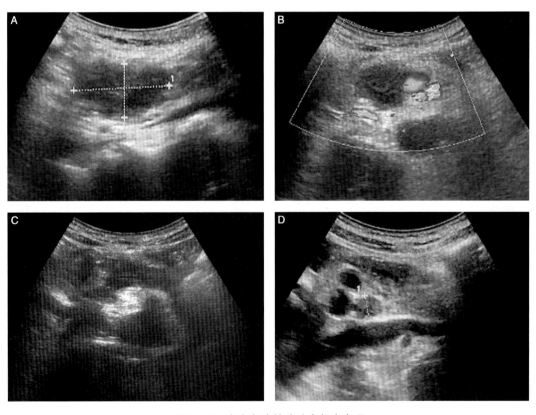

图 6-4-9　自身免疫性胰腺炎超声表现
A. 胰头不规则低回声团块，边界欠清晰；B. 病灶内见少许点状血流信号；C. 胰管未见扩张；D. 肝门区淋巴结肿大

肝门区淋巴结肿大,大者约 1.5cm×1.0cm。

【超声检查结果】 胰头部低回声团块,考虑炎症,胰腺癌不能排除。

（三）其他影像检查

上腹部 CT 平扫未见异常。

（四）实验室检查

肿瘤标志物 CA199 82U/mL。

（五）解析

患者首次入院时表现为反复腹痛伴胆道梗阻,当时未行超声检查。2011 年福建医科大学附属协和医院尚未开展血液免疫球蛋白 IgG4 亚型检测,检测免疫球蛋白 IgG 升高,结合 CT 检查,临床诊断自身免疫性胰腺炎,经激素治疗后病情好转,诊断可成立。

患者经激素治疗半年后入院复查,超声检查发现胰头部低回声团块,最大径 4cm,边界欠清晰,肝门部淋巴结肿大,同时瘤标仍升高,结合既往病史,首先考虑胰头部病灶为炎症,由于该患者既往诊断为临床综合诊断,缺乏病理检查,亦不能完全排除合并胰腺癌的可能。患者二次住院检查出院后半年复查超声检查,胰头部低回声病灶消失,进一步验证了自身免疫性胰腺炎的诊断。

病例三

（一）临床资料

男性患者,62 岁,中上腹痛 10 余天。2 年前于外院行"腹腔镜下胃穿孔修补术",个人史、家族史等无特殊。查体中上腹轻压痛、无反跳痛,余未见明显异常。

（二）超声检查

【超声显像所见】 肝内外胆管扩张,胆总管内径约 1.1cm。胆囊肿大,大小约 11.9cm×3.8cm,内见胆泥沉积。胰腺弥漫性肿大,体部厚约 2.6cm,实质回声减低,胰头部见一近等回声结节,大小约 3.0cm×2.5cm,边界欠清,未见明显血流信号(图 6-4-10);超声造影见胰头部结节增强强度低于周边胰腺组织,消退时间更早(图 6-4-11)。

【超声检查结果】 考虑胰腺炎,胰头部结节不能排除恶性。

（三）其他影像检查

上腹部 CT 平扫+增强

【影像学所见】 胰腺形态饱满,稍增大,呈腊肠样改变,密度尚均匀,增强后均匀强化,周围脂肪间隙欠清(图 6-4-12)。

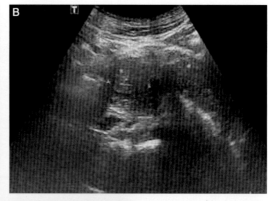

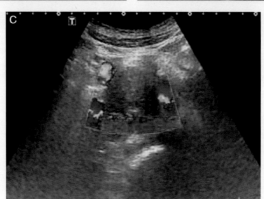

图 6-4-10　自身免疫性胰腺炎超声表现

A.胰腺弥漫性肿大,实质回声减低;B.胰头部见一近等回声结节,边界欠清;C.CDFI 未见明显血流信号

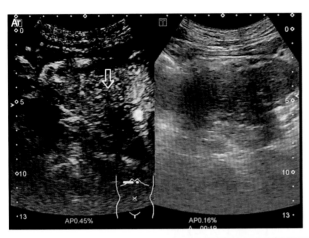
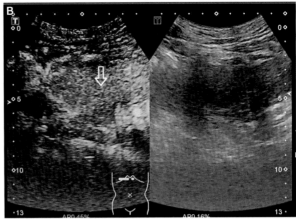
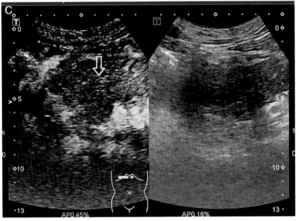

图 6-4-11 自身免疫性胰腺炎超声造影
A. 超声造影 19 秒, 病灶增强弱于周围胰腺组织; B. 26 秒开始消退; C. 37 秒明显消退, 呈低增强

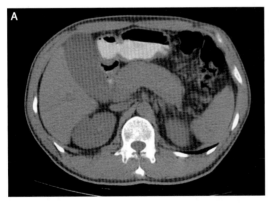
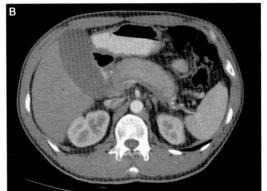

图 6-4-12 自身免疫性胰腺炎 CT 检查
A. 平扫显示胰腺稍增大, 形态饱满, 呈"腊肠"样; B. 增强扫描显示胰腺轻度均匀性强化

【影像学诊断】考虑自身免疫性胰腺炎, 请结合临床。

（四）实验室检查

1. IgG4 13.30g/L。

2. **肿瘤标志物** CA199 98.84U/mL, CA153+ CA125+CEA+AFP 未见异常。

3. **血生化全套** TBIL 47.0μmol/L、DBIL 23.5μmol/L、IBIL 23.5μmol/L、ALT 127U/L、AST 87U/L、GLU 8.52mmol/L。

4. 血常规、血淀粉酶未见异常。

（五）随访

患者入院后完善相关检查, 结合 IgG4 及影像学检查, 考虑自身免疫性胰腺炎可能, 口服激素治疗后 1 个月复查 MRI, 显示胰腺形态稍肿大, 符合自身免疫性胰腺炎治疗后改变。

（六）解析

患者为老年男性，因中上腹间断性胀痛入院，超声检查发现胰腺弥漫性肿大，回声减低，首先考虑炎症性病变。但血清淀粉酶正常，患者血免疫球蛋白 IgG4 明显升高，支持自身免疫性胰腺炎的诊断，激素治疗有效更支持本诊断。从声像学表现可见这是一例混合型的自身免疫性胰腺炎，胰腺弥漫性增大伴胰头部结节。当然，患者胰头部等回声结节，边界不清，伴胆道梗阻，超声造影表现为"同进、快退、低增强"，瘤标 CA199 升高，亦不能排除合并胰头癌，应定期复查。

病例四

（一）临床资料

男性患者，63 岁，于 20 天前出现右腹闷痛，伴眼黄、皮肤黄，在外院查血淀粉酶 66.69U/L，谷丙转氨酶 103.16U/L、总胆红素 82.06μmol/L、直接胆红素 59.31μmol/L。腹部超声提示胰腺增大，胰头部见一低回声结节，周边可见较丰富血流信号，考虑胰腺肿瘤。患者糖尿病，空腹血糖 19.4mmol/L，个人史、家族史等无特殊。查体未见异常。

（二）超声检查

【超声显像所见】胰腺增大，胰头、体部厚度分别约 3.4cm、2.3cm，回声减低，胰管未见扩张；胆囊肿大，约 10.2cm×4.0cm，胆泥沉积；肝内胆管扩张，胆总管上段扩张，径约 1.3cm；脾肿大，厚约 4.8cm（图 6-4-13）。

【超声检查结果】考虑胰腺炎症，肿瘤待排除。

（三）其他影像检查

1. 上腹部 MRI 平扫+增强

【影像学所见】胰腺呈弥漫性肿胀，T_2WI 信号增高，DWI 呈稍高信号，增强实质均匀强化，胰管未见扩张。胰头近段肝内外胆管扩张；肝门淋巴结肿大；脾肿大（图 6-4-14）。

【影像学诊断】考虑自身免疫性胰腺炎可能，胰腺癌待除，建议行 IgG4 相关性抗体检测。

2. 腹盆部 PET-CT 显像

【影像学所见】胰腺体积略增大，密度弥漫性增高，CT 值约 40HU，边界锐利，放射性摄取弥漫性增高，早期 SUVmax 为 3.0，延迟 SUVmax 为 2.8。PTCD 术后，肝右胆管及胆囊内可见稍高密度填充影，CT 值约 73HU，放射性摄取未见增高。腹膜后

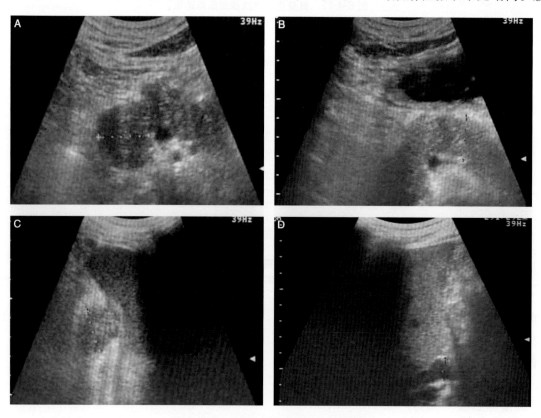

图 6-4-13　自身免疫性胰腺炎超声表现
A. 胰腺增大，回声减低，胰头厚约 3.4cm；B. 体部厚约 2.3cm；C. 尾部厚约 2.3cm；D. 胆总管上段扩张

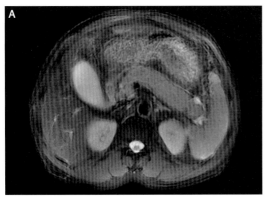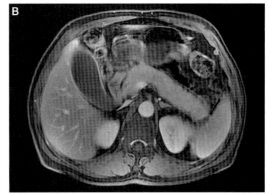

图 6-4-14　自身免疫性胰腺炎 MRI 检查
A. T_2WI 序列显示胰腺肿胀、T_2WI 信号增高；B. T_1 增强序列显示胰腺实质均匀强化

可见散在小淋巴结影,直径为 0.5~0.8cm,放射性摄取未见增高。

【影像学诊断】①胰腺代谢弥漫性增高,考虑自身免疫性胰腺炎;②肝右肝胆管及胆囊泥沙样结石;③腹膜后无代谢小淋巴结,考虑炎性增生。

（四）　实验室检查

1. IgG4 30.40g/L。

2. 血常规、血淀粉酶、血生化全套、肿瘤标志物 CA199+CA153+CA125+CEA+AFP 未见异常。

（五）　随访结果

入院后完善相关检查,经皮肝穿刺胆道置管引流,结合 IgG4 及影像学检查资料,临床诊断自身免疫性胰腺炎,予口服激素治疗 3 周后复查 MRCP,提示胰腺稍肿胀增粗,较前缩小。后患者病情反复,多次入院诊治,并出现胰腺假性囊肿。

（六）　解析

患者因腹痛入院,查体未见明显特殊,入院完善相关检查,胰腺弥漫性肿大,首先应考虑炎症性病变,结合 IgG4,自身免疫性胰腺炎诊断相对明确,经过激素冲击治疗后,影像学检查可见胰腺肿胀征象较前好转,并见胰腺尾部多发囊状病灶,考虑假性囊肿,后因反复腹痛再次入院治疗,支持 AIP 诊断。该患者属于弥漫型自身免疫性胰腺炎,胰腺普遍增大,回声不均匀减低,胰管无扩张,不同于普通的慢性胰腺炎,后者常伴有胰管扩张伴结石形成或钙化。

病例五

（一）　临床资料

男性患者,43 岁,2 个月前查 CA199 74U/mL,腹部 CT 检查发现胰腺肿物,PET-CT 提示胰头及钩突部高代谢病灶,考虑胰腺癌可能性大,胰头周围多发淋巴结转移,胆总管扩张;肝脏可疑稍高代谢结节,建议 MRI 检查,除外转移。患者碘过敏,既往史、家族史等无特殊。查体未见异常。

（二）　超声检查

【超声显像所见】胰头增大,约 5.4cm×3.3cm,未见明显异常血流信号,腺体回声减低,胰管内径约 0.3cm。肝内见数个低回声结节,大者位于右后叶,大小约 1.4cm×1.3cm,边界清楚,未见明显血流信号;胆总管上段扩张,内径约 1.1cm,下段受压显示不清(图 6-4-15)。

【超声检查结果】①胰头增大,考虑胰头癌;②肝多发低回声结节,考虑转移瘤或血管瘤。

（三）　实验室检查

1. IgG4 24.80g/L。

2. CA199 47.49U/mL。

3. 生化全套　ALT 56U/L、ALP 177U/L、GGT 287U/L。

（四）　随访

入院后完善相关检查,结合 IgG4 及影像学检查资料,临床诊断自身免疫性胰腺炎,激素治疗 4 个月复查超声显示,肝脏结节较前减少缩小;胰腺实质回声增粗,胰头较前缩小,约 3.6cm×2.9cm(图 6-4-16)。

（五）　解析

患者为中年男性,瘤标 CA199 升高,声像图表现为胰头低回声肿块,同时肝内出现多发低回声结节,IgG4 亚型检测尚未出结果时,诊断变得异常困难,超声与 PET-CT 均误诊为胰头癌。肝脏多发结节,常规超声检查难以区分是血管瘤或转移瘤,并且缺乏既往肝脏影像检查资料进行对照。患者激素治疗后,肝脏病灶明显缩小减少,考虑为 IgG4 相关性疾病在肝脏的表现。

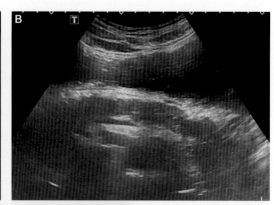

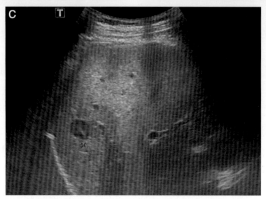

图 6-4-15　自身免疫性胰腺炎超声表现
A.胰头增大,呈团块状低回声;B.胰体尾增粗,回声减低;C.肝内低回声结节

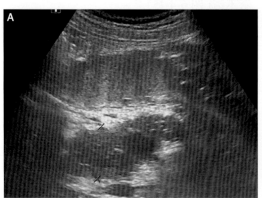

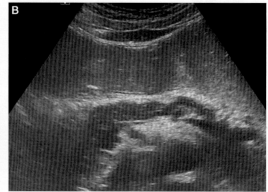

图 6-4-16　自身免疫性胰腺炎超声表现
A.胰头较前缩小;B.胰体尾较前缩小

回顾分析该患者资料时可发现,以下指标不大支持胰腺癌诊断:①患者胰腺病灶较大,但未出现腹痛、黄疸等胰腺癌症状;②瘤标 CA199 升高,但幅度不大,而且该指标特异性不高,炎症性疾病也可升高;③胰头病灶较大,但形态尚规则,边界尚清晰,缺乏典型胰腺癌声像表现;④胰管内径 0.3cm,无明显扩张。当然,自身免疫性胰腺炎比较少见,尤其是结节型的声像改变与胰腺癌存在重叠,超声诊断该疾病应慎重,结合临床综合诊断,必要时穿刺活检,以免漏诊胰腺癌。

病例六

(一) 临床资料

男性患者,50 岁,以眼黄、尿黄、皮肤黄 2 周入院。既往史无特殊。查体见全身皮肤及黏膜重度黄染,余未见异常。

(二) 超声检查

【超声显像所见】胰腺头部增大,厚约 3cm,实质回声减低,体尾部回声稍增粗,胰管无扩张。胆总管上段扩张,内径 1.2cm,胰腺段受压变窄。胆囊壁厚,囊内见沙砾样强回声,另见数个附壁高回声结节,大者直径约 0.5cm。脾肿大,厚约 4.5cm。脾门处见一等回声结节,径约 0.9cm。(图 6-4-17)

【超声检查结果】①胰头增大,考虑炎症,肿瘤不能排除;②慢性胆囊炎、胆囊结石、胆囊息肉样变;③脾肿大、副脾。

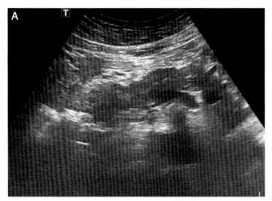
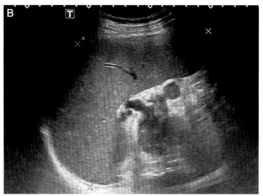
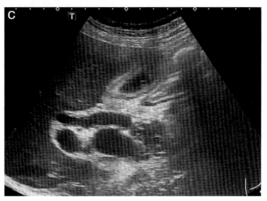

图 6-4-17　自身免疫性胰腺炎超声表现

A.胰头肿大,回声减低,体尾部回声稍增粗,胰管未见扩张;B.脾肿大、副脾;C.胆总管上段扩张,胰腺段受压变窄

(三) 其他影像检查

上腹部 CT 平扫+增强

【影像学所见】肝叶比例失调,左肝增大,肝内密度均匀,未见局灶性密度异常,三期增强后未见明显异常强化灶。肝内胆管无明显扩张,胆总管稍扩张,横断面大小约 1.8cm×1.0cm(图 6-4-18)。脾巨大,约 9 个肋单位,密度均匀,未见明显异常强化。脾门区见一等密度结节。门脉增宽,胃底周围多发静脉曲张。胆囊大,壁增厚,腔内散在少量点状稍高密度影。胰腺未见明显异常密度灶及强化

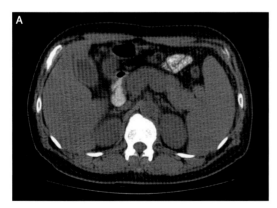
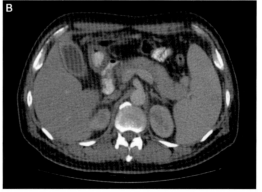

图 6-4-18　自身免疫性胰腺炎 CT 检查

A、B.上腹部 CT 平扫+增强显示胰腺大小、形态正常,密度均匀,增强扫描未见明显异常强化灶

灶。腹膜后未见肿大淋巴结，三期增强扫描后未见异常强化。

【影像学诊断】①肝硬化、脾大、门静脉高压；②慢性胆囊炎、胆囊少量结石；③胆总管稍扩张；④副脾结节。

（四）实验室检查

1. IgG4 4.44g/L。

2. 血生化检查　ALB 31.4g/L、TBIL 303.5μmol/L、DBIL 169.6μmol/L、IBIL 133.9μmol/L。

3. 肿瘤标志物未见异常。

（五）随访

入院后完善相关检查，考虑自身免疫性胰腺炎，予口服激素治疗，胆红素逐渐下降，好转出院。

（六）解析

患者因明显黄疸住院，CT检查考虑为肝硬化，胰腺未见异常。但患者既往无乙肝、饮酒等病史，肝功能检查转氨酶正常，超声检查肝脏未见异常，结合以直接胆红素升高为主，超声检查见胆管上段扩张，胰腺段受压变窄，考虑为梗阻性黄疸。

患者临床症状与影像检查结果欠一致，CT检查胰腺并无异常，超声检查显示胰腺无明显增大，胰管无扩张，表现为胰头稍增大，形态欠规则，腺体回声增粗欠均匀，肿瘤标志物正常，更符合胰腺慢性炎症的声像改变。血IgG4升高2倍以上，激素治疗效果好，支持自身免疫性胰腺炎的诊断。

第五节　胰腺结核

胰腺结核（pancreatic tuberculosis）是结核分枝杆菌感染引起的胰腺慢性特异性感染，多发生于中青年人群，男女发病比率相似。本病比较罕见，常继发于粟粒性或广泛播散性结核，且缺乏特异性临床表现，患者往往因发现胰腺占位就诊，临床上极易与胰腺肿瘤相混淆。

一、病因及病理

胰腺结核的发病机制和感染途径并不明确，目前认为可能的病因有：邻近器官直接蔓延、淋巴管及血行传播、消化道直接感染、全身结核病反应等。病变好发于胰头部，胰腺组织坏死变性，间质水肿，镜下可观察到干酪样坏死周围上皮样细胞聚集、朗格汉斯巨细胞及淋巴细胞浸润、肉芽肿形成等病理改变，病程较长者，常伴有钙化灶形成。

二、临床特点

本病临床表现无特异性，主要表现为腹痛、纳差、体重下降，腹痛可向腰背部放射，少数患者可出现发热、黄疸、盗汗。患者可有上腹部压痛，少数患者在病程中可出现胸腹水征，合并其他部位结核可出现相应临床表现。

三、超声检查

胰腺结核的超声表现缺乏特异性，主要为局灶性结节型病灶为主。病灶好发于胰头部，轮廓清晰，形态规则或不规则，表现为低回声实性、囊实性或囊性病灶，可伴有胰管或肝内外胆管扩张、胰周淋巴结肿大。由于病灶周边肉芽肿形成、新生毛细血管增生及炎症细胞浸润，超声造影多表现为病灶周围环状增强，而内部由于干酪样坏死而呈无增强或分隔样增强。病程较长者（>6个月），病灶内钙化灶多见，可呈点状、斑点状甚至完全钙化。少部分病例表现为胰腺弥漫性肿大，以胰头部为著，实质呈不均匀低回声，常伴有胰周淋巴结肿大。

四、实验室检查

胰腺结核时，血白细胞升高、红细胞沉降率增快，并非所有患者结核菌素试验、结核菌素蛋白衍生物试验均呈阳性反应，部分患者可呈阴性反应。

五、鉴别诊断

1. **胰腺肿瘤**　局灶型胰腺结核与胰腺癌较难鉴别，后者动态观察病灶短期内增大明显，可压迫周围组织及血管，超声造影病灶呈低增强；而胰腺结核超声造影内部多为无灌注区，经抗结核治疗病灶缩小甚至消失，有助于鉴别。

2. **胰腺假性囊肿或感染性坏死**　胰腺结核冷脓肿形成时可呈囊性或囊实性表现，需与胰腺假性囊肿、感染性胰腺坏死相鉴别。胰腺结核患者通常有结核病史，病变呈混合回声；而后者常有胰腺炎病史，假性囊肿呈均质性无回声，当合并感染或出血时，内部回声增多，应注意结合病史加以鉴别。

3. 慢性胰腺炎　胰腺结核伴多发钙化时需与慢性胰腺炎相鉴别。前者可有结核病史,强回声钙化灶位于胰腺实质内,不伴有胰管扩张;而后者可有反复发作胰腺炎病史,钙化可位于实质内,也可位于扩张的胰管,另外胰管内常伴有大小不一的结石,结合实验室检查有助于鉴别。

六、病例解析

病例一

（一）临床资料

男性患者,54岁,无明显诱因出现眼黄、尿黄、皮肤黄1个月余,无其他不适症状。既往史、个人史、家族史无特殊。查体见全身皮肤黄染,双侧巩膜黄染,无其他阳性体征。

（二）超声检查

【超声显像所见】PTCD术后。胰腺头部增大,呈结节样改变,大小4.1cm×3.6cm,内部呈不均质低回声,边界欠清,未见明显血流信号。胆囊大小正常,壁厚、毛糙,囊内见密集细点状高回声点沉积。（图6-5-1）

【超声检查结果】①胰头结节样增大,考虑胰头部肿瘤,炎性病灶不除外;②慢性胆囊炎伴胆泥淤积。

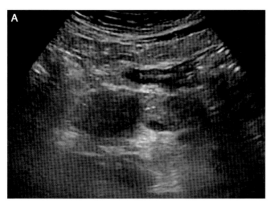
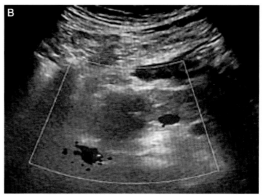

图6-5-1　胰腺结核超声表现

A.胰腺头部增大,呈结节样改变,内部回声减低不均,边界欠清;B.胰腺头部病灶内未探及血流信号

（三）其他影像学检查

上腹部MRI平扫+增强

【影像学所见】胰头局部增大,形态欠规则,见软组织肿块影,大小约4.2cm×2.5cm,T_1WI呈等信号,T_2WI呈稍高信号,增强后可见强化,胆管壁增厚(图6-5-2)。

【影像学诊断】考虑炎性肉芽肿或胰头癌。

（四）实验室检查

1. 血生化　TBIL 283.5μmol/L、ALT 49U/L、AST 56U/L。

2. 血常规及肿瘤标志物检测未见异常。

（五）术中所见

入院后行"腹腔镜探查+胆囊切除+胰十二指肠切除术",术中见胰头肿物直径约3cm,质中,边

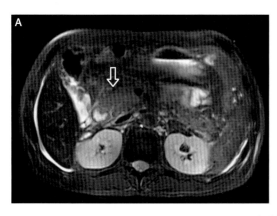
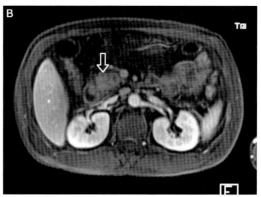

图6-5-2　胰腺结核MRI检查

A.T_2WI序列显示胰头部稍高信号灶;B.T_1增强序列显示病灶强化

界欠清,腹腔脏器组织中度黄染,肝脏呈淤胆改变,胆囊未触及结石,胆总管扩张,外径1.6cm。

（六）病理检查

肉眼于胰腺切面见灰白色区域,范围约3cm×2cm×2cm,镜下为肉芽肿性炎伴干酪样坏死,符合结核病理改变,累及胰腺、胰周淋巴结;周围胰岛呈增生;胰腺内胆管上皮呈增生伴低级别上皮内瘤变。

（七）解析

胰腺结核少见,其临床症状及影像学表现缺乏特异性,极易误诊。本例患者起病症状为皮肤黏膜黄染,无其他与结核病有关的阳性特征,超声表现为低回声乏血供实性病灶,仅凭声像表现难以定性。复习该病例发现,患者肿瘤标志物检查结果正常,对于中青年患者,影像学检查发现胰腺肿物及腹膜后淋巴结肿大,而肿瘤标志物检测正常时,应警惕胰腺结核的可能,必要时可行胰腺肿物的组织学穿刺活检。

病例二

（一）临床资料

男性患者,32岁,反复发热1个月余,体温最高39.9℃,伴畏寒、寒战,12天前查腹部CT提示肝内多发占位,胰头区囊实性占位。发现"皮肤扁平苔藓"20年。个人史、家族史等无特殊。查体:体温39.0℃,全身可见广泛淡褐色斑,余未见明显异常。

（二）超声检查

【超声显像所见】 肝脏增大,右肝斜径约16.7cm,肝内见数个高回声结节及囊实性结节,大者约3.3cm×2.4cm(左外叶),呈囊实性,边界尚清晰,可见少量血流信号。肝门区见数个低回声结节,大者约2.7cm×1.6cm,边界清晰。胆囊大小正常,壁增厚,约1.1cm,囊内透声尚好。中上腹见一囊实性团块,大小约10.3cm×5.1cm,界欠清,与胰头分界不清,包绕门静脉及肝动脉,实性区域可见少量血流信号,胰管未见扩张。脾肿大,约22.4cm×7.4cm,回声尚均匀。脾门处见两个与脾等回声结节,大小分别约2.1cm×2.0cm、1.3cm×0.8cm。腹腔、腹膜后见数个低回声团块,大者约6.0cm×3.2cm,边界欠清,与胰体分界不清,可见少量血流信号。腹盆腔见游离液性区,最深处约8.2cm(盆腔)。右侧胸腔见少量游离液性区。(图6-5-3)

【超声检查结果】①中上腹囊实性团块(恶性

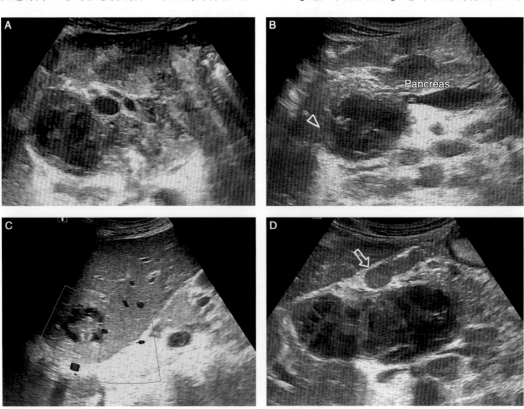

图6-5-3 腹腔结核超声表现

A、B.中上腹囊实性病灶,与胰头(三角号)分界不清;C.左肝囊实性结节;D.腹腔腹膜后多发肿大淋巴结

肿瘤?);②肝脏、肝门区、腹腔腹膜后多发结节(转移性?);③肝脾肿大;④胆囊壁增厚;⑤副脾;⑥腹盆腔及右侧胸腔积液。

(三)其他影像检查

1. 肺部 CT 平扫

【影像学所见】双肺多发结节,大者位于右肺下叶,约 0.9cm×0.7cm;双肺多发斑片密度增浓影,境界模糊,以右肺中叶、双肺下叶为著(图 6-5-4);右肺中下叶部分肺组织实变,可见支气管气象;双肺上叶、右肺下叶各见一囊样透亮影,气管支气管通畅。双侧腋窝、颈根部多发稍肿大淋巴结,大者直径约 1.0cm;前纵隔见结节状斑片状软组织影;心包少量积液;双侧胸腔少量积液。

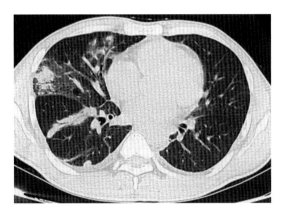

图 6-5-4 肺结核 CT 检查
肺部 CT 平扫显示双肺多发结节与斑片影

【影像学诊断】①双肺多发结节,炎症?部分转移不能排除;②双肺多发斑片影,考虑炎症可能;③双肺上叶、右肺下叶肺大疱;④双侧腋窝、颈根部多发稍肿大淋巴结,可疑淋巴瘤或反应性肿大;⑤前纵隔结节状斑片状软组织影,胸腺增生?⑥心包及双侧胸腔少量积液。

2. CT 肠系膜静脉造影

【影像学所见】胰头区见囊实性肿块影,大小约 9.5cm×6.1cm,病灶包绕腹腔干、右肾动脉、门静脉,与肠系膜上动脉、肠系膜上静脉、下腔静脉关系密切(图 6-5-5)。肝内多发囊实性灶,增强后轻度强化,腹腔、盆腔及腹膜后多发肿大淋巴结。

【影像学诊断】①胰头区见囊实性肿块影,考虑淋巴结肿大伴坏死可能,请结合临床;②肝内多发囊实性灶,考虑脓肿或转移灶,建议进一步 MRI 平扫+增强检查;③腹腔、盆腔及腹膜后多发肿大淋巴结,考虑淋巴瘤或转移。

3. 全腹 MRI 平扫+增强

【影像学所见】肝脏增大,肝内可见多发异常信号影,其内可见分隔,DWI 呈高信号,ADC 呈低信号,增强后实性部分可见强化,大者位于肝 S6 段,约 3.2cm×2.8cm。胰腺周围见多发囊实性病灶,与胰腺分界不清,大者位于胰腺头部,大小约 4.4cm×4.5cm(图 6-5-6)。腹腔及腹膜后、盆腔可见多发肿大淋巴结,呈稍长 T_1 稍长 T_2 信号,DWI 呈高信号,ADC 呈低信号,增强后可见强化,大者大小约 4.5cm×2.6cm;腹腔、盆腔可见少量积液。

【影像学诊断】①胰腺周围多发囊实性肿块影,考虑囊腺癌,请结合临床;②肝内多发囊实性灶,考虑转移;③腹腔、盆腔腹膜后多发肿大淋巴结,考虑转移或淋巴瘤;④腹盆腔少量积液;⑤肝脾增大;⑥慢性胆囊炎。

(四)实验室检查

1. 肿瘤标志物 CA125 102.10U/mL,AFP+CA199+CA153+CEA 未见异常。

2. 血常规 WBC 11.48×10⁹/L、NEUT% 76.3%、HGB 107.0g/L。

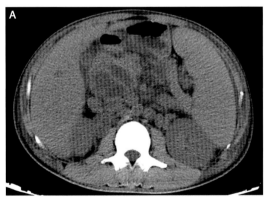 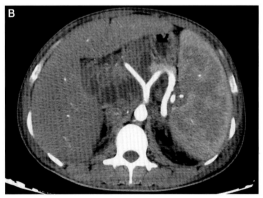

图 6-5-5 腹腔结核 CT 检查
A. CT 平扫显示胰头区囊实性病灶;B. 增强后显示病灶包绕周围血管

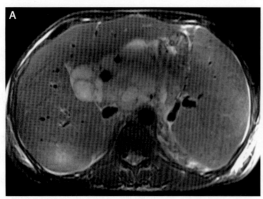
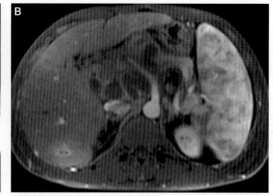

图 6-5-6 腹腔结核 MRI 检查
A. MRI T$_2$WI 序列显示胰头及周围多发囊实性病灶;B. 增强后显示病灶与周围血管分界不清

3. 血生化 ALB 31.9g/L、GLB 31.9g/L、A/G 0.77、ALT 69U/L、AST 73U/L、GGT 230U/L、ALP 588U/L。

4. 尿常规、粪便常规+OB 试验、免疫球蛋白 IgG4 亚型未见异常。

(五) 术中所见

入院后行"腹腔镜探查+幽门下淋巴结、腹膜后淋巴结活检+胰腺上缘肿物活检+胰腺上缘脓肿引流术",右肝 S6 段见一直径约 3cm 的血管瘤样病灶,胃大弯、肝总动脉旁、腹膜后可见直径 1~2cm 大小不等的淋巴结,胰头部及胰颈上缘见肿物粘连成团,呈囊实性改变,边界不清,质地中等。腹腔镜下解剖分离幽门下淋巴结及腹膜后淋巴结各一枚,送术中病理检查提示未见肿瘤,分离胰腺上缘肿物,打开后见脓性液体流出,切取后送病理检查提示炎症性病变。

(六) 病理检查

1. 肝肿物穿刺活检组织送检少量肝组织,镜下见汇管区纤维组织增生伴慢性炎症细胞浸润,小灶呈肉芽肿性炎,小胆管呈增生,另见炎性渗出物;结合特殊染色结果及结核分枝杆菌 PCR 检测结果,符合结核,请结合临床。特殊染色结果:抗酸染色阳性,六铵银阴性。结核分枝杆菌 PCR 结果:检测到结核分枝杆菌(阳性)。

2. 幽门下淋巴结镜下见 2 枚淋巴结反应性增生。腹膜后淋巴结镜下见 1 枚淋巴结呈反应性增生。胰颈上缘肿物、胰腺上缘肿物镜下为破碎的淋巴组织,局灶见肉芽肿性炎伴坏死,结合特殊染色结果及结核分枝杆菌 PCR 检测结果,符合结核。特殊染色结果:抗酸阳性。结核分枝杆菌 PCR 检测结果:检测到结核分枝杆菌(阳性)。

(七) 解析

本病例患者为青年男性,以高热伴畏冷寒战就诊;查肿瘤标志物,CA199、CEA 测值正常;肺部 CT 显示多发病灶,考虑炎症或转移灶。综合以上资料,应考虑炎症的可能性。

入院后行腹部检查超声显示中上腹囊实性病灶,与胰头分界不清,同时肝内多发结节,腹腔腹膜后多发淋巴结肿大,超声检查误诊为腹部恶性肿瘤(胰腺来源可能)伴肝转移、淋巴结转移。MRI 诊断结果与超声检查大致相同。患者术后诊断为腹腔结核,累及肝脏、胰腺。误诊原因分析如下:①腹腔结核较为少见,检查医师认识不足;②腹腔结核的声像学表现缺乏特异性;③患者既往无结核病史,行超声检查前尚无肺部 CT 检查报告及其他实验室检查结果可参考。

一般而言,胰腺导管腺癌很少表现为囊实性病灶,而且病灶巨大而无腹痛等症状者更为少见。胰腺黏液性囊性肿瘤伴侵袭性癌较为少见,超声表现呈囊实性,可发生肝脏及淋巴结转移,与本病例有较多相似之处,鉴别较困难,明确诊断需要病理检查。

第六节　胰　腺　脓　肿

胰腺脓肿(pancreatic abscess,PA)为脓性物质在胰腺局部或胰周的积聚,通常发生于急性坏死性胰腺炎的后期(4 周后),由胰腺坏死组织或假性囊肿继发感染形成,男女发病比率约为 2∶1。

一、病因及病理

急性胰腺炎形成的坏死组织渗出液是致病菌的良好培养基,极易引起继发感染而形成脓肿,临床常见的 PA 致病菌为肠道杆菌、念珠菌、金黄色葡萄球菌及某些厌氧菌,多数患者为多菌种混合感染。脓肿内含有大量脓液、致病菌、白细胞,可含有少量或者不含坏死组织,病灶周围可有纤维素包裹。

二、临床特点

上腹痛和发热是 PA 最常见的症状,也可出现恶心、呕吐、腹胀等不适,部分患者可并发全身炎症反应综合征或全身脓毒症状。PA 的主要阳性体征是上腹部扪及压痛性包块。随着病情发展,脓肿破溃累及邻近脏器及血管,可引起肠瘘、出血等严重并发症。

三、超声检查

PA 病灶可发生于胰腺及胰周任何部位。病灶边界清晰或不清晰,呈类圆形、类椭圆形或不规则形,内部以液性成分为主,呈低-无回声,透声差,可见密集点状回声,后方回声轻度增强。病灶内可见小片状实性成分,呈不均质低回声;彩色多普勒超声通常无血流信号;超声造影可呈"充盈缺损"改变,或于实性区内观察到散在点状回声增强。随着病灶增大压迫胰管,可出现胰管梗阻性扩张,也可出现胰周血管(如门静脉系统)、脏器(如胃、肠、肝、胆道等)的受压征象。

四、实验室检查

主要表现为白细胞计数显著增高,C 反应蛋白升高,脓液培养细菌或真菌阳性。合并脓毒血症时血培养细菌阳性。此外,一些与胰腺坏死有关的因子如补体 C3、C4、核糖核酸酶、磷脂酶等也异常升高。

五、鉴别诊断

1. 胰腺结核　胰腺结核冷脓肿形成时,病灶可呈囊性或囊实性表现,囊性成分透声差,可见密集点状回声,应与本病相鉴别。临床表现及病史是主要的鉴别依据:胰腺结核患者往往有结核病史,临床表现无特异性,可为上腹闷痛、纳差、低热;而本病患者有胰腺炎病史,上腹痛、发热症状更为显著,甚至可伴有全身炎症反应综合征或脓毒症等表现,有助于鉴别。

2. 慢性肿块型胰腺炎　本病与慢性肿块型胰腺炎都有胰腺炎的病史背景,两者声像上的区别在于本病病灶内以液性为主,实性成分较少,胰腺背景回声不均,胰腺轻度肿大;而慢性肿块型胰腺炎则表现为低回声实性病灶,内部回声粗糙,可伴有钙化灶、结石形成。

六、病例解析

(一)临床资料

男性患者,57 岁,饱餐后突发上腹部剧烈疼痛,呈持续性,可向后背部放射,伴有恶心、呕吐、发热的症状,就诊当地医院查血淀粉酶 378U/L,血脂肪酶 1 733U/L,腹部 CT 平扫显示胰腺显著肿大,伴胰周多发渗出及腹盆腔少量积液,以"急性重症胰腺炎"收住入院,予抑制胰酶、支持补液等治疗 1 个月余,出现反复发热,体温最高达 39.0℃,中上腹持续闷痛,向后背部放射,伴有腹胀、恶心。患者无特殊既往史、个人史及家族史。体格检查皮温升高,腹部膨隆,腹软,中上腹压痛、反跳痛,可扪及约 12cm 质软包块。

(二)超声检查

【超声显像所见】胰腺体积增大,以尾部增大为主,实质回声不均;胰尾旁见一含液性包块,大小约 11.2cm×13.7cm×7.4cm,局部边界不清,形态不规则,内部呈混合回声,可见大量密集点状高回声及少许絮样物回声,未见血流信号;腹腔见少量积液(图 6-6-1)。

【超声检查结果】考虑胰腺炎合并胰周巨大脓肿形成。

(三)其他影像检查

腹部 CT 平扫　胰腺增大,胰周见巨大液性灶,内见积气,考虑脓肿;腹膜后见肿大淋巴结,腹盆腔见少量积液。

(四)实验室检查

1. 血常规　白细胞 14.5×10⁹/L,中性粒细胞 86%。

2. C 反应蛋白 293.31mg/L、血沉 44mm/h、血降钙素原 4.73ng/mL。

3. 血生化　ALT 85U/L、AST 56U/L。

(五)随访结果

患者在超声引导下行"胰周液性包块穿刺抽液术",抽出脓性液体 400mL。经抽液冲洗、抗感染、

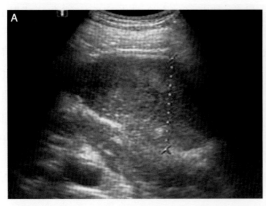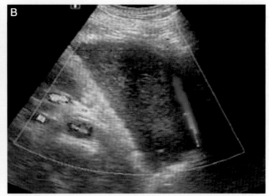

图 6-6-1　胰腺脓肿超声表现

A. 胰腺尾部肿大，实质回声不均，其旁见一囊性包块，局部边界不清，内部见大量密集点状高回声及少许絮样物回声；B. 胰尾旁囊性包块未探及血流信号

支持补液等治疗，患者症状缓解，胰尾旁包块逐渐缩小。

（六）解析

PA 患者往往有胰腺炎病史，脓肿形成时常伴随明显的发热、腹痛、腹部包块等表现，结合影像学表现不难做出判断。本例患者急性胰腺炎病史明确，伴随有发热、上腹疼痛、腹部包块的典型 PA 临床表现，超声检查见胰尾旁巨大含液性包块，内部透声差，可见絮状物回声，因此诊断为胰周脓肿，考虑为胰周坏死组织及渗出液积聚并发感染而形成。

（杨嘉嘉　陈志奎　高上达）

参考文献

1. 中华医学会消化病学分会胰腺疾病学组，《中华胰腺病杂志》编辑委员会，《中华消化杂志》编辑委员会. 中国急性胰腺炎诊治指南（2019，沈阳）. 中华胰腺病杂志，2019，19（5）：321-331.

2. 中国医师协会胰腺病学专业委员会. 中国急性胰腺炎多学科诊治（MDT）共识意见（草案）. 中华医学杂志，2015，95（38）：3103-3109.

3. Ari Leppäniemi, Matti Tolonen, Antonio Tarasconi, et al. 2019 WSES guidelines for the management of severe acute pancreatitis. World Journal of Emergency Surgery, 2019, 14：27.

4. Miller Rita J, Han Aiguo, Erdman John W, et al. Quantitative Ultrasound and the Pancreas：Demonstration of Early Detection Capability. Journal of Ultrasound in Medicine, 2019, 38（8）：2093-2102.

5. 中国医师协会胰腺病专业委员会慢性胰腺炎专委会. 慢性胰腺炎诊治指南（2018，广州）. 临床肝胆病杂志，2019，35（1）：45-50.

6. Andrea R G, Sheel, Ryan D, et al. The diagnostic value of Rosemont and Japanese diagnostic criteria for indeterminate, suggestive, possible and early chronic pancreatitis. Pancreatology, 2018, 18（7）：774-784.

7. 严雪敏，孙昊，杨爱明. 胰腺结核的临床特点及诊断要点. 协和医学杂志，2015，6（2）：119-123.

8. 王学梅，欧国成，周旭，等. 超声对胰腺结核的诊断价值. 中华超声影像学杂志，2001，10（10）：611-613.

9. 杨高怡，蒋天安. 18 例胰腺结核超声造影表现分析. 中国超声医学杂志，2015，31（9）：804-806.

10. Oleg Shulik, Yana Cavanagh, Matthew Grossman. Pancreatic lesion：malignancy or abscess? Am J Case Rep, 2016, 17：337-339.

11. 郑蓉，张丹，孟焱，等. 肿块型胰腺炎与胰腺癌的超声诊断与鉴别. 中华医学超声杂志（电子版），2011，8（7）：1431-1438.

12. 顾炫，詹维伟，胡赟赟，等. 肿块型胰腺炎与胰腺癌的超声检查鉴别诊断与分析. 医学影像学杂志，2019，29（6）：989-992.

13. 范智慧，严昆，吴薇，等. CEUS 定量分析鉴别诊断胰腺癌和肿块型胰腺炎. 中国医学影像技术，2012，28（7）：1354-1358.

14. 姚秀忠，曾蒙苏，饶圣祥，等. 3.0T MR 灌注加权成像和扩散加权成像在胰腺肿块诊断中的应用. 中华放射学杂志，2011，45（7）：646-652.

15. 丁庆国，陆志华，贾传海，等. 扩散加权成像在胰腺癌与肿块型胰腺炎中的鉴别诊断价值. 实用放射学杂志，2012，28（7）：1056-1058，1062.

16. 张军，邓克学，刘志远，等. CT 能谱成像鉴别诊断胰腺癌与肿块型胰腺炎. 中国医学影像学杂志，2015（4）：268-272.

17. 徐桂芳，邹晓平，张伟杰，等. 肿块型慢性胰腺炎 11 例的临床及影像学特征. 中华胰腺病杂志，2010，10（4）：241-244.

18. 赵建国，王震侠. 慢性肿块型胰腺炎诊断和外科治疗. 肝胆胰外科杂志,2015,27(4):308-310.

19. Shimosegawa T, Chari ST, Frulloni L, et al. International consensus diagnostic criteria for autoimmune pancreatitis: Guidelines of the International Association of Pancreatology. Pancreas,2011,40(3):352-358.

20. 张云飞,欧国成,王学梅.自身免疫性胰腺炎患者胰腺外器官受累时的超声表现.世界华人消化杂志,2013,21(8):705-708.

21. 《中华胰腺病杂志》编委会.我国自身免疫性胰腺炎共识意见(草案 2012,上海).中华胰腺病杂志,2012,12(6):410-418.

22. 赖雅敏,吴东,杨红,等.1 型自身免疫性胰腺炎的流行病学及临床特点.基础医学与临床,2017,37(11):1607-1610.

23. 赖雅敏,朱亮,常晓燕,等.2 型自身免疫性胰腺炎的临床特点.基础医学与临床,2017,37(9):1308-1312.

24. 张晓丽,杨沛沛,钱林学,等.IgG4 相关自身免疫性胰腺炎的超声表现及特征分析.临床和实验医学杂志,2019,18(19):2127-2128.

25. 陈志奎,张秀娟,钱清富,等.自身免疫性胰腺炎的超声表现与诊断.中国医学影像技术,2019,35(2):310-311.

26. Majumder S,Takahashi N,Chari ST. Autoimmune Pancreatitis. Dig Dis Sci,2017,62(7):1762-1769.

27. Okazaki K,Uchida K. Current perspectives on autoimmune pancreatitis and IgG4-related disease. Proc Jpn Acad Ser B Phys Biol Sci,2018,94(10):412-427.

28. Blaho M,Dítě P,Kunovský L,et al. Autoimmune pancreatitis-An ongoing challenge. Adv Med Sci,2020,65(2):403-408.

第七章

胰 腺 囊 肿

胰腺囊肿主要包括真性囊肿和假性囊肿,临床上以假性囊肿多见。超声是胰腺囊肿首选的影像检查方法。

第一节　胰腺先天性囊肿

胰腺先天性囊肿较为少见,多见于小儿,与遗传因素有关,患者多无症状,常在超声或 CT 检查时发现。

一、病因与病理

胰腺先天性囊肿为胰腺导管发育异常的结果,囊内壁被覆扁平或低柱状上皮,当管道堵塞时导致囊肿形成,囊内可含有浆液、黏液或因感染、出血等形成的絮状物。

二、临床特点

胰腺先天性囊肿常为多发,约65%位于胰腺尾部或体部,35%位于头部,可合并肝和肾的先天性囊肿。囊肿体积较小时,患者无明显症状,当囊肿增大压迫周围脏器时可出现腹痛、腹胀、呕吐、黄疸等症状。胰腺先天性囊肿同时合并小脑血管母细胞瘤、视网膜血管瘤和肾先天性囊肿时称为 von Hippel-Lindau 病。有报道认为,胰腺先天性囊肿与 Beckwith-Wiedemann 综合征、窒息性胸廓发育不良综合征、Ivemark 综合征、偏侧肥大、肾小管扩张、肛管直肠畸形和多囊肾相关。

三、超声检查

1. 胰腺先天性囊肿较小时表现为胰腺实质内单发或多发囊性结节;囊肿较大时表现为上腹部的囊性包块,外突的大囊肿与胰腺分界不清,胰腺内部大囊肿则可造成周边胰腺实质菲薄,甚至显示不清。

2. 囊肿内可呈单房或表现为多房状。

3. 囊壁光滑,无乳头状结构,但当囊肿伴发感染或出血形成絮状物附着时,难以与囊性肿瘤鉴别。

4. 彩色多普勒超声检查无血流信号。(图 7-1-1)

四、其他影像学检查

（一）CT 检查
可较好地显示囊肿与胰腺的关系。

（二）MRI 检查
可显示囊肿与周边脏器、血管的关系,并可同时扫描小脑、视网膜、肾等脏器,判断是否为 von Hippel-Lindau 病。

（三）ERCP 检查
可用于观察囊肿与胰管是否相通,但其为一种有创性检查。

（四）EUS 检查
获得的图像更为清晰,可用于进一步评估囊肿,并且可以在 EUS 引导下穿刺获取囊液进行实验室检查,以判断囊性病灶的性质,排除恶性肿瘤。

五、鉴别诊断

1. **胰腺假性囊肿**　病因为胰腺炎、胰腺外伤等,胰腺炎引起的假性囊肿患者多有上腹部疼痛,胰腺外伤时则有明确的车祸、上腹部挤压伤等病史,实验室检查血淀粉酶、尿淀粉酶升高。先天性囊肿较小时多为体检发现,患者无不适,当囊肿较大时可出现腹痛、腹胀等表现,实验室检查无异

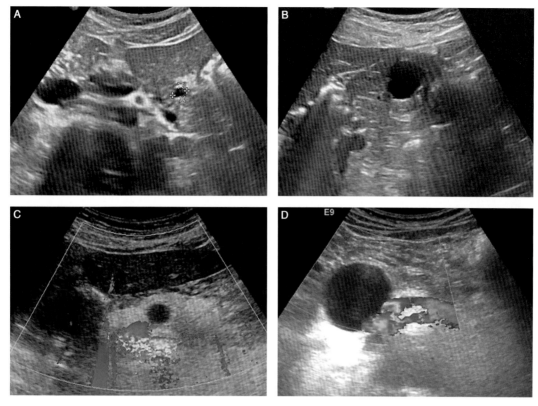

图 7-1-1 胰腺先天性囊肿超声表现
A.胰尾部小囊肿;B.胰体部囊肿;C、D.囊肿未见血流信号

常。假性囊肿的超声表现多为胰腺体尾部的囊性包块,壁厚,囊内可见坏死组织形成的絮状物回声。

2. 胰腺潴留性囊肿 胰腺先天性囊肿与潴留性囊肿的囊壁均被覆上皮细胞,两者区别主要在于病因不同,先天性囊肿为胰管发育异常,管道阻塞所致,而潴留性囊肿则为胰管狭窄或梗阻形成,影像学检查及病理镜检均难以鉴别,故诊断时需结合临床发现囊肿的时间综合判断,儿童期发现的胰腺囊肿多为先天性囊肿,而成人期发现的则可能为潴留性囊肿。

六、病例解析

病例一

(一) 临床资料

男性患者,34 岁,头晕伴呕吐 1 个月余。外院查头颅、肺部、全腹 CT 提示颅内、双肺、肝及双肾多发占位。15 年前行"右侧腹股沟疝修补术"。父亲已故,死于"小脑占位",考虑 VHL 综合征,祖父有 VHL 综合征病史。个人史无特殊。查体无特殊。

(二) 超声检查

【超声显像所见】 肝脏大小正常,右前叶上段见一低回声结节,约 3.3cm×2.5cm,边界欠清晰,未见明显血流信号。胰腺见数个囊性结节,大者位于体部,约 2.2cm×1.2cm,边界清楚,未见明显血流信号。双肾增大,实质见众多大小不等的液性区,大者分别约 5.5cm×4.1cm(左)、7.4cm×4.8cm(右),边界清楚,液性区之间互不相通;实质内另见数个囊实性结节与团块,大者分别约 7.4cm×5.9cm(左)、5.1cm×4.9cm(右),边界清楚,实性部分可见血流信号,肾盂肾盏无扩张。腹膜后见数个肿大淋巴结回声,大者约 1.0cm×0.9cm。(图 7-1-2)

【超声检查结果】 ①双肾多发结节及团块(肾癌?);②双肾多发囊肿;③右肝低回声结节(转移瘤待排);④胰腺多发囊肿;⑤腹膜后淋巴结肿大。

(三) 其他影像学检查

1. 颅脑+胸部+全腹 CT 平扫

【影像学所见】 右侧大脑镰旁及小脑半球多发高密度灶,大者大小约 2.2cm×1.3cm,内见更低密度影,周边见条带状低密度,右侧侧脑室稍受

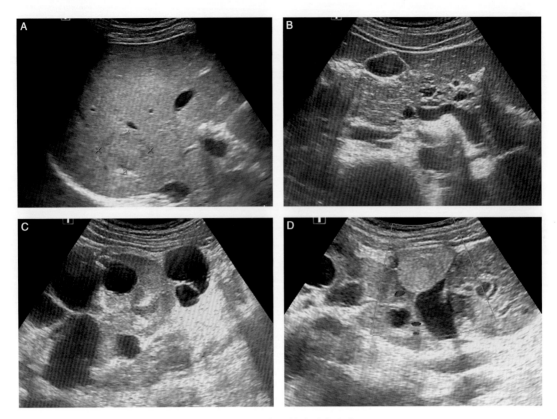

图 7-1-2　胰腺先天性囊肿超声表现
A. 右肝低回声结节；B.胰腺多发囊肿；C.左肾多发囊肿；D.右肾结节

压推挤,余脑实质未见明显异常。中线结构无移位。

双肺多发大小不等的结节、团块软组织影,境界尚清楚,最大位于右肺上叶,短径约 1.4cm。气管、支气管通畅,未见狭窄或阻塞征,肺门影不大。纵隔未见肿大淋巴结。双侧胸膜无增厚,胸腔未见积液。

肝右叶见环状低密度影,边界模糊不清,大小约 2.8cm×2.3cm,密度不均；肝内、外胆管无扩张。胰腺受压,内见散在多发低密度影,大者约 2.3cm× 1.9cm,部分病灶内密度不均(图 7-1-3)。腹腔及腹膜后似见肿大淋巴结。

双肾增大,双肾见多发囊状低密度影,部分囊壁多发钙化影。

【影像学诊断】 ①右侧大脑镰旁及小脑半球多发转移瘤可能,建议 MRI 检查；②双肺多发病灶,考虑肺多发转移瘤；③肝内、胰腺多发低密度灶,考虑转移瘤；④双肾多发低密度灶,转移未排除,或多囊肾？⑤可疑腹腔及腹膜后肿大淋巴结。

2. 全腹 MRI 平扫+增强

【影像学所见】 肝右叶见稍长 T₁ 稍长 T₂ 信号

灶,边界不清,大小约 2.8cm×2.3cm,信号不均,增强扫描见不均匀强化。胰腺受压,内见散在多发囊状长 T₁、长 T₂ 信号灶,大者约 2.3cm×1.9cm,增强扫描未见明显强化。双肾增大,双肾见多发囊状长 T₁、长 T₂ 信号影,大者约 7.4cm×5.4cm,增强扫描未见明显强化。双肾多发异常信号灶,呈 T₁WI 稍低信号,T₂WI 稍高信号,信号不均,增强扫描见不均匀强化,大者约 8.9cm×6.9cm,位于左肾上段,肾周筋膜未见明显增厚。(图 7-1-4)

【影像学诊断】 ①肝右叶占位,考虑恶性,转移瘤待排；②双侧多囊肾,部分病灶为多囊状及非典型囊性信号并有强化,须警惕恶性；③胰腺多发囊肿。

(四) 实验室检查

1. 血常规 WBC 12.62×10⁹/L、NE% 91.5%、PLT 317×10⁹/L。

2. 血生化 ALP 110U/L、GLU 6.88mmol/L。

3. D-二聚体 0.70μg/mL、FIB 5.003g/L。

4. 尿常规未见异常

(五) 术中所见

入院后行"右侧枕下乙状窦后入路小脑肿瘤切除术+颅骨修补术",术中见肿瘤位于右侧小脑,呈

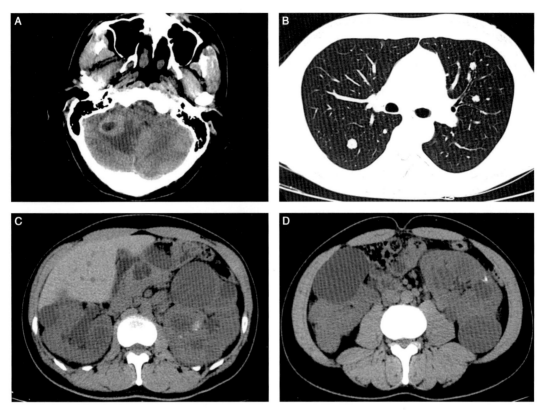

图 7-1-3　VHL 综合征 CT 检查
A. 小脑占位；B. 双肺多发结节；C. 胰腺囊肿；D. 双肾多发低密度灶

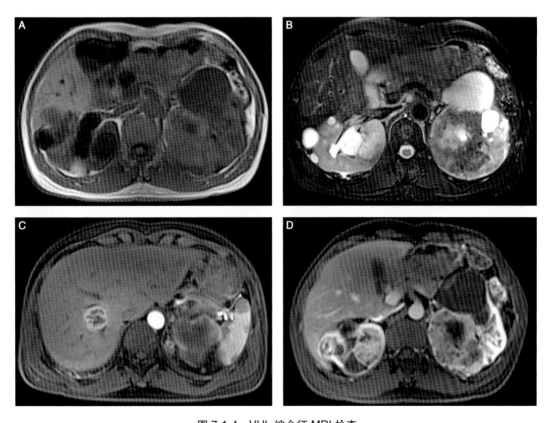

图 7-1-4　VHL 综合征 MRI 检查
A. MRI T_1WI，B. T_2WI 显示胰腺及双肾多发囊性病灶；C. T_1 增强显示肝脏强化结节；D. T_1 增强显示双肾病灶不均匀强化

类圆形,边界尚清楚,大小约 5cm×3.5cm×3.5cm,质地稍硬,色红,血供丰富。

（六）病理检查

右侧小脑肿瘤考虑转移性肾细胞癌。免疫组化结果:肿瘤细胞 CK(+)、Pax8(+)、EMA(+)、Vim(+)、GFAP(−)、SSTR2(−)、HMB45(−)、CD34(−)、CD31(−)、Ki-67(30%+)。

（七）解析

本病例患者有 VHL 综合征家族史,患者曾进行基因检测诊断为 VHL 病。VHL 综合征为位于染色体 3p25.3 的 VHL 基因突变所致,通常为青少年发病。VHL 基因为抑癌基因,突变后降解 HIF-1α 的功能缺失,造成细胞增殖和微血管形成,从而导致血管母细胞瘤、肾脏囊肿和透明细胞癌、胰腺囊肿等。

患者本次入院行小脑占位手术,术后病理诊断为转移性肾细胞癌,而非原发性血管母细胞瘤。肾脏透明细胞癌发生于约 70% 的 VHL 综合征患者,常为双侧性、多发性,是主要的死亡原因。胰腺病变通常无症状。

第二节　胰腺潴留性囊肿

一、病因与病理

胰腺潴留性囊肿是由胰管狭窄或梗阻(结石或黏液栓阻塞)引起胰管囊性扩张,多位于胰腺尾部,囊内被覆导管上皮,囊壁周围的纤维组织常伴有不同程度的炎症、出血、钙化,囊液内可含有多种胰酶。

二、临床特点

多数患者为体检时发现,囊肿较小,患者无明显症状。当囊肿长大到一定程度并压迫周围脏器时,患者可出现腹痛、腹胀、呕吐、黄疸等表现。

三、超声检查

同胰腺先天性囊肿。

四、病例解析

病例一

（一）临床资料

男性患者,38 岁,体检发现胰腺肿物 7 天入院,无腹胀腹痛、恶心呕吐、眼黄、皮肤黄及尿黄等不适,近期体重无明显下降。既往史、个人史、家族史等无特殊。查体未见明显异常。

（二）超声检查

【超声显像所见】胰体部见一囊性结节,大小约 1.6cm×0.9cm,边界清楚,囊内透声好,未见乳头状附壁结节或分隔回声,彩色多普勒未探及血流信号(图 7-2-1)。

【超声检查结果】胰腺囊肿,囊腺瘤待排除。

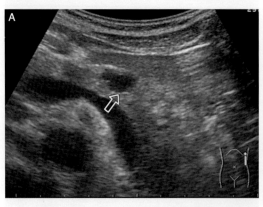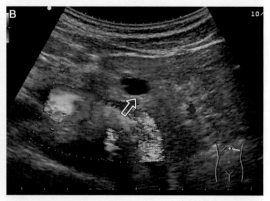

图 7-2-1　胰腺潴留性囊肿超声表现
A.胰体囊性结节;B.CDFI 显示结节内未见血流信号

（三）其他影像检查

胰腺 MRI 检查 胰腺颈部结节灶,考虑胰腺囊肿,但需要与胰腺囊腺瘤鉴别。

（四）实验室检查

血常规、生化全套、血淀粉酶、肿瘤标志物 AFP、CA199、CA125、CEA、CA153 均未见异常。

（五）术中所见

入院行"胰腺中段切除+胰腺-空肠 Roux-en-Y 吻合术",术中于胰颈部见一囊实性肿物,大小约 1.5cm×1.5cm×1.5cm,边界清楚,活动度可,术中诊断为胰颈肿物性质待查:囊腺瘤或囊肿。

（六）病理检查

1. **病理巨检** 胰腺组织切面见一囊性肿物,大小约 1.4cm×1.2cm×0.6cm,内见清亮液体,囊内壁光滑,未见被膜。

2. **病理镜检** (胰颈)潴留性囊肿,囊壁纤维组织增生,内衬单层扁平上皮。

（七）解析

胰腺囊性占位主要涉及囊肿与囊性肿瘤的鉴别诊断。先天性或潴留性囊肿多为单纯囊肿,边界清楚,内透声好,未见分隔带及乳头状实体回声,囊壁上未探及明显血流信号,部分囊肿伴囊内出血或胆固醇结晶附着可表现为类似胰腺黏液性囊性肿瘤的乳头状结节,但囊壁或囊内实性成分均无血流信号。胰腺假性囊肿病因为胰腺炎或胰腺外伤,患者多伴有上腹部疼痛,查血尿淀粉酶可有不同程度升高,囊肿壁厚,囊内常可见坏死组织形成的絮状物回声。

胰腺浆液性囊性肿瘤表现为蜂窝状囊性包块、单房或多房囊性包块甚至实性肿块,囊壁可探及点状、条状血流信号;黏液性囊性肿瘤则多为单房囊性包块,囊壁及囊内分隔厚薄不均,囊内可探及附壁乳头状结节,囊壁、囊内分隔及附壁乳头可探及血流信号;导管内乳头状黏液性肿瘤主要表现为胰管扩张,囊性肿物或囊实性肿物的囊腔与扩张的胰管相通,附壁结节可出现于囊腔内或扩张的胰管中。

该患者为青年男性,平素身体健康,无腹痛腹胀黄疸等不适,仅为体检发现胰腺囊性肿物,查血淀粉酶无升高,病灶边界清楚,囊内透声好,未见实性成分,囊壁未探及血流信号,综合病史考虑潴留性囊肿。

第三节 胰腺淋巴上皮性囊肿

胰腺淋巴上皮性囊肿(lymphoepithelial cysts,LECs)是一种胰腺罕见囊肿,多为囊壁内见大量淋巴组织或淋巴滤泡而确诊。因患者临床表现、实验室检查、影像学表现均无特异性,术前诊断困难。

一、病因与病理

LECs 的发病机制和组织来源尚不十分清楚,目前有以下几种假说:①由胰管阻塞导致的鳞状上皮化生引起;②起源于良性的胰管上皮内容物;③胰周淋巴结内异位胰腺组织侵入胰腺内部形成。

LECs 病理上一般为单房或多房性结构,可多发或单发,内壁被覆成熟鳞状上皮,囊壁周围包绕着致密带状的成熟淋巴样组织,伴有显著的发育良好的生发中心,囊液可为浆液性清亮液体或乳酪/干酪样外观的液体,偶尔包含角化物。

二、临床特点

LECs 好发于中年男性,多为体检发现胰腺占位性病变。临床表现无特异性,多数无明显临床症状,当囊肿较大时可出现腹痛、腹胀、恶心、呕吐等非特异性表现。

三、超声检查

1. 当囊液为清亮液体时表现为单纯囊性包块,部分可见分隔回声。

2. 当囊肿内含较多角化物时则表现为囊实性甚至实性包块。

3. 囊壁偶可出现钙化灶。

4. 彩色多普勒无血流信号显示(图 7-3-1),CEUS 见肿物内无造影剂充填。

四、实验室检查

患者可有血淀粉酶和 CA199 的轻度增高,AFP 和 CEA 正常。

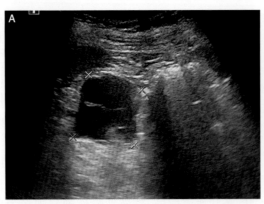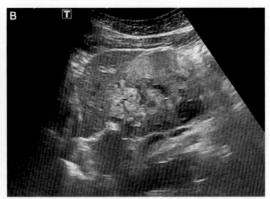

图 7-3-1　胰腺淋巴上皮性囊肿超声表现

A.左上腹斜切面,胰尾部见一囊性结构,囊内可见纤细分隔带回声,未见明显乳头状实体回声;
B.上腹部纵切面显示胰腺头颈部实性为主的囊实性肿块

五、病例解析

病例一

（一）临床资料

男性患者,76 岁,体检发现胰腺肿物 3 个月余,无腹痛腹胀、恶心呕吐、眼黄尿黄皮肤黄等不适,近期体重无明显下降。有高血压病及 2 型糖尿病病史,余无特殊。查体未见明显异常。

（二）超声检查

【超声显像所见】 胰腺头颈体部见一回声不均团块,大小约 9.4cm×7.0cm,形态欠规则,内部回声杂乱,呈结节样改变,未见血流信号（图 7-3-2）。左肝受压向上推移。肝门区及腹膜后未见明显肿大淋巴结回声。

【超声检查结果】 考虑胰腺恶性肿瘤或实性-假乳头瘤可能。

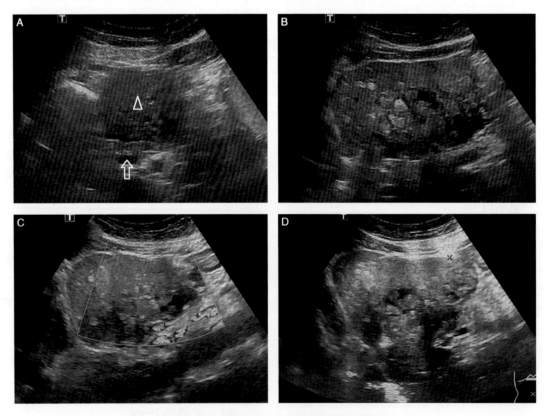

图 7-3-2　胰腺淋巴上皮性囊肿超声表现

A.上腹部斜切面于胰腺头颈部见一回声不均包块（箭头为胰腺颈部,三角号为病灶）;B.上腹部斜切面显示该包块呈囊实性,内见絮状物回声呈结节样改变;C.上腹部纵切面,包块内未见明显血流信号;D.上腹部斜切面显示该包块形态不规则,边界不清

（三）其他影像检查

CT 肠系膜静脉造影

【影像学所见】胰腺头颈部见一巨大占位,大小约 8.3cm×7.7cm,腹腔干动脉分支包绕胰腺肿物,肿瘤紧邻脾动脉及胃左动脉与肝总动脉,部分与脾静脉邻近(图 7-3-3)。

【影像学诊断】胰腺肿瘤紧邻脾动脉及胃左动脉与肝总动脉,部分与脾静脉邻近。

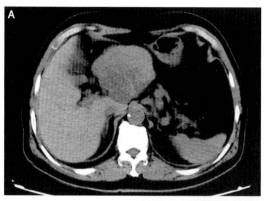
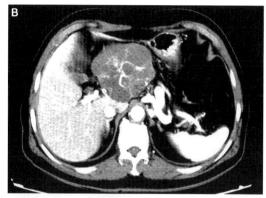
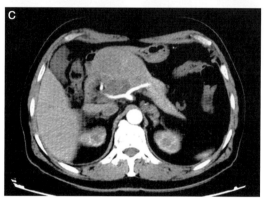

图 7-3-3　胰腺淋巴上皮性囊肿 CT 表现

A. 平扫显示胰头颈部巨大低密度占位;B. 增强扫描显示病灶内放射状强化的分隔;C. 动脉期显示病灶紧邻脾动脉及肝总动脉

（四）实验室检查

1. 血常规+PCT、生化全套、血淀粉酶正常。

2. 肿瘤标志物　CA199 258.40U/mL、CA125 73.86U/mL,CEA、AFP、CA153 正常。

（五）术中所见

入院后行"胰十二指肠切除+胆囊切除术",术中见腹腔无腹水,腹盆壁及肠系膜未见明显种植转移结节。胰腺质软,胰头颈囊实性肿物大小约 8cm×8cm×6cm,边界较清楚,肿物紧贴肝总动脉。

（六）病理检查

1. 病理巨检　于送检的胃十二指肠交界处浆膜面见一 8.3cm×6.5cm×5.2cm 肿物,切面灰白、灰黄,质硬,伴钙化,略呈囊实性,边界清晰,似有包膜,未累及胃壁及十二指肠。

2. 病理镜检　（胰十二指肠）胰腺淋巴上皮性囊肿,大小约 8.3cm×6.6cm×5.2cm。胰腺断缘、胃断端、十二指肠断端未见肿瘤。淋巴结未见转移癌。

（七）解析

患者为老年男性,外院体检 CT 平扫+增强发现胰头区多发囊性占位,考虑为浆液性囊腺瘤可能。入院超声检查见肿物呈回声不均团块,边界欠清,形态不规则,未见明显包膜回声,肿物内部回声杂乱,实性部分呈结节样改变,故超声诊断为胰腺恶性肿瘤或实性-假乳头瘤。患者实验室检查出现 CA199 明显升高,这也是导致超声误诊的原因之一。

胰腺癌恶性度高,大多数胰腺癌患者确诊时已处于中晚期,多出现肿瘤侵犯、粘连等引起的上腹部疼痛及背部放射痛,甚至出现腹水、腹膜后淋巴结肿大、周围脏器及血管的侵犯粘连等。该患者为体检发现胰腺肿物,平素无腹痛、腹胀、黄疸、背痛等不适,临床症状与胰腺癌不符。另外 CT 肠系膜静脉造影显示腹腔干动脉分支呈包绕胰腺肿物改变,而胰腺癌累及周围血管时多表现为周围血管管壁增厚,部分出现充盈缺损,甚者肿物完全包绕血管导致管腔细窄、闭塞而出现"淹没征"。

当影像学检查、实验室检查及临床表现相互矛盾,诊断困难时可在 EUS 引导下通过微钳活检设备获得囊肿壁组织成分用于病理镜检以明确诊断。

病例二

(一) 临床资料

女性患者,49 岁,体检发现胰尾肿物 3 个月余

入院,无腹痛、腹胀、眼黄、尿黄或皮肤黄等不适,近期体重无明显下降,既往史、个人史及家族史无特殊,查体未见明显异常。

(二) 超声检查

【超声显像所见】 左上腹见一液性区,大小约 4.2cm×4.2cm,边界清楚,内可见分隔带回声,与胰尾分界不清,未见明显血流信号(图 7-3-4)。肝门区及腹膜后未见明显肿大淋巴结回声。

【超声检查结果】 考虑胰尾囊腺瘤,囊肿或淋巴管瘤待排除。

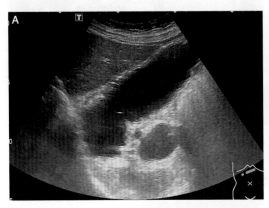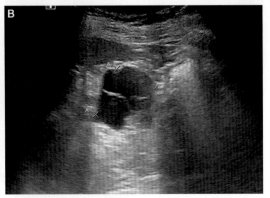

图 7-3-4　胰腺淋巴上皮性囊肿超声表现
A.上腹部斜切面见一液性区,边界清楚;B.左上腹斜切面见该液性区与胰尾分界不清,内见分隔带回声

(三) 其他影像检查

CT 肠系膜静脉造影

【影像学所见】 胰尾见一囊性病灶,大小约 3.5cm×2.9cm,边界清楚,内见多发分隔影,病灶上

缘紧贴脾静脉,门静脉系统、脾静脉及各小属支,肠系膜上下静脉及各小属支未见明显狭窄或充盈缺损(图 7-3-5)。

【影像学诊断】 胰尾囊腺瘤或假性囊肿。

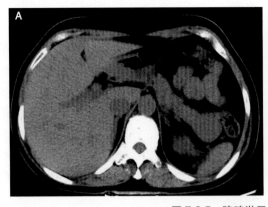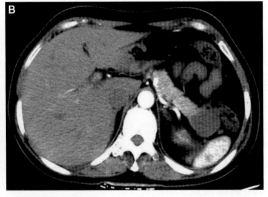

图 7-3-5　胰腺淋巴上皮性囊肿 CT 检查
A.平扫显示胰尾部类圆形低密度影;B.增强扫描显示病灶未见强化,边界清楚

(四) 实验室检查

血常规＋PCT、生化全套、肿瘤标志物未见异常。

(五) 术中所见

入院后行"达芬奇机器人胰体尾切除术

(Kimura)",术中见腹腔无腹水,胰尾部可见一囊性肿物,大小约 3cm×2cm×2cm,边界清楚,包膜完整,未侵及脾动静脉。

(六) 病理检查

1. **病理巨检** 胰体尾切开可见一囊肿,大小

约3cm×2cm×2cm,内壁稍粗糙,未见明显内容物。

2. 病理镜检　（胰体尾）淋巴上皮性囊肿,内衬鳞状上皮,下方间质见较多淋巴细胞、浆细胞及中性粒细胞浸润。

（七）解析

患者为中年女性,既往体健,本次为体检发现胰尾囊性占位,无腹痛、腹胀、黄疸等不适,肿瘤标志物等实验室检查均无异常。体检发现的胰腺囊性占位边界清楚,囊内见纤细分隔带回声,囊壁及分隔均未探及血流信号,囊壁及分隔未见乳头状结节,故首先倾向囊肿。但不论先天性囊肿、潴留性囊肿、假性囊肿或浆液性囊性肿瘤、黏液性囊性肿瘤、导管内乳头状黏液性肿瘤等囊性肿瘤都可能存在囊内分隔,单纯影像学鉴别诊断困难。此时可在EUS引导下通过微钳活检设备获得囊肿壁组织成分用于病理镜检,囊壁内衬鳞状上皮及壁内见到淋巴细胞可明确诊断。

病例三

（一）临床资料

女性患者,50岁,体检发现胰尾囊性占位3个月余,无腹痛、腹胀、恶心、呕吐、眼黄、尿黄或皮肤黄等不适。既往史、个人史及家族史无特殊。查体未见明显异常。

（二）超声检查

【超声显像所见】胰尾部见一液性区,大小约1.8cm×1.4cm,分界清晰,内透声尚可,未见明显血流信号(图7-3-6)。肝门区及腹膜后未见明显肿大淋巴结。

【超声检查结果】考虑胰腺囊肿或囊腺瘤。

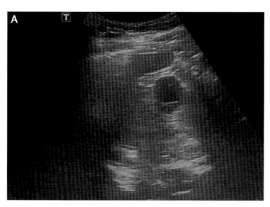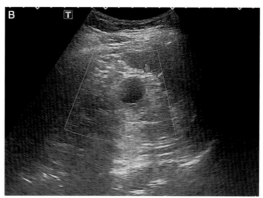

图7-3-6　胰腺淋巴上皮性囊肿超声表现
A. 左上腹斜切面于胰尾部见一液性区,边界清楚,内透声尚可;B. 左上腹斜切面见胰尾部液性区囊壁未见明显血流信号

（三）其他影像检查

1. CT肠系膜静脉造影

【影像学所见】胰尾部见类圆形稍低密度影,大小约2.3cm×2.4cm,增强后周边隐约可见强化。门静脉、肠系膜上下静脉及各小属支、脾静脉及各小属支未见明显狭窄或充盈缺损(图7-3-7)。

【影像学诊断】考虑胰尾囊腺瘤或囊肿。

2. 胰腺MRI平扫+增强

【影像学所见】胰尾部可见多个类圆形长T_1、长T_2信号灶,大者直径约2.3cm,增强后似可见分隔强化。

【影像学诊断】考虑胰尾囊腺瘤或囊肿。

（四）实验室检查

1. 血常规+PCT、生化全套未见异常。

2. 肿瘤标志物　CA125 66.41U/mL,CA153、CEA、NSE、AFP、CA199正常。

（五）术中所见

入院后行"腹腔镜下胰尾部切除术(Kimura)",术中见腹腔无腹水,胰尾部见一直径约2.0cm的囊实性肿瘤,质中,边界清楚,包膜尚完整。

（六）病理检查

胰尾肿物符合淋巴上皮性囊肿。

（七）解析

LECs罕见,超声等影像学表现缺乏特异性,与先天性囊肿、潴留性囊肿、假性囊肿及囊性肿瘤鉴别困难。综合临床表现、实验室检查及影像学表现,术前诊断为囊肿或者囊腺瘤,术后病理镜下于囊壁内见淋巴细胞而确诊为LECs。

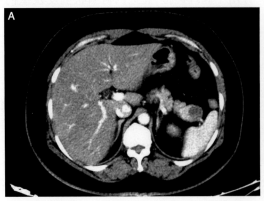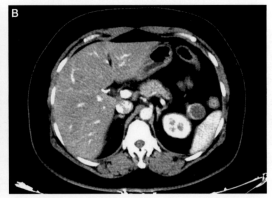

图7-3-7　胰腺淋巴上皮性囊肿CT检查

A、B.CT增强扫描显示胰尾部囊性病灶,边界清楚,中央无明显强化,周边隐约见强化

第四节　胰腺假性囊肿

胰腺假性囊肿(pancreatic pseudocyst,PPC)是指内壁无上皮细胞衬托的胰腺囊性肿物,其囊壁由增生的纤维组织构成,多由急慢性胰腺炎引起,占胰腺囊性病变的80%。

一、病因与病理

胰腺假性囊肿的病因有急慢性胰腺炎、胰管梗阻、胰腺创伤等,原发疾病导致胰管近端梗阻或者胰管破裂,胰液渗出外漏,周围炎症渗出增多,血液和坏死组织可刺激腹膜引发纤维组织增生进而形成囊肿,又因囊肿的囊壁内无上皮细胞覆盖仅为纤维组织,故称为假性囊肿。PPC囊壁为厚且不规则的纤维组织或肉芽组织,囊液内含丰富胰酶,囊肿范围可前至胃后壁的小网膜,下至横结肠系膜,两侧至脾脏、结肠脾曲和十二指肠,外漏的胰液甚至可能消化肝脾组织,形成肝脾假性囊肿。

二、临床特点

PPC是急慢性胰腺炎、胰腺外伤常见的并发症,约15%为多发性。男性、糖尿病史、胸腔积液、腹部触及包块、腹水、CT严重指数这6个因素为胰腺炎并发PPC的独立危险因素。

约75%的PPC由胰腺炎引起,一般在发病2周以后形成假性囊肿,发生率为2%~18.5%,囊壁成熟需要4~6周。其并发症主要有囊肿感染、囊肿破裂或出血等,少数PPC可破入胸腔、纵隔、结肠、胃、脾甚至门静脉。超声内镜引导下细针穿刺(EUS-FNA)胰腺囊肿囊液分析是较为可靠的鉴别胰腺囊性肿物的方法,PPC囊液CEA正常,淀粉酶升高,但该方法无法获得组织学标本,当囊肿较小时无法获得足够的囊液进行检测。在超声内镜引导下,微钳活检技术可以获得囊肿壁、分隔、壁结节等组织成分用于检测,组织获取率约90%,在胰腺囊性肿物的特异性诊断方面优于EUS-FNA细胞学检查。

PPC的治疗方式主要包括:介入治疗、内镜治疗和外科手术治疗(包括内引流、外引流、囊肿切除)。目前多数学者认为,部分PPC可自行吸收,诊断PPC后应进行6周时间的观察与保守治疗,但出现以下情况时说明囊肿自行吸收可能性低,可考虑外科干预:①多发性囊肿;②囊肿壁厚;③囊肿直径>6cm;④囊肿存在超过6周;⑤合并慢性胰腺炎或胰管狭窄;⑥囊肿出现出血、感染、破裂、压迫等并发症;⑦保守治疗过程中囊肿继续进行性增大。

三、超声检查

1. PPC可发生于胰腺的任何部位,当PPC较小且位于胰尾部时,可通过饮水充盈胃腔,通过胃窗显示胰腺尾部囊肿(图7-4-1)。

2. PPC多表现为单房囊性包块,当囊内伴有感染或出血时透声差,可见细点状及血肿样的絮状高回声。

3. PPC囊壁可厚可薄,部分厚薄不均,囊内常可见胆固醇结晶或坏死物质附着形成类似乳头状实性突起,囊壁及实性部分均无血流信号,部分囊壁可见钙化灶,甚至因钙化导致后方回声衰减而无法显示囊肿内部结构(图7-4-2)。

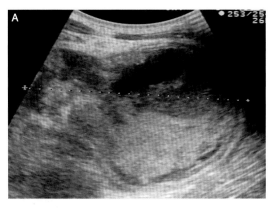
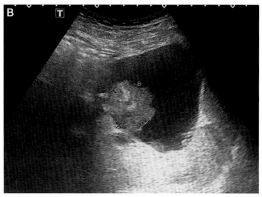

图7-4-1 胰腺假性囊肿超声表现

A.胰腺假性囊肿在保守治疗的过程中出现感染,囊肿内部出现大量脓性絮状物回声;B.上腹部纵切面见假性囊肿有大小不等的附壁乳头状实体。

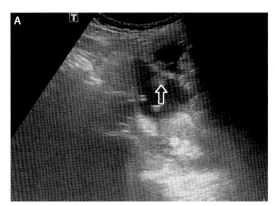
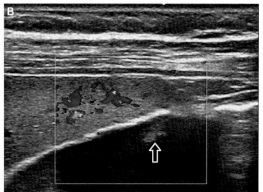

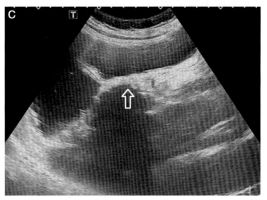

图7-4-2 胰腺假性囊肿超声表现

A.上腹部纵切面见假性囊肿内见分隔及多发小乳头状附壁实体;B.应用高频探头扫查囊实性包块,近腹壁侧的乳头状实体内未探及血流信号;C.假性囊肿囊壁见弧形强回声,后方伴大片声影,无法探查包块内部结构

4. 囊肿破入肝脏、脾脏、腹腔等,可于相应部位见不规则液性区,液性区内回声与囊肿内部回声一致,少数可探及较明确的囊肿破口(图7-4-3)。

四、其他影像学检查

(一) CT

多表现为胰腺内或胰周局限性类圆形低密度区,囊内分隔少见;囊壁可厚可薄,增强扫描囊壁一般无强化。

(二) MRI

多呈圆形或卵圆形,边界清楚,囊壁光滑、锐利,MRI信号均匀。T_1WI 呈低信号,囊肿合并组织坏死、出血或感染时,MRI信号强度变不均匀。

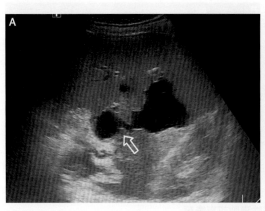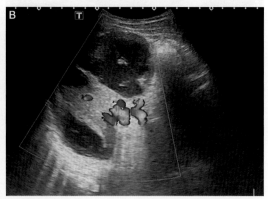

图 7-4-3 胰腺假性囊肿超声表现

A.胰腺尾部假性囊肿破入脾脏,探查寻找到两者之间相通的窦道(箭头);B.左侧腹斜切面显示假性囊肿破入脾脏,脾内液性区域回声与胰腺假性囊肿相仿,液性区内类实性回声无血流信号

五、实验室检查

因 PPC 多由胰腺炎或胰腺外伤引起,故血淀粉酶、尿淀粉酶及血脂肪酶均有升高,CEA、CA199 多正常。

六、鉴别诊断

PPC 需与胰腺囊性肿瘤鉴别,后者无胰腺炎或外伤等病史。

1. **胰腺浆液性囊性肿瘤** 多表现为胰腺囊性包块,根据分型不同而呈蜂窝状囊性包块、单房或多房囊性包块甚至实性肿块,边界较清楚,囊壁可探及点状、条状血流信号。

2. **胰腺黏液性囊性肿瘤** 多为多房或单房囊性包块,囊腔较大,囊内透声欠佳,当伴囊内出血时可表现囊内充满血肿样回声不均的絮状物,囊壁及囊内分隔厚薄不均,囊内可探及附壁乳头状结节,囊壁、囊内分隔及附壁乳头可探及少量血流信号。

3. **胰腺导管内乳头状黏液性肿瘤** 不论单房囊性型、多房囊性型、实性为主型或主胰管扩张型,胰腺导管内乳头状黏液性肿瘤主要表现为胰管扩张,囊性肿物或囊实性肿物的囊腔与扩张的胰管相通,附壁结节可出现于囊腔内或扩张的胰管中。

当 PPC 囊壁厚薄不均,出现分隔样回声、乳头状突起等实性成分时与上述囊性肿瘤鉴别困难,此时可行超声造影观察囊壁及乳头状附壁结节是否出现强化来判断肿物性质。

七、病例解析

病例一

(一)临床资料

男性患者,40 岁,2 个月前无明显诱因出现上腹部疼痛,为阵发性闷胀痛,无向腰背部放射,伴恶心、呕吐,无眼黄、尿黄或皮肤黄,发病以来体重减轻约 10kg。既往史、个人史及家族史无特殊。查体见患者急性面容,腹部饱满,触诊腹肌紧张,无压痛、反跳痛,未扪及明显包块。

(二)超声检查

【超声显像所见】 胰腺无肿大,头部厚径约 1.7cm,体部厚径约 1.3cm,尾部厚径约 1.7cm;实质回声增粗不均,胰管扩张,内径约 0.9cm,内透声差,可见类实性低回声沉积物,并见多发强回声,大者约 0.6cm×0.2cm。胰头旁见一囊性包块,大小约 6.9cm×4.9cm,边界清楚,内透声好,未见明显分隔带回声及乳头状实体回声。胆囊大小形态正常,壁增厚,内见细点状稍高回声沉积。肝门区及腹膜后未见明显肿大淋巴结。腹盆腔少量积液。(图 7-4-4)

【超声检查结果】 ①胰腺炎改变、胰管多发结石伴扩张;②胰腺假性囊肿形成;③慢性胆囊炎伴胆泥沉积。

(三)其他影像学检查

腹部 CT 平扫+增强

【影像学所见】 胰腺体积增大,密度减低,增强扫描强化不均。胰头部见一囊样低密度灶,最大层面范围约 6.4cm×5.9cm,增强扫描未见强化,边缘可见多发斑点状钙化影(图 7-4-5)。胰管稍扩

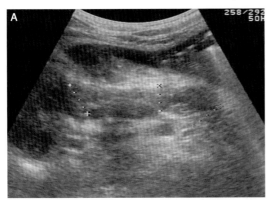
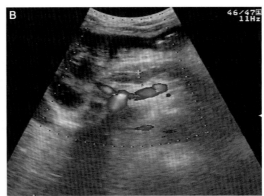
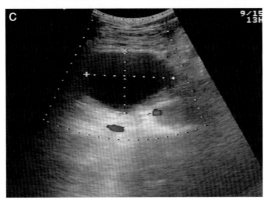

图 7-4-4　胰腺假性囊肿超声表现

A. 上腹部横切面显示胰腺未见肿大,实质回声增粗不均;B. 上腹部斜切面显示胰管扩张,内径约 0.9cm,内透声差,可见类实性低回声沉积,彩色多普勒未探及血流信号;C. 上腹部斜切面显示胰头部见一单房囊性包块,囊内透声好,未见明显分隔带回声及乳头状实体回声

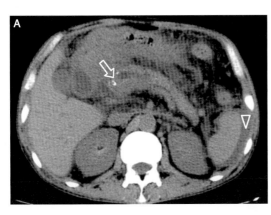
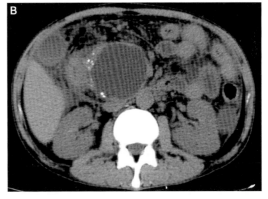

图 7-4-5　胰腺假性囊肿 CT 检查

A. CT 横断面显示胰头多发钙化影(箭号),胰管扩张,脾周积液(三角号);B. 较图 A 略低层面显示胰头下方见一囊性包块,囊壁厚伴钙化影

张。胰周见斑片状渗出影。肠系膜增厚,密度增高,可见多发小淋巴结影。腹盆腔见少量积液。

【影像学诊断】①考虑慢性胰腺炎急性发作,并胰腺假性囊肿形成及腹膜增厚,请定期复查或必要时 MRI 检查;②腹盆腔少量积液。

（四）实验室检查

1. 血常规　中性粒细胞百分比 83.70%,血红

蛋白 86.0g/L,血小板 $400×10^9$/L。

2. 生化全套未见明显异常。

3. 血淀粉酶 2 880U/L、血脂肪酶 4071U/L、尿淀粉酶 163U/L。

4. 肿瘤标志物　CA199 30.94U/mL,CEA、AFP 正常。

（五）术中所见

患者随访 4 年,胰腺假性囊肿无明显缩小,

遂入院行"肠粘连松解+胆囊切除+胰头囊肿囊壁活检+胰管取石+胰头囊肿外引流+胰周多发性假性囊肿外引流"。术中见腹腔广泛粘连，分离粘连后见盆腔淡黄色腹水，肠系膜、大网膜组织水肿明显，十二指肠周围可见散在皂化斑、坏死灶。胰头部可见一假性囊肿，直径约7cm，胰体、胰尾各可见一假性囊肿，未见明显结肠、小肠坏死及瘘。术中诊断慢性胰腺炎急性发作、胰腺假性囊肿。

（六）病理检查

（胰头囊壁组织）镜下为小块纤维组织，其间少量炎症细胞浸润，未见内衬上皮，符合胰腺假性囊肿。（胆囊）慢性胆囊炎。

（七）解析

患者为中年男性，以腹痛、呕吐为主要症状入院，超声检查提示胰腺实质回声增粗不均，胰管扩张，内透声差，可见多发小结石，呈典型慢性胰腺炎改变。实验室检查血尿淀粉酶及血脂肪酶明显升高，考虑慢性胰腺炎急性发作。胰腺炎的一个常见病因是胆道炎症，该患者胆囊壁增厚并伴有胆泥沉积。胰腺头部发现囊性包块，囊壁厚，囊内透声好，未见分隔回声及乳头状实体回声，囊壁内未探及血流信号，为典型的胰腺炎并发假性囊肿形成。患者经抑酸、抑制消化液分泌、改善循环、补液支持等治疗后，尿淀粉酶、血淀粉酶及血脂肪酶下降，但在长期随访过程中假性囊肿始终无明显缩小，故入院行囊肿外引流术，治疗效果显著，囊肿囊壁皱缩，血淀粉酶降至正常范围。

病例二

（一）临床资料

男性患者，28岁，5年前无明显诱因出现上腹部持续性疼痛，伴腹胀、恶心、呕吐，于外院查淀粉酶1 841U/L，超声检查提示："胰头肿胀，符合急性胰腺炎表现"。后予胃肠减压、抑制胰液分泌、抗感染及对症支持治疗，好转出院，出院后胰腺炎反复发作。8个月前复查超声发现胰腺假性囊肿，大小约7.1cm×4.5cm（图7-4-6）。2天前出现右上腹持续性疼痛，伴有呕吐，呕吐后疼痛未见缓解。查体见患者痛苦面容，全腹软，右上腹有压痛，无反跳痛，可触及包块，大小约10cm×8cm。

（二）超声检查

（末次入院）

【超声显像所见】胰头下方见一混合性包块，大小约9.0cm×7.1cm×11.0cm，较前明显增大，边界清楚，内见血肿样絮状回声，彩色多普勒未见明显血流信号（图7-4-7）。

【超声检查结果】胰腺假性囊肿伴囊内出血。

（三）其他影像学检查

腹部CT平扫

【影像学所见】胰腺钩突及头部下缘旁见一巨大类圆形液性低密度灶，边缘欠清，病灶最大层面大小约11.7cm×7.3cm，内见片絮状稍高密度影，周围见较多渗出（图7-4-8）。

【影像学诊断】胰腺假性囊肿伴发囊内出血。

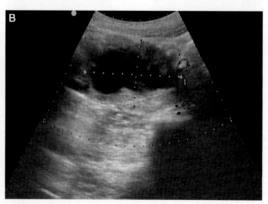

图7-4-6　胰腺假性囊肿超声表现

A.上腹部斜切面，胰头见一囊性包块，囊壁厚，未见明显分隔回声及乳头状实体回声，彩色多普勒未探及血流信号；B.囊性包块内壁不光整，囊内见少量絮状物回声，其内无血流信号

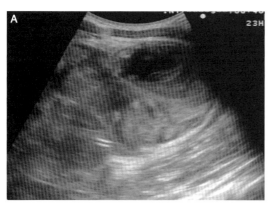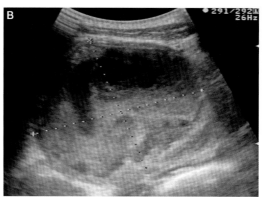

图 7-4-7　胰腺假性囊肿超声表现

A、B 显示囊性包块较前显著增大,囊壁厚,囊内透声差,可见大量血肿样絮状物回声

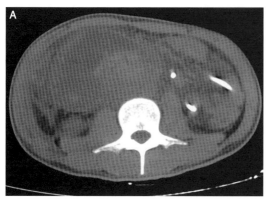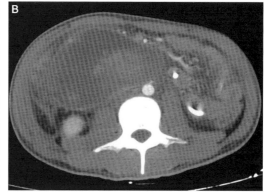

图 7-4-8　胰腺假性囊肿 CT 检查

A. 平扫显示腹部巨大类圆形囊性团块,密度不均,内见絮片状密度增高影;B. 增强扫描显示病灶无明显强化,边界清楚

（四）实验室检查

1. **血常规**　白细胞 $11.18×10^9/L$,中性粒细胞百分比 94.30%,余未见明显异常。

2. **生化全套**　ALT 437U/L、AST 458U/L、TBIL 109.9μmol/L、DBIL 63.3μmol/L、IBIL 46.6μmol/L。

3. **血淀粉酶** 702.1U/L。

4. **肿瘤标志物**　CA199 40.43U/mL,AFP、CA125、CA153、CEA、NSE 正常。

（五）术中所见

入院后行"胰腺假性囊肿空肠 Roux-en-Y 吻合"内引流术,术中见腹腔脏器黄染,胰头区域囊性肿物周边粘连明显,边界不清。

（六）病理检查

1. **病理巨检**　(胰腺假性囊肿)囊壁切面灰白,质地中等。

2. **病理镜检**　囊壁未见内衬上皮,可见纤维组织增生伴炎症细胞浸润。

（七）解析

患者为年轻男性,多年前因上腹痛查血尿淀粉酶升高,超声提示胰头肿大,诊断为急性胰腺炎,经内科治疗好转出院,但出院后胰腺炎反复发作,随访过程中发现假性囊肿形成,囊肿较大,约 7.1cm× 4.5cm,囊壁厚,且位于胰腺头部,易压迫胆总管下段引起梗阻性黄疸。患者选择继续保守治疗,在内科治疗过程中复查发现囊肿进一步增大,约 9.0cm× 7.1cm×11.0cm,囊内出现血肿样絮状高回声,考虑假性囊肿伴囊内出血,且患者出现黄疸,胆红素增高,肝功能差等。PPC 直径>6cm,囊壁较厚,持续存在>6 周,保守治疗中囊肿仍进行性增大,囊肿出现出血、压迫等并发症,同时合并慢性胰腺炎,符合外科干预指征。患者最后接受"胰腺假性囊肿空肠 Roux-en-Y 吻合"内引流术,术中探查可见囊肿与周围组织粘连严重,边界不清,术后病理镜下见囊壁无上皮内覆,可见纤维组织增生伴炎性细胞浸润,为典型的胰腺假性囊肿。

病例三

（一）临床资料

女性患者,38岁,15天前无明显诱因出现左上腹闷痛,呈持续性,伴呕吐,呕吐物为胃内容物,疼痛无向他处放射,无眼黄、尿黄、皮肤黄等,外院全腹CT平扫+增强提示:"胰尾增粗,其内密度减低,胰周渗出液,考虑胰腺炎(间质水肿性);盆腔可见少量积液"。近期体重无明显下降。既往史、个人史及家族史无特殊。查体未见明显异常。

（二）超声检查

【超声显像所见】 左上腹见一囊性为主的混合回声团块,大小约7.5cm×5.0cm,与胰尾分界不清,囊内透声差,可见高回声分隔,未见明显血流信号(图7-4-9);超声造影见分隔带明显增强,局部与脾分界不清(图7-4-10)。胰腺头体部大小形态正常,回声均匀,胰管未见扩张。腹盆腔无积液。肝门区及腹膜后未见明显肿大淋巴结回声。

【超声检查结果】 考虑胰腺囊腺瘤或淋巴管瘤。

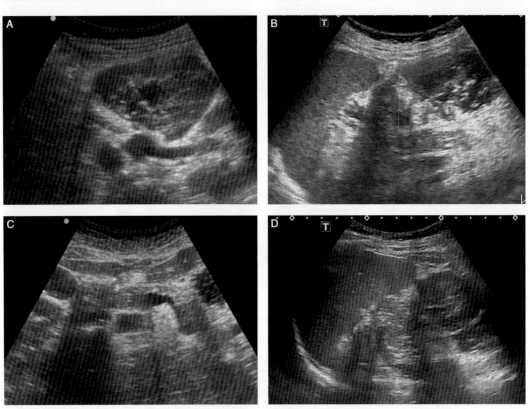

图7-4-9 胰腺假性囊肿超声表现

A.左上腹斜切面显示一囊性为主的混合回声包块,与胰尾分界不清,囊内透声差;B.左侧腹斜切面显示包块内未探及血流信号;C.上腹部斜切面显示胰腺头体部大小形态正常,回声均匀,胰管未见扩张;D.左侧腹斜切面显示该包块与胰腺尾部分界不清

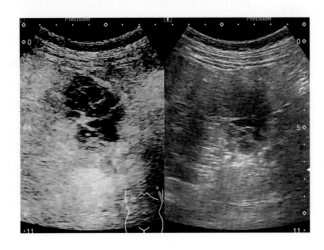

图7-4-10 胰腺假性囊肿超声造影

囊壁分隔带明显增强

（三）其他影像学检查

上腹部 CT 平扫+增强

【影像学所见】 胰尾见一囊性团块影,大小约 5.8cm×5.5cm×5.8cm,边界尚清,内见分隔,增强后

见分隔强化(图 7-4-11),周围脂肪间隙密度稍增高。腹腔及腹膜后未见淋巴结肿大;腹膜腔未见积液。

【影像学诊断】 考虑胰腺炎伴假性囊肿形成或囊腺瘤。

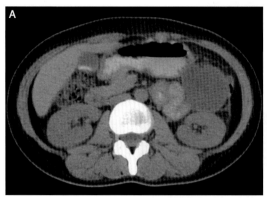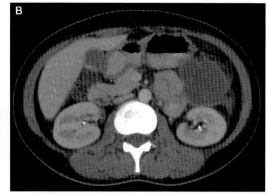

图 7-4-11　胰腺假性囊肿 CT 检查
A. 平扫显示胰尾区一囊性团块影;B. 增强扫描显示病灶内可见强化的分隔

（四）实验室检查

1. 血常规　白细胞 2.31×10⁹/L。

2. 生化全套无明显异常。

3. 肿瘤标志物　CA125 81.79U/mL,CA199、CEA、CA153、AFP 正常。

（五）术中所见

入院后行"腹腔镜下胰体尾切除术+脾切除+胆囊切除术",术中见腹腔内无腹水,腹盆壁未见种植转移结节,切开胃结肠韧带于胰尾可见一囊性肿物,直径约 6cm,壁厚,与脾下极、结肠脾曲及系膜粘连明显,周围可见皂化斑。

（六）病理检查

病理镜检　(脾+胰体尾)胰腺假性囊肿,与脾呈炎症性粘连。

（七）解析

患者为年轻女性,以左上腹痛为主要症状,CT 提示胰腺尾部增粗,密度减低,伴周围渗出,为典型胰腺炎表现,查血尿淀粉酶可明确诊断。入院后查超声发现胰腺头体部大小回声均匀,左上腹见一囊性包块,壁厚,与胰腺尾部分界不清,囊内透声差,可见高回声分隔,超声造影于囊壁及分隔内可见明显强化,超声误诊为胰腺囊腺瘤或淋巴管瘤。误诊原因主要为超声医师未结合患者胰腺炎病史,并且受到超声造影出现的囊性病灶内大量分隔强化的干扰。

PPC 由于受到炎症刺激、纤维组织增生形成囊壁,同时机体也在缓慢修复形成肉芽组织,在肉芽

组织中可存在新生血管,这解释了纤维囊壁及分隔出现造影强化的原因。因为这些新生血管多为小血管,彩色多普勒超声难以显示,而超声造影能清楚显示小血管灌注,但同时也造成 PPC 与囊性肿瘤鉴别诊断的难度增加。当 PPC 形成时间较长时,囊壁及分隔内的新生血管可出现玻璃样变、机化等,这时进行造影则无强化。

病例四

（一）临床资料

男性患者,46 岁,反复腹痛 1 个月余,发现胰腺占位 1 个月。腹痛位于中上腹部,呈持续性闷痛感,程度不剧,偶向后背放射,伴恶心、呕吐,无眼黄、尿黄、皮肤黄等,近期体重无明显下降。既往史、个人史及家族史无特殊。查体无异常。

（二）超声检查

【超声显像所见】 胰尾周围见一囊性包块,大小约 7.8cm×6.2cm,内透声差,未见明显血流信号。脾肿大,大小约 15.4cm×5.7cm,实质内见一不规则液性区,范围约 5.7cm×2.8cm,与胰尾周围囊性包块相通,未见明显血流信号(图 7-4-12)。腹盆腔无积液。肝门区及腹膜后未见明显肿大淋巴结回声。

【超声检查结果】 胰腺假性囊肿伴囊肿破入脾脏。

（三）其他影像学检查

1. 胰腺 CT 平扫+增强

【影像学所见】 胰尾周围见一囊性包块,大小

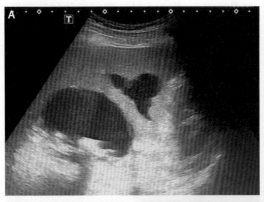
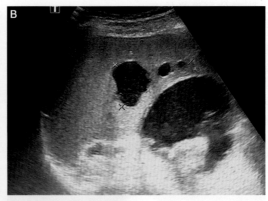
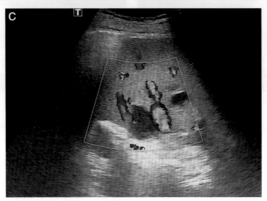

图 7-4-12　胰腺假性囊肿超声表现

A. 左侧腹斜切面,胰尾周围见一囊性包块,内透声差,可见沉积物回声,脾脏内见一液性区;B. 左侧腹斜切面显示脾脏内液性区形态不规则;C. 左侧腹斜切面显示胰尾周围囊性包块内未见明显血流信号

约 8.6cm×6.6cm,密度不均,边缘不清,增强后肿块见轻度强化,与脾分界欠清。脾实质见一不规则低密度灶,大小约 5.7cm×2.8cm,与胰尾囊性包块相通,增强扫描见周边环形强化(图 7-4-13)。病灶紧邻肠系膜上静脉、脾静脉,脾静脉中远段显示欠清,肠系膜上静脉轻度狭窄。

【影像学诊断】胰腺占位为假性囊肿并破入脾脏,囊腺瘤、恶性肿瘤待排除,占位侵犯脾静脉,肠系膜上静脉受压轻度狭窄。

2. 上腹部 MRI 平扫+增强

【影像学所见】胰尾区及脾内多发异常信号灶,T_1 高低混杂信号,T_2 高信号,信号不均,增强囊壁可见强化;病灶大者约 6.7cm×7.1cm。腹盆腔无积液。腹膜后未见明显肿大淋巴结。(图 7-4-14)

【影像学诊断】胰尾区及脾内多发异常信号灶,考虑胰腺假性囊肿累及脾脏,并出血可能性大,囊腺瘤、恶性肿瘤未排除,需结合临床病史。

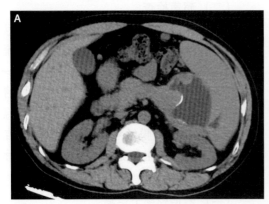
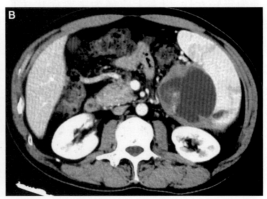

图 7-4-13　胰腺假性囊肿 CT 检查

A. 平扫显示胰尾近脾门处囊性包块,与脾脏分界欠清;B. 增强扫描显示病灶周边轻度强化

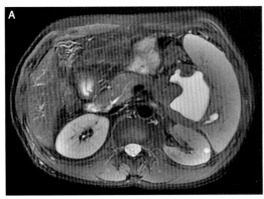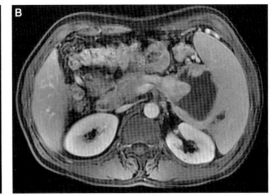

图 7-4-14　胰腺假性囊肿 MRI 检查
A.T_2WI 序列显示胰尾区异常信号,以高信号为主;B.T_1 增强序列显示病灶周边强化

（四）实验室检查

1. 血常规、生化全套无明显异常。

2. 血脂肪酶 716U/L、尿淀粉酶 1 510U/L、血淀粉酶 421U/L。

3. **肿瘤标志物**　CA199 48.91U/mL、CA125 41.77U/mL,CEA、CA153、AFP 正常。

（五）术中所见

入院后行"腹腔镜辅助胰体尾+脾切除术",术中见脾肿大,结肠脾曲粘连于脾门处,切开胃结肠韧带,探查胰体尾部见一肿物,大小约 8cm×7cm×5cm,质硬,边界不清,与脾、胃壁、脾动静脉及横结肠系膜紧密粘连。肝总动脉、胃左动脉、脾动脉旁可见数枚肿大淋巴结。

（六）病理检查

胰腺见一囊肿,囊壁纤维组织增生伴慢性炎症细胞浸润,囊内壁未见衬覆上皮,符合假性囊肿病理改变,囊肿与"脾脏"呈纤维粘连。免疫组化显示 CD45 炎症细胞阳性,CK、SMA 阴性。

（七）解析

患者中年男性,以上腹痛为主要症状,实验室检查血、尿淀粉酶及血脂肪酶升高,为典型胰腺炎发作表现,胰尾周围出现囊性包块,首先考虑为 PPC 形成。囊性包块位于胰尾周围,与脾脏分界不清,脾内见不规则液性区,侧动探头可探及囊性包块与脾内液性区相通的窦道,脾内液性区内回声与胰尾周围囊性包块内回声相仿,考虑为 PPC 破入脾脏。PPC 囊壁较厚,极少数出现囊肿破入周围脏器或组织。文献个案报道有 PPC 破入脾脏甚至纵隔等,可见脾内或纵隔内的液性区透声与 PPC 相仿,如能找到 PPC 破口则诊断更加明确。

虽然 CT、MRI 检查都首先考虑胰腺假性囊肿

伴破入脾脏,但因无法直接显示窦道,且患者处于胰腺肿瘤高发年龄,无法排除肿瘤性占位。实时超声操作灵活,可通过任意角度的多方位探查,寻找到假性囊肿破入脾脏的直接证据,明确诊断。当假性囊肿患者出现腹腔其他部位甚至胸腔不明原因的积液,尤其是积液回声与 PPC 相仿时,应警惕囊肿破出的可能,寻找窦道有助于明确诊断。

（郭晶晶　陈志奎）

参考文献

1. 赵瑞娜,张波,姜玉新,等.结合临床特征探讨腹部超声在诊断 Von-Hippel-Lindau 综合征中的作用.中国医学科学院学报,2019,41(5):658-662.

2. D'Egidio A,Schein M. Pancreatic pseudocysts:a proposed classification and its management implications. Br J Surg,1991,78(8):981-984.

3. Guo F,Wu J,Peng Y,et al. Black pleural effusion due to pancreatic pseudocyst:A case report. Medicine(Baltimore),2017,96(50):e9043.

4. Markowski AR,Brodalka E,Guzinska-Ustymowicz K,et al. Large pancreatic pseudocyst penetrating into posterior mediastinum. Pol Przegl Chir,2017,31,89(4):41-47.

5. Kanaan Z,Zhang A,Lilley K,et al. Uncomplicated Spontaneous Rupture of a Pancreatic Pseudocyst Into the StomachThrough a Fistula:A Case Report and Review of the Literature. Pancreas,2018,47(4):e22-e24.

6. Al-Salem AH,Matta H. Congenital pancreatic cyst:diagnosis and management. J Pediatr Gastroenterol Nutr,2014,59(4):e38-e40.

7. Shahid M,Javed Z,Usman M,et al. True Congenital Pancreatic Cyst:A Rare Entity. Cureus,2018,10(9):e3318.

8. 武忠弼,杨光华.中华外科病理学.北京:人民卫生出版

社,2002.

9. Hamza N, Ammori BJ. Laparoscopic drainage of pancreatic pseudocysts:a methodological approach. J Gastrointest Surg, 2010,14(1):148-155.

10. Palui R, Kamalanathan S, Sahoo J, et al. Adrenal adenoma in von Hippel-Lindau Syndrome:A case report with review of literature. J Cancer Res Ther, 2019, 15(Supplement): S163-S166.

11. Kim HJ, Jun CH, Park CH, et al. Intrahepatic Pancreatic Pseudocyst Complicated by Pancreatitis:A Case Report. Korean J Gastroenterol,2017,70(4):202-207.

12. Satoh D, Sadamori H, Yagi T, et al. Enlarging lymphoepithelial cyst of the pancreas during 12 months of observation:report of a case. Surg Today,2015,45(1):101-104.

13. Basar O. Pancreatic cyst biopsy:Improvement in diagnosis with micro forceps biopsy. Cancer Cytopathol, 2018, 126 (4):227-228.

14. 杨凯强,于晶,伍建林.胰腺淋巴上皮囊肿2例报告及文献复习.实用放射学杂志,2018,34(2):323-324.

15. Mege D,Grégoire E,Barbier L,et al. Lymphoepithelial cyst of the pancreas:an analysis of 117 patients. Pancreas, 2014,43(7):987-995.

16. 范丽玉,姜英俊,孔心涓,等.急性胰腺炎并发胰腺假性囊肿形成的危险因素分析.中华胰腺病杂志,2018,18(1):20-24.

17. 陶连元,陈晴,修典荣,等.胰腺假性囊肿的腹腔镜治疗现状.中华外科杂志,2018,56(4):265-268.

18. Adler DG, Siddiqui AA. What's in a name? Pancreatic pseudocysts, walled-off necrosis, and pancreatic fluid collections. Endosc Ultrasound,2016,5(4):215-217.

19. Farrell JJ. Pancreatic cysts and guidelines. Dig Dis Sci, 2017,62(7):1827-1839.

20. Hao L,Pan J,Wang D,et al. Risk factors and nomogram for pancreatic pseudocysts in chronic pancreatitis:Acohort of 1998 patients. J Gastroenterol Hepatol, 2017, 32(7): 1403-1411.

21. Moris M, Atar M, Kadayifci A, et al. Thermal ablation of pancreatic cyst with a prototype endoscopic ultrasound capable radiofrequency needle device:A pilot feasibility study. Endoscopic Ultrasound,2017,6(2):123-130.

22. Khamaysi I, Abu Ammar A, Vasilyev G, et al. Differentiation of Pancreatic Cyst Types by Analysis of Rheological Behavior of Pancreatic Cyst Fluid. Scientific Reports,2017, 30(7):45589.

23. Ngamruengphong S, Lennon AM. Analysis of Pancreatic Cyst Fluid. Surg Pathol Clin,2016,9(4):677-684.

24. 廖松林,刘彤华,李维华,等.肿瘤病理诊断与鉴别诊断学.福州:福建科学技术出版社,2006.

25. Gentimi FE, Papandreou E, Tzovaras AA, et al. Pancreatic cystic lesion in an infant. J Indian Assoc Pediatr Surg, 2011,16(2):72-74.

26. Choi SJ, Kang MC, Kim YH, et al. Prenatal detection of a congenital pancreatic cyst by ultrasound. J Korean Med Sci,2007,22(1):156-158.

27. Bhutani MS, Gupta V, Guha S, et al. Pancreatic cyst fluid analysis—a review. J Gastrointestin Liver Dis, 2011, 20 (2):175-180.

28. 闫媛媛,靳二虎.慢性胰腺炎后胰腺假性囊肿的影像表现及临床处理.中国医学影像技术,2011,27(8):1717-1720.

第八章

胰腺囊性肿瘤

胰腺囊性肿瘤(pancreatic cystic neoplasm, PCN)是一组由胰腺上皮细胞和/或间质组成的以囊性病变为特征的胰腺肿瘤,组织学异质性强,具有广谱的临床及影像学特征。近年来,随着医学影像技术的进步与健康体检的普及,PCN 的检出率呈现出逐年上升的趋势,流行病学研究显示,70 岁以上的老年人群发病率高达 10%。

PCN 病种繁多,包括上皮源性肿瘤和非上皮源性肿瘤,上皮源性肿瘤更为多见,其中又以导管内乳头状黏液性肿瘤最为常见,约占 PCN 的 60%;胰腺实性-假乳头瘤是一种少见的胰腺低度恶性肿瘤,占 PCN 的 5%,肿瘤中出现囊性成分是其特征之一;其他的囊性肿瘤包括一些真正的囊性肿瘤,如浆液性囊性肿瘤和黏液性囊性肿瘤,以及那些伴有退行性囊性变的实性肿瘤,如浸润性导管腺癌或神经内分泌肿瘤等,见表 8-0-1。

PCN 虽然整体预后相对良好,但各类肿瘤生物学行为不同,术前诊断具有一定的困难。超声医学作为影像医学的一个重要分支,近年来得益于其不断提升的分辨率和不断涌现的新技术,可多角度观察病灶内部结构,清晰显示病灶与胰管的关系,在胰腺囊性肿瘤的诊断与鉴别诊断中发挥着重要作用。

表 8-0-1　胰腺囊性病变分类

上皮源性肿瘤	上皮源性非肿瘤性病变
各种类型导管内乳头状黏液性肿瘤	淋巴上皮囊肿
黏液性囊性肿瘤	黏液性非肿瘤性囊肿
浆液性囊腺瘤	肠源性囊肿
	潴留囊肿/个体发育不良性囊肿
	壶腹旁十二指肠壁囊肿
浆液性囊腺癌	子宫内膜异位囊肿
神经内分泌肿瘤	先天性囊肿(畸形综合征)
腺泡细胞囊腺癌	
囊性腺泡细胞癌	
实性-假乳头瘤	
副脾表皮样囊肿	
囊性错构瘤	
囊性畸胎瘤(皮样囊肿)	
囊性导管腺癌	
囊性胰母细胞瘤	
囊性转移性上皮肿瘤	
其他	
非上皮源性肿瘤	非上皮源性非肿瘤病变
良性非上皮性肿瘤(如淋巴管瘤)	胰腺炎相关假性囊肿
恶性非上皮性肿瘤(如肉瘤)	寄生虫性囊肿

注:引自 2018 年版《欧洲胰腺囊性肿瘤循证指南》。

第一节　胰腺浆液性囊腺瘤

1978 年,Compagno 等根据病理特点首次提出胰腺浆液性囊腺瘤的概念,浆液性囊腺瘤属于胰腺外分泌肿瘤,占所有胰腺肿瘤的 1%~2%,占手术切除的胰腺囊性病变的 10%~16%。

一、病因与病理

胰腺浆液性囊腺瘤的病因尚不十分清楚,可能与激素水平、遗传因素、希佩尔-林道综合征(VHL综合征)有关。

2019 版 WHO 消化系统肿瘤分类根据其形态特点,将其分为微囊型、巨囊(寡囊)型、实性型、VHL综合征相关性浆液性囊性肿瘤以及混合性浆液性-神经内分泌肿瘤。微囊型是最常见的亚型,好发于胰腺体尾部,由围绕中央星状瘢痕的众多小囊构成,囊壁菲薄;大体标本肿瘤切面呈海绵状,部分中央伴有钙化;镜下囊壁衬覆单层立方或扁平上皮,细胞胞质透明,富含糖原,PAS 染色阳性。寡囊型好发于胰头部,肿瘤可由单个或数个大囊构成,组织病理学表现与微囊型相似。实性型少见,表现为边界清楚的实性结节,肿瘤细胞呈腺泡样结构紧密排列,细胞学特点和免疫组化染色表现与普通浆液性囊腺瘤并无不同。VHL 综合征相关性浆液性囊性肿瘤和混合性浆液性-神经内分泌肿瘤比较罕见,两者均发生于 VHL 综合征的患者,组织细胞学特征及免疫组化染色表现均与普通浆液性囊腺瘤相似,其中混合性浆液性-神经内分泌肿瘤同时具有浆液性囊腺瘤及神经内分泌肿瘤的成分,每种成分大于 30%。

胰腺浆液性恶性肿瘤较为罕见,按照严格标准,只有当胰腺/胰床以外出现明确的远处转移灶时才能诊断,迄今报道的病例不足 20 例,约占胰腺浆液性肿瘤的 0.2%。

二、临床特点

浆液性囊腺瘤常单发,可发生在胰腺的任何地方,但最常见于胰腺体部或尾部(50%～75%)。各年龄段均可发病,但好发于老年患者,平均发病年龄为 58 岁,男女发病比例为 1∶3。浆液性囊腺瘤生长缓慢,约 60% 的患者无临床症状,多在体检时偶然发现,少部分患者可有腹痛、恶心、呕吐等临床症状。少部分患者肿瘤压迫到邻近组织器官时,可有梗阻性黄疸、消化道出血等表现。浆液性囊腺瘤预后良好,考虑到惰性行为和潜在的术后复发和死亡率,当病灶较小并且无症状时,可以采用保守治疗。

三、超声检查

浆液性囊腺瘤二维超声表现为单房或多房囊性肿块,一般不伴有胰管扩张。单房囊性型表现为胰腺无回声结节,囊壁薄、光滑,囊内透声良好,与囊肿难以鉴别。

多房囊性型囊腔大小不一,可分为微囊型和寡囊型。微囊型囊腔小,壁薄,囊内透声好,囊腔围绕中央瘢痕分布,呈海绵状或蜂窝状(图 8-1-1、图 8-1-2);少部分微囊型的囊腔极小,超声难以分辨出细小的囊腔,表现为等回声或高回声实性肿块(图 8-1-3),内部回声较均匀。寡囊型表现为单房或多房囊性肿物,囊腔直径较大,常大于 2cm(图 8-1-4、图 8-1-5)。CDFI 于囊壁及囊内分隔可探及少量点状、短棒状血流信号。

四、其他影像检查

(一) CT

平扫表现为胰腺密度欠均匀的肿块影,内见细小分隔聚集,呈蜂窝状或海绵状,中央可伴有钙化灶,形态规则或呈分叶状;增强扫描动脉期、门脉期囊内分隔有轻度强化。

(二) MRI/MRCP

T_1WI 呈低信号,T_2WI 肿块呈高信号,中央呈低信号,增强扫描肿块内分隔及肿块边缘有强化。胰管受压时,MRCP 可见远端胰管扩张,但胰管与病灶不相通。

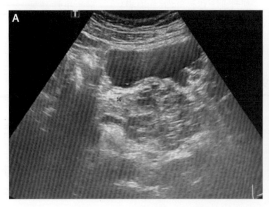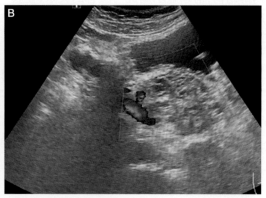

图 8-1-1　胰体尾部微囊型浆液性囊腺瘤超声表现
A.病灶以实性为主,可见小液性区;B.周边见少量血流信号

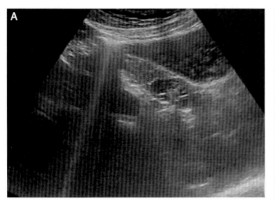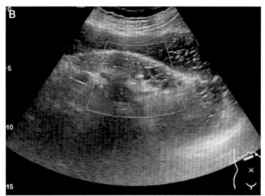

图 8-1-2 胰体尾部微囊型浆液性囊腺瘤超声表现

A.病灶呈囊实性,可见分隔;B.周边可见少量血流信号

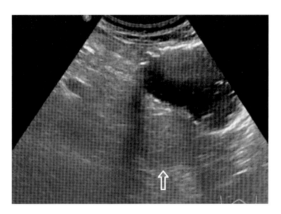

图 8-1-3 胰体部微囊型浆液性囊腺瘤超声表现

病灶呈实性偏低回声,未见明显囊性成分

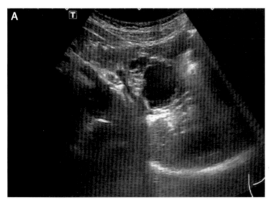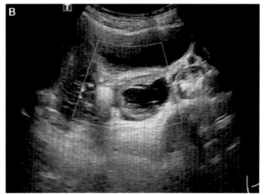

图 8-1-4 胰体尾部寡囊型浆液性囊腺瘤超声表现

A.病灶呈多房囊性,囊腔大小不一;B.病灶未见血流信号

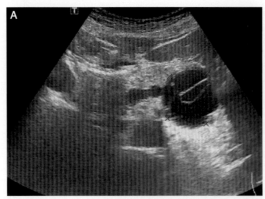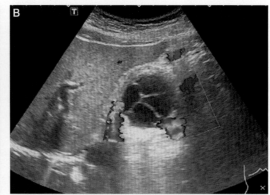

图 8-1-5 胰腺体部寡囊型浆液性囊腺瘤超声表现

A.病灶呈囊性,体积较大,内见高回声分隔;B.囊壁可见血流信号

五、实验室检查

浆液性囊腺瘤无特异性的血清肿瘤标志物。内镜超声引导下穿刺抽吸并检测囊液淀粉酶、CEA有助于鉴别诊断,假性囊肿、IPMNs囊液淀粉酶含量显著高于血清值,而CEA测定值≥192μg/L提示黏液性囊性肿瘤可能性大。

六、鉴别诊断

1. 胰腺黏液性囊性肿瘤 表现为类圆形或分叶状囊性肿块,以囊性为主,内部结构更加复杂,分隔带较厚且厚薄不均,囊腔通常大而少,微囊型少见;囊内壁回声欠光整,有时可见附壁乳头状结节回声;囊性区域可因黏液或出血而显示透声差;囊壁及分隔带可伴有强回声斑,部分病例伴有特征性的蛋壳样钙化。

2. 胰腺导管内乳头状黏液性肿瘤 好发于中老年人群,男性多见,部分病例表现为单房或多房囊性肿物,呈囊实性或实性病灶伴无回声区,超声表现与浆液性囊腺瘤有一定的相似性,但胰腺导管内乳头状黏液性肿瘤病灶与胰管相通,囊性区域透声差,伴胰管明显扩张。

3. 胰腺假性囊肿 患者常有明确的相关病史,多继发于急性胰腺炎、胰腺外伤或手术后等,表现为胰腺及周围局灶性囊性病灶,边界清晰,囊壁厚薄不均,部分病灶形态不规则,可呈分叶状,囊腔内可见分隔带回声,部分囊性区域透声差,可见细点状回声漂浮,彩色多普勒多不能探及血流信号,超声表现可随假性囊肿病程发展而发生明显变化。

七、病例解析

病例一

(一)临床资料

女性患者,57岁,1年前无明显诱因反复出现中上腹疼痛,程度较轻,尚可忍受,疼痛向腰背部放射,无恶心、呕吐等其他不适。2周前行上腹部MRI增强检查提示:胰尾部囊性占位,考虑囊腺瘤可能。既往史、个人史、家族史等无特殊。专科体格检查未见异常。

(二)超声检查

【超声显像所见】 胰腺体尾部见一囊实性团块,大小约5.8cm×4.6cm,边界清楚,以囊性为主,内见分隔带回声,未见明显血流信号,胰管无扩张(图8-1-6)。

【超声检查结果】 胰腺体尾部囊腺瘤可能。

(三)其他影像学检查

CT肠系膜静脉造影

【影像学所见】 胰腺体尾部见一囊实性肿块影,大小约5.9cm×3.8cm,囊内见稍厚分隔及结节影,内见斑点状致密影,增强扫描实性成分见轻中度强化,病灶与邻近脾静脉关系密切,管腔稍受压变窄(图8-1-7)。

【影像学诊断】 考虑囊腺瘤可能。

(四)实验室检查

肿瘤标志物AFP、CA125、CA153、CA199、CA242、CEA、NSE及免疫球蛋白IgG4、血生化全套、血常规、血淀粉酶未见异常。

(五)术中所见

入院后行"达芬奇机器人胰体尾切除术(Kimura

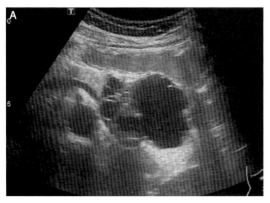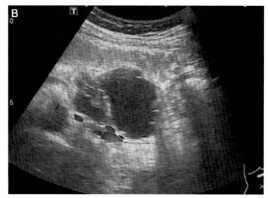

图 8-1-6　胰腺浆液性囊腺瘤超声表现
A.胰腺体尾部囊实性团块,以囊性为主,胰管未见扩张;B.CDFI 显示病灶内未见血流信号

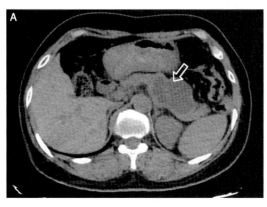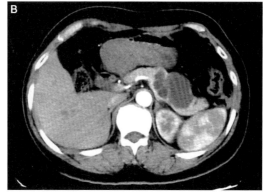

图 8-1-7　胰腺浆液性囊腺瘤 CT 检查
A.平扫显示胰腺体尾部囊状低密度影,内见分隔;B.增强扫描可见囊内分隔强化

法保脾)",无腹水,无黄染,腹盆壁、肠系膜未见肿瘤,肝大小、质地正常,表面未见结节,胃未见明显异常,脾脏大小正常,与周围组织无明显粘连,胰体部见一大小约 6cm×5cm×4cm 的囊实性肿瘤,质地中等,边界清楚。

(六)　病理检查
胰体尾浆液性囊腺瘤,送检淋巴结未见肿瘤。

(七)　解析
该病例是比较典型的胰腺囊腺瘤,患者为中老年女性,无症状,病灶位于胰腺体尾部,呈囊实性,体积较大,内部可见分隔带回声,肿瘤标志物正常,超声诊断比较容易。胰腺浆液性囊腺瘤要与胰腺囊肿、黏液性囊性肿瘤鉴别,胰腺真性囊肿比较少见,分隔少;黏液性囊性肿瘤多呈大房囊性病灶,部分分隔可见乳头等结构,与寡囊型浆液性囊腺瘤有时不好区分。超声诊断囊腺瘤,一般不再细分浆液性或黏液性。

病例二

(一)　临床资料
女性患者,33 岁,3 个月前体检查 CT 发现胰腺

头体部低密度灶,考虑囊肿?囊腺瘤?IPMNs?患者无腹痛、腹胀等不适感。既往史、个人史、家族史等无特殊。专科体格检查未见异常。

(二)　超声检查
【超声显像所见】　胰腺头部见一液性区,大小约 2.6cm×1.9cm,似与主胰管相通,未见明显血流信号,胰管全程扩张,内径约 0.4cm(图 8-1-8)。

【超声检查结果】　考虑胰腺导管内乳头状黏液瘤?囊肿?

(三)　其他影像学检查

1.CT 上腹部增强检查
【影像学所见】　胰腺头部及体部各见一囊状低密度灶,边界清晰,增强后未见强化,主胰管轻度扩张(图 8-1-9)。

【影像学诊断】　考虑:①囊肿?②囊腺瘤?③导管内乳头状黏液瘤?

2.MRI 上腹部平扫+增强检查
【影像学所见】　胰头部见长 T_1、长 T_2 信号,增强无明显强化,邻近胰管扩张(图 8-1-10)。

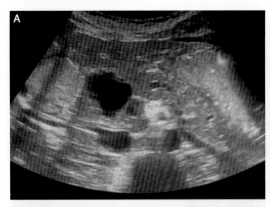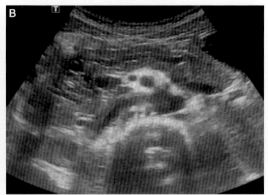

图 8-1-8　胰腺浆液性囊腺瘤超声表现
A.胰头单房囊性病灶,内透声好,囊壁光滑;B.远端胰管扩张

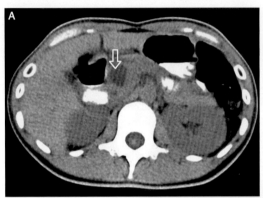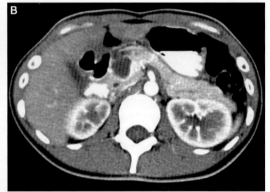

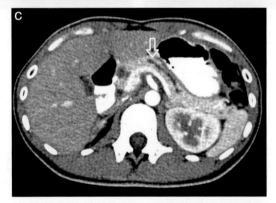

图 8-1-9　胰腺浆液性囊腺瘤 CT 检查
A.平扫显示胰头部囊状低密度灶,边界清楚;B.增强扫描病灶未见强化;C.显示胰管扩张

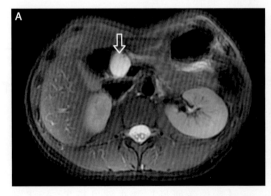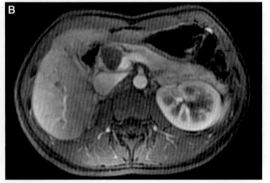

图 8-1-10　胰腺浆液性囊腺瘤 MRI 检查
A.T_2WI 序列显示胰头部长 T_2 信号灶;B.T_1 增强序列显示病灶未见强化

【影像学诊断】 考虑偏良性病变：①囊腺瘤？②导管内乳头状黏液瘤？③囊肿？

（四）实验室检查

肿瘤标志物 AFP、CA125、CA153、CA199、CA242、CEA、NSE 及免疫球蛋白 IgG4、血生化全套、血常规、血淀粉酶未见异常。

（五）术中所见

入院后行"达芬奇机器人胰十二指肠切除+胆囊切除术"，无腹水，腹盆壁、肠系膜未见肿瘤，肝大小、质地正常，未见结节，胆囊大小正常，胆总管无扩张，胰头见一囊性肿物，大小约 3cm×3cm×2cm，与肠系膜上静脉粘连明显，肝总动脉旁见数个肿大淋巴结，大者直径约 0.8cm。

（六）病理检查

胰头浆液性囊腺瘤，送检淋巴结未见肿瘤。

（七）解析

患者为中年女性，无临床症状，超声检查发现胰头部单房囊性病灶，囊内透声良好，囊壁光滑，病灶邻近胰管，局部似与胰管相通，远端胰管扩张。结合患者的肿瘤标志物检查结果，良性病灶可能性大。声像图显示病灶与胰管关系密切，考虑分支胰管型 IPMNs 或胰腺囊肿可能。

本病例误诊最主要的原因是误判了病灶与相邻胰管的关系，这可能与凸振探头分辨率不足有关，应用中高频探头重点扫查病灶与胰管相邻的部位有助于鉴别诊断。另外临床工作中应认识到黏液性囊性肿瘤及寡囊型浆液性囊腺瘤可以表现为无分隔的单囊病灶，囊壁薄且光滑，与囊肿表现相似。

病例三

（一）临床资料

女性患者，55 岁，半年前无明显诱因出现腹痛，主要位于左上腹，呈阵发性闷痛，无向他处放射，无恶心、呕吐等其他不适。腹痛程度逐渐加剧，5 天前查超声胃镜提示胃体底交界后壁隆起，考虑胰腺压迹，胰体无回声团块，性质待查。查胰腺MRI 提示胰腺体尾部异常信号，考虑囊腺瘤可能。既往史、个人史、家族史等无特殊。专科体格检查未见异常。

（二）超声检查

【超声显像所见】 胰腺体尾部见一囊实性团块，大小约 2.9cm×2.0cm，边界清楚，内见分隔带回声，未见明显血流信号，胰管无扩张（图 8-1-11）。

【超声检查结果】 考虑囊腺瘤可能。

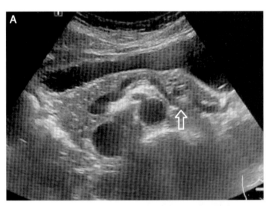
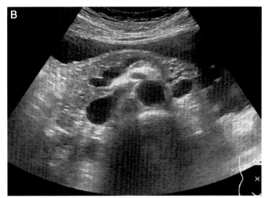
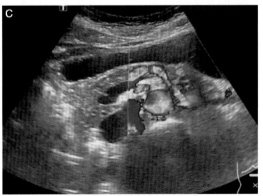

图 8-1-11 胰腺浆液性囊腺瘤超声表现
A. 胰腺体尾部囊实性团块，边界清晰，内见分隔带回声；B. 胰管无扩张；C. CDFI 显示病灶内未见血流信号

（三）其他影像学检查

CT 肠系膜静脉造影

【影像学所见】胰腺尾部可见类圆形低密度影，脾静脉局部节段稍受压（图8-1-12）。肠系膜上下静脉及其各小属支未见迂曲扩张，也未见明显充盈缺损。

【影像学诊断】考虑囊腺瘤可能。

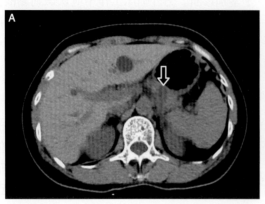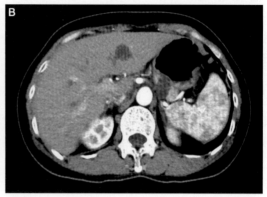

图 8-1-12　胰腺浆液性囊腺瘤 CT 检查
A. 平扫显示胰尾部类圆形低密度影；B. 增强扫描显示胰尾部病灶未见明显强化

（四）实验室检查

肿瘤标志物 AFP、CA125、CA153、CA199、CA242、CEA、NSE 及免疫球蛋白 IgG4、血生化全套、血常规、血淀粉酶未见异常。

（五）术中所见

入院后行"达芬奇机器人胰体尾切除术+左肝外叶肿瘤切除术"，无腹水，肝大小、质地正常，左肝外叶见一肿瘤，大小约 0.5cm×0.5cm，胆囊、胃未见明显异常，脾脏大小正常，胰体尾部见一直径约 3cm 囊实性肿瘤，边界清楚。

（六）病理检查

胰体尾符合胰腺微囊型浆液性囊腺瘤，送检淋巴结未见肿瘤。左肝肿瘤符合囊肿。

（七）解析

本病例属于微囊型的胰腺浆液性囊腺瘤，声像图表现呈囊实性，实性成分较多，不容易误诊为囊肿或黏液性囊性肿瘤，但应与实性-假乳头瘤鉴别，后者是低度恶性的肿瘤，多见于青年女性，患者亦多无症状，发现时病灶体积多较大，边界较清楚，内部呈实性为主的囊实性结节，小液性区散在分布，部分可见钙化灶，实性部分可见血流信号。

病例四

（一）临床资料

女性患者，62 岁，15 个月前无明显诱因出现上腹部疼痛，呈阵发性，无向他处放射，尚可忍受，无腹胀、腹泻，无眼黄、皮肤黄等不适，全腹 CT 平扫提示胰头区多发囊性占位伴胰管扩张，考虑假性囊肿或囊腺瘤可能。既往史、个人史、家族史无特殊。查体未见异常。

（二）超声检查

【超声显像所见】胰腺大小正常，胰头见一混合回声结节，范围约 2.1cm×2.0cm，边界欠清晰，未见明显血流信号，局部似与主胰管相通。胰体见多个不规则液性区，大者约 0.5cm×0.6cm，局部似与主胰管相通；胰管扩张，内径约 0.4cm（图8-1-13）。

【超声检查结果】胰腺导管内乳头状黏液瘤可能，囊腺瘤待排除。

（三）其他影像学检查

胰腺 MRI 平扫+增强

【影像学所见】胰头见多发小囊性灶，大者约 2.3cm×1.7cm，呈长 T_1、长 T_2 信号，增强后囊壁轻度强化，病灶与胰管关系密切，胰管稍扩张，余胰腺未见异常信号灶（图8-1-14）。

【影像学诊断】考虑胰腺导管内乳头状黏液性肿瘤或浆液性囊腺瘤。

（四）实验室检查

肿瘤标志物 AFP、CA125、CA153、CA199、CA242、CEA、NSE 及免疫球蛋白 IgG4、血生化全套、血常规、血淀粉酶未见明显异常。

（五）术中所见

入院后行"胰十二指肠切除术"，无腹水，腹盆壁及肠系膜未见明显转移结节，肝脏表面未见结节，胆囊呈慢性炎症改变，胆总管无扩张，胰头部见一大小 2.5cm×2.0cm×2.0cm 囊实性肿物，质韧，边界尚清楚，紧贴门静脉右侧壁。

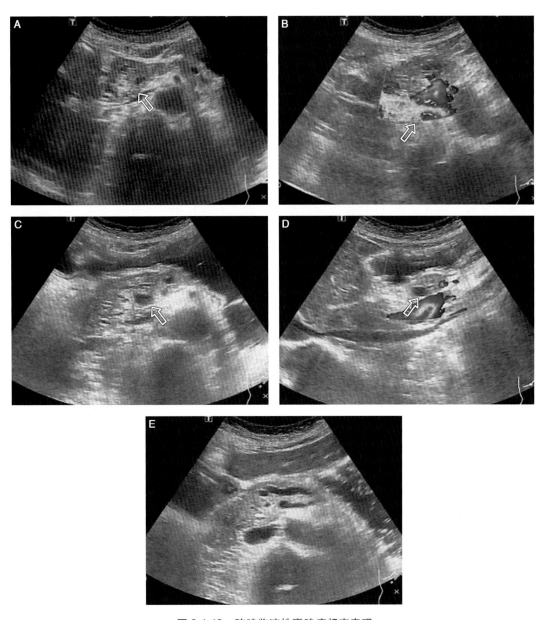

图 8-1-13　胰腺浆液性囊腺瘤超声表现
A. 胰头囊实性结节；B. CDFI 显示胰头病灶内未见明显血流信号；C. 胰体见多发散在液性区，局部似与主胰管相连；D. 胰体液性区未见血流信号；E. 主胰管扩张

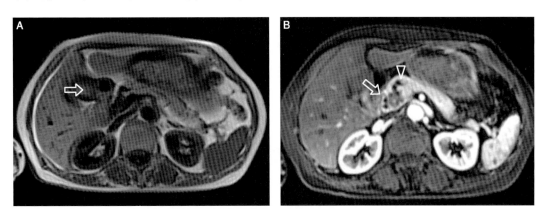

图 8-1-14　胰腺浆液性囊腺瘤 MRI 检查
A. T_1WI 序列显示胰头部囊状长 T_1 信号；B. T_1 增强序列显示病灶囊壁强化（箭号），与胰管关系密切，胰管扩张（三角号）

（六）病理检查

（胰十二指肠）胰腺浆液性囊腺瘤。

（七）解析

本病例声像图表现为胰腺囊性肿瘤，囊性肿瘤主要包括囊腺瘤、导管内乳头状黏液性肿瘤，以良性多见。囊腺瘤多为单发，呈囊状伴分隔，部分微囊型呈囊实性甚至类实性，但很少引起胰管扩张。本病例胰头部病灶并不大，而且体部也可见散在的小囊性灶，似与胰管相通，超声误诊为胰腺导管内乳头状黏液性肿瘤。胰管壁薄，低频探头分辨率低，同时可能存在回声失落干扰，有时判断病灶与胰管是否相通有一定困难。胰腺导管内乳头状黏液性肿瘤多见于中老年男性，典型超声表现为主胰管和/或分支胰管明显扩张，管壁可见大小不等附壁结节，管腔内透声差。

病例五

（一）临床资料

女性患者,51 岁,10 天前查胰腺 MRI 平扫+增强提示胰头区富血供肿瘤,考虑神经内分泌肿瘤可能。患者无不适,个人史、家族史等无特殊。查体未见异常。

（二）超声检查

【超声显像所见】胰头见一低回声团块,大小约 4.3cm×3.6cm,边界尚清楚,边缘可见丰富血流信号,远端胰管扩张,内径约 0.5cm(图 8-1-15)。

【超声检查结果】考虑胰腺神经内分泌肿瘤,恶性待排除。

（三）其他影像学检查

CT 肠系膜静脉造影

【影像学所见】胰腺头部增大呈软组织密度灶,大小约 3.7cm×3.3cm,密度不均匀,增强可见不均匀强化,余胰腺实质未见明显异常,胰管稍扩张(图 8-1-16)。

【影像学诊断】考虑胰腺癌可能性大伴胰管扩张。

（四）实验室检查

肿瘤标志物 AFP、CA125、CA153、CA199、CA242、CEA、NSE 及免疫球蛋白 IgG4、血生化全套、血常规、血淀粉酶大致正常。

（五）术中所见

入院后行"胰腺中段切除术+胰腺断端对断端吻合术",无腹水,无黄染,腹盆壁未见明显肿瘤,肝脏大小、质地正常,表面未见明显结节,胆囊大小正

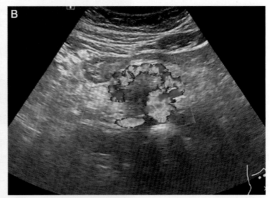

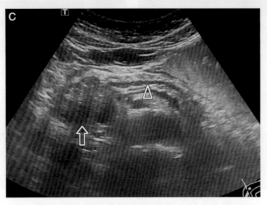

图 8-1-15　胰腺浆液性囊腺瘤超声表现

A.胰头低回声团块,边界清晰;B.病灶边缘见丰富血流信号;C.病灶远端胰管扩张(三角号)

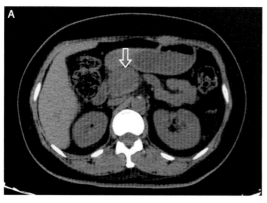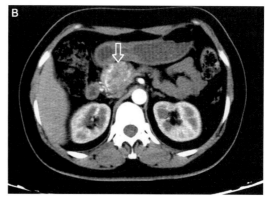

图 8-1-16　胰腺浆液性囊腺瘤 CT 检查
A. 平扫显示胰头部软组织密度影;B. 增强扫描显示病灶不均匀强化

常,胰腺颈部见一大小约 3cm×4cm 肿瘤,质地中等,边界尚清楚,于周围组织肝总动脉旁可见 0.6～1.0cm 大小不等淋巴结。

(六) 病理检查

(胰腺肿物)浆液性囊腺瘤。

(七) 解析

患者为中老年女性,无临床症状,超声检查发现胰头部实性低回声肿块,肿块边界清晰,形态规则,边缘血供丰富,胰管轻度扩张。MRI 增强提示病灶为富血供的肿瘤,结合患者血清胰腺标志物检查结果,超声检查首先考虑胰腺神经内分泌肿瘤;此外,胰腺头部实性肿瘤伴有远端胰管扩张,需警惕胰腺癌的可能。

误诊原因分析:影像学表现为实性肿物的浆液性囊腺瘤比较少见,临床工作中认识不足容易导致误诊。微囊型浆液性囊腺瘤作为一种胰腺良性肿瘤,可以表现出与其他部位良性肿瘤相似的超声特征,如边界清楚、形态规则等,当囊腔极微小,目前影像设备的分辨率尚不足以显示时,可以表现为实性肿物。

该病例术前各种影像学检查发现病灶位于胰腺头部,但术中发现肿瘤位于胰颈部,为保留更多的胰腺组织,临床选择手术难度更大的"胰腺中段切除术+胰腺断端对断端吻合术"。胰腺头、颈、体、尾部并没有明确的解剖学界限,影像学检查主要依据胰腺周围血管等组织作为解剖标志来区分。此外,胰腺位置会随着体位改变而发生一定的位移,尤其是右侧卧位时,胰腺可能发生右移,使得胰腺病灶与周围解剖标志位置关系发生变化而导致定位错误,超声检查时要注意到这点,进行病灶定位时应采用平卧位,避免定位错误。

病例六

(一) 临床资料

女性患者,45 岁,眼黄、尿黄、皮肤黄 17 天,伴脐周闷痛、腹泻。"糖尿病"病史 17 年,"甲减"病史 10 年,20 年前"小脑胶质瘤"于外院手术治疗。个人史、家族史无异常。查体未见明显异常。

(二) 超声检查

【超声显像所见】 肝内胆管扩张,内径分别约 1.2cm(左)、0.8cm(右)。胆囊肿大,约 12.9cm× 4.4cm,壁毛糙,囊内见细点状高回声沉积。胆总管扩张,内径约 2.3cm。胰腺弥漫性肿大,厚径分别约 6.4cm(胰头)、3.7cm(胰颈)、4.5cm(胰体)、4.2cm(胰尾),内回声不均,可见弥漫分布的囊性结节,大者 1.6cm×1.1cm(胰颈部),界清,未见明显血流信号;余胰腺实质血流信号明显增多,胰管无扩张。(图 8-1-17)

【超声检查结果】 ①胰腺肿大伴弥漫分布囊性结节(多囊胰腺?);②肝内外胆管扩张;③胆囊肿大伴胆汁淤积。

(三) 其他影像学检查

1. CT 肠系膜静脉造影检查

【影像学所见】 胰腺弥漫肿大,内见弥漫性类圆形低密度灶及多发钙化灶,增强后见多发结节状明显强化。门静脉主干、脾静脉、肠系膜上、下静脉受包绕,局部管腔见低密度影,局部显示不清。胆囊体积增大,壁增厚,腔内见点状致密影,肝内外胆管明显扩张。(图 8-1-18)

【影像学诊断】 ①胰腺弥漫肿大伴多发异常强化灶及钙化,累及门静脉主干、脾静脉、肠系膜上、下静脉;②肝内外胆管明显扩张。

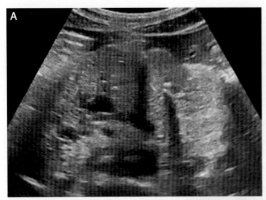
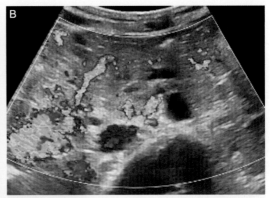
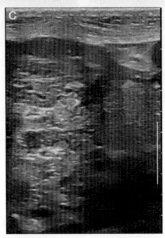

图 8-1-17　胰腺浆液性囊腺瘤

A.胰腺弥漫性肿大,内见多发液性区;B.胰腺实质可见较丰富血流信号;C.高频超声显示胰腺弥漫分布小液性区

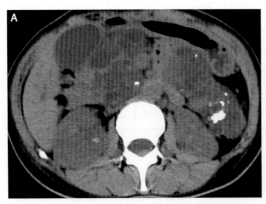
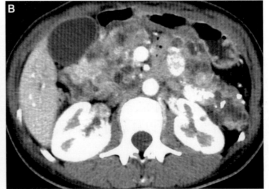

图 8-1-18　胰腺浆液性囊腺瘤

A.CT 平扫见胰腺弥漫分布低密度灶及多发钙化灶;B.CT 增强检查见胰腺多发结节样明显强化

2. 上腹部 MRI 平扫+增强检查

【影像学所见】胰腺体积明显增大,边界不清,内见弥漫分布结节状长 T_1、长 T_2 影,边界尚清晰,正常胰腺组织显示不清,增强扫描见分隔样结节强化,胰管显示不清。(图 8-1-19)

【影像学诊断】胰腺改变,考虑多囊胰腺,VHL 综合征? 合并胰腺肿瘤性病变待排除,请结合

临床。

(四) 实验室检查

血肿瘤标志物、生化检查、血淀粉酶未见异常。

(五) 术中所见

入院后行"腹腔镜探查+全胰十二指肠切除+脾切除术",术中探查见全胰腺弥漫分布囊实性肿物,与肠系膜上静脉及脾静脉粘连明显。

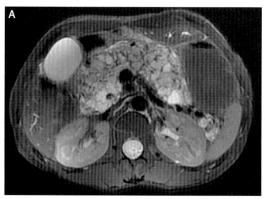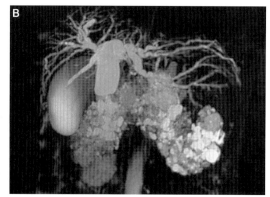

图 8-1-19 胰腺浆液性囊腺瘤

A. T$_2$WI 序列显示胰腺明显增大,内见弥漫分布长 T$_2$ 信号影;B. MRCP 显示胆管系统明显扩张

(六) 病理检查

胰体尾+脾、胰头十二指肠胰腺浆液性囊腺瘤,微囊型;肿瘤大小约 18cm×6.5cm×4cm,十二指肠、脾脏及胃壁未见肿瘤。淋巴结未见肿瘤。免疫组化结果:肿瘤细胞 CK-pan 阳性,Pax8 阴性。

(七) 解析

本例患者因梗阻性黄疸就诊,术后病理诊断为胰腺浆液性囊腺瘤。胰腺浆液性囊腺瘤多见于老年女性,超声常表现为胰腺体尾部单房或多房囊性肿块,囊壁及囊内分隔薄而光滑,囊内透声佳,乏血供,一般胆管、胰管无扩张。本例患者入院后超声检查表现为胰腺弥漫性明显增大,内见大小不等的囊性结构,高频超声显示胰腺呈蜂窝状,肝内外胆管扩张,超声表现不典型,误诊为多囊胰腺。多囊胰腺其中一型为胰腺多囊病伴小脑肿瘤及视网膜血管瘤,即 VHL 综合征,但 VHL 综合征小脑及视网膜肿瘤为血管母细胞瘤,患者 20 年前患"小脑胶质瘤"手术治疗,而非血管母细胞瘤,因此 VHL 综合征诊断不成立。

胰腺浆液性囊腺瘤发生于全胰腺者较为罕见,术前容易误诊,以下几点有助于与多囊胰腺鉴别:①多囊胰腺常合并多囊肾、多囊肝或其他脏器病变;②多囊胰腺体积多增大,内充满大小不等的囊肿,而本病例虽然胰腺显著增大,但大部分胰腺组织仍为实性成分;③多囊胰腺实性成分少,血管受压,血供多较稀少,而本病例胰腺实性成分可见丰富血流。

第二节 胰腺黏液性囊性肿瘤

胰腺黏液性囊性肿瘤(mucinous cystic neoplasm,MCN)是一种囊性上皮性肿瘤伴产黏液特性,多为单发病灶,好发于胰腺体尾部,常表现为体积较大的单囊或多囊肿物。根据上皮异型程度不同及是否伴有浸润,可将 MCN 分为良性、原位癌及伴有相关浸润性癌 3 类。

一、病因与病理

MCN 的病因及发病机制尚未明确,目前主要有两种假说,部分学者认为,MCN 可能由胰腺组织中内胚层未成熟的间质细胞发育而来,在雌激素、孕激素的作用下最终发展成 MCN;另有部分学者认为,MCN 不是来源于胰腺组织,可能来源于胚胎发育过程中卵巢始基种植于胰腺的细胞。

MCN 大体病理呈单房或多房囊性结构,囊壁较厚,囊腔较大,内含有黏液或血性浑浊液体,囊腔内存在纤维分隔,囊与胰管不相通,部分囊内可伴有乳头形成。镜下 MCN 由囊壁衬覆的上皮和上皮下梭形细胞构成的卵巢样间质组成。上皮细胞通常是高柱状黏液上皮,可伴有不同程度的异型性。当出现间质浸润时,则为 MCN 伴相关浸润性癌,浸润性癌的成分常为导管腺癌,也可以是腺鳞癌或未分化癌等。

二、临床特点

MCN 较少见,约占切除胰腺囊性病变的 8%,绝大多数(>98%)发生于女性,诊断时平均年龄为 48 岁,肿瘤生长缓慢。3cm 以下的小肿瘤通常无症状,较大的肿瘤可压迫邻近组织器官或肿瘤恶变侵犯邻近组织,引起腹痛、腹胀、恶心、呕吐等。

三、超声检查

MCN 二维超声表现为胰腺囊性肿物,可多房或单房,通常囊腔较大而少,部分病灶伴有囊内出血,透声较差;囊壁及囊内分隔厚薄不均,分隔可出现钙化,内壁欠光整,部分可探及附壁乳头状结节;一般不伴有胰管扩张;囊壁及囊内分隔及附壁乳头状结节可见少量动脉血流信号(图 8-2-1~图 8-2-4)。

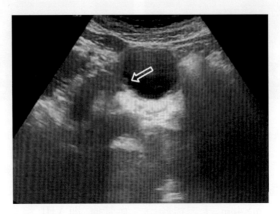

图 8-2-1　胰腺黏液性囊性肿瘤超声表现
胰体部单囊病灶,囊壁可见附壁小结节

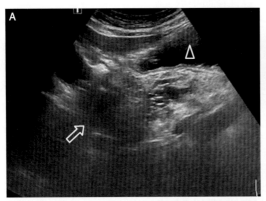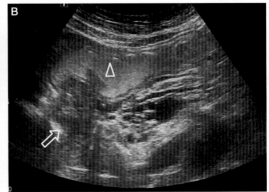

图 8-2-2　胰腺黏液性囊性肿瘤超声表现
A.胰头部实性为主病灶(箭号示病灶,三角号示胃窗);B.胰头部实性为主病灶

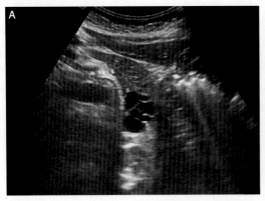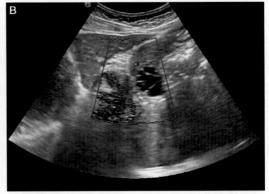

图 8-2-3　胰腺黏液性囊性肿瘤超声表现
A.胰腺体尾部多房囊性结构;B.病灶内未见明显血流信号

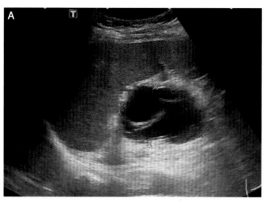
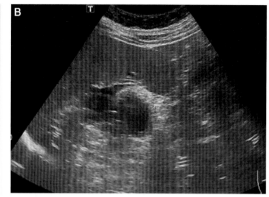

图 8-2-4　胰腺黏液性囊性肿瘤超声表现
A. 胰尾多房囊性病灶,囊内分隔厚薄不均;B. 部分囊内透声差

MCN 伴相关浸润性癌时体积一般较大,常大于 4cm,囊壁及囊内分隔较厚,以实性成分为主,多可见附壁乳头状肿瘤,CDFI 于病灶实性区域可见较丰富血流信号。

四、其他影像检查

(一) CT

胰腺单房或小分隔样囊性病灶,边界清晰,囊内容物为液性密度,偶可见附壁结节和实性成分,囊壁和分隔可见钙化。增强扫描显示囊壁、分隔及附壁结节轻中度强化。

(二) MRI

MCN 的囊腔常表现为均匀的长 T_1、长 T_2 液体信号,但根据囊腔内黏液蛋白含量的不同以及是否出血等因素,T_1WI 信号变化较大,偶尔可表现为短 T_1 信号。MRCP 显示肿瘤囊腔与胰管无交通。增强扫描可见延迟强化的纤维包膜,囊内分隔厚薄不均,呈轻度强化,如出现强化的附壁结节则提示恶变的可能。

五、鉴别诊断

1. 胰腺浆液性囊腺瘤见第一节。

2. **胰腺导管内乳头状黏液性肿瘤**　好发于中老年男性,可表现为单房或多房囊性肿物,超声表现与浆液性囊腺瘤有一定的相似性,但胰腺导管内乳头状黏液性肿瘤病灶与胰管相通,囊性区域因含有大量黏液而透声较差,且胰管扩张明显。

3. **胰腺假性囊肿**　与 MCN 不同,胰腺假性囊肿常继发于急性胰腺炎、胰腺外伤或手术后等疾病,表现为胰腺及周围局灶性囊性病灶,边界清晰,包膜完整,囊壁厚薄不均,囊腔内可伴有分隔带回声,部分囊性区域透声差,囊内实性区域常无明显血流信号,超声表现可随假性囊肿病程的进展在短期内而发生显著变化。

六、病例解析

病例一

(一) 临床资料

女性患者,49 岁,1 年前无明显诱因出现左上腹闷痛,呈间歇性,程度尚可忍受,无向他处放射,无恶心、呕吐等。1 周前查腹部 CT 提示胰体部低密度灶,考虑胰腺囊肿。既往史、个人史、家族史无特殊。查体未见异常。

(二) 超声检查

【超声显像所见】胰腺体尾部见一无回声区,大小约 4.3cm×3.3cm,边界清楚,形态规则,内透声差,囊壁可见少量血流信号,PW 测及动脉血流频谱,胰管无扩张(图 8-2-5)。

【超声检查结果】考虑胰体尾部囊肿或囊腺瘤可能。

(三) 其他影像学检查

CT 肠系膜静脉造影

【影像学所见】胰尾部见一类圆形低密度灶,边界清楚,大小约为 3.9cm×3.4cm,内未见明显分隔及软组织影,增强扫描未见明显强化。病灶与脾动脉、脾静脉相邻,脾静脉受压向下推移,脾动脉受压向上推移(图 8-2-6)。

【影像学诊断】考虑囊肿,脾静脉受压下移。

(四) 实验室检查

肿瘤标志物 AFP、CA125、CA153、CA199、CA242、CEA、NSE 及免疫球蛋白 IgG4、血生化全套、血常规、血淀粉酶未见异常。

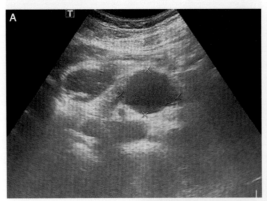
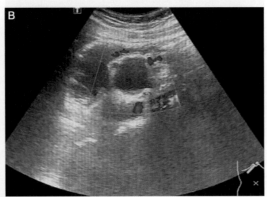
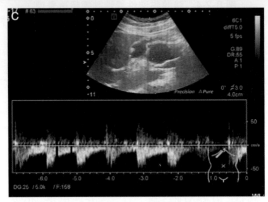

图 8-2-5　胰腺黏液性囊性肿瘤超声表现
A. 胰体尾部单房囊性团块,边界清楚;B. CDFI 显示囊壁可见少量血流信号;C. PW 测及动脉血流频谱

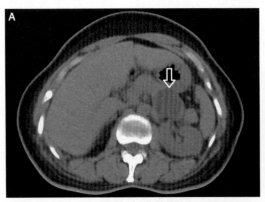
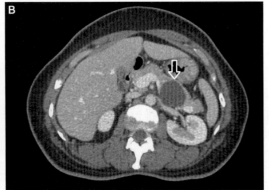

图 8-2-6　胰腺黏液性囊性肿瘤 CT 检查
A. 平扫显示胰尾部类圆形低密度影,边界清楚;B. 增强扫描病灶未见明显强化

（五）术中所见

入院后行"达芬奇机器人胰体尾部切除术
（Kimura 法保脾）",无腹水,腹腔脏器无黄染,腹盆
壁、大网膜、肠系膜未触及肿瘤,肝未触及结节,胆
囊大小正常,胆总管无扩张,胰腺质软,呈慢性炎症
改变,胰体尾见一大小约 4cm×3cm×3cm 的囊性肿
物,边界清楚。

（六）病理检查

胰体尾黏液性囊性肿瘤伴低度异型增生。

（七）解析

患者为中年女性,实验室检查无阳性发现,声
像图显示胰腺体尾部单发囊性病灶,囊内透声差,
囊壁光整,未见明显分隔及附壁乳头状结构,符合
胰腺良性囊性病变,囊肿或囊腺瘤可能。胰腺真性
囊肿较少见,囊壁较光滑,囊内无分隔,透声较好。
胰腺囊腺瘤包括浆液性与黏液性,二者多可见分
隔,黏液性囊腺瘤常可见乳头结构,透声差。该病
例声像图表现不典型,难以区分为囊肿或囊腺瘤。

病例二

（一）临床资料

女性患者，51 岁，3 个月前腹部超声提示左肾与脾之间囊性肿物，来源待定。患者无腹痛、腹胀、恶心、呕吐及其他不适。既往史、个人史、家族史无特殊。查体未见异常。

（二）超声检查

【超声显像所见】左上腹见一无回声区，大小约 5.0cm×4.5cm，边界清楚，形态规则，囊壁见较丰富的血流信号（图 8-2-7）。

【超声检查结果】考虑胰尾囊腺瘤或囊肿。

（三）其他影像学检查

1. CT 肠系膜静脉造影

【影像学所见】胰腺尾部见低密度影，界限尚清楚，大小约 4.8cm×4.7cm，未见明显强化（图 8-2-8）。

【影像学诊断】考虑囊肿可能性大。

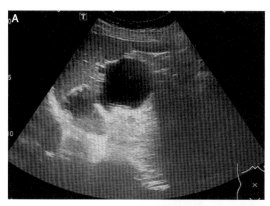
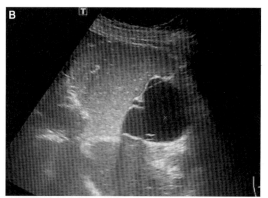
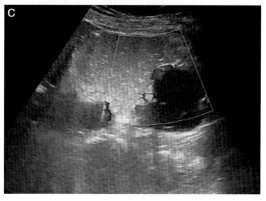

图 8-2-7 胰腺黏液性囊性肿瘤超声表现
A.胰尾囊性团块，形态规则；B.病灶内见细分隔；C.囊壁见血流信号

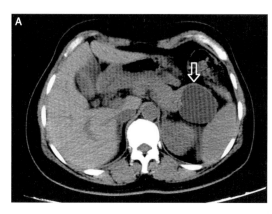
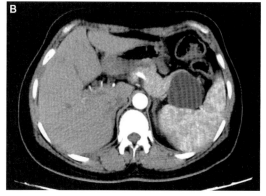

图 8-2-8 胰腺黏液性囊性肿瘤 CT 检查
A.平扫显示胰尾部类圆形低密度影；B.增强扫描病灶未见明显强化

2. 胰腺 MRI 平扫+增强

【影像学所见】胰尾部体积增大,见一类圆形囊性异常信号,边界清楚,T_1WI 呈低信号,T_2WI 呈高信号,DWI 未见明显高信号,囊壁均匀,病灶内未见明显实性成分,见少许分隔,增强扫描未见明显强化(图 8-2-9)。

【影像学诊断】考虑囊腺瘤可能。

(四)实验室检查

肿瘤标志物 AFP、CA125、CA153、CA199、CA242、CEA、NSE 及免疫球蛋白 IgG4、血生化全套、血常规、血淀粉酶未见明显异常。

(五)术中所见

入院后行"达芬奇机器人胰体尾+脾切除术",无腹水,无黄染,腹盆壁未见明显肿瘤,肝脏大小、质地正常,表面未见明显结节,胆囊、胃未见明显异常,胰体尾部见一大小约 6cm×5cm 肿瘤,质硬,边界尚清,紧贴脾动静脉难以分离,胰周、胃左血管旁见大小不等肿大淋巴结。

(六)病理检查

胰体尾黏液性囊性肿瘤。

(七)解析

患者中老年女性,无临床症状,超声检查发现左上腹部门区胰尾部见一囊性肿块,囊内见少量分隔带回声,囊壁见较丰富血流信号。患者年龄、临床症状及影像学表现与胰腺黏液性囊性肿瘤相符。胰腺囊肿一般无分隔,血供少。胰腺黏液性囊性肿瘤具有一定恶性潜能,临床上多采取手术切除治疗。

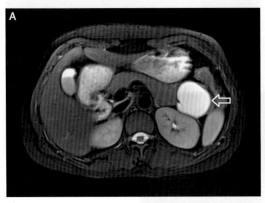
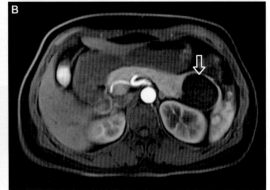

图 8-2-9 胰腺黏液性囊性肿瘤 MRI 检查
A. T_2WI 序列显示胰尾部类圆形长 T_2 信号灶;B. T_1 增强序列显示病灶未见明显强化

病例三

(一)临床资料

女性患者,63 岁,9 天前无明显诱因出现上腹部阵发性绞痛,伴后背放射痛,呕吐一次,查腹部 CT 平扫+增强提示胰体部低密度灶,考虑浆液性囊腺瘤或实性-假乳头瘤可能。既往史、个人史、家族史无特殊。查体未见异常。

(二)超声检查

【超声显像所见】胰腺体尾部见一液性区,大小约 5.4cm×3.8cm,边界欠清楚,内见厚壁分隔,未见明显血流信号,胰管无扩张(图 8-2-10、图 8-2-11)。

【超声检查结果】考虑囊腺瘤/癌?

(三)其他影像学检查

1. CT 肠系膜静脉造影

【影像学所见】胰腺体部见一类圆形低密度灶,大小约 3.7cm×3.1cm,边缘可见弧形钙化影,邻近脾静脉受压变窄,局部与病灶分界不清(图 8-2-12)。

【影像学诊断】考虑囊腺瘤可能。

2. 上腹部 MRI 平扫+增强

【影像学所见】胰体部见一肿块,大小约 4.4cm×3.1cm,T_1WI 呈等信号,中央区环形高信号,T_2WI 呈环形高信号,中央区呈等信号,增强扫描未见明显强化,囊壁似见环形强化(图 8-2-13)。

【影像学诊断】考虑囊腺瘤伴出血?

(四)实验室检查

肿瘤标志物 AFP、CA125、CA153、CA199、CA242、CEA、NSE 及免疫球蛋白 IgG4、血生化全套、血常规、血淀粉酶未见明显异常。

(五)术中所见

入院后行"达芬奇机器人胰腺体尾部(Warshaw 法保脾)+胆囊切除术",无腹水,肝脏未见明

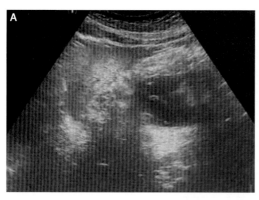
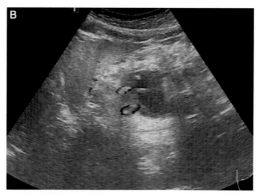

图 8-2-10 胰腺黏液性囊性肿瘤超声表现

A.上腹部囊性肿物,囊内透声差;B.囊壁见少量血流信号

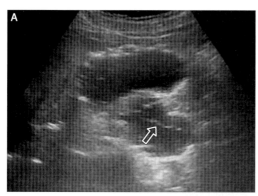
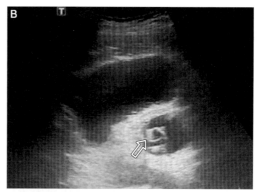

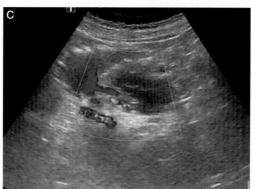

图 8-2-11 胰腺黏液性囊性肿瘤超声表现

A.胰腺体尾部囊性肿物,横切面显示囊内分隔厚薄不均;B.纵切面显示囊内可见附壁实体回声;C.囊壁见少量血流信号

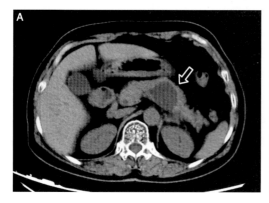
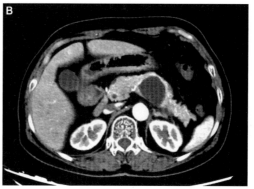

图 8-2-12 胰腺黏液性囊性肿瘤 CT 检查

A.平扫显示体尾部类圆形低密度病灶,边界清楚;B.增强扫描病灶未见明显强化

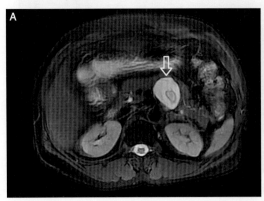
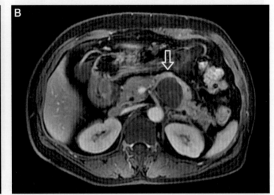

图 8-2-13   胰腺黏液性囊性肿瘤 MRI 检查

A. T_2WI 序列显示胰体部长 T_2 信号灶,中央呈等 T_2 信号;B. T_1 增强扫描病灶未见明显强化

显结节,胆囊大小正常,呈慢性炎症改变,腹盆壁、肠系膜未见种植结节,胰体部见一囊性肿物,大小约 5cm×4cm,与脾静脉粘连紧密。

(六)病理检查

胰体尾黏液性囊性肿瘤伴低-中度异型增生,部分囊壁纤维组织增生伴钙化。

(七)解析

患者为中老年女性,胰腺体尾部病灶超声表现为囊性,伴厚壁分隔,首先考虑胰腺囊性肿瘤。导管内乳头状黏液性黏液性肿瘤以老年男性多见,胰管扩张明显,伴有附壁结节,与本病例不符。胰腺囊腺瘤包括浆液性囊腺瘤和黏液性囊腺瘤,后者囊腔较大,分隔较厚,可见附壁结节。患者近期出现腹痛,可能与囊内出血有关。超声见囊内实体成分,但未行超声造影,不能区分是否为真性结节,不能完全排除囊腺癌。

病例四

(一)临床资料

女性患者,38 岁,3 天前无明显诱因出现中上腹痛,呈持续性绞痛,伴恶心、呕吐,呕吐物为胃内容物,无腹胀、呕血等其他不适,全腹 CT 提示胰腺体尾部占位。既往史、个人史、家族史无特殊。查体未见异常。

(二)超声检查

【超声显像所见】胰腺体尾部见一液性区,大小约 5.3cm×4.0cm,边界清楚,壁厚、粗糙,内见细点状高回声,未见明显血流信号,胰管无扩张(图 8-2-14)。超声造影病灶始终无增强(图 8-2-15)。

【超声检查结果】考虑囊腺瘤伴出血?囊肿?

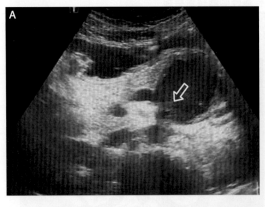
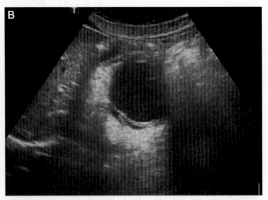

图 8-2-14   胰腺黏液性囊性肿瘤超声表现

A、B 可见胰腺体尾部单房囊性肿块,囊壁厚而不光滑,可见附壁结节(箭号),囊内透声欠佳

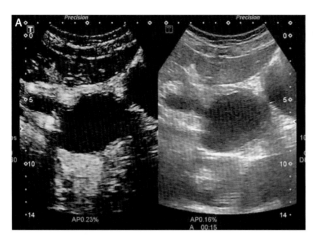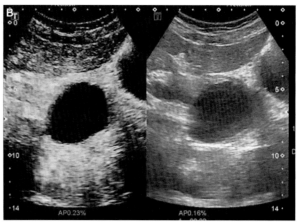

图 8-2-15　胰腺黏液性囊性肿瘤超声造影

胰腺体尾部病灶无增强,A. 造影 20 秒;B. 30 秒

（三）其他影像学检查

1. CT 肠系膜静脉造影

【影像学所见】胰腺尾部可见类圆形囊性病灶,大小约 5.3cm×4.7cm。脾静脉稍受压(图 8-2-16)。

【影像学诊断】考虑囊肿? 囊腺瘤?

2. 上腹部 MRI 平扫+增强

【影像学所见】胰腺尾部后方见一类圆形异常信号灶,大小约为 5.1cm×4.7cm,T_1WI 及 T_2WI 呈高低信号影,内见高低信号液平,增强未见明显强化(图 8-2-17)。

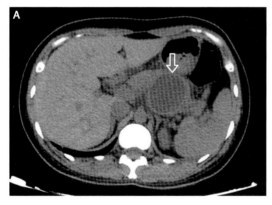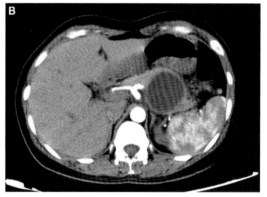

图 8-2-16　胰腺黏液性囊性肿瘤 CT 检查

A. 平扫显示胰尾部类圆形低密度影;B. 增强扫描病灶未见明显强化

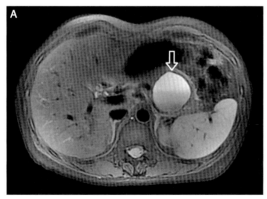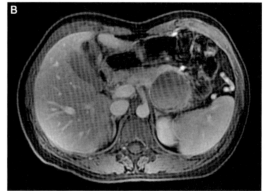

图 8-2-17　胰腺黏液性囊性肿瘤 MRI 检查

A. T_2WI 序列显示胰尾区类圆形高信号病灶,内见高低信号液平;B. T_1 增强序列显示病灶无明显强化

【影像学诊断】 考虑囊肿或囊腺瘤伴出血可能,实性-假乳头瘤伴出血待除。

(四) 实验室检查

肿瘤标志物 AFP、CA125、CA153、CA199、CA242、CEA、NSE 及免疫球蛋白 IgG4、血生化全套、血常规、血淀粉酶未见明显异常。

(五) 术中所见

入院后行"达芬奇机器人胰腺体尾部+脾切除术",腹腔内少量腹水,无黄染,腹盆壁未见明显肿瘤,肝脏大小、质地正常,表面未见明显结节,胆囊、胃未见异常,胰体尾部见一大小约 6cm×5cm 肿瘤,质硬,边界尚清晰,紧贴脾动静脉难以分离,胰周、胃左血管旁见大小不等肿大淋巴结。

(六) 病理检查

(胰体尾+脾)黏液性囊性肿瘤伴低度异型增生,送检淋巴结呈反应性增生。

(七) 解析

本病例超声检查见胰腺囊性病灶,无分隔,无附壁结节,超声造影显示囊内为单纯囊性成分,首先考虑囊腺瘤或囊肿。胰腺囊肿比较少见,而囊腺瘤相对多见,可表现为单囊、寡囊、多囊,本病例为单囊,患者腹痛较明显,无发热等症状,超声显示囊内透声差,可能合并囊内出血。

第三节　胰腺黏液性囊性肿瘤伴相关浸润性癌

2019 年版 WHO 消化系统肿瘤分类将胰腺黏液性囊性肿瘤分为 MCN 伴低级别异型增生、高级别异型增生、相关浸润性癌三类。目前国内许多教科书仍沿用胰腺黏液性囊腺癌的概念,故本节继续使用"胰腺黏液性囊腺癌"这一名称。

胰腺黏液性囊腺癌可以表现为一开始即为恶性,或由黏液性囊性肿瘤恶变形成,其发病率低,约占胰腺恶性肿瘤的 1%,以中年女性多见。胰腺黏液性囊腺癌的预后明显好于胰腺导管腺癌。

一、临床特点

胰腺黏液性囊腺癌生长不均衡,常伴有坏死囊性变,肿瘤呈不规则肿块或乳头状结节向囊内突起。早期无不适,随着肿瘤生长,患者出现临床症状,但缺乏特异性,可表现为腹部胀痛不适,体重下降、黄疸或消化道出血等。肿瘤以胰腺体尾部多见,大小差异较大,小者 1cm,大者可达 25cm。肿瘤可侵犯周围胃肠组织和血管,部分黏液性囊腺癌可发生远处转移,以肝脏多见,其次为腹腔和腹膜后转移。

二、超声检查

超声多表现为胰腺体尾部囊实性团块,单发,体积一般较大,常呈外生性生长,边界多较清晰,囊壁可光滑或厚薄不均,或可见乳头状突起,囊内透声差,可见粗细不等分隔带。病灶与胰管不相通。囊壁或分隔上可探及血流信号。

肿瘤可压迫脾静脉导致脾肿大,部分患者可发生肝内转移或腹腔淋巴结转移,腹腔种植可出现腹水(图 8-3-1)。

三、其他影像检查

CT 检查　表现为单发类圆形囊状低密度影,边界尚清,部分囊壁可见钙化,有壁结节及分隔,增强后可中度-明显强化。

四、实验室检查

部分患者出现血清 CA199、CEA 升高,囊内 CEA 明显升高或 K-ras 基因突变者支持囊腺癌。合并感染时血尿淀粉酶升高。

五、鉴别诊断

1. **黏液性囊性肿瘤**　本病具有高度潜在恶性,属癌前病变,超声鉴别黏液性囊性肿瘤和囊腺癌有一定困难,一般认为,囊壁厚薄不均、乳头状突起、血供较多者偏向囊腺癌诊断。

2. **胰腺导管腺癌**　多见于中老年男性,病情进展较快,病灶多位于胰头部,呈实性低回声,囊变少见,浸润性生长,边界不清,乏血供,容易发生肝内或腹腔腹膜后淋巴结转移。

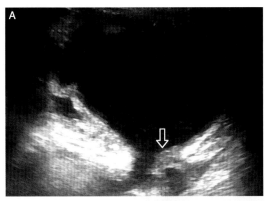 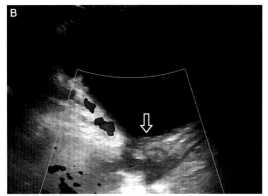

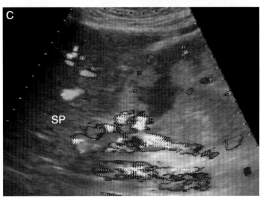

图 8-3-1　胰腺黏液性囊腺癌超声表现

A. 胰腺体尾部囊实性团块,以囊性为主,囊壁可见乳头状突起;B. 实性部分未见血流信号;C. 肿瘤压迫脾静脉致脾肿大(SP)

六、病例解析

病例一

(一) 临床资料

男性患者,68 岁,眼黄、尿黄、皮肤黄 1 个月,腹部超声提示胰头占位可能性大。既往史、个人史、家族史无特殊。查体见皮肤巩膜中度黄染。

(二) 超声检查

【超声显像所见】肝内胆管扩张,内径分别约 0.3cm(左肝),0.6cm(右肝);胆囊增大,大小约 10.5cm×3.9cm;胆总管扩张,内径约 1.2cm;胰头显示不清,胰管扩张,内径约 1.6cm;右上腹部见一回声不均团块,与十二指肠及胰头、胆总管关系密切,团块内见不规则液性区,范围约 6.3cm×3.8cm,似与十二指肠相通,可见较丰富血流信号(图 8-3-2)。

【超声检查结果】右上腹回声不均团块(十二指肠病变? 胰头部肿瘤不能排除)。

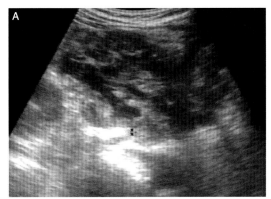 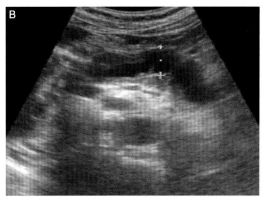

图 8-3-2　胰腺黏液性囊腺癌超声表现

A. 右上腹回声不均团块,内见不规则液性区,形态不规则,与周围组织关系密切;B. 胰管明显扩张

（三）其他影像资料

上腹部CT平扫+增强

【影像学所见】肝内外胆管轻度扩张，胆囊增大，胰腺头部增大，呈不规则形低密度肿块，最大约7.5cm×7.3cm，密度不均，边缘不清，注射造影剂后

肿块见强化，与周围组织间隙模糊，周围可见数个小淋巴结影；胰体尾部胰管见明显均匀扩张（图8-3-3）。

【影像学诊断】考虑胰腺头部占位性病变伴低位胆道梗阻，胰头癌可能，其他病变待除。

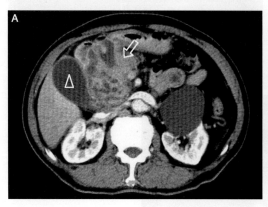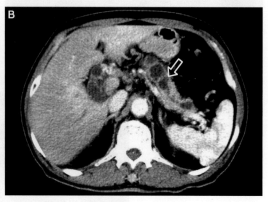

图8-3-3　胰腺黏液性囊腺癌CT检查

A.胆囊增大（三角号），胰腺头部不规则形低密度肿块，增强后不均匀强化（箭号）；B.胰体尾部胰管明显扩张

（四）实验室检查

肿瘤标志物　CA199 32.76U/mL、AFP 1.83ng/mL、CEA 4.6ng/mL。

（五）术中所见

入院后行"胰十二指肠切除+胆囊切除术+中人氟安植入术"，术中见胆囊肿大，胆总管轻度扩张，胰头十二指肠可触及一肿物，大小约8cm×7cm×6cm，质地硬，胰周见数个肿大淋巴结。术中诊断：胰头癌？

（六）病理检查

胰腺黏液性囊腺癌，累及十二指肠壁全层及胃黏膜下层，未累及大网膜。淋巴结未见转移癌。

（七）解析

本病例为老年男性，黄疸就诊，右上腹囊实性团块，与十二指肠及胰头分界不清，伴胆胰管扩张，肿瘤标志物无明显升高，超声考虑十二指肠或胰头来源肿瘤。十二指肠肿瘤以腺癌多见，多位于十二指肠降部，表现为肠壁不规则增厚，血供多较丰富，可累及乳头部，引起胰胆管扩张，病灶较大时可引起肠道梗阻。十二指肠外生性肿瘤以间质瘤多见，病灶较大时呈囊实性，实性部分可见较丰富血流信号。胰头导管腺癌声像图多表现为实性低回声，边界不清，很少发生囊性变。胰腺黏液性囊腺癌较为罕见，本病例的声像学表现亦不典型，超声诊断较

困难。

当上腹部病灶较大，定位不清时，口服胃肠超声显像剂可显示胃十二指肠壁，减少胃肠道其他干扰，明显改善声像图质量，对病灶定位定性具有较好的辅助诊断价值。

病例二

（一）临床资料

女性患者，41岁，进行性腹胀1个月。既往史、个人史、家族史无特殊。查体未见异常。

（二）超声检查

【超声显像所见】胰腺显示不清；上腹探及囊实性团块，大小约10.5cm×7.8cm，边界清楚，实性部分不规则，可见血流信号；腹腔见游离液性区，最深处4.7cm，内透声差。（图8-3-4）

【超声检查结果】①上腹囊实性团块（胰腺囊腺癌？）；②腹腔积液。

（三）其他影像学检查

无。

（四）实验室检查

1. 肿瘤标志物　CA199 419.2U/mL、CA125 50.25U/mL。

2. 血生化检查　ALP 157U/L、GGT 118U/L。

（五）术中所见

入院后行"肠粘连松解+全胰十二指肠切除+

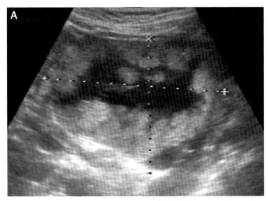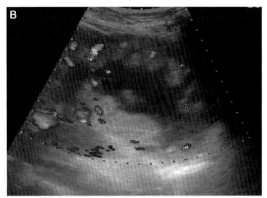

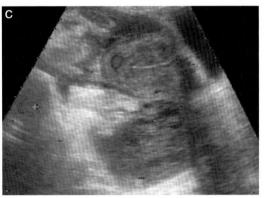

图 8-3-4　胰腺黏液性囊腺癌超声表现
A.上腹部囊实性团块,边界清楚,实性部分不规则;B、C.病灶实性部分见少许血流信号

胆囊切除术(保脾)",术中见胰腺全部瘤化,质软,呈多房囊实性,大小约 14cm×10cm×8cm,并可见一直径约 1cm 的破口,肿瘤通过胃小弯将胃向下外挤压,胰周见数枚肿大淋巴结。术中诊断胰腺囊腺癌可能性大。

(六)病理检查

胰腺黏液性囊腺癌,未累及粘连十二指肠壁。

淋巴结未见转移性癌。

(七)解析

本病例声像图表现比较典型,呈囊实性病灶,壁厚,凹凸不平,见大量乳头状突起,可见血流信号,诊断不难。患者肿瘤壁有破口,出现腹腔积液,肿瘤标志物明显升高,但并未出现淋巴结转移,其预后较导管腺癌好。

第四节　胰腺导管内乳头状黏液性肿瘤

1982 年,日本学者 Ohhashi 等首次系统地描述了 4 例导致胰管扩张的黏液性肿瘤后,胰腺导管内乳头状黏液性肿瘤(intraductal papillary mucinous neoplasms,IPMNs)才被普遍认识。IPMNs 是一种以导管上皮异常增生为特征的产黏液乳头状肿瘤,起源于胰腺主胰管或分支胰管。随着影像医学的发展应用,许多无症状的 IPMNs 被意外发现,其发病率约占胰腺囊性肿瘤的 60%。

一、病因与病理

IPMNs 的病因尚未十分明确,有研究认为可能与内分泌激素水平紊乱以及胰腺导管上皮细胞的基因突变有关,糖尿病、慢性胰腺炎、家族遗传性胰腺癌等是 IPMNs 的危险因素。

2019 年 WHO 根据上皮细胞的异型性和生物学进展,将胰腺 IPMNs 分为伴低级别异型增生、高级别异型增生、相关浸润性癌 3 类。IPMNs 可发生在主胰管和/或其分支的任何部位,大多数位于胰头,约 40% 的病例为多中心性。

大体检查见胰管扩张,肿瘤呈乳头状或菜花状向主胰管或主要分支胰管内延伸。镜下见 IPMNs 扩张的导管内衬覆黏液柱状上皮,上皮细胞伴有不同程度的异型性,根据主要结构和细胞分化方向可分为 3 型,胃型、肠型以及胰胆管型。胃型约占70%,衬覆上皮常为低级别异型增生,核位于基底,常为单层,细胞形态类似于胃陷窝上皮;肠型约占20%,衬覆上皮常为高级别异型增生,乳头较长,呈绒毛状,核呈长形,容易进展为胶样癌;胰胆管型衬覆上皮常为高级别异型增生,常为多分支结构乳头,细胞核单层多见,常表现出不同程度的异型性。与肠型不同,胃型和胰胆管型更倾向于进展为管状腺癌。

二、临床特点

IPMNs 相当普遍,尤其是在老年人中,80 岁以上患病率达 6.7%。伴有浸润性癌的 IPMNs 患者比不伴有浸润性癌的患者年长 3~5 岁。胰腺IPMNs 发病隐匿,临床表现缺乏特异性,临床症状主要取决于胰腺导管扩张程度和黏液量。由于胰腺 IPMNs 分泌的黏液流动性差,阻碍胰液的正常流动,导致一系列胰管阻塞的临床症状,主要有腹痛、腹胀、黄疸、腹泻、脂肪泻等。

目前对该病的自然病程和潜在恶性仍未十分明确。有研究认为,随着年龄增长,轻中度异型性增生者有向浸润性癌进展的趋势。2012 年国际胰腺病协会提出了 IPMNs 恶变的"相对危险因素"(建议进一步检查)和"绝对危险因素"(建议切除)两个概念。IPMNs 恶变的相对危险因素包括囊肿直径≥3cm、囊壁增厚增强、主胰管直径5~9mm、非强化的附壁结节、胰管内不连续改变伴远端胰腺萎缩、淋巴结肿大。绝对危险因素包括胰头部囊肿伴梗阻性黄疸、强化附壁结节、主胰管直径≥10mm。

根据累及胰管的部位不同,IPMNs 可分为 3 型:主胰管型(MD-IPMNs)、分支胰管型(BD-IPMNs)和混合型(MT-IPMNs)(临床医生使用的影像学分型,而不是病理亚型),以 MD-IPMNs 和 BD-IPMNs 多见,MT-IPMNs 较少见。有研究指出,这种分类方法与病灶的性质及预后密切相关,MD-IPMNs 的恶变率为 57%~92%,BD-IPMNs 的恶变率为 6%~46%。

IPMNs 不伴有浸润癌者通常可以治愈,手术切除后低级别、高级别异型增生患者的 5 年生存率分别为 100%、85%~95%。伴浸润性癌者预后较差,5年生存率为 36%~90%,主要取决于浸润性癌的组织学类型和病灶大小。

三、超声检查

IPMNs 根据声像图的不同,可分为 4 种类型:单房囊性型、多房囊性型、实性型和主胰管型。①单房囊性型(图 8-4-1、图 8-4-2),表现为胰腺局灶性囊性病变,病灶与扩张的胰管相通,囊腔内透声差,部分囊壁可见大小不等附壁结节;②多房囊性型(图 8-4-3、图 8-4-4),病灶呈多房囊性结构,可见厚薄不均的分隔带回声或附壁结节,囊性病灶与主胰管相通,该型最为常见;③实性型(图8-4-5),与胰管相连的实性或实性为主结节,其远端胰管扩张;④主胰管型(图 8-4-6、图 8-4-7),表现为主胰管明显扩张,管腔内透声差,可见附壁结节,主胰管外未见明显病灶。IPMNs 病灶多无明显血流信号,部分分隔或附壁结节上可探及少量点状血流信号。

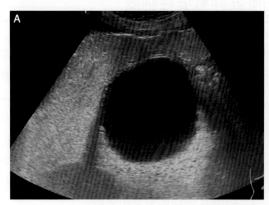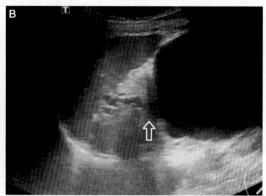

图 8-4-1　单房囊性型 IPMNs 超声表现
A.病灶呈单房囊性结构,囊壁光整;B.囊腔与远端胰管相通

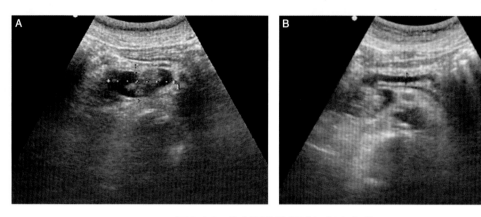

图 8-4-2　单房囊性型 IPMNs 超声表现
A.病灶呈单房囊性结构,囊壁见附壁乳头状肿瘤;B.囊腔与胰管相通

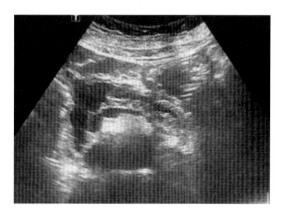

图 8-4-3　多房囊性型 IPMNs 超声表现
囊内见分隔带回声,囊性区域与胰管相通

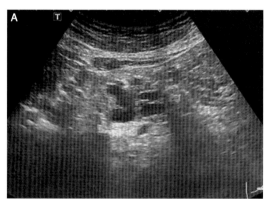
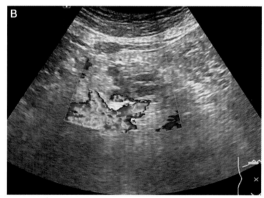

图 8-4-4　多房囊性型 IPMNs 超声表现
A.病灶呈多房囊性结构,囊内见多个分隔带回声;B.病灶内未见血流信号

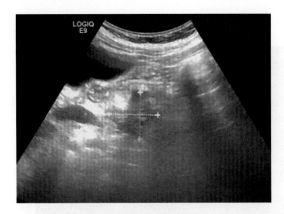

图 8-4-5　实性型 IPMNs 超声表现

胰头区实性低回声结节

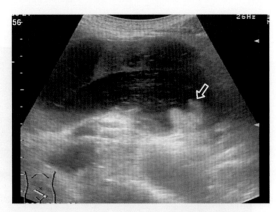

图 8-4-6　主胰管型 IPMNs 超声表现

胰管显著扩张,内透声差,管壁见附壁结节(箭号)

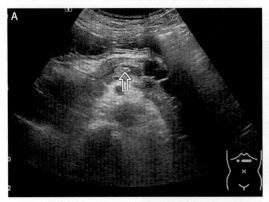
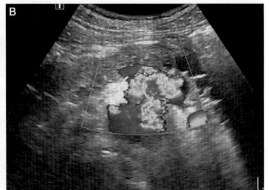

图 8-4-7　主胰管型 IPMNs 超声表现

A. 胰管扩张,管壁见附壁结节;B. 病灶内未见血流信号

四、其他影像检查

(一) CT

胰腺 IPMNs 主胰管型平扫表现为胰管弥漫性或局限性扩张,部分可见附壁低密度结节影,增强扫描附壁结节可见强化;分支胰管型和混合型呈局限性低密度灶,增强扫描病灶内可见分隔状强化。

(二) MRI/MRCP

胰腺 IPMNs 主胰管型表现为胰管弥漫性或局限性扩张,部分可见沿着导管壁生长的结节信号灶。分支胰管型呈葡萄串状、囊状长 T_1、长 T_2 信号灶,囊内见厚薄不一的分隔及附壁结节,增强扫描时囊壁、分隔及附壁结节可见明显强化。MRCP 可发现病灶与主胰管相通。

(三) EUS

主要特征包括主胰管或分支胰管扩张,管腔内存在透声差的黏液回声,伴或不伴有附壁结节。分支胰管型 IPMNs 表现为分支胰管扩张或呈分叶状多囊性扩张,导管内可见乳头状肿瘤。黏液流至 Vater 壶腹部可引起胆管阻塞。

五、实验室检查

(一) 肿瘤标志物

血清肿瘤标志物检查对 IPMNs 的诊断敏感性较低,多为阴性结果。最常用的肿瘤标志物为 CA199 和 CEA,血清 CA199 显著上升对 IPMNs 相关浸润性癌有提示价值。

(二) 囊液检查

通过内镜超声引导下细针穿刺抽吸囊液进行成分分析,囊液中最常检查的是 CEA,CEA 的检测有助于鉴别黏液性和非黏液性囊性肿瘤。有研究表明,囊液中 CEA 含量 ≥192ng/mL 时,应高度怀疑胰腺黏液性肿瘤,70%以上的 IPMNs 患者囊液中 CEA 水平升高,但囊液 CEA 的水平对 IPMNs 的良恶性鉴别帮助有限。此外,囊液中淀粉酶的浓度可以反映出病灶与胰管是否相通,约75%的 IPMNs 患者囊液中淀粉酶浓度>5 000U/L。囊液中黏蛋白在 IPMNs 中特异性表达。

（三）胰液检查

通过 ERCP（内镜逆行胰胆管造影）获取胰液进行生化或细胞学检测。胰液内 CEA＞30ng/mL 提示 IPMNs 可能伴有浸润性癌。

六、鉴别诊断

1. 黏液性囊性肿瘤　两者均可表现为囊性肿块，囊性区域均含有大量黏液，但胰腺黏液性囊性肿瘤好发于围绝经期女性患者，常见于胰腺体尾部，囊壁及囊内分隔较厚，囊壁及囊内分隔可见钙化，与胰管不相通，胰管多不扩张。

2. 慢性胰腺炎　临床表现与 IPMNs 相似，常伴有胰管扩张，亦会导致胰腺萎缩，部分患者甚至伴有胰腺假性囊肿。慢性胰腺炎胰腺实质回声增粗不均，可伴有钙化灶，主胰管常不规则扩张，典型者呈"串珠样"，可见胰管结石。

七、病例解析

病例一

（一）临床资料

女性患者，60 岁，4 个月前无明显诱因出现乏

力，偶伴头晕，1 周前查腹部 CT 提示胰头部占位并胰管扩张，考虑胰头癌可能性大。发病以来体重减轻 12kg。30 年前因"胆石症"行"胆囊切除术＋胆总管-空肠 Roux-en-Y 吻合术"，个人史、家族史无特殊。查体未见明显异常。

（二）超声检查

【超声显像所见】胰头见一低回声结节，大小约 2.7cm×2.4cm，边界尚清楚，可见少量血流信号，主胰管扩张，内径约 0.8cm（图 8-4-8）。

【超声检查结果】考虑胰腺癌可能。

（三）其他影像学检查

上腹部 CT 平扫＋增强

【超声显像所见】胰腺头部见软组织肿块影，最大层面大小约 3.1cm×2.9cm，增强后可见不均匀强化，可见胰管扩张，胰腺体尾部实质萎缩（图 8-4-9）。

【超声检查结果】考虑胰头癌可能性大。

（四）实验室检查

1. 肿瘤标志物　CEA 11.27ng/mL，CA199、CA125、AFP 等正常。

2. 免疫球蛋白 IgG4、血生化全套、血常规、血淀粉酶未见异常。

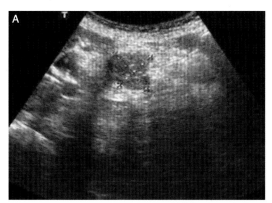
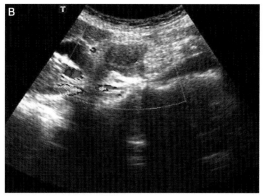
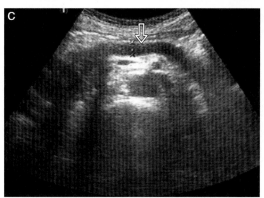

图 8-4-8　胰腺导管内乳头状黏液性肿瘤超声表现
A. 胰头低回声结节，边界尚清楚；B. 病灶内见少量血流信号；C. 主胰管扩张

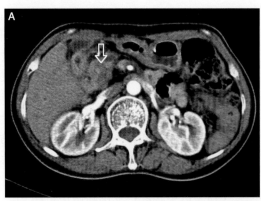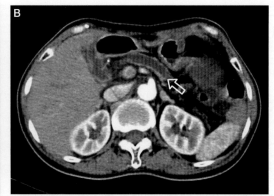

图 8-4-9　胰腺导管内乳头状黏液性肿瘤 CT 检查
A. 增强扫描显示胰头部病灶不均匀强化;B. 胰腺体尾部实质萎缩,胰管明显扩张

(五) 术中所见

入院后行"原胆肠吻合口切除+肠粘连松解+胰十二指肠切除术",大网膜、大小肠与中、上腹壁广泛粘连,无腹水,腹腔脏器组织无黄染,腹盆壁、大网膜、肠系膜未触及肿瘤,肝脏大小、色泽正常,表面未见结节,术中见原胆肠 Roux-en-Y 吻合状态,胆管扩张明显,直径约 1.6cm,胰头部可触及一质硬肿物,大小约 3cm×2cm,边界不清,肝十二指肠韧带、肝总动脉旁、胃左动脉旁可见数枚肿大淋巴结,质地中等,最大者约 2cm×1cm×1cm。

(六) 病理检查

胰腺导管内乳头状黏液肿瘤形成伴低度异型增生,慢性胰腺炎。

(七) 解析

患者为老年女性,近期体重减轻,超声检查显示胰头低回声肿块,远段胰管扩张,合并肿瘤标志物 CEA 升高,首先考虑胰头癌。

误诊原因分析:本例患者影像表现不典型,实性型 IPMNs 比较少见,检查医生对其认识不足。该病例肿块位于胰头部,远段胰管扩张,CEA 升高,结合患者体重减轻的病史,容易误诊为胰头癌。但该肿块边界清晰、形态规则,胰周未探及肿大淋巴结回声,患者无腹痛、黄疸等临床表现状,而且肿瘤标志物仅 CEA 轻微升高,而 CA199 正常,不支持胰腺癌诊断。仔细观察声像图,病灶内似可见透声差的小液性区,使用中高频探头扫查可能有助于该病例的鉴别诊断。

病例二

(一) 临床资料

女性患者,67 岁,2 个月前无明显诱因出现进食油腻食物后反复中上腹闷痛,持续数分钟,疼痛向腰背部及右肩部放射,伴轻微恶心呕吐,查腹部 CT 考虑胰腺黏液性囊腺瘤恶变可能性大。既往史、个人史、家族史无特殊。查体于上腹部触及一直径约 3cm 肿物,上腹轻压痛,无反跳痛。

(二) 超声检查

【超声显像所见】右上腹见一囊性团块,大小约 9.2cm×8.6cm,边界尚清晰,内见高回声附壁乳头状结构,液性区域透声差,可见细点状高回声沉积,未见明显血流信号,胰腺显示不清(图 8-4-10)。

【超声检查结果】考虑胰腺囊腺瘤可能。

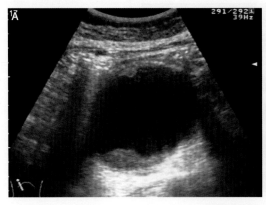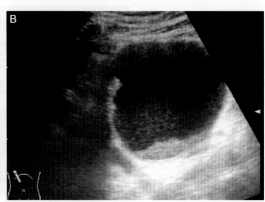

图 8-4-10　胰腺导管内乳头状黏液性肿瘤超声表现
A. 上腹部囊性团块,可见附壁高回声乳头状结构;B. 囊腔内透声差,见细点状高回声沉积

（三）其他影像学检查

上腹部 MRI 平扫＋增强

【影像学所见】右上腹相当于胰腺头体交界区见一大圆形囊状信号灶，最大层面径约8.9cm，呈长 T_1、长 T_2 信号影，T_2 冠状位见囊腔上4/5呈高亮信号，下层1/5呈新月形等低混杂信号，增强后均未见明显强化，囊壁边缘隐约轻度强化，边界清晰，周边组织受压推挤（图8-4-11）。

【影像学诊断】考虑囊腺瘤或囊肿。

（四）实验室检查

血清肿瘤标志物、免疫球蛋白 IgG4、血生化全套、血常规、血淀粉酶正常。

（五）术中所见

入院后行"腹腔镜辅助胰十二指肠切除＋胆囊

切除术"，无腹水，腹盆壁及肝表面未见结节，胆囊呈慢性炎症改变，胆总管无扩张，胰头见一以囊性为主的肿物，直径约8cm，边界尚清。

（六）病理检查

胰腺导管内乳头状黏液肿瘤伴低度异型性增生。

（七）解析

本病例声像图显示肿瘤体积大，囊内透声差，囊壁存在附壁乳头状肿瘤与 MCN 表现相似。由于检查时未建立"胃十二指肠声窗"，超声未能清晰显示病灶与胰管的关系，是超声误诊的重要原因。该患者系老年女性，有进食油腻食物后腹痛症状，提示可能存在胆道胰管梗阻，综合多种影像分析有助于鉴别诊断。

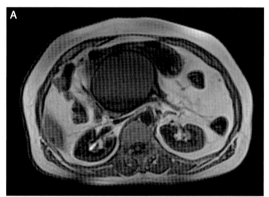
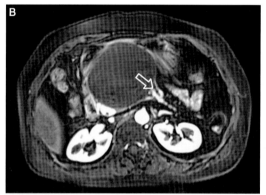
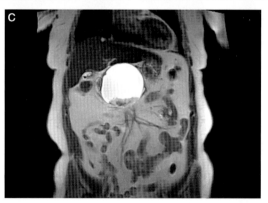

图8-4-11 胰腺导管内乳头状黏液性肿瘤 MRI 检查

A. T_1WI 序列显示右上腹囊状低信号病灶；B. T_1 增强序列显示病灶无强化，与远端扩张的胰管（箭号）相通；C. T_2WI 冠状位显示囊性病灶上部呈高信号，下部呈新月形等低混杂信号

病例三

（一）临床资料

男性患者，31岁，1周前无明显诱因出现反复上腹部闷痛，伴眼黄、尿黄、皮肤黄，无恶心、呕吐及其他不适；5天前出现尿液呈浓茶样，时感皮肤瘙痒，大便颜色稍白，查 CT 提示胰头区低密度灶，伴

胆管、胰管不同程度扩张。3年前患急性胰腺炎，保守治疗后好转。个人史、家族史无特殊。查体未见异常。

（二）超声检查

【超声显像所见】胆道引流术后改变，肝内胆管、胆总管未见明显扩张。胰头见一囊实性团块，大小约4.9cm×3.7cm，以实性为主，未见明显血流信号,囊性区域内透声差,与胰管相通,其远端胰管扩张,内径约 1.09cm(图 8-4-12~图 8-4-16)。胰周见数个低回声结节,大者约 2.0cm×1.1cm,边界

清楚。

【超声检查结果】 考虑胰腺导管内乳头状黏液性肿瘤,恶性待排除。

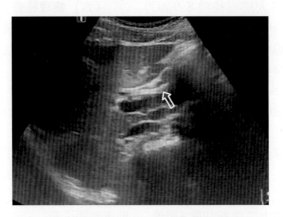

图 8-4-12　胰腺导管内乳头状黏液性肿瘤超声表现
PTCD 术后,胆总管内见导管回声(箭号)

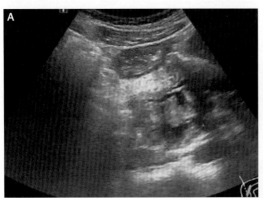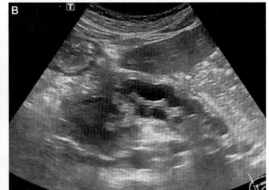

图 8-4-13　胰腺导管内乳头状黏液性肿瘤超声表现
A.胰头囊实性团块,以实性为主;B.胰体尾部胰管明显扩张

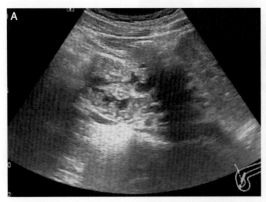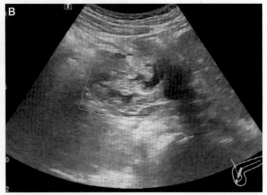

图 8-4-14　胰腺导管内乳头状黏液性肿瘤超声表现
A.胰头囊实性团块;B.病灶内未探及血流信号

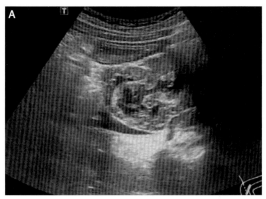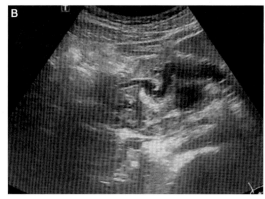

图 8-4-15 胰腺导管内乳头状黏液性肿瘤超声表现
A、B 见肿瘤内见迂曲管道状结构,内透声差

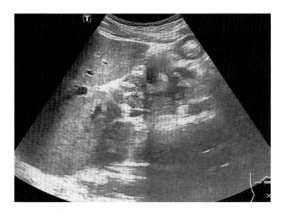

图 8-4-16 胰头旁淋巴结肿大

（三）其他影像学检查

1. CT 肠系膜静脉造影

【影像学所见】 胰头部增大,密度不均匀,呈囊实性,境界欠清,大小约 4.8cm×4.2cm,胰管明显扩张,肝内外胆管扩张,内可见引流管影,病灶包绕门静脉主干,紧靠肠系膜上静脉(8-4-17)。

【影像学诊断】 考虑胰头癌可能。

2. 上腹部 MRI 平扫+增强

【影像学所见】 胰头部体积增大,见多房囊实性占位,边界欠清,大小约 4.6cm×3.6cm,病灶似与胰管及胆管相通,远端胰管扩张,肝内外胆管扩张,增强后病灶实性成分可见强化,病灶包绕门静脉主干,紧靠肠系膜上静脉(图 8-4-18)。

【影像学诊断】 考虑胰腺癌？导管内乳头状黏液性肿瘤？

（四）实验室检查

1. CA199 646.90U/mL。

2. 免疫球蛋白 IgG4、血生化全套、血常规、血淀粉酶未见异常。

（五）术中所见

入院后行"胰十二指肠切除术",无腹水,腹腔脏器组织轻度黄染,腹盆壁、大网膜、肠系膜未触及肿瘤,肝脏大小、质地正常,未见结节,胆囊呈慢性炎症改变,胆总管外径约 1.5cm,胰头可触及一肿瘤,直径约 4.5cm,质地中等,胰腺质韧,未侵犯肠系膜上动静脉,肝十二指肠韧带、肝总动脉旁、胃左

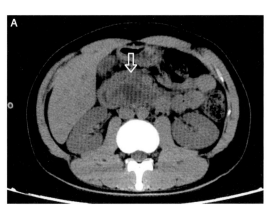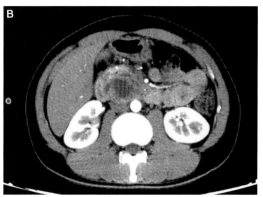

图 8-4-17 胰腺导管内乳头状黏液性肿瘤 CT 检查
A.平扫显示胰头增大,密度不均,呈囊实性改变,边界欠清;B.增强扫描可见不均匀强化

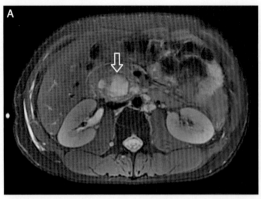
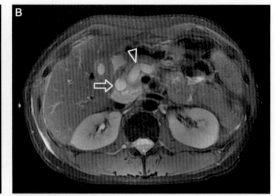

图 8-4-18　胰腺导管内乳头状黏液性肿瘤 MRI 检查

A. T_2WI 序列显示胰头高信号囊性病灶；B. T_1 增强序列，较图 A 略高层面显示胆总管（箭号）、胰管（三角号），病灶实性部分强化

动脉旁可见数枚肿大淋巴结，质地中等，最大者约 2cm×1cm×1cm。

（六）病理检查

胰腺十二指肠导管内乳头状黏液肿瘤形成伴低度异型增生，小灶呈重度异型增生，送检各组淋巴结均未见转移癌。

（七）解析

患者腹痛伴梗阻性黄疸就诊，影像学检查发现胰头占位，CA199 明显升高，首先应考虑胰头癌的可能。胰头癌多见于老年男性，病灶基本呈实性低回声，边界不清晰，形态不规则，呈浸润性生长，与本病例不符。胰腺 IPMNs 大多伴有胰管扩张，累及胰头，阻塞壶腹部可引起肝内外胆管扩张。胰腺 IPMNs 病灶多呈囊性或囊实性，胰管明显扩张伴附壁结节时容易诊断。本病例实性成分较多，而且胰周淋巴结明显肿大，CA199 明显升高，应注意排除胰腺 IPMNs 伴浸润癌的可能，故超声提示恶性待排除。

病例四

（一）临床资料

男性患者，56 岁，24 天前体检查腹部超声提示胰颈部占位性病变，患者无腹痛、腹泻及其他不适；17 天前查 MRI 提示胰腺颈部占位，考虑浆液性囊腺瘤可能。发病以来体重减轻 12kg。既往史、个人史、家族史无特殊。查体未见异常。

（二）超声检查

【超声显像所见】胰腺颈部见一囊实性结节，约 2.4cm×1.7cm，边界尚清楚，形态不规则，未见明显血流信号，余胰腺实质回声均匀，胰管扩张，内径约 0.4cm（图 8-4-19~图 8-4-21）。

【超声检查结果】分支胰管型胰腺导管内乳头状黏液性肿瘤？囊腺瘤？

（三）其他影像学检查

CT 肠系膜静脉造影

【影像学所见】胰腺颈体部见一类圆形低密度影，最大层面约 2.1cm×1.7cm，外壁较规则，瘤内

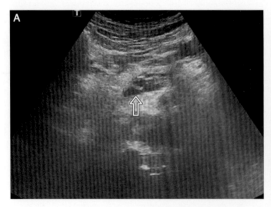
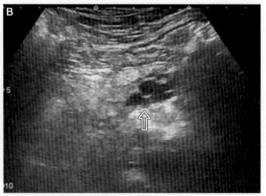

图 8-4-19　胰腺导管内乳头状黏液性肿瘤超声表现

A、B 显示胰腺颈部囊性结节，内见分隔带回声

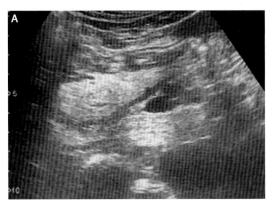
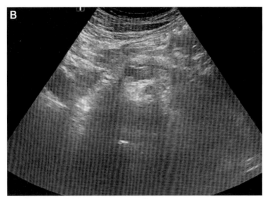

图 8-4-20　胰腺导管内乳头状黏液性肿瘤超声表现
A、B 显示胰管轻度扩张,扩张的胰管与肿瘤囊性区域相通

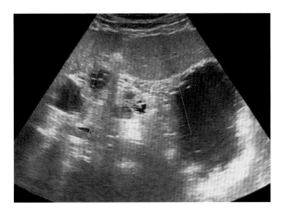

图 8-4-21　胰腺导管内乳头状黏液性肿瘤超声表现
CDFI 未探及明显血流信号

见分隔,部分层面与胰管相通。增强后分隔强化
(图 8-4-22)。

【影像学诊断】考虑导管内乳头状黏液性肿瘤或囊腺瘤。

（四）实验室检查

肿瘤标志物 AFP、CA125、CA153、CA199、CA242、

CEA、NSE 及疫球蛋白 IgG4、血生化全套、血常规、血淀粉酶大致正常。

（五）术中所见

入院后行"达芬奇机器人胰腺中段切除术+端端吻合术",无腹水,腹盆壁未见肿瘤,肝脏大小、色泽正常,表面未见结节,大小肠未见明显异常,胰腺颈部见一囊性肿物,大小约 2.5cm×2.0cm,包膜完整,边界清楚。

（六）病理检查

胰腺导管内乳头状黏液性肿瘤形成伴低度异型增生。

（七）解析

胰腺囊实性结节主要考虑囊性肿瘤,囊腺瘤多见于女性患者,较少引起胰管扩张,因此本病例首先考虑胰腺导管内乳头状黏液性肿瘤。结节呈多房囊性,位于主胰管外,主胰管轻度扩张,未见明显结节,因此考虑为分支胰管型 IPMNs,但亦不能完全排除囊腺瘤的可能。

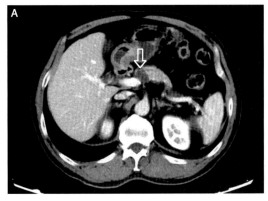
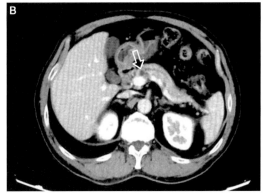

图 8-4-22　胰腺导管内乳头状黏液性肿瘤 CT 检查
A. CT 增强扫描显示胰颈部类圆形病灶内分隔强化明显;B. 略低层面显示该病灶与胰管相通

病例五

（一）临床资料

男性患者,63 岁,2 年前无明显诱因出现中上腹痛,呈持续性闷痛,反复发作,1 个月前腹痛加重,伴皮肤黄、尿黄;外院查超声提示肝内外胆管扩张,主胰管扩张;查 CT 提示胰管重度扩张,头颈交界区囊实性病变,肝内外胆管轻度扩张,需排除 IPMNs 可能;查 MRI 提示胰头占位性病变,考虑胰腺癌可能性大,伴肝内外胆管及胰管扩张,胆囊增大。近 2 年来体重减轻8kg。既往史、个人史、家族史无特殊。查体大致正常。

（二）超声检查

【超声显像所见】 肝内胆管、胆总管扩张;胰腺增大,胰管扩张,最宽处内径约 2.4cm,内见数个高回声附壁结节,大者约 2.6cm×2.4cm,未见明显血流信号(图 8-4-23、图 8-4-24)。

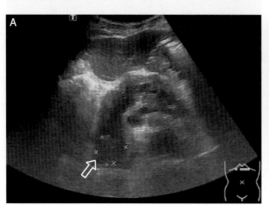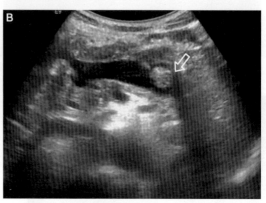

图 8-4-23 胰腺导管内乳头状黏液性肿瘤超声表现
A.胰管扩张,管腔内透声差,胰头部附壁结节;B.胰体部附壁结节

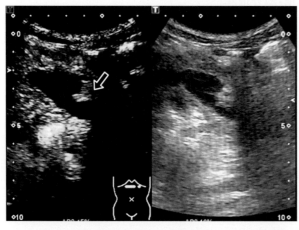

图 8-4-24 胰腺导管内乳头状黏液性肿瘤超声造影
造影 20 秒,胰体部胰管附壁结节可见造影剂灌注

【超声检查结果】 考虑胰腺导管内乳头状黏液性肿瘤。

（三）其他影像学检查

CT 肠系膜静脉造影

【影像学所见】 胰腺头部可见一软组织肿块影,边界不清楚,可见强化,胰管明显扩张,胆管轻度扩张。病灶紧邻肠系膜上静脉,胰腺体尾部实质萎缩(图 8-4-25)。

【影像学诊断】 胰头占位性病变,胰腺癌待排除。

（四）实验室检查

肿瘤标志物 AFP、CA125、CA153、CA199、CA242、CEA、NSE 及免疫球蛋白 IgG4、血生化全套、血常规、血淀粉酶大致正常。

（五）术中所见

入院后行"全胰十二指肠+胆囊+脾切除+肠粘连松解术",无腹水,部分肠管及大网膜与腹壁及左上腹广泛粘连,腹腔脏器组织无黄染,腹盆壁、大网膜、肠系膜未触及肿瘤,肝未触及结节,胆囊增大,大小约 9cm×5cm×3cm,未触及结石,胆总管外径约1.2cm,胰腺质地韧,胰腺头颈体可触及质硬肿物,大小约 6cm×3cm×3cm,边界欠清晰。

（六）病理检查

(胰十二指肠)胰腺导管内乳头状黏液肿瘤,大部分呈低级别上皮内瘤变,小部分呈高级别上皮内瘤变伴小灶浸润性癌,周围胰腺腺泡大部分萎缩,间质纤维组织增生,并有散在炎症细胞浸润及微脓肿形成。

（七）解析

患者老年男性,胰管明显扩张,伴附壁结节,超声造影可见结节明显增强,故胰腺导管内乳头状黏液性肿瘤诊断成立,为主胰管型。患者近期体重下降明显,主胰管内结节较大,增强明显,病理检查证实合并浸润性癌。

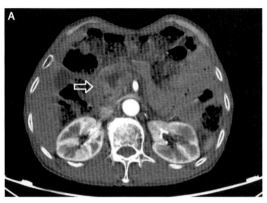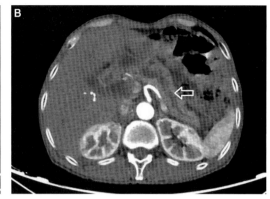

图 8-4-25 胰腺导管内乳头状黏液性肿瘤 CT 检查
A. CT 增强扫描显示胰头部病灶强化,边界欠清楚;B. 图示胰管明显扩张

第五节 胰腺实性-假乳头瘤

胰腺实性-假乳头瘤(solid pseudopapillary neoplasm,SPN)由 Franz 于 1959 年首次报道,1996 年世界卫生组织将其统一命名为 SPN,是一种低度恶性的胰腺肿瘤。

一、病因与病理

胰腺实性-假乳头瘤病因及发病机制尚不明确,其来源于胚胎发生过程中的生殖脊卵巢始基相关细胞,具有明显的女性分布倾向。也有观点提出 SPN 可能来源于胰腺胚胎多潜能干细胞。

SPN 好发于胰腺尾部,有报道在胰腺后组织、卵巢、睾丸发现胰腺外 SPN。SPN 大体标本常见肿瘤出血、坏死和囊性变,多数具备完整包膜。镜检可见肿瘤内部成分由实性区、假乳头及囊性区等不同结构组成。实性区肿瘤细胞形态较一致,粘附性差,其间有丰富的小血管,细胞围绕小血管周围形成假乳头状排列。典型的肿瘤细胞质内或胞外可见嗜酸性透明小体呈 D-PAS 阳性。

二、临床特点

SPN 比较少见,占所有胰腺外分泌肿瘤的 0.9%~27%,仅占囊性肿瘤的 5%。主要(90%)见于少女和年轻妇女,平均发病年龄为 28 岁,男性患者很少见,平均发病年龄 35 岁,占 40 岁以下患者所有胰腺肿瘤的 30%。

临床症状多不典型,缺乏特异性。多数患者无明显症状,常为健康体检时超声检查发现,部分患者上腹部触及肿块,或者出现上腹部疼痛、腹胀或不适就诊发现。本病多为低度恶性,预后很好,手术切除后无病生存期长,仅少数患者(肿瘤组织含有未分化成分)死于转移性 SPN。转移行为不能通过肿瘤侵犯周围神经、血管和/或周围结构浸润深度来预测。有研究表明,老年患者比年轻患者预后差,具有非整倍体 DNA 的比二倍体肿瘤预后差,此外,有丝分裂率升高以及肿瘤的某些核特征(如平均直径和大小)与转移发生有相关性。

三、超声检查

SPN 体积多较大,单发多见,胰尾是最常见的受累部位。肿瘤常发生出血、坏死囊性变,据此,声像图可分为实性回声型、囊性回声型、混合性回声型、SPN 伴高级别癌(图 8-5-1~图 8-5-3)。

1. **实性回声型** 胰腺内见一低回声或等回声结节或团块,体积多较小,常位于胰腺边缘并突出于胰腺轮廓之外,呈外生性生长,包膜完整,边界清楚,形态规则,彩色多普勒显示少量血流信号或未见明显血流信号。

2. **囊性回声型** 胰腺局部可见囊性团块,内可见分隔带回声,壁厚薄不均,与周围组织分界清楚,彩色多普勒仅在囊壁周围或囊内分隔见少量血流信号。

3. **混合性回声型** 胰腺局部可见囊实性混合回声团块,边界清楚,其内部可见筛窦样或裂隙样无回声区,部分可见强回声钙化灶,胆总管、胰管多无扩张,彩色多普勒显示少量血流信号或未见明显血流信号。

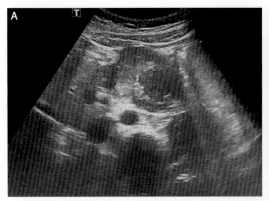
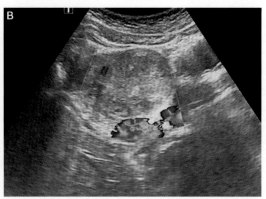

图 8-5-1　胰腺实性-假乳头瘤超声表现
A.胰腺体尾部低回声不均团块,边界清楚,内见液性区;B.病灶内见少量血流信号

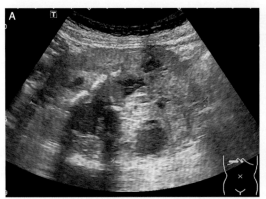
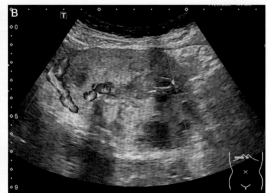

图 8-5-2　胰腺实性-假乳头瘤超声表现
A.胰腺尾部混合回声团块,内见不规则液性区及斑状强回声;B.瘤体见少量血流信号

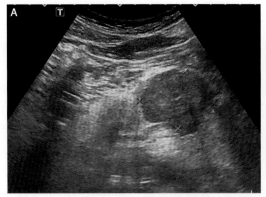
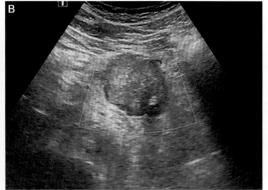

图 8-5-3　胰腺实性-假乳头瘤超声表现
A.胰腺尾部低回声实性团块,边界清楚,包膜光整;B.瘤体边缘见少量血流信号

4. **SPN 伴高级别癌**　肿瘤最大径多大于或等于5cm,形态不规则,包膜不完整,常侵犯十二指肠、胃、脾脏或门静脉,在5%～15%的病例中,可能发生腹膜和肝脏转移,甚至在原发肿瘤切除后数年发生转移。淋巴结和皮肤转移非常罕见。

四、其他影像检查

(一) CT

瘤体多位于胰头、胰尾,直径2～20cm不等,肿瘤轮廓规则,小的瘤体以实性成分为主,大瘤体以囊性成分为主,瘤体内有实性和囊性成分混合,同时伴有出血和坏死,有时可见层片状钙化,瘤体边缘可见较厚纤维包膜,包膜强化早且明显。

(二)MRI

瘤体多为类圆形或卵圆形,边界清晰,有较厚的假性包膜,呈囊性、实性表现,T_1WI 为不均质的低或混杂信号,而 T_2WI 为混杂信号,常有钙化,动脉期肿块实性成分不均匀轻度强化,静脉期和平衡期显著强化,囊性成分不强化。包膜在动脉早期即可见强化,持续强化至平衡期。

五、鉴别诊断

1. **浆液性囊腺瘤**　超声表现可分为 4 种类型:微囊型、多囊型、少囊型和多发型。微囊型是浆液性囊腺瘤的典型表现,内部呈"蜂窝状"或"海绵样"改变;多囊型超声表现为瘤体边界清楚,囊腔数大于或等于 6 个,囊壁均匀增厚;少囊型可为单个囊腔,也可为多个囊腔,但囊腔数小于 6 个,分隔较薄,有时囊壁可见钙化;多发型超声表现为胰腺体积增大,实质内多个大小不等的无回声区,囊壁薄,不相通,且浆液性囊腺瘤囊内无乳头状突起结构,与胰管不相通。

2. **黏液性囊性肿瘤**　多见于胰体尾部,多为单囊或少囊型,最大囊通常大于 2cm,当肿块较大时可呈分叶状,可见囊内乳头状结构,囊壁间隔厚薄不一。

3. **胰腺癌**　多见于中老年男性,好发于胰头部,无包膜,边界不清,形态欠规则,内部呈实性低回声,后方回声衰减,CDFI 显示为乏血供病变,可伴有主胰管及胆总管扩张,易发生周围淋巴结肿大,部分患者出现肝脏等远处转移。肿瘤标志物 CA199、CEA 常明显升高。

4. **胰腺神经内分泌肿瘤**　好发于中老年患者,包括功能性和非功能性经内分泌肿瘤,好发于胰腺头部和尾部。功能性肿瘤体积多较小,有明显的临床症状,超声多表现为单发的类圆形实性低回声结节。非功能性神经内分泌肿瘤体积较大,呈圆形或椭圆形。

5. **胰腺假性囊肿**　常见于急慢性炎症、外伤或手术后,瘤体多位于胰腺内部或周围,多表现为单房囊性包块,当囊内伴有感染或出血时囊内透声差,囊壁部分厚薄不均,囊内常可见胆固醇结晶或坏死物质附着形成乳头状实性突起,囊壁及实性部分无血流信号。

六、病例解析

病例一

(一)临床资料

男性患者,20 岁,7 天前无明显诱因出现上腹部疼痛,外院 CT 检查提示胰腺内稍低密度影。既往体健,个人史、家族史均无特殊。专科检查未见明显异常。

(二)超声检查

【超声显像所见】胰腺体尾部交界处见一低回声不均结节,大小约 3.6cm×3.4cm,边界清楚,内见小液性区,周边可见强回声,未见明显血流信号,胰管未见明显扩张(图 8-5-4)。

【超声检查结果】考虑胰腺实性-假乳头瘤,复杂囊肿待排查。

(三)其他影像检查

上腹部 CT 检查

【影像学所见】胰腺体部见一低密度灶,大小约 3.0cm×4.4cm,边缘尚清,增强后未见明显强化,胰管未见明显扩张,脾静脉受压变窄(图 8-5-5)。

【影像学诊断】考虑实性-假乳头瘤或囊腺瘤。

(四)实验室检查

降钙素原、肿瘤标志物、血淀粉酶、免疫球蛋白 IgG4 大致正常。

(五)术中所见

入院后行"达芬奇机器人下胰体尾切除术",术中见腹腔内无腹水,盆腔未见肿瘤,肝脏大小、色泽正常,表面未见结节,大小肠未见明显异常,切开胃结肠韧带探查,胰体见一囊实性肿物,直径约 3.5cm,包膜完整,边界清楚,与脾血管粘连明显。

(六)病理检查

(胰体尾)胰腺实性-假乳头瘤伴坏死,送检淋巴结未见肿瘤。免疫组化结果:Vim(-)、β-catenin(-)、CD56(-)、CD10(-)、Syn(-),Ki-67 约 1% 细胞阳性。

(七)解析

该患者为青年男性,上腹部闷痛,超声显示肿物位于胰腺体尾部,呈实性为主的囊实性结节,形态规则,边界清楚,胰管无扩张,局部未见浸润及转移征象,实验室检查肿瘤标志物均未见异常,考虑良性肿瘤可能性较大。胰腺癌多见于中老年男性,

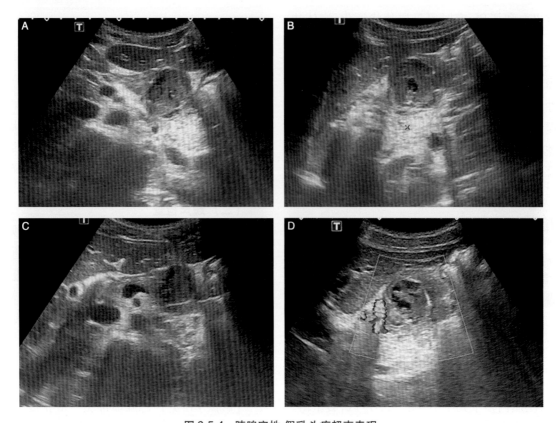

图 8-5-4 胰腺实性-假乳头瘤超声表现

A.病灶位于胰腺体尾部交界处,呈低回声不均结节;B.病灶内见小液性区,周边见强回声;C.胰管未见明显扩张;D.病灶内未见明显血流信号

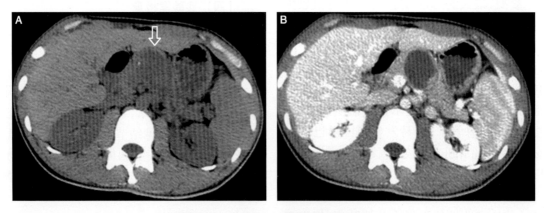

图 8-5-5 胰腺实性-假乳头瘤 CT 检查

A.平扫显示胰体部类圆形低密度影;B.增强扫描显示病灶未见明显强化

好发于胰头部,边界不清,形态欠规则,可伴有主胰管及胆总管扩张,易发生周围淋巴结肿大,部分患者出现肝脏等远处转移,肿瘤标志物 CA199、CEA 常明显升高,与本患者不符。该病例胰腺病灶不大,但出现腹部闷痛症状,无内分泌症状,超声显示肿瘤内液性区,无血流信号,结合发病年龄,更倾向 SPN 诊断。而囊腺瘤多见于中老年女性,病灶多呈囊实性,不能排除。术后病理确诊为胰腺实性-假乳头瘤伴坏死。

病例二

(一)临床资料

女性患者,14 岁,1 天前于外院体检腹部 CT 提示"胰体尾部占位性病变,考虑胰腺癌",无腹痛、腹胀等症状。既往体健,个人史、家族史均无特殊。体格检查于左上腹可触及一肿物,大小约 8.0cm×6.0cm,质稍硬。

（二）超声检查

【超声显像所见】 左上腹见一实性为主的混合回声团块，大小约 13.0cm×9.1cm，边界尚清，可见少量血流性号，紧邻左肾动、静脉，脾动、静脉受压移位；胰腺头部厚约 1.8cm，体尾部受压显示不清；腹膜后未见明显肿大淋巴结回声（图 8-5-6）。

【超声检查结果】 左上腹混合回声团块，胰腺实性-假乳头瘤？畸胎瘤？恶性待排除。

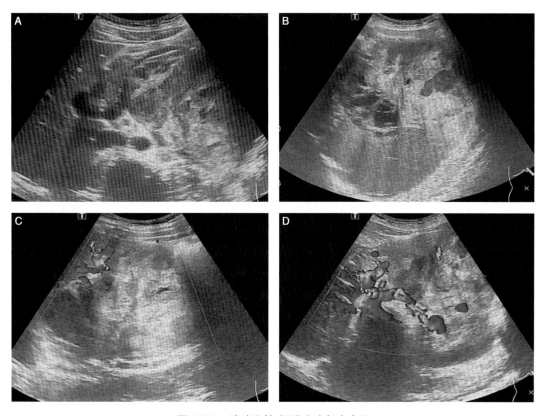

图 8-5-6 胰腺实性-假乳头瘤超声表现

A.病灶位于左上腹，脾动、静脉受压移位；B.病灶呈实性为主的混合团块；C、D.病灶内可见少量血流信号

（三）其他影像检查

CT 肠系膜静脉造影

【影像学所见】 胰腺体尾部见一巨大软组织肿块影，最大截面大小约 11.2cm×7.6cm，境界尚清晰，平扫显示密度不均匀，增强可见轻中度不均匀强化，且实质内见结节状高密度影，脾动静脉向前推移，胰头大小形态及密度正常，腹膜后见散在小淋巴结（图 8-5-7）。

【影像学诊断】 胰腺体尾部占位，考虑实性-假乳头瘤可能，囊腺瘤待排除，请结合临床，建议 MRI

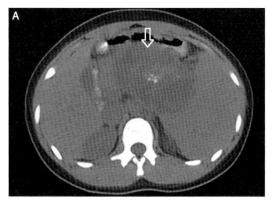
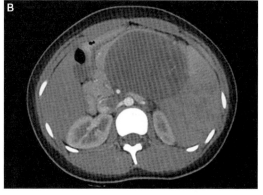

图 8-5-7 胰腺实性-假乳头瘤 CT 检查

A.平扫显示胰体部巨大肿块影，密度不均，边界欠清晰；B.增强扫描显示病灶轻度不均匀强化，边界清楚

进一步检查。

（四）实验室检查

免疫球蛋白 IgG4 亚型、血淀粉酶、肿瘤标志物 AFP、CEA、CA199、CA125、CA153 大致正常。

（五）术中所见

入院后行"膀胱镜下检查+左侧输尿管导管置入术+腹膜后巨大肿瘤切除+胰尾切除术"，打开胃结肠韧带，于胰腺后方可见一囊实性巨大肿瘤，大小约 15cm×10cm，肿瘤与胰尾致密粘连，无法分离，肿瘤与脾蒂紧密粘连，无法分离。

（六）病理检查

（腹膜后肿瘤+脾）实性-假乳头瘤。脾及副脾未见肿瘤累及。脾静脉旁淋巴结 1 枚呈反应性增生。免疫组化结果：Vim（+）、β-catenin（+）、CD56（+）、CgA（-）、Syn（+）、NSE（-），Ki-67 约 3%阳性。

（七）解析

该病例超声检查显示病灶呈实性为主的混合回声，形态尚规则，边界尚清晰，可见少量血流信号，结合患者为青年女性，无症状，肿瘤标志物正常，符合胰腺实性-假乳头瘤诊断。

由于受胃肠气体干扰等影响，超声对部分胰尾部检查有一定难度。该病灶巨大，与周围脏器组织

关系密切，超声提示胰腺体尾部受压显示不清，诊断时亦应考虑到腹腔腹膜后疾病，如畸胎瘤、淋巴管瘤等。腹膜后畸胎瘤在腹膜后肿瘤中较罕见，好发于邻近肾上腺区域，多发于儿童以及婴儿，良性多见，恶性占 25%，成人者多为恶性。良性囊性畸胎瘤多呈椭圆形，壁薄光滑、边界清晰。恶性畸胎瘤多为囊实性包块，边界不清晰，易侵犯周围组织脏器，形态不规则，回声不均匀，囊壁较厚且不光滑，实性部分血流信号丰富，血管分布不均匀。

病例三

（一）临床资料

女性患者，66 岁，3 个月前于外院查 MRI 平扫+增强提示胰脾间隙占位，考虑胰腺尾部来源，囊腺瘤？既往患腔隙性脑梗死，个人史及家族史无特殊，体格检查无异常。

（二）超声检查

【超声显像所见】 左上腹见一低回声不均团块，大小约 8.5cm×7.1cm，边界欠清晰，与胰腺尾部分界不清，内见强回声，可见少量血流信号（图 8-5-8）。

【超声检查结果】 左上腹低回声不均团块，胰腺实性-假乳头瘤？恶性待排除。

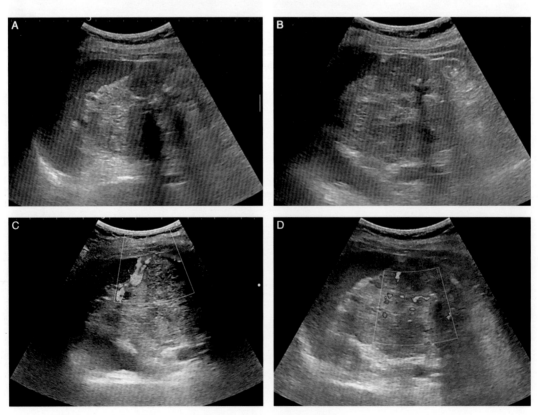

图 8-5-8　左上腹占位超声表现
A、B. 左上腹低回声不均团块，与胰尾分界不清；C、D. 病灶内及周边见少量血流信号

（三）其他影像检查

CT 肠系膜静脉造影

【影像学所见】胰腺体部见一不规则形低密度影，最大层面大小约 6.3cm×3.5cm，境界欠清，内

见多发钙化灶，增强可见不均匀强化，病灶与脾门动静脉分界不清，局部可疑侵犯脾实质（图 8-5-9）。

【影像学诊断】考虑胰腺癌，侵犯脾门动静脉及脾实质。

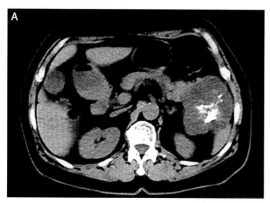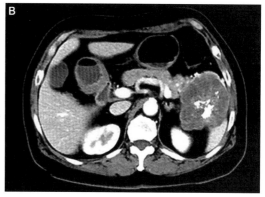

图 8-5-9　胰体部占位 CT 检查

A. 平扫显示胰腺体尾部低密度病灶，形态不规则，病灶中央见多发钙化影；B. 增强扫描显示病灶呈不均匀强化，内见放射状分隔

（四）实验室检查

肿瘤标志物 AFP、CEA、CA199、CA125、CA153 大致正常。

（五）术中所见

入院后行"腹腔镜胰体尾切除＋脾切除术"，术中见腹腔内无腹水，无黄染，腹盆壁未见明显肿瘤，肝脏大小、质地正常，表面未见结节，胆囊未见异常，胃未见明显异常，打开胃结肠韧带，于胰尾部见一大小约 9cm×8cm 的肿瘤，质韧，边界尚清，包绕脾血管，胰周、胃左血管旁见大小不等肿大淋巴结。

（六）病理检查

胰腺体尾部肿物符合胰腺浆液性微囊性腺瘤，免疫组化结果：CK7、CK8/18、CK19、Inhibinα、MUCI 阳性，NSE 阴性。脾未见肿瘤。

（七）解析

本病例超声检查发现左上腹低回声不均团块，体积较大，与胰腺尾部分界不清，内可见钙化灶回声，CDFI 可见血流信号，肝脏及胰腺周围均未发现转移病灶，误诊为胰腺实性-假乳头瘤，术后病理证实为胰腺浆液性微囊性腺瘤。胰腺浆液性微囊性腺瘤病灶内液性区多较小，病灶呈"蜂窝状"或"海绵样"改变，分叶状轮廓，中心性钙化灶，CT 及 MRI 还可见放射性间隔。该病例声像表现与胰腺实性-假乳头瘤存在一定重叠，应密切结合病史，包括流行病学资料综合诊断，以减少误诊。

病例四

（一）临床资料

女性患者，13 岁，20 天前无明显诱因出现反复中上腹部绞痛，查 MRI 提示"胰腺头部占位，考虑实性-假乳头瘤可能，恶性待排除"。既往史、个人史、家族史无特殊。体格检查未见明显异常。

（二）超声检查

【超声显像所见】胰腺钩突部见一囊实性团块，大小约 4.7cm×3.9cm，边界尚清晰，以实性为主，内可见少许液性区，未见明显血流信号，胰管未见明显扩张（图 8-5-10）。

【超声检查结果】胰头囊实性团块，胰腺实性-假乳头瘤？其他性质待定，请结合相关检查。

（三）其他影像检查

上腹部 MRI 检查

【影像学所见】胰头部增大，可见一大小约 4.9cm×3.7cm 的类圆形异常信号影，T_1WI 呈低信号，T_2WI 呈混杂高信号，增强后呈不均匀强化，胰管未见明显扩张（图 8-5-11）。

【影像学诊断】考虑实性-假乳头瘤可能，胰腺癌待排除，请结合临床，必要时进一步检查。

（四）实验室检查

免疫球蛋白 IgG4、肿瘤标志物 AFP、CEA、CA199、CA125、CA153 大致正常。

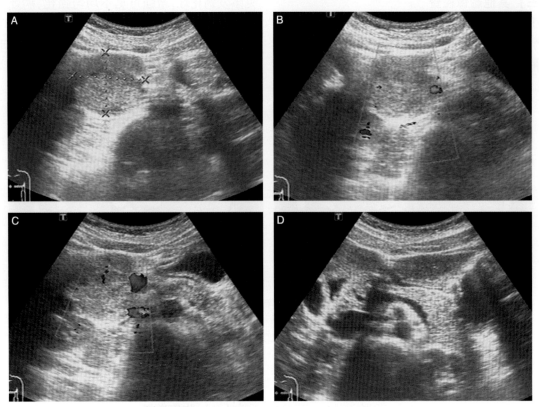

图 8-5-10 胰腺实性-假乳头瘤超声表现

A.胰腺钩突部实性为主囊实性团块,边界清晰;B、C.病灶内见少量血流信号;D.胰管未见扩张

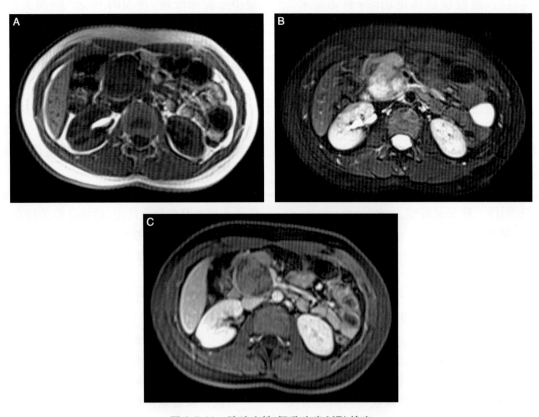

图 8-5-11 胰腺实性-假乳头瘤 MRI 检查

A.T_1WI 序列显示胰头部类圆形低信号灶;B.T_2WI 序列显示病灶呈混杂高信号;C.T_1 增强序列显示病灶不均匀强化

（五）术中所见

入院后行"达芬奇机器人胰十二指肠切除术"，术中见腹腔无腹水，腹腔脏器组织无黄染，腹盆壁、大网膜、肠系膜未触及肿瘤，肝脏质地、大小正常，未及结节，胆囊大小约 8cm×3cm×3cm，呈慢性炎症改变，胆总管无增宽，外径约 0.3cm，胰头可触及一质韧肿瘤，大小约 5cm×4cm×4cm，边界清晰，肿物呈囊实性，内含坏死组织，未侵犯肠系膜上动静脉。

（六）病理检查

（胰腺十二指肠）胰腺实性-假乳头瘤，浸润包膜，送检各组淋巴结未见转移。免疫组化结果：CK（+）、Vim（+）、CD10（+）、β-catenin（+）、CD56（+）、CgA（-）、Syn（-）。

（七）解析

本病例病灶位于胰头部，部分外生性生长，超声显示为稍高回声，边界清楚，病灶较大，但胆管胰管均无扩张，无转移征象，结合患者为青年女性，肿瘤标志物正常，胰腺实性-假乳头瘤诊断成立。

病例五

（一）临床资料

女性患者，28 岁，1 周前无明显诱因出现中上腹部闷痛不适，呈持续性，疼痛可自行缓解，对症处理后仍反复腹部闷痛，并牵涉至后背部。查 MRI 提示胰体占位。既往肺结核病史，个人史及家族史无特殊。体格检查于左中腹扪及一长约 10cm 的肿物，质韧，活动度差。

（二）超声检查

【超声显像所见】胰腺体尾部见一回声不均团块，大小约 13.2cm×12.0cm，边界尚清晰，内可见强回声斑，可见血流信号（图 8-5-12）。超声造影显示病灶与周围正常胰腺组织同步增强、同步消退，增强强度低于正常腺体（图 8-5-13）。

【超声检查结果】胰体尾部回声不均团块，考虑实性-假乳头瘤。

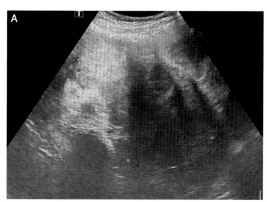
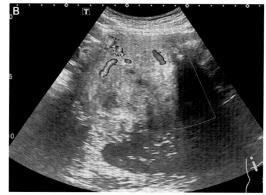

图 8-5-12　胰腺实性-假乳头瘤超声表现
A.病灶位于胰腺体尾部，呈回声不均团块，边界清楚；B.病灶内见少量血流信号

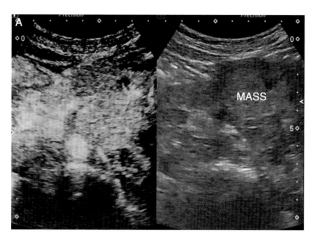
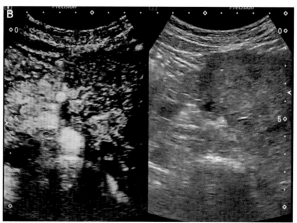

图 8-5-13　胰腺实性-假乳头瘤超声造影
A.造影 18 秒，病灶与正常胰腺组织同时增强；B.30 秒，病灶增强强度低于正常胰腺组织

（三）其他影像检查
CT 肠系膜静脉造影

【影像学所见】胰腺体部、尾部可见巨大低密度肿块影,大小约 12cm×13cm,肠系膜静脉造影显

示肿块邻近的脾静脉近汇入端腔明显变扁,边缘不规则(图 8-5-14)。

【影像学诊断】考虑胰体尾部癌,侵犯邻近脾静脉。

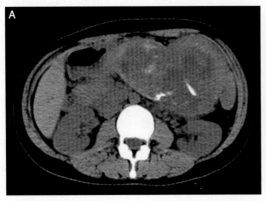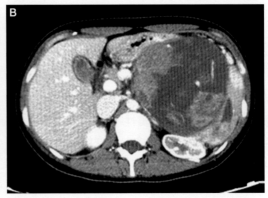

图 8-5-14　胰腺实性-假乳头瘤 CT 检查
A.平扫显示胰腺体尾部巨大密度不均肿块;B.增强扫描显示肿块不均匀强化

（四）实验室检查

肿瘤标志物 AFP、CEA、CA199、CA125、CA153大致正常。

（五）术中所见

入院后行"腹腔镜辅助胰体尾+脾+胆囊切除术",术中见腹腔无腹水,腹盆壁、肠系膜未见明显结节,胃周、脾门血管明显迂曲、扩张,肝脏大小、质地正常,胆囊呈慢性炎症改变,大小约 7cm×3cm×2cm,胃、大小肠未见明显异常。切开胃结肠韧带见胰体尾一巨大质硬肿物,大小约 17cm×12cm×8cm,与脾门紧密粘连。

（六）病理检查

(胰体尾+脾)胰腺实性-假乳头瘤,紧邻脾脏被膜,未累及脾,胰切缘未见肿瘤。免疫组化结果:CK(+)、Vim(+)、CD10 部分(+)、β-catenin(+)、CD56(+)、CgA(-)、Ki-67 约 2%细胞阳性。胃左动脉旁淋巴结 3 枚,未见肿瘤。

（七）解析

该患者为青年女性,胰腺体尾部占位,边界尚清晰,内部可见钙化,超声造影表现为与正常胰腺组织同进退,但增强强度减低,肿瘤标志物正常,胰腺实性-假乳头瘤可能性大。

患者出现腹痛,并向背部放射,应注意排除胰腺癌。胰腺癌多见于中老年男性,超声造影多表现为低增强,早期和晚期增强强度均低于正常胰腺组织,可从周边到中央增强,消退早于正常胰腺组织,

呈"慢进快退低增强"模式,与本病例不符。

（钱清富　唐秀斌　陈志奎　魏洪芬）

参考文献

1. 张太平,刘悦泽,邱江东,等.胰腺囊性肿瘤临床诊断与治疗指南的进展与比较.中华消化外科杂志,2020,19(4):374-378.
2. 方三高,魏建国,陈真伟.WHO(2019)消化系统肿瘤分类.诊断病理学杂志,2019,26(12):865-870.
3. 蒋慧,郑建明.2019 版 WHO 胰腺肿瘤分类解读.中华胰腺病杂志,2020,20(1):1-7.
4. Chan Park, Hyoung Jung Kim, So Yeon Kim, et al. Growth rate of serous pancreatic neoplasms in vivo:a retrospective, observational study. ACTA RADIOL,2018,4(60):433-440.
5. 唐月阳,夏天,刘俊,等.胰腺浆液性囊腺瘤 9 例临床病理分析.西南医科大学学报,2019,42(2):143-147.
6. 郝敬军,赵林,庄伟雄,等.胰腺浆液性囊腺瘤与黏液性囊腺瘤的 CT 诊断与鉴别.医学影像学杂志,2017,27(2):273-276.
7. M. G. Keane, A. Shamali, L. N. Nilsson, et al. Risk of malignancy in resected pancreatic mucinous cystic neoplasms. BRIT J SURG,2018,105(4):439-446.
8. 赵玉沛.曾宪九胰腺病学.2 版.北京:人民卫生出版社,2018.
9. Keane MG,Shamali A,Nilsson LN,et al. Risk of malignancy in resected pancreatic mucinous cystic neoplasms. BRIT J SURG,2018,105(4):439-446.

10. 李巍,刘金龙,傅华,等. 胰腺黏液性囊性肿瘤诊治分析. 肝胆胰外科杂志,2016,28(3):193-196.

11. 罗帝林,赵志清,黄春元,等. 多层螺旋 CT 对胰腺囊腺瘤与囊腺癌的诊断价值. 放射学实践,2014(4):419-421.

12. 王锋,袁克美,贾明胜,等. 胰腺黏液性囊腺瘤或囊腺癌的 CT 诊断及鉴别诊断. 实用放射学杂志,2012,28(5):805-807.

13. 葛春林,郭克建,罗晓光,等. 38 例胰腺囊性肿瘤的临床诊断及外科治疗. 中华普通外科杂志,2006,21(4):235-238.

14. 孙建,简志祥,区应亮,等. 胰腺囊性肿瘤的手术治疗时机和方式探讨. 中山大学学报(医学科学版),2011,32(1):71-75.

15. 李萍,孟凡荣,张梅,等. 彩超对胰腺体尾部囊腺癌与左侧门静脉高压的相关性研究. 中国超声医学杂志,2009,25(3):325-327.

16. 周静,陶京,王春友,等. 胰腺囊腺瘤与囊腺癌的临床特点及其鉴别诊断. 中华普通外科杂志,2007,22(7):497-499.

17. 安锋铮,邱法波,吴昌亮,等. 中国大陆 2000—2010 年胰腺囊腺瘤和囊腺癌临床流行病学特征. 中国现代普通外科进展,2011,14(2):140-143.

18. 吴泓,程南生,龚日祥,等. 胰腺囊腺癌的早期诊断. 四川大学学报(医学版),2006,37(4):659-660.

19. 秦懿,费健,王建承,等. 胰腺囊腺瘤和囊腺癌 165 例临床诊治分析. 肝胆胰外科杂志,2015,27(1):9-11.

20. Cortegoso Valdivia P,Chialà C,Venezia L,et al. Diagnosis and management of intraductal papillary mucinous neoplasms of the pancreas. Acta biomed,2018,89(9):147-152.

21. 李月月,徐选福. 内镜超声在胰腺导管乳头状黏液性肿瘤中的诊断价值. 中华胰腺病杂志,2018,18(2):139-141.

22. 钱清富,张秀娟,唐秀斌,等. 胰腺导管内乳头状黏液性肿瘤的超声分型与诊断分析. 临床超声医学杂志,2020,22(12):956-957.

23. 常晓燕,李霁,姜英,等. 胰腺导管内乳头状黏液性肿瘤的临床病理学及预后分析. 中华病理学杂志,2016,45(3):159-164.

24. 朱翔,华晓,吴凡. 重度异型增生 IPMN 的 CT 影像特征研究. 中国临床医学影像学杂志,2017,28(7):496-499.

25. Masao Tanaka,Carlos Fernández-del Castillo,Terumi Kamisawa,et al. Revisions of international consensus Fukuoka guidelines for the management of IPMN of the pancreas Pancreatology,2017,5(17):738-753.

26. 蔡云龙,戎龙,马永蔍,等. 胰腺导管内乳头状黏液瘤临

床特征与手术指征及恶性危险因素分析. 中华消化外科杂志,2017,16(10):996-1004.

27. 中华医学会外科学分会胰腺外科学组. 胰腺囊性疾病诊治指南(2015 版). 中华肝胆外科杂志,2015,21(10):649-651.

28. 张丽贤,赵东强. 胰腺囊性肿瘤认知误区及应对策略-2018 版《欧洲胰腺囊性肿瘤循证指南》解读. 中国全科医学,2019,22(35):4283-4287.

29. 蒋慧,郑建明. 2010 版 WHO 胰腺肿瘤解读. 中华胰腺病杂志,2015,15(2):133-135.

30. M Kosmahl,U Pauser,K Peters,et al. Cystic neoplasms of the pancreas and tumor-like lesions with cystic features:a review of 418 cases and a classification proposal. VIRCHOWS ARCH,2004,445(2):168-178.

31. 黄强,朱成林. 胰腺囊性肿瘤诊治热点探讨. 肝胆外科杂志,2018,26(2):154-156.

32. 王成锋. 胰腺囊性肿瘤的诊治策略. 中华医学杂志,2014,94(2):81-82.

33. 于双妮,陈杰. 解读 2019 版 WHO 胰腺肿瘤分类. 中华病理学杂志,2020,49(6):536-538.

34. Schlarb HC,Schlarb AC,Ubert HA,et al. Solid Pseudopapillary Tumor of the Pancreas. Waves in Random Media,2015,111(2):22-24.

35. Klimstra DS. Nonductal neoplasms of the pancreas. Mod Pathol,2007,20(suppol 1):94-112.

36. 陈志奎,张秀娟,柯丽明,等. 胰腺实性假乳头状瘤声像图特征及误诊分析. 中国超声医学杂志,2012,28(8):745-747.

37. 吴宇卉,陈志奎. 胰腺实性假乳头状瘤超声诊断分析. 生物医学工程与临床,2019,23(3):285-287.

38. 魏志新,宝荣,孙智勇,等. 胰腺实性假乳头状瘤的病理特点及诊治体会. 中华普通外科杂志,2007,22(2):96-98.

39. 高春涛,赵天锁,郝继辉,等. 50 例胰腺实性假乳头状瘤的临床诊治分析. 中国肿瘤临床,2017,44(4):173-176.

40. Kobayashi T,Sakemi Y,Yamashita H. Increased Incidence of Retroperitoneal Teratomas and Decreased Incidence of Sacrococcygeal Teratomas in Infants with Down Syndrome. Pediatric Blood & Cancer,2014,61(2):363-365.

41. Jarboui S,Daghfous A,Kacem K,et al. Solid-Pseudopapillary tumor of the pancreas:Clinical and radiologicalfeatures. Case report and review of the literature. Case Reports in Clinical Medicine,2013,2(7):415-421.

42. Carol M. Rumack,Stephanie R. Wilson,J. William Charboneau,et al. Diagnostic Ultrasound. 4th ed. Philadelphia:Mosby Inc,2011.

43. You L, Yang F, Fu D L. Prediction of malignancy and adverse outcome of solid pseudopapillary tumor of the pancreas. World J Gastrointest Oncol, 2018, 10（7）:184-193.

44. European Study Group on Cystic Tumours of the Pancreas. European evidence-based guidelines on pancreatic cystic neoplasms. Gut,2018,67(5):789-804.

45. WHO Classification of Tumours Editorial Board. WHO Classification of Tumors:Digestive System Tumours. 5th ed. Lyon:International Agency for Research on Cancer,2019.

第九章

胰腺神经内分泌肿瘤

胰腺神经内分泌肿瘤（pancreatic neuroendo-crine neoplasms，PanNENs）是起源于胚胎前肠的多功能神经内分泌干细胞的一组少见肿瘤，包括分化较好的神经内分泌瘤（NETs）和分化差的神经内分泌癌（NECs）。

PanNENs占胰腺所有肿瘤的2%~5%，年发病率<1/100 000，发病没有明显性别差异，发病率最高的年龄段为30~60岁。发病风险因素包括癌症家族史、吸烟、饮酒、肥胖和糖尿病。PanNETs通常生长缓慢，5年的总生存率为33%，10年为17%，20年为10%。手术切除显著提高了生存率。相比之下，生长迅速的PanNECs患者很少能存活1年。

一、分类

PanNENs根据是否能检测出患者血清激素浓度的异常升高，可分为两类：功能性PanNENs与非功能性PanNENs。在过去，功能性PanNENs占所有PanNENs的60%~85%，其中胰岛素瘤是最常见的类型（占70%），其次是胃泌素瘤、胰高血糖素瘤、血管活性肠肽瘤和其他功能性PanNETs。最近的数据显示，非功能性PanNENs数量超过功能性PanNENs，占所有PanNENs的60%以上。非功能性PanNENs与临床激素分泌过多综合征无关，但它们可能分泌肽类激素和生物物质，如胰多肽、生长抑素和嗜铬粒蛋白，这些物质的分泌水平不足以引起症状或其本身不会引起临床症状。直径小于5mm（影像检查能检测到的最小径）的肿瘤通常无功能，称为神经内分泌微腺瘤，多发性微腺瘤称为微腺瘤病。

二、病理

2010年《消化系统肿瘤WHO分类》的病理分级标准，根据增殖活性，由每10个高倍视野细胞核分裂象数和/或Ki-67阳性指数两项指标，可将胰腺NENs分为3级：G1级，核分裂象数<2个/10HPF，和/或Ki-67阳性指数≤2%；G2级，核分裂象数为2~20个/10HPF，和/或Ki-67阳性指数为3%~20%；G3级，核分裂象数>20个/10HPF，和/或Ki-67阳性指数>20%。G1级、G2级为高分化的神经内分泌瘤（neuroendocrine tumors，NETs），G3级为低分化的神经内分泌癌（neuroendocrine carci-nomas，NECs）。2017年WHO引入了G3 PanNETs的概念，是指部分G3级别的PanNENs虽然每10个高倍视野细胞核分裂象数和/或Ki-67阳性指数两项指标达到G3级别，但组织形态学分化良好，通常其Ki-67阳性指数>20%，但<55%，这部分肿瘤称之为G3 PanNETs。

2019年版的《消化系统肿瘤WHO分类》对PanNENs的病理分级做出了更新，将PanNENs分为神经内分泌瘤（PanNETs）和神经内分泌癌（PanNECs）两种。其中PanNETs分化良好，可分为低、中、高三个级别，由轻到中度异型的细胞组成，表达神经内分泌细胞的一般标志物（突触小泡蛋白和嗜铬粒蛋白染色深且广泛）和相关激素，细胞排列呈器官样模式，一般不伴有坏死囊性变。根据增殖活性，按照细胞核分裂数和/或Ki-67阳性指数两项指标，可将PanNETs分为3级：G1级，核分裂象数<2/2mm^{2}或Ki-67阳性指数<3%；G2级，核分裂象数为2~20/2mm^{2}或Ki-67阳性指数为3%~20%；G3级，核分裂象数>20/2mm^{2}或Ki-67阳性指数>20%。PanNECs是一种低分化高级别的神经内分泌肿瘤，由高度异型的小细胞或中-大细胞组成，表达神经内分泌细胞的一般标志物（突触小泡蛋白呈弥漫性弱染色，嗜铬粒蛋白呈局灶性弱染色）和微量的激素，但缺乏胰蛋白酶和羧酸酯水解酶等腺泡细胞标志物的表达。根据增殖活性，PanNECs核分裂象数>20/2mm^{2}或Ki-67阳性指数>20%。

不同类型 PanNENs 的大体检查、显微镜下 HE 染色切片中的形态学表现相似。大体切面呈粉红色,内部结构多为实性,有包膜,部分包膜不完整或没有包膜。镜下显示肿瘤结构呈实体型、腺体型、脑回状、假菊型团状等,排列方式多变,有时同一病理切片可能存在多种排列方式,肿瘤间质常有丰富的血管,病灶内部及边缘存在不同程度的纤维化;NECs 可见明显坏死。

NETs G1 级胰腺 NENs 肿瘤细胞增殖不活跃,与周边组织常有相对清晰的边界;NETs G2、G3 级肿瘤细胞增殖相对活跃,肿瘤组织与周边组织可呈交错排列,肿瘤细胞呈蟹足状向外延伸。免疫组织化学可以特异性地检测出不同类型的胰腺 NENs 所分泌的激素。近年来研究发现,很多非功能性胰腺 NENs 亦含有内分泌细胞,并分泌多种物质,但这些物质并不引起相应的临床症状,因此胰腺 NENs 的诊断需密切结合患者的临床症状。

三、临床特点

(一) 非功能性 PanNENs

平均发病年龄为 50～55 岁,男女比例为 1:1.15,2/3 外科手术切除的病灶位于胰头部。许多患者无症状,为影像学检查意外发现的,尤其是小病灶或位于胰尾的病灶。当病灶增大压迫周围组织结构或者出现转移相关并发症时,患者出现腹痛、厌食、梗阻性黄疸等症状。非功能性 PanNENs 可发生局部淋巴结和肝脏转移,远处转移通常发生在病程的晚期,主要见于肺和骨。

微腺瘤通常是良性的,55%～75% 的其他非功能性 PanNENs 具有恶性生物学行为,包括胰腺外扩散、转移或复发。据报道,手术切除后,非功能性 PanNENs 的 5 年生存率为 65%～86%,10 年生存率为 45%～68%。转移性 PanNENs 的 5 年生存率为 59%,10 年生存率为 36%。

预测 PanNENs 预后最重要的组织学因素是基于有丝分裂率和 Ki-67 增殖指数的增殖率。另一个预测因素是肿瘤大小,小于 2cm 的肿瘤发生临床侵袭比较罕见,而大于 3cm 的肿瘤具有更高的转移风险。肿瘤侵袭性生长(尤其是血管侵袭)、坏死和局部淋巴结肿大者,发生转移的可能性增加。

(二) 胰岛素瘤

胰岛素瘤绝大多数发生于胰腺,胰腺外胰岛素瘤极为罕见,偶见报道于十二指肠壁、空回肠和脾门。胰岛素瘤是最常见的功能性 PanNENs,占切除

的 PanNENs 的 4%～20%,起源于胰腺小管或腺泡系统的细胞,胰腺各个部位均可发生。胰岛素瘤能自主脉冲式地分泌胰岛素,是内源性高胰岛素血症的常见病因,可发生于任何年龄段,高峰在 60～70 岁,而儿童和年轻人罕见,女性发病率略高于男性。约 10% 的胰岛素瘤发生转移,男性患者更为多见。约 10% 的患者可见多发性胰岛素瘤,最常见于多发性内分泌腺瘤病 MEN-1 型。

胰岛素瘤通常体积较小,很少引起外压性症状,其临床症状主要与肿瘤细胞异常分泌胰岛素导致长期反复的低血糖有关,临床表现复杂多样,主要分为两种:一种是低血糖导致的中枢神经系统功能受抑制引起的精神神经症状,如饥饿、焦虑、头痛、神志不清、昏迷等;另一种是低血糖后代偿性儿茶酚胺分泌过多引起的交感神经兴奋,主要表现为面色苍白、心慌、冷汗、颤抖等。恶性胰岛素瘤可发生激素分泌和临床症状改变。

(三) 胃泌素瘤

胃泌素瘤病因及发病机制尚不清楚,好发于 30～50 岁人群,男性多于女性。胃泌素瘤可分为两种类型,约 80% 为散发型,20% 为多发性内分泌腺瘤病 MEN-1 型,前者生物学行为类似于恶性肿瘤,后者为常染色体显性遗传疾病,生物学行为类似良性肿瘤,但有恶变倾向。

据统计,约 80% 的胃泌素瘤发生于胃泌素瘤三角区内,其中十二指肠是最常见的发病部位,占50% 以上;其次是胰腺,各个部位均可发生;胃、肝脏、淋巴结也有报道。大约 60% 的胰腺胃泌素瘤发生淋巴结转移,胰腺胃泌素瘤比十二指肠胃泌素瘤更容易发生肝转移,总生存率更低。

肿瘤引起的高胃泌素血症导致胃酸过度分泌,临床上主要表现为卓-艾综合征,主要临床症状为顽固性消化道溃疡和腹泻,其中顽固性消化道溃疡是最常见的临床表现,75% 以上发生于十二指肠第一段,药物治疗效果差。

(四) 血管活性肠肽瘤

血管活性肠肽瘤 VIPoma 是一种功能性高分化神经内分泌肿瘤,75%～90% 位于胰腺,10%～25% 位于胰腺外。胰腺 VIPoma 非常罕见,仅占 0.6%～1.5% 的 PanNENs,2%～6% 的功能性 PanNENs,70% 的病灶位于胰体尾部,30% 位于胰头部。通常为单发病灶,界限清楚,体积较大,最大径 4.5～5.3cm。胰腺外 VIPoma 多发生于肾上腺、腹膜后和纵隔。

VIPoma 可分泌大量的血管活性肠肽，松弛小肠平滑肌，刺激小肠分泌和抑制胃酸分泌，患者出现严重水样泻、低钾血症、胃酸缺乏或过少。5%~80%的病例在诊断时发生远处转移，主要转移至肝脏，发生转移与未转移的 VIPoma 的术后 5 年生存率分别为 60%、94%。无手术指征的患者可采用药物治疗，生长抑素是最有效的药物，可抑制 VIP 分泌，控制腹泻及抑制肿瘤生长。

（五）胰高血糖素瘤

胰高血糖素瘤是一种分化良好的功能性 PanNENs，1923 年由 Marlin 首先发现，占所有 PanNENs 的 1%~2%，诊断时平均年龄为 52.5 岁，男女比例为 0.8:1。多为单发病变，好发于胰腺尾部。

胰高血糖素瘤临床表现为典型三联征：①特征性皮疹，坏死性松解性游走性红斑好发于皮肤皱褶多摩擦处；②糖耐量受损，是胰高血糖素瘤的常见临床表现之一；③消瘦，可能与体内过量的胰高血糖素促进了脂肪和蛋白质的分解有关。其他表现包括贫血、口角炎、萎缩性舌炎、静脉血栓等。

胰高血糖素瘤诊断时发现转移的病例比较常见，最常转移到肝脏，其次是淋巴结、肠系膜/腹膜、骨骼、肺、脾脏。70%的胰高血糖素瘤患者存活时间为 5 年，平均存活时间>6 年。患者死亡主要与肿瘤生长相关，而与肿瘤的功能性并发症的相关性较小。

四、超声检查

1. PanNENs 可发生于胰腺的任何部位，以头部和尾部多见；肿瘤可呈低、等、高回声，以低回声或等回声多见，内部多为均匀的实性结构，部分可伴有小无回声区（图 9-0-1）；边界清晰、形态规则（图 9-0-2、图 9-0-3），部分胰腺 NENs 声像图亦存在边界不清晰、形态不规则的表现（图 9-0-4、图 9-0-5），常见于 G2、G3 级肿瘤；肿瘤压迫或包绕胰管时可伴有远端胰管轻度扩张（图 9-0-6、图 9-0-7）。

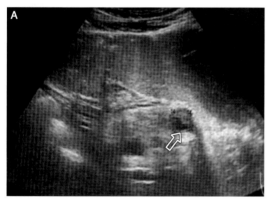 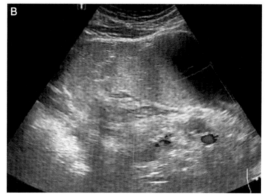

图 9-0-1　胰体尾部非功能性 NENs 超声表现
A. G2 级，胰体尾部囊实性结节，边界清晰，形态规则；B. 病灶内未见血流信号

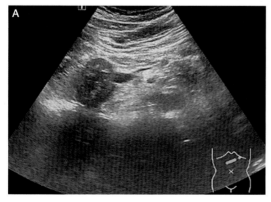 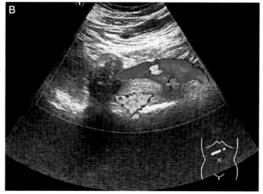

图 9-0-2　胰头非功能性 NENs 超声表现
A. G1 级，胰头低回声结节，边界清楚，形态规则；B. 未见血流信号

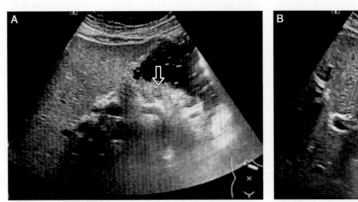
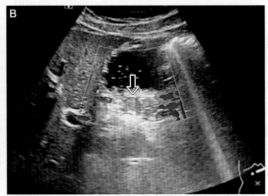

图 9-0-3 胰体部胰岛素瘤超声表现

A. G2 级,胰体部低回声结节,边界清晰,形态规则;B. 病灶内未见血流信号

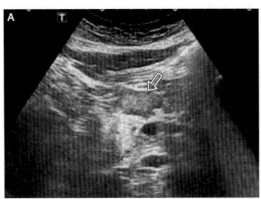
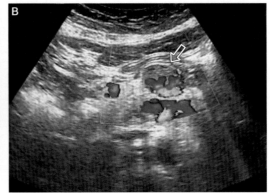

图 9-0-4 胰体非功能性 NENs 超声表现

A. G2 级,胰体部低回声结节,边界清晰,形态不规则;B. 病灶内见丰富血流信号

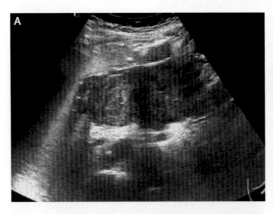
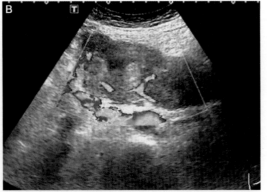

图 9-0-5 胰体尾部非功能性 NENs 超声表现

A. G3 级,胰体尾部囊实性团块,边界欠清晰,形态不规则;B. 病灶内见较丰富血流信号

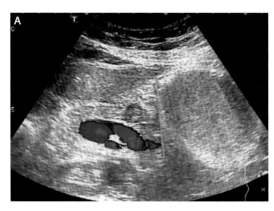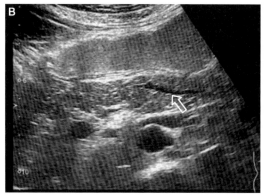

图 9-0-6　胰体部非功能性 NENs 超声表现

A. G1 级,胰体部低回声结节,边界清晰,形态规则,未见血流信号;B. 肿瘤压迫致远端胰管轻度扩张

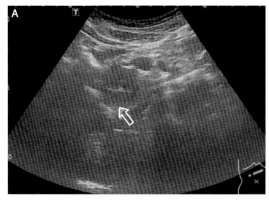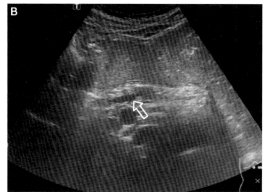

图 9-0-7　胰头部非功能性 NENs 超声表现

A. G2 级,胰头部低回声结节,形态规则;B. 肿瘤压迫胰管致远端胰管轻度扩张

2. 典型 PanNENs 病灶血流信号丰富,患者肥胖、病灶位置深在时,可能由于彩色多普勒信号的衰减而呈现无血流信号。

3. CEUS　多数 PanNENs 的造影剂到达时间较胰腺实质早,增强速度快,达峰时间短,造影剂由周边迅速向病灶内充填,小病灶强化均匀,病灶体积较大时可伴有液化坏死,可表现为不均匀强化;早期病灶增强的强度多数较周边胰腺实质高,少数较胰腺实质低;晚期增强强度一般与周边胰腺一致或稍低。

五、其他影像检查

(一) CT

平扫时胰腺 NENs 表现为略低密度结节影,肿瘤较小时密度均匀,较大肿瘤可见囊性变和坏死区,可伴有钙化灶。增强扫描通常为富血供,动脉期中高度强化,门脉期和延迟期呈均匀或环形强化,较大肿瘤的强化可不均匀,囊性变肿瘤实性成分仍可明显强化。

(二) MRI

肿瘤大小不一,多数形态较规则,边界清晰或不清。平扫时肿瘤 T_1WI 多呈低或稍低信号,T_2WI 呈高信号,DWI 与周围正常胰腺组织相比具有较高的表观扩散系数值。增强扫描时,大多数胰腺 NENs 病灶动脉期早期呈持续明显强化,少数病灶动脉期强化可不明显;延迟期多有轻度强化,强化程度与周围胰腺组织接近;较大的胰腺 NENs 可伴有坏死、囊性变及钙化灶。

(三) 其他

^{68}Ga-PET-CT 对于 NENs 的检出率高,尤其是 G1、G2 级的 NENs,能够识别发现微小病灶及转移灶,有助于评估患者的全身情况。许多 NENs 病灶伴有生长抑素受体高表达,因此生长抑素受体显像可能有助于胰腺 NENs 的定位诊断。

六、实验室检查

除少数 G2、G3 级胰腺 NENs 外,大多数胰腺 NENs 的肿瘤标志物检查无阳性发现。

1. **非功能性 PanNENs** 虽然不表现出激素相关综合征,但具有一定的内分泌功能,其分泌的物质主要包括嗜铬素 A(CgA)、胰多肽、神经元特异性烯醇化酶,约 70% 的胰腺 NENs 患者 CgA 水平升高,尤其是已经发生转移的胰腺 NENs。胰多肽对胰腺 NENs 的诊断敏感性不高,但与 CgA 联合检测有助于提高诊断的敏感性,而神经元特异性烯醇化酶与肿瘤低分化存在一定相关性。

2. **胰岛素瘤** 1935 年 Whipple 提出了"Whipple 三联征"诊断标准,即空腹时低血糖发作、空腹或发作时血糖水平低于 2.8mmol/L、进食或静脉推注葡萄糖后症状改善,患者出现 Whipple 三联征时应高度怀疑胰岛素瘤。

3. **胃泌素瘤** 胃泌素瘤的定性诊断主要依赖于临床症状、病史、血清胃泌素的测定、胃液分析,以及激发试验综合诊断。胃泌素>200pg/mL,胃液分析基础排酸量与最大排酸量的比值>0.6 时高度提示卓-艾综合征。临床常用的激发试验中,最为简单可靠的是促胰液素激发试验,快速静脉注射促胰液素后,检测血清胃泌素较基础值升高 200pg/mL 以上时提示胃泌素瘤可能性大。

4. **血管活性肠肽瘤** 血清血管活性肠肽升高,出现低血钾、低血氯、低胃酸甚至无胃酸,以及高血钙、低磷血症,葡萄糖耐量减低、高血糖,因脱水引起电解质紊乱、酸碱平衡失调等。

5. **胰高血糖素瘤** 胰高血糖素瘤患者空腹时血清胰高血糖素水平明显升高,目前临床多以空腹时血清胰高血糖素>1 000ng/L 作为本病的诊断标准。

七、鉴别诊断

1. **胰腺癌** 好发于中老年男性,就诊时大多已处于疾病中晚期,患者常有腹痛、黄疸等相应的临床表现,实验室检查多有 CA199、CEA 等肿瘤标志物升高。胰腺癌好发于胰头部,超声表现为乏血供的实性低回声团块,边界不清,形态不规则,胰管扩张,肿瘤可侵犯包绕肠系膜上动静脉、脾动脉及周边组织器官,胰周可见到肿大的淋巴结。

2. **胰腺实性-假乳头瘤** 好发于青年女性患者,肿瘤标志物多正常,超声表现为囊实性占位,常以实性成分为主,边界清楚,形态规则,内部可见强回声钙化,CDFI 可见少量血流信号。

3. **囊腺瘤** 囊腺瘤同样好发于中老年人群,女性患者多于男性,不具备特征性的临床症状,肿瘤标志物多为阴性,但囊腺瘤属于胰腺囊性肿瘤,包括浆液性囊腺瘤和黏液性囊性肿瘤,常表现为以囊性为主的囊实性占位,实性成分多为厚薄不一的分隔带回声,分隔带将肿块的囊性区域分隔成大小不一的囊腔,血流信号不丰富。

八、病例解析

病例一

(一) 临床资料

男性患者,79 岁,2 周前外院查 MRI 发现胰尾部占位,考虑神经内分泌癌可能;肝内多发占位,考虑转移瘤伴囊性变及出血。患者无明显不适,既往史、个人史、家族史等无特殊,查体未见异常。

(二) 超声检查

【超声显像所见】肝内见数个囊实性结节及团块,大者约 4.7cm×4.4cm(左外叶),边界尚清晰,未见明显血流信号。胰尾部见一低回声不均团块,大小约 6.1cm×5.6cm,边界尚清晰,内见多个小液性区,大者径约 0.5cm,可见较丰富血流信号。胰管无扩张。(图 9-0-8~图 9-0-10)。

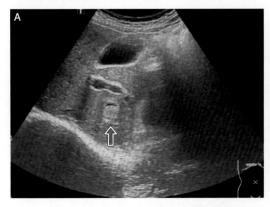
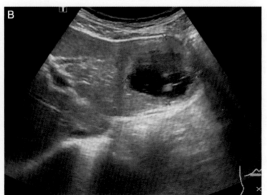

图 9-0-8 胰腺神经内分泌肿瘤肝转移超声表现
A. 肝内多发大小不等的囊实性占位;B. 大者位于左肝外叶,以囊性为主

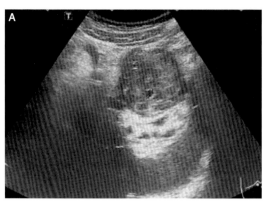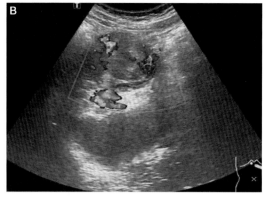

图 9-0-9 胰腺神经内分泌肿瘤超声表现
A. 左上腹低回声团块,紧邻胃肠、肾上腺,肿块内见小无回声区;B. CDFI 见丰富血流信号

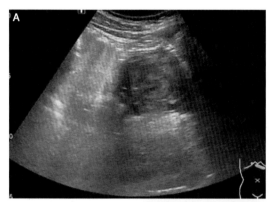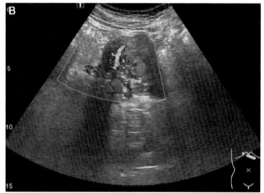

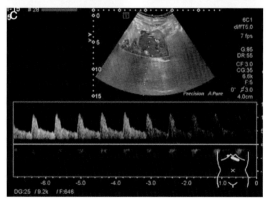

图 9-0-10 胰腺神经内分泌肿瘤超声表现
A. 肿块位于胰尾部,边界清楚,形态规则;B. 血流信号丰富;C. PW 可测及高阻力指数动脉频谱

【超声检查结果】考虑神经内分泌肿瘤或癌,肝内多发转移可能。

（三）其他影像检查

无。

（四）实验室检查

肿瘤标志物 AFP、CA125、CA153、CA199、CA242、CEA、NSE 及疫球蛋白 IgG4、血生化全套、血常规、血淀粉酶大致正常。

（五）术中所见

入院后行"达芬奇机器人胰体尾切除术（War-shaw）+左肝外叶部分切除术+右肝 V 段肿瘤剜除术",术中见腹腔无腹水,腹盆壁、大网膜、肠系膜未见肿瘤,肝脏质地正常,于左肝外叶表面见一肿物,直径约 4.5cm,于右肝 V 段见一直径约 1.0cm 结节,胰尾见一大小约 6cm×5cm 肿瘤,质地中等,包膜完整,边界清楚,胰周、胃左血管旁、肝总动脉旁见大小不等的肿大淋巴结。

（六）病理检查

（胰腺肿物）神经内分泌肿瘤（G2）,肿瘤大小 6cm×5.5cm×5cm,间质可见脉管瘤栓。左肝外叶肿瘤、肝Ⅴ段镜下见神经内分泌肿瘤(G2)。

(七)解析

本病例患者为老年男性,入院前 MRI 检查发现胰尾部及肝脏占位,考虑胰腺神经内分泌癌并肝转移。超声检查发现胰尾部低回声团块,体积较大,最大径达 6cm,边界尚清晰,可见较丰富血流信号,而且肝内多发结节,考虑为转移性。

胰腺癌多见于老年男性,可发生肝转移,但患者多有腹痛、消瘦等表现,胰腺病灶超声多表现为边界不清,后方回声衰减,乏血供,远端胰管扩张,胰周淋巴结转移。该患者胰腺病灶较大,但缺乏临床症状,胰腺病灶超声检查更偏向良性表现,胰周无肿大淋巴结,结合肝转移的表现,首先考虑为胰腺神经内分泌肿瘤。患者术后病理证实为胰腺神

经内分泌瘤,G2 级属于高分化肿瘤,但可发生肝脏等远处转移。

病例二

(一)临床资料

男性患者,64 岁,1 个月前体检 CT 平扫提示胰尾部低密度影,患者无明显不适,既往史、个人史、家族史等无特殊,查体未见异常。

(二)超声检查

【超声显像所见】 胰腺尾部见一等回声结节,大小约 3.1cm×3.1cm,边界尚清晰,形态欠规则,可见较丰富血流信号,胰管无扩张(图 9-0-11)。

【超声检查结果】 考虑胰腺神经内分泌肿瘤可能。

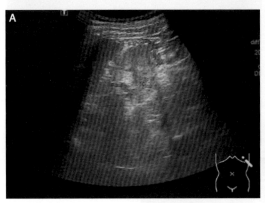
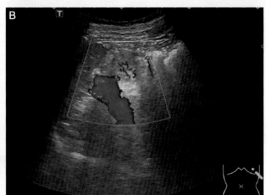

图 9-0-11 胰腺神经内分泌肿瘤超声表现
A.胰腺尾部等回声结节,边界清晰,形态规则;B.可见血流信号

(三)其他影像检查

1. CT 肠系膜静脉造影

【影像学所见】 胰尾部见一类圆形低密度灶,边界尚清晰,径约 2.4cm,增强扫描动脉期明

显强化,由脾动脉分支供血,与脾静脉分界清楚(图 9-0-12)。

【影像学诊断】 考虑胰尾部神经内分泌肿瘤可能。

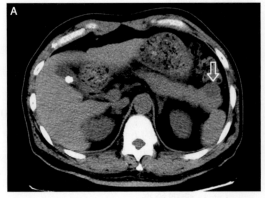
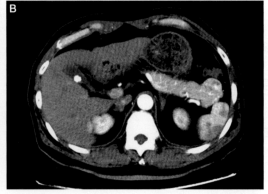

图 9-0-12 胰腺神经内分泌肿瘤 CT 检查
A.平扫显示胰尾部类圆形低密度病灶,边界清楚;B.增强扫描动脉期明显强化

2. 上腹部 MRI 平扫+增强

【影像学所见】胰尾部体积增大，内见一类圆形长 T_1、长 T_2 信号灶，大小约 2.4cm×2.0cm，信号欠均匀，与周边组织分界清楚，Gd-DTPA 增强扫描病灶呈明显不均匀强化，强化程度高于正常胰腺组织（图 9-0-13）。

【影像学诊断】考虑神经内分泌肿瘤？实性-假乳头瘤？

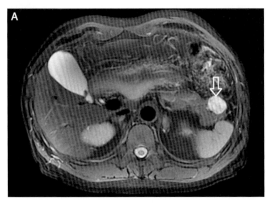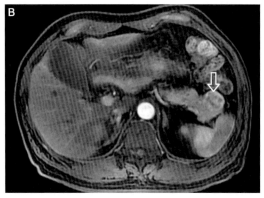

图 9-0-13　胰腺神经内分泌肿瘤 MRI 检查
A. T_2WI 序列显示胰尾部类圆形高信号灶；B. T_1 增强序列显示病灶明显不均匀强化

（四）实验室检查

肿瘤标志物 AFP、CA125、CA153、CA199、CA242、CEA、NSE 及疫球蛋白 IgG4、血生化全套、血常规、血淀粉酶大致正常。

（五）术中所见

入院后行"达芬奇机器人胰体尾切除术（kimura 法保脾）"，无腹水，腹盆壁未见肿瘤，肝脏质地正常，表面未见结节，胰尾见一实性肿物，大小约 3cm×2cm，包膜完整，边界尚清楚，与脾血管粘连明显。

（六）病理检查

（胰尾肿物）胰腺神经内分泌肿瘤（G1），免疫组化结果：CK、Syn、CgA、CD56 阳性，Vim 部分阳性，β-catenin 膜阳性，Ki-67 约 1% 阳性。

（七）解析

本病例患者无症状，体检发现胰尾占位，肿瘤标志物正常，超声检查显示胰尾部等回声结节，边界清晰，可见丰富血流信号，胰管无扩张，首先考虑胰腺神经内分泌肿瘤。胰腺浆液性微囊型囊腺瘤亦可表现为类实性病灶，部分病灶可见较丰富血流信号，但囊腺瘤更多见于女性患者，大多呈囊实性改变。胰腺实性-假乳头瘤多见于青年女性，病灶多呈实性为主的囊实性结节，边界较清楚，可见钙化。

病例三

（一）临床资料

女性患者，71 岁，2 年前体检超声发现胰头低回声团块，患者无明显不适，未诊治。既往史、个人史、家族史等无特殊。查体未见异常。

（二）超声检查

【超声显像所见】胆总管上段扩张，内径约 1.3cm，下段受压。胰头见一低回声团块，大小约 6.2cm×4.9cm，边界尚清晰，形态欠规则，可见丰富血流信号，胰管扩张，内径约 0.5cm（图 9-0-14、图 9-0-15）。

【超声检查结果】考虑胰腺神经内分泌肿瘤可能。

（三）其他影像检查

胰腺 MRI 平扫+增强

【影像学所见】胰头区可见不规则占位性病变，呈长 T_1、长 T_2 信号，大小约 5.6cm×4.3cm，增强呈不均匀强化，DWI 呈高信号，病灶与邻近门脉分界欠清晰，胆总管下段走行于病灶内，肝内外胆管及胰管扩张（图 9-0-16）。

【影像学诊断】考虑胰腺癌。

（四）实验室检查

肿瘤标志物 AFP、CA125、CA153、CA199、CA242、CEA、NSE 及疫球蛋白 IgG4、血生化全套、血常规、血淀粉酶大致正常。

（五）术中所见

入院后行"胰十二指肠切除术"，无腹水，肝脏大小质地正常，未见明显转移结节，胆总管轻度扩张，直径约 1.2cm；胰头部可触及一肿物，大小约 6cm×4cm×4cm，质硬，可推动，与肠系膜上静脉、门静脉粘连紧密，肝十二指肠韧带、腹膜后可触及多发肿大淋巴结。

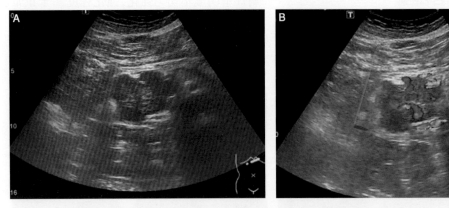

图 9-0-14　胰腺神经内分泌肿瘤超声表现
A.胰腺头部低回声团块,边界清晰,形态欠规则,呈分叶状;B.病灶内可见丰富血流信号

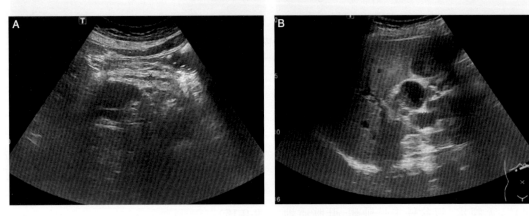

图 9-0-15　胰腺神经内分泌肿瘤超声表现
A.远端胰管轻度扩张,内径约 0.5cm;B.胆总管扩张,内径约 1.3cm

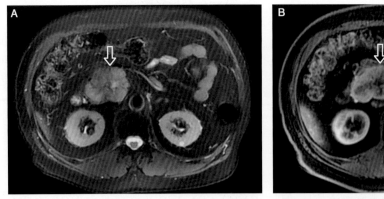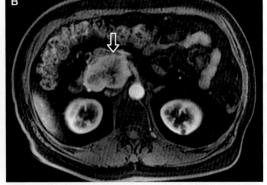

图 9-0-16　胰腺神经内分泌肿瘤 MRI 检查
A.T$_2$WI 序列显示胰头区不规则占位,呈高信号;B.T$_1$ 增强序列显示病灶不均匀强化

（六）病理检查

（胰头肿物）胰腺神经内分泌肿瘤（G2）,免疫组化结果:CK、Syn、CgA、CD56、Vim 阳性,β-catenin 包膜阳性,CD10 阴性,Ki-67 约 8% 阳性。

（七）解析

本病例为老年女性患者,病史 2 年,无症状,肿瘤标志物正常,首先考虑良性病变。病灶超声表现为胰头部低回声团块,体积较大,边界尚清晰,血供丰富,符合胰腺神经内分泌肿瘤表现。由于病灶较大,且位于胰头部,出现胆管胰管受压梗阻改变。本病例应与胰腺囊腺瘤或肿块型胰腺炎鉴别。肿块型胰腺炎患者常有反复腹痛腹胀不适,淀粉酶可升高,超声检查可见胰管扩张,伴有结石或钙化灶。

病例四

(一) 临床资料

男性患者,57 岁,反复双下肢皮疹 1 年,20 天前就诊外院,行右下肢肌肉活检,考虑坏死性松解性游走性红斑,肝胆胰脾 MRI 平扫+增强检查提示胰腺体部小结节灶,可疑神经内分泌瘤,需与胰腺周围其他病变相区别。既往哮喘 6 年,经治疗后好转,个人史、家族史无特殊。腹部查体未见明显异常。

(二) 超声检查

【超声显像所见】胰腺体尾部见一低回声结节,大小约 2.7cm×2.3cm,边界尚清晰,可见较丰富血流信号,胰管未见明显扩张(图 9-0-17)。胰腺尾部周围见数个低回声结节,大者约 4.5cm×3.3cm,边界清晰,未见明显血流信号(图 9-0-18)。

【超声检查结果】考虑胰体尾部癌或神经内分泌肿瘤可能,胰周淋巴结肿大。

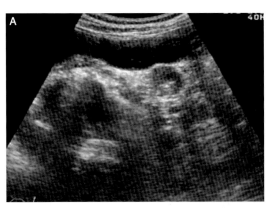
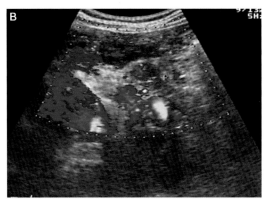

图 9-0-17　胰腺神经内分泌肿瘤超声表现
A.胰腺体尾部低回声结节,无包膜回声;B.病灶内见丰富血流信号

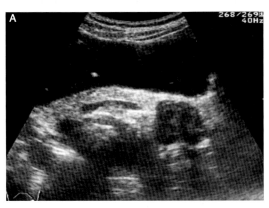
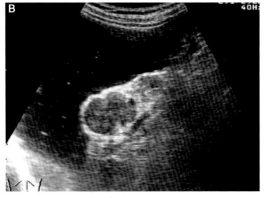

图 9-0-18　胰腺神经内分泌肿瘤超声表现
A、B.胰周淋巴结肿大

(三) 其他影像学检查

无。

(四) 实验室检查

1. 糖耐量 2 小时血糖 8.62mmol/L。

2. 肿瘤标志物 AFP、CA125、CA153、CA199、CA242、CEA、NSE 及血生化全套、血常规、血淀粉酶未见明显异常。

(五) 术中所见

入院后行"达芬奇机器人辅助胰体尾+脾+副脾切除+左肝结节活检术",无腹水,肝脏大小、质地正常,左肝表面散在数个白色小结节,最大直径约 0.5cm,胆囊未见异常,胰腺体尾部见肿瘤,大小约 1cm×1cm×0.5cm,脾脏未见异常。

(六) 病理检查

(胰腺体尾部)胰腺神经内分泌肿瘤(NETs,G1);胰腺上缘淋巴结见肿瘤转移。免疫组化结果:CPpan、Syn、CgA 阳性,glucagon 部分阳性,Ins-Lin 阴性,Ki-67 约 1.5%细胞阳性。(左肝结节)镜下见神经内分泌肿瘤转移。

（七）解析

患者为中老年男性，超声发现胰腺体尾部实性结节，呈低回声，边界清晰、形态规则，血供丰富，胰管无扩张，应考虑神经内分泌肿瘤。实验室检查肿瘤标志物阴性，结合特征性的坏死性松解性游走性红斑的临床表现，提示患者胰高血糖素瘤可能大。但检查同时发现胰周多发肿大淋巴结，须与胰腺癌相鉴别。胰腺癌好发于胰头部，常呈浸润性生长，边界不清晰、形态不规则，多为乏血供病灶，且通常伴有胰管扩张，患者常有腹痛、黄疸的临床表现，肿瘤标志物，尤其是 CA199 升高，上述胰腺癌特点均与本病例不符。

病例五

（一）临床资料

男性患者，47 岁，2 个月前无明显诱因出现上腹闷痛，无向他处放射，与体位、进食无关。既往史、个人史、家族史等无特殊，查体未见异常。

（二）超声检查

【超声显像所见】右上腹见一等回声团块，大小约 11.4cm×8.5cm，边界尚清晰，紧邻胃窦部、十二指肠、胰头部，CDFI 可见较丰富血流信号（图 9-0-19）。

【超声检查结果】考虑间叶源性肿瘤（胃肠道间质瘤？）。

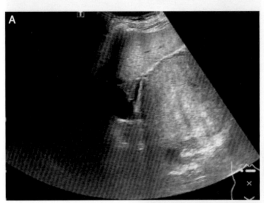
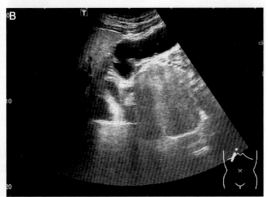
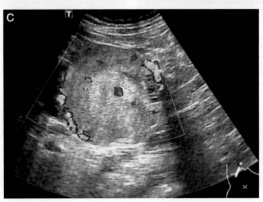

图 9-0-19　胰腺神经内分泌肿瘤超声表现

A.肿块位于左肝下方，与肝组织分界清楚；B.经胃窗显示肿块位于胃窦部（ST）后下方胰头区，胰头、十二指肠显示不清；C.病灶见较丰富血流信号

（三）其他影像检查

全腹 CT 平扫+增强

【影像学所见】胰头区见一类圆形肿块影，大小约 11.3cm×10.0cm，边界清楚，增强后动脉期明显不均匀强化，静脉期及延迟期持续强化（图 9-0-20）。

【影像学诊断】考虑间质瘤可能。

（四）实验室检查

肿瘤标志物 AFP、CA125、CA153、CA199、CA242、CEA、NSE 及免疫球蛋白 IgG4、血生化全套、血常规、血淀粉酶大致正常。

（五）术中所见

入院后行"胰十二指肠切除术+胆囊切除术"，无腹水、腹盆壁及肠系膜未见明显种植转移结节，胰腺质地正常，胰头部可触及大小约 8cm×8cm×6cm 质硬肿物，边界尚清晰，与横结肠系膜粘连紧密。

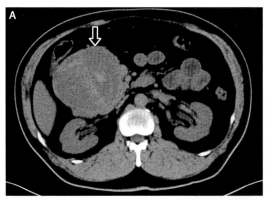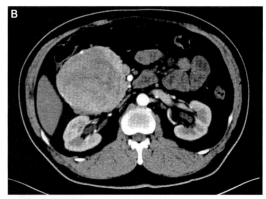

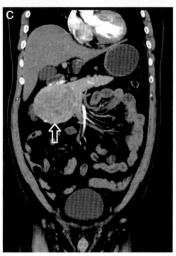

图 9-0-20　胰腺神经内分泌肿瘤 CT 检查

A.平扫横断面显示中腹部见类圆形低密度肿块影;B.增强扫描动脉期明显不均匀强化;C.冠状位重建显示肿块位于胰头部

（六）病理检查

胰腺神经内分泌肿瘤（G1）。免疫组化结果:CgA、Syn 阳性,β-catenin 细胞膜阳性,Ki-67 约 1% 阳性,CK7、CK20、CDX-2、CK19、Muc-1、Muc-2 阴性。

（七）解析

患者为中老年男性,有腹痛的临床表现,相关实验室检查无阳性结果,超声及 CT 检查均提示右上腹腹膜后占位,内部呈均匀的实性结构,边界清晰、形态规则、血供丰富。鉴于肿块体积较大,紧邻胃窦部、十二指肠、横结肠、胰头部,其中十二指肠、胰头部受压超声未能清晰显示,从影像学角度做出定位诊断有一定困难。但从肿块的位置、毗邻的脏器考虑,应考虑胃肠道间质瘤或 NENs 的可能性。

胃肠道间质瘤同样好发于中老年人群,肿块体积较小时（直径<5cm）声像图多表现为低回声实性团块,回声较均匀,边界清晰,形态较规则;肿块体积较大时（直径≥5cm）,病灶形态大多不规则,内部回声不均匀,常为混合性结构,有大小不等、形态不一的囊性区域,当病灶以囊性为主时,声像图可表现为囊壁较厚的囊性肿物,可伴有分隔,CDFI 于病灶边缘的实性区域常可探及较丰富的血流信号,超声造影显示,病灶内部常有较大面积的造影剂无充填区。该病例病灶最大径达 11.4cm,但内部呈较均匀的实性结构,形态规则,呈球形,因此更倾向于消化系统 NENs 诊断。常规超声检查手段对此类病例无法做出有效鉴别诊断时,超声引导下的穿刺活检有助于鉴别诊断。

病例六

（一）临床资料

男性患者,29 岁,19 天前无明显诱因出现中上腹疼痛,呈阵发性胀痛,程度逐渐加剧,无向他处放射,休息后无缓解,余无异常,查腹部超声及 CT 均提示胰腺炎,查血淀粉酶 1 368U/L,经治疗后缓解。

既往史、个人史、家族史无特殊。查体中上腹压痛，无反跳痛，余无异常。

（二）超声检查

【超声显像所见】胰腺体尾部见一低回声团块，大小约 8.4cm×5.9cm，边界不清晰，包绕脾动静脉，可见丰富血流信号，胰管无扩张（图 9-0-21）。

【超声检查所见】考虑肿块型胰腺炎可能，恶性肿瘤待排除。

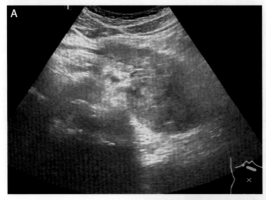
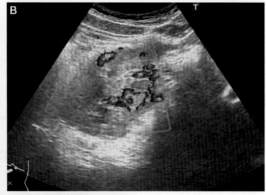
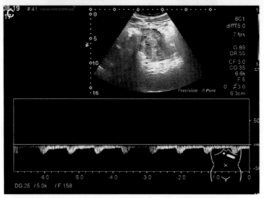

图 9-0-21 胰腺神经内分泌肿瘤超声表现
A. 胰腺体尾部低回声团块，边界欠清晰，内见小无回声区；B. 实性区域血流信号丰富；C. PW 测及动脉血流频谱

（三）其他影像检查

1. CT 肠系膜静脉造影

【影像学所见】胰腺体尾部见一最大截面大小约 6.5cm×5.3cm 不规则软组织影，边界欠清晰，其内可见粗大血管影，病灶包绕脾动脉，脾动脉明显受压变窄（图 9-0-22）。

【影像学诊断】考虑胰腺癌可能性大。

2. MRCP

【影像学所见】胰腺体尾部见一囊实性占位，大小约 6.5cm×5.3cm×6.0cm，平扫呈稍长 T_1 混杂 T_2 信号，增强扫描呈渐进性环形强化，局部可见包膜，周围少许渗出（图 9-0-23）。

【影像学诊断】考虑：①神经内分泌瘤/癌；②囊腺癌；③实性-假乳头瘤。

（四）实验室检查

1. 肿瘤标志物 CA125 39.25U/mL，其他未见异常。

2. 血清淀粉酶 51U/L、血清脂肪酶 175U/L。

（五）术中所见

入院后行"腹腔镜辅助下胰体尾+脾切除术"，无腹水，腹盆壁未见明显肿瘤，肝脏大小质地正常，表面未见明显结节，胰腺周围炎症明显，胰腺体尾部见一直径约 6cm 的肿瘤，质韧，边界不清晰，胰周、胃左血管旁见大小不等的淋巴结。

（六）病理检查

胰体神经内分泌肿瘤（G2）。

（七）解析

患者为年轻男性，19 天前在外院有胰腺炎诊疗史，入院后实验室检查 CA125 轻微升高，血清淀粉酶脂肪酶正常，超声检查提示胰腺体尾部肿大，呈低回声团块，内见小无回声区，边界欠清晰，血供丰富，胰管无扩张。结合病史与声像图表现，应考虑 NENs、胰腺癌或肿块型胰腺炎。

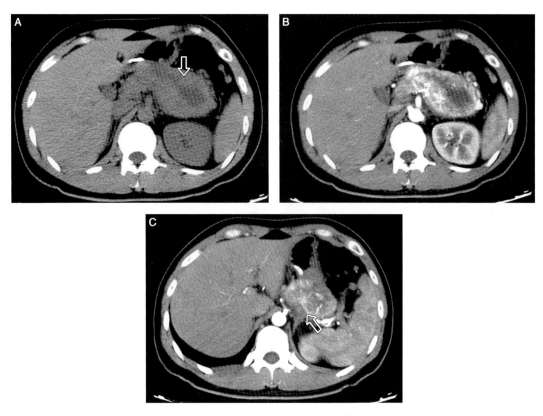

图 9-0-22　胰腺神经内分泌肿瘤 CT 检查
A. 平扫显示胰腺体尾部密度不均软组织影；B. 增强扫描动脉期病灶明显不均匀强化；C. 增强扫描于图 B 较高层面显示病灶包绕脾动脉，脾动脉受压变窄

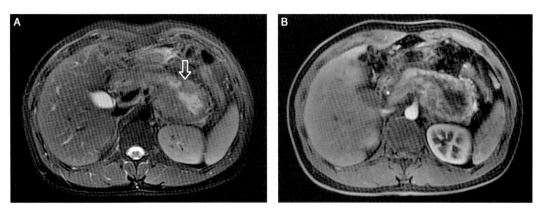

图 9-0-23　胰腺神经内分泌肿瘤 MRCP 检查
A. T_2WI 序列显示胰腺体尾部混杂 T_2 信号灶；B. T_1 增强序列显示病灶周边明显强化，中央区域强化不明显

本病例误诊原因分析：①胰腺 NENs 好发年龄与本例患者不同；②G2 期的胰腺 NENs 细胞生物活性较活跃，可表现出边界不清、形态不规则、侵犯周边组织结构等类似恶性肿瘤的表现；③肿块型胰腺炎超声表现为胰腺局部肿大，呈肿物样，回声强度可与邻近胰腺组织相近，部分可伴有强回声斑，与本病例声像表现有一定相似性，由于患者有胰腺炎病史，超声误诊为肿块型胰腺炎。

病例七

（一）临床资料

女性患者，69 岁，4 年前出现饥饿时头晕、心悸、全身乏力、面色苍白，于当地诊所治疗后好转，此后上述症状偶有发作。4 个月前活动后上述症状再次发作，伴右侧肢体无力，行走不稳，险摔倒，休息进食后好转。就诊于当地医院，查血糖

2.7mmol/L,诊断低血糖症。近 4 年来体重增加 5kg。个人史、家族史等无特殊。查体未见异常。

约 1.5cm×1.3cm,边界尚清,未见明显血流信号,胰管无扩张(图 9-0-24)。

【超声检查结果】 考虑胰头胰岛素瘤可能性大。

(二)超声检查

【超声显像所见】 胰头见一低回声结节,大小

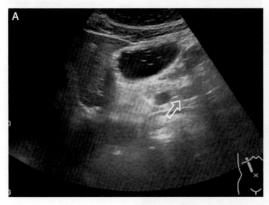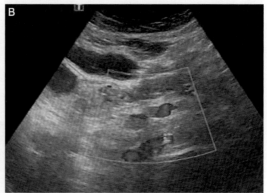

图 9-0-24　胰腺神经内分泌肿瘤超声表现

A. 经胃窗显示胰腺头部低回声结节,边界清晰,形态规则;B. 病灶内未见血流信号

(三)其他影像检查

1. CT 肠系膜静脉造影

【影像学所见】 胰头部见低密度影,大小约

1.9cm×1.7cm,增强呈明强化(图 9-0-25)。

【影像学诊断】 考虑神经内分泌肿瘤可能(胰岛素瘤?)。

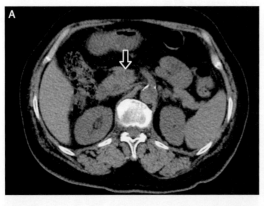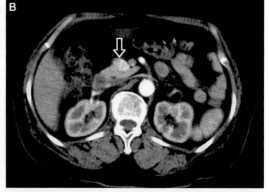

图 9-0-25　胰腺神经内分泌肿瘤 CT 检查

A. 平扫显示胰头部稍低密度影;B. 增强扫描动脉期明显强化

2. 胰腺 MRI 平扫+增强

【影像学所见】 胰腺头部见一结节,T_1WI 呈低信号,T_2WI 呈高信号,病灶与周边正常胰腺组织分界清晰,大小约 1.5cm×1.6cm,胰管未见扩张(图 9-0-26)。

【影像学诊断】 考虑神经内分泌肿瘤(胰岛素瘤?)

(四)实验室检查

1. 空腹血糖 2.69mmol/L。

2. 胰岛素(空腹)71.14pmol/L。

3. C 肽(空腹)1.34nmol/L。

4. 肿瘤标志物 AFP、CA125、CA153、CA199、

CA242、CEA、NSE 及疫球蛋白 IgG4、血生化全套、血常规、血淀粉酶大致正常。

(五)术中所见

腹腔无腹水,腹盆壁、大网膜、肠系膜未见肿瘤,肝表面未见结节,胆总管外径 1.0cm,胰头钩突部触及一质硬肿物,大小约 2.0cm×1.5cm×1cm,边界清晰。

(六)病理检查

(胰头肿物)胰腺神经内分泌肿瘤(G1),免疫组化结果:CK、Syn、CgA、CD56 阳性,Ki-67 约 1% 阳性。

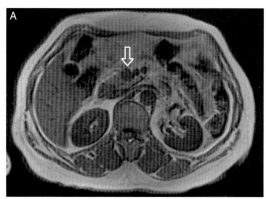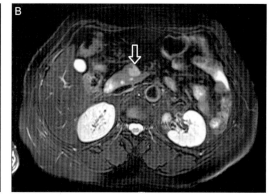

图 9-0-26　胰腺神经内分泌肿瘤 MRI 检查
A. T_1WI 序列显示胰头部低信号结节；B.增强扫描显示结节明显强化，边界清楚

（七）解析

患者为老年女性，超声、CT、MRI 检查均显示胰腺头部实性结节，边界清晰，形态规则，胰管无扩张，与低级别胰腺神经内分泌肿瘤的表现相符，考虑 NETs 可能性大。患者长期饥饿时出现头晕、乏力、心悸的低血糖症状，进食后症状缓解，空腹状态下血糖低于 2.8mmol/L，符合 Whipple 三联征的表现，且有胰岛素和 C 肽水平升高，胰岛素瘤诊断成立。

病例八

（一）临床资料

女性患者，36 岁，腹泻 1 年余，肠镜诊断慢性结肠炎，药物治疗无明显好转；半年来出现四肢无力，查血钾 1.6mmol/L，口服补钾后症状好转。发病以来，体重减轻 15kg。个人史、家族史等无特殊。查体未见异常。

（二）超声检查

【超声显像所见】　胰头钩突部见一低回声团块，大小约 3.2cm×2.7cm×2.3cm，边界清晰，边缘光滑，内回声不均，可见数个小无回声区。彩色多普勒显示团块周边与内部血供较丰富，胰周血管未见明显异常（图 9-0-27）。

【超声检查结果】　胰头低回声团块，性质待定。

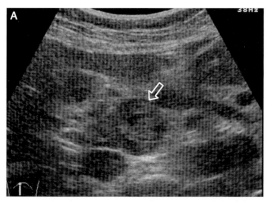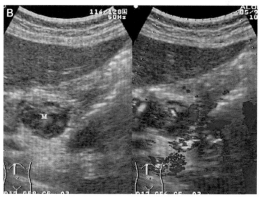

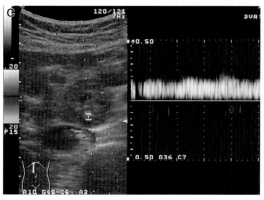

图 9-0-27　胰头血管活性肠肽瘤超声表现
A.胰头钩突部低回声团块，境界清楚；B.病灶内见丰富血流信号；C.PW 测及静脉血流频谱

（三）其他影像检查

1. 胰腺 CT 平扫+增强

【影像学所见】胰头部增大，内可见一稍低密度灶，大小约 2.0cm×2.0cm，内可见小点状钙化，增强后病灶明显强化，延时后呈等密度，胰体尾外形、大小、密度无异常，胰管无扩张。

【影像学所见】胰头占位，考虑胰岛细胞瘤或胃泌素瘤。

2. 胰腺 MRI 平扫+增强

【影像学所见】胰头区见软组织肿块影，最大层面约 3.4cm×3.0cm，病灶境界尚清楚，增强后病灶见强化，胰管见扩张。

【影像学诊断】性质待定。

（四）实验室检查

1. 血生化检查 血钾 2.09mmol/L、二氧化碳结合力 11.10mmol/L。

2. 血常规、肿瘤标志物 CA199＋AFP＋CEA＋CA153＋CA125 未见明显异常。

（五）术中所见

入院后行"胰十二指肠切除术"，胰头部见一约 3cm×3cm 圆形质硬肿物，光滑，无粘连。

（六）病理检查

胰腺神经内分泌肿瘤侵及包膜外，NSE、Syn 阳性。

（七）解析

患者无明显诱因腹泻 1 年余，粪便呈黄色稀水样，日均 2~4 次，每次量达 500~1 000mL，并出现四肢无力，查血钾仅 1.6mmol/L，且因电解质紊乱出现二氧化碳结合力下降，符合血管活性肠肽瘤表现。

本病例超声检查清晰显示肿块内呈筛窦样的多发无回声小囊，并见丰富血流信号，符合血管活性肠肽瘤的声像表现。胰腺血管活性肠肽瘤需与其他胰腺神经内分泌肿瘤鉴别，应结合临床表现与实验室检查综合诊断。胰腺血管活性肠肽瘤尚需与胰头癌鉴别。胰头癌境界不清楚，边缘不规则，无包膜声像表现，内部无小囊样无回声区，常因肿瘤压迫致胆总管和/或胰管扩张，患者出现黄疸后就诊。

（钱清富 陈志奎 高上达）

参考文献

1. WHO Classification of Tumours Editorial Board. WHO Classification of Tumors：Digestive System Tumours. 5th ed. Lyon：International Agency for Research on Cancer，2019.

2. Öberg K. Management of functional neuroendocrine tumors of the pancreas. Gland Surg，2018，7（1）：20-27.

3. Atsushi Oba，Atsushi Kudo，Keiichi Akahoshi，et al. A simple morphological classification to estimate the malignant potential of pancreatic neuroendocrine tumors. J Gastroenterol，2017，52（10）：1140-1146.

4. 高鹤丽，刘亮，王文权，等. 2017 欧洲神经内分泌肿瘤学会共识解读：胰腺神经内分泌瘤诊治更新要点. 中华外科杂志，2018，56（11）：809-812.

5. The International Agency for Research on Cancer. WHO classification of Tumors of the Digestive system. Lyon：IARC press，2010.

6. 李小英，张会娟. 60 例胰岛素瘤临床特点分析. 河南医学研究，2019，28（20）：3662-3665.

7. National Comprehensive Cancer Network.（NCCN）Clinical Practice Guidelines in Oncology. Neuroendocrine and Adrenal Tumors. http：//www. nccn. org/professionals/physician_gls/f_guidelines. asp. Accessed 29 March 2018. In.

8. 刘训良，苗毅，戴存才，等. 胰高血糖素瘤诊断与治疗. 胰腺病学，2002，2（4）：196-198.

9. 赵玉沛. 曾宪九胰腺病学. 2 版. 北京：人民卫生出版社，2018.

10. Serra C，Felicani C，Mazzotta E，et al. Contrast-enhanced ultrasound in the differential diagnosis of exocrine versus neuroendocrine pancreatic tumors. Pancreas，2013，42（5）：871-877.

11. M. Del Prete，A. Di Sarno，R. Modica，et al. Role of contrast-enhanced ultrasound to define prognosis and predict response to biotherapy in pancreatic neuroendocrine tumors. J Endocrinol Invest，2017，40（12）：1373-1380.

12. 钱清富，陈志奎，张秀娟，等. 胰腺神经内分泌肿瘤的超声诊断分析. 中国超声医学杂志，2019，35（6）：524-527.

13. 胡瑞晴，王清. 胰岛素瘤诊疗进展. 中国实验诊断学，2019，23（2）：362-365.

14. 曹学峰，管海涛，王西秀，等. 胰高血糖素瘤的诊断与治疗. 中华消化外科杂志，2014，13（10）：819-821.

15. 周洁，王琼，姬秋和. 胰高血糖素瘤四例及文献复习. 中华糖尿病杂志，2016，8（11）：692-695.

16. Qian-Qian Shao，Bang-Bo Zhao，Liang-Bo Dong，et al. Surgical management of Zollinger-Ellison syndrome：Classical considerations and current controversies. World J Gastroenterol，2019，25（32）：4673-4681.

17. 徐香红，张雪，陈文林，等. 高、低级别胰腺神经内分泌肿瘤的 CT 及 MRI 表现. 天津医药，2018，46（2）：178-182.

18. 管海涛，赵金丽，汤伟，等. 非功能性胰腺神经内分泌肿瘤超声表现与病理分级对照分析. 临床超声医学杂志，2016，18（9）：611-614.

19. 王延杰,严昆,范智慧,等.超声造影定量分析鉴别胰腺神经内分泌肿瘤与胰腺癌.中国医学影像技术,2015,31(1):67-71.

20. 李加伍,凌文武,卢强,等.胰腺神经内分泌肿瘤的超声表现.中国医学影像技术,2018,34(1):73-76.

21. 洪运虎,余乐,唐建华,等.超声诊断胰腺神经内分泌肿瘤.中国医学影像技术,2014,30(1):91-94.

22. Christoph Frank Dietrich, Anand Vasante Sahai, Mirko D'Onofrio, et al. Differential diagnosis of small solid pancreatic lesions. Gastrointest Endosc,2016,84(6):933-940.

第十章

胰　腺　癌

胰腺癌(pancreatic cancer,PC)是胰腺最常见的恶性肿瘤,近90%的成人胰腺癌属于浸润性导管腺癌或其相关亚型,其余胰腺癌包括恶性胰腺囊性和导管内肿瘤(4%~5%)、胰腺神经内分泌癌(3%~4%)、腺泡细胞癌和其他不常见的恶性肿瘤(2%~3%)。近年来胰腺癌发病率明显上升,2019年中国国家癌症中心统计数据显示,胰腺癌位列恶性肿瘤发病率的第10位,而死亡率居第6位。

第一节　胰腺导管腺癌

胰腺导管腺癌(pancreatic ductal adenocarcinoma,PDAC)是一种恶性程度很高的消化系恶性肿瘤,占胰腺癌的80%~90%,发病隐匿,进展迅速,治疗效果及预后差。PDAC常见于40岁以上,大多数患者诊断时的年龄为55~85岁,男性多于女性,男女之比约为1.1∶1。

一、病因与病理

PDAC的病因尚未明确,目前认为长期吸烟、高龄、高脂饮食、体质量指数超标、慢性胰腺炎或伴发糖尿病等非遗传危险因素与PDAC的发生发展密切相关。此外,约10%的PDAC与家族聚集倾向有密切关系。异位胰腺组织很少发生上皮内瘤变及浸润性癌。

PDAC切面呈灰白或灰黄色,出血坏死和囊性变不常见。组织学上可见腺管分化和细胞内黏液,促纤维反应明显,以高、中分化癌多见。肿瘤生长较快,可直接浸润周围组织,具有嗜神经生长的特性,容易发生淋巴结转移,晚期可发生血行转移和腹腔广泛种植转移,肝脏是最常见的远处转移脏器。

二、临床特点

PDAC发病率与死亡率明显上升,死亡率与发病率之比为0.94。城市人口的发病率高于农村人口,这可能与人口老龄化和风险因素增加有关,同时也反映了城市与农村医疗水平、诊断质量的差异。

早期症状不典型,大多数患者就诊时已进入中晚期。临床表现取决于肿瘤发生的部位以及TNM分期。体部或尾部癌TNM分期比胰头癌更晚期。PDAC可较早扩散到腹膜后组织、各种局部胰周和更远端的淋巴结和肝脏。肺、骨和肾上腺转移大多见于晚期肿瘤;脑转移并不常见。

疼痛是主要症状,60%~80%的患者表现为上腹部疼痛,呈持续性,并逐渐加重,夜间尤为明显,进展期病变腰背痛剧烈。黄疸是胰头癌的重要症状,伴有小便深黄及陶土样大便,黄疸呈进行性加重,患者常伴有顽固性皮肤瘙痒。消化道症状最常见的是食欲不振和消化不良,亦可有恶心、呕吐、腹泻或便秘甚至黑便等。新发糖尿病可能是PDAC的首发表现,抑郁症也可以是PDAC的一种表现。患者偶尔出现血栓性静脉炎,很少出现急性胰腺炎表现。

PDAC几乎在所有情况下都是致命的,未治疗患者的平均生存期为3~5个月,手术切除后的平均生存期为10~20个月,总的5年生存率为8%,而手术切除患者的5年生存率为15%~25%。70%~90%的患者手术后2年内复发,最常见的是在胰腺床的局部,更远的是在肝脏,腹腔或淋巴结也是常见的复发部位。

三、TNM 分期

（一）临床分期

T:原发肿瘤

T_x	原发肿瘤无法评估
T_0	无原发肿瘤的证据
T_{is}	原位癌
T_1	肿瘤最大径≤2cm
T_{1a}	肿瘤最大径≤0.5cm
T_{1b}	0.5cm<肿瘤最大径≤1cm
T_{1c}	1cm<肿瘤最大径≤2cm
T_2	2cm<肿瘤最大径≤4cm
T_3	肿瘤最大径>4cm
T_4	肿瘤侵及腹腔干或肠系膜上动脉和/或肝总动脉

N:区域淋巴结

N_x	区域淋巴结转移无法确定
N_0	无区域淋巴结转移
N_1	有 1~3 个区域淋巴结转移
N_2	有 4 个或更多个区域淋巴结转移

M:远处转移

M_0	无远处转移
M_1	有远处转移

（二）pTNM 病理学分期

1. pT 和 pN 分期与 T 和 N 分期相对应。

2. pN_0　区域淋巴结清扫术标本的组织学检查通常包括至少 12 个淋巴结。如果淋巴结检查为阴性，但是检查的淋巴结数目没有达到要求，仍可归类为 pN_0。

3. pM_1　镜下证实有远处转移。pM_0 和 pM_x 不是有效的分期。

胰腺癌 TNM 分期见表 10-1-1。

四、超声检查

（一）直接征象

1. **胰腺内肿块**　是诊断最直接的证据，约 2/3 的 PDAC 位于胰头部，绝大多数是单发病灶。病灶较小时，胰腺大小、轮廓变化不明显，可能发生漏诊；当肿瘤增大时，胰腺局部呈结节状、团块状、分叶状或不规则状增大，境界不清晰，可呈蟹足样浸润周围组织。少部分表现为胰腺弥漫性增大。

表 10-1-1　胰腺癌 TNM 分期

0 期	T_{is}	N_0	M_0
ⅠA 期	T_1	N_0	M_0
ⅠB 期	T_2	N_0	M_0
ⅡA 期	T_3	N_0	M_0
ⅡB 期	T_1,T_2,T_3	N_1	M_0
Ⅲ期	T_1,T_2,T_3	N_2	M_0
	T_4	任何 N	M_0
Ⅳ期	任何 T	任何 N	M_1

2. **回声**　病灶多呈低回声，内部回声较均匀，少数也可表现为等回声或高回声，较小的等回声病灶普通超声容易漏诊；当肿瘤较大时，可出现坏死、出血等改变。病灶较小时，后方回声无明显变化；病灶较大时，后方回声可衰减。

3. **胰管改变**　当肿瘤发生于胰头部时，局部胰管受压截断，而远端胰管则发生不同程度扩张；肿瘤也可沿着胰管浸润生长，导致胰管闭塞。发生在胰腺钩突的肿瘤可不累及胰管、胆管，容易漏诊。

4. **彩色多普勒超声**　多数病灶缺乏血供，肿块内无或仅见少量血流信号，少数病灶周围血管受压可见到绕行血流。

5. **超声造影**　典型 PDAC 造影模式为动脉期肿块内不均匀性低增强；病灶的始增时间比正常胰腺实质晚，而减退时间比周边正常胰腺实质更早，呈"慢进快出低增强"特点。

（二）间接征象

1. **胆道系统扩张**　胰头癌压迫或侵犯胆总管，引起梗阻部位以上的胆道系统扩张，胆囊肿大、胆汁淤积。

2. **胰腺周围血管受侵**　胰头癌可引起下腔静脉移位、变形，胰体、胰尾癌可浸润、包绕肠系膜上动脉、肠系膜上静脉和脾动静脉，甚至出现癌栓。

3. **胰腺周围脏器浸润**　肿瘤可直接侵犯周围脏器，如十二指肠、胃后壁、脾脏等。

4. **淋巴结或血行转移**　由于胰腺的淋巴管极为丰富，PDAC 易出现淋巴系统转移，表现为胰周圆形或卵圆形结节。PDAC 还可经血行转移到肝脏，在肝内出现高回声或低回声肿块。晚期患者可出现腹水。

（三）典型声像图

典型声像图见图 10-1-1~图 10-1-8。

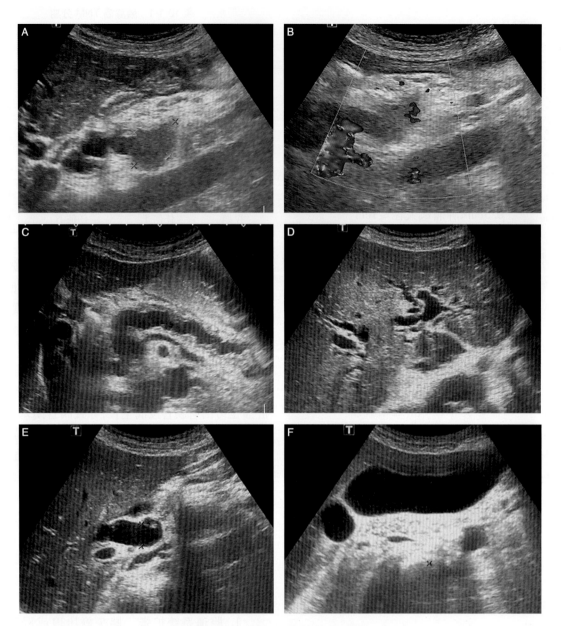

图 10-1-1 胰腺导管腺癌超声表现

A.胰头低回声结节,形态不规则,边界不清晰;B.病灶周边见少量血流信号;C.胰管扩张;D.肝内胆管扩张;E.胆总管扩张;F.胆囊肿大

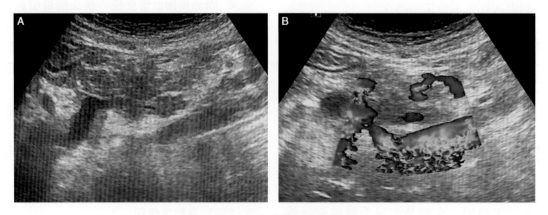

图 10-1-2 胰腺导管腺癌超声表现

A.胰头低回声结节,形态不规则,边界不清晰;B.病灶周边可见少量血流信号

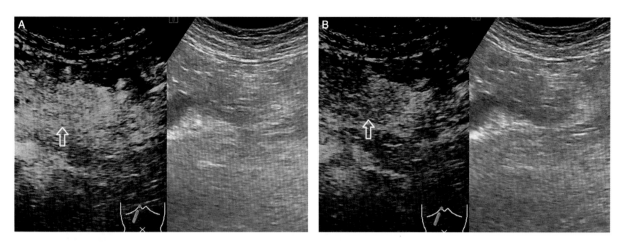

图 10-1-3　胰腺导管腺癌超声造影

A. 超声造影 23 秒，病灶增强弱于周围胰腺组织；B. 40 秒逐渐消退，病灶呈低增强

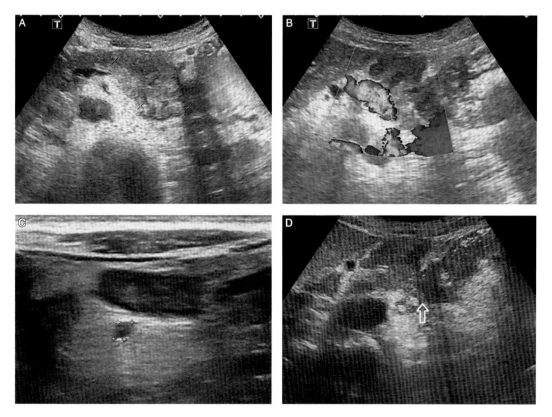

图 10-1-4　胰腺导管腺癌超声表现

A. 胰腺体尾部低分化腺癌；B. 病灶内未见血流信号；C. 周围淋巴结肿大；D. 病灶累及小肠

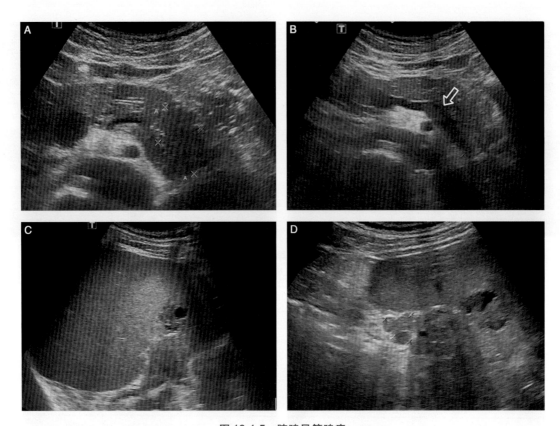

图 10-1-5 胰腺导管腺癌

A. 胰腺体尾部低分化腺癌；B. 脾静脉内见实体回声；C. 脾肿大，内见囊实性结节（病理证实为转移灶）；D. 腹膜后多发淋巴结肿大

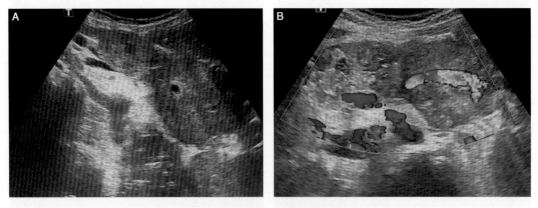

图 10-1-6 胰腺导管腺癌超声表现

A. 胰腺体尾部低分化腺癌；B. 病灶包绕脾动脉

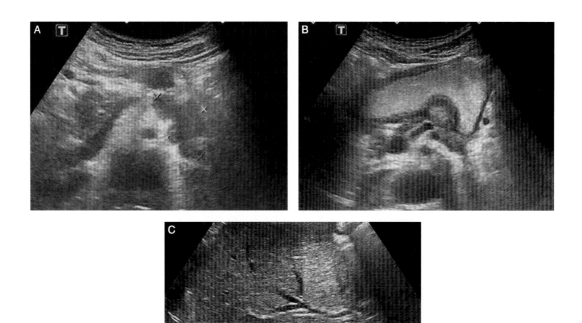

图 10-1-7 胰腺导管腺癌超声表现
A.胰腺体尾部低分化导管腺癌;B.病灶累及胃体后壁;C.肝多发转移灶

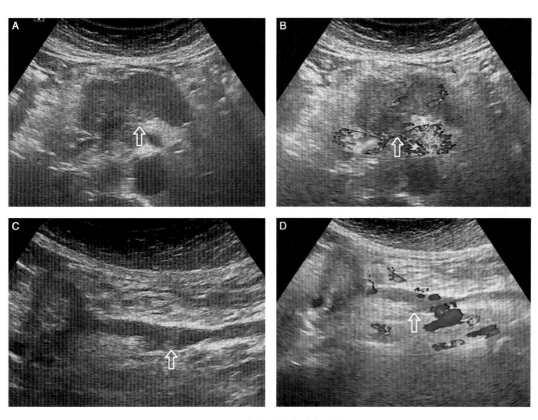

图 10-1-8 胰腺导管腺癌超声表现
A.胰腺体尾部低分化导管腺癌;B.病灶内见少量血流信号;C.肠系膜上静脉内见瘤栓;D.瘤栓内未见血流信号

五、其他影像检查

（一）CT

肿块是 CT 检查的直接征象,多数表现为胰腺头部低密度或等密度病灶,形态不规则,边界不清晰,内部因出现坏死而表现为密度不均匀,可见更低密度区;增强扫描动脉期为低密度强化,门脉期可逐渐强化至与胰腺组织等密度或稍低密度。胰头癌可压迫或直接侵犯壶腹部,导致肝内外胆管、远端胰管扩张。CT 检查还可显示病灶与周围结构的关系,判断有无肝转移及肿大淋巴结。

（二）MRI/MRCP

胰腺局部肿块常表现为 T_1WI 低或等信号,T_2WI 呈稍高或等信号,增强扫描病灶可见轻度强化。MRCP 可清晰显示胰胆管系统的全貌,帮助判断病变部位。肿瘤可突破胰腺被膜浸润周围脂肪,被膜连续性中断,周围高信号的脂肪层模糊、消失。肠系膜上动静脉、腹腔动脉的浸润常表现为无信号的血管影不规则或变窄,周围脂肪间隙模糊消失。

（三）EUS

由于超声内镜使用高频率探头,贴近胰腺进行扫查,明显减少了胃肠气体影响,显著提高了 PDAC 超声诊断的准确性,并且可进行 TNM 分期。EUS 引导细针穿刺活组织检查对 PDAC 定性诊断具有较高价值。

（四）ERCP

主要表现为胰管及胆总管的形态变化,如狭窄或扩张、管壁走行僵硬、移位或不显影等。ERCP 显示胰管优于超声和 CT,但因其不能直接显示肿瘤,若病灶较小,尤其是位于胰腺体尾部,未累及胰管及分支者,ERCP 则可能发生漏诊。

（五）PET

表现为胰腺内异常放射性浓聚,明显高于周围正常组织。PET 灵敏度高,可显示较小的 PDAC 病灶,并能发现肝脏等部位远处转移,有助于区分肿瘤良恶性,可作为 CT 和 MRI 的补充手段。

六、实验室检查

（一）血液生化检查

早期无特异性改变。当肿瘤压迫胆道梗阻或发生肝转移时可导致肝功能异常,引起相应的生化指标的改变。肿瘤进展到晚期时,可发生电解质紊乱、低蛋白血症等。

（二）血液肿瘤标志物检测

常用于 PDAC 诊断的肿瘤标志物主要有糖链抗原 199、癌胚抗原、糖链抗原 125 等,其中糖链抗原 199 的应用价值最高,其对 PDAC 的诊断、疗效评估、总生存期判断有重要参考价值。但糖链抗原 199 对早期 PDAC 诊断的敏感性低,此外,由于多种因素影响血液糖链抗原 199 水平,导致其诊断特异性不高。

七、鉴别诊断

1. **肿块型胰腺炎**　是慢性胰腺炎的一种特殊类型,其临床表现、实验室检查及声像图特征与 PDAC 存在较多重叠,超声诊断较困难,以下几方面有助于超声鉴别诊断:①胰管结石或病灶内钙化是慢性胰腺炎具有特征性的影像表现;②PDAC 后方回声常发生衰减;③PDAC 病灶处胰管受压中断,其远端胰管扩张,而肿块型胰腺炎则表现为胰管不规则扩张并贯通病灶;④PDAC 晚期常发生远处转移;⑤超声造影有助于二者的鉴别诊断。

2. **胰腺神经内分泌肿瘤**　好发于胰腺头、尾部,功能性神经内分泌肿瘤早期即可出现具有特征性的临床表现,病灶常表现为均匀低回声结节,形态规则,边界清楚。非功能性神经内分泌肿瘤多无症状,当肿瘤较大,压迫周围器官组织时,患者可出现腹痛腹胀等表现,肿瘤可出现坏死、钙化。胰腺神经内分泌肿瘤多富血供,CEUS 动脉期多呈高增强,静脉期多呈等增强。此外,胰腺神经内分泌肿瘤的肿瘤标志物多正常。

3. **自身免疫性胰腺炎**　尤其是局灶型 AIP,与 PDAC 有较多相似之处。胰头部局灶型 AIP 容易与 PDAC 混淆,病灶回声多减低,边界尚清晰,但胰管扩张少见。节段型 AIP 多位于胰腺体尾部,超声表现为腺体局部增厚,实质回声减低不均匀,局部胰腺被膜欠光整。此外,AIP 常伴胰腺外器官受累,如胆管、泪腺等。AIP 对激素治疗反应敏感,I 型 AIP 血清 IgG4 水平升高,而多数 PDAC CA199 等肿瘤标志物升高。在二者鉴别诊断困难时,可给予激素试验性治疗,短期内进行影像学复查。

4. **胰腺囊腺瘤**　胰腺囊腺瘤病程进展缓慢,大多发生于胰腺体尾部,声像图上多呈囊实性回声,部分病灶可见高回声乳头样结构,或呈蜂窝状改变,后方回声增强,一般不引起胰管或胆道扩张及转移征象。

八、病例解析

病例一

（一）临床资料

男性患者，72岁，反复上腹部及腰背部疼痛3周。既往史、个人史、家族史等无特殊。查体无异常。

（二）超声检查

【超声显像所见】胰腺体尾部见一低回声团块，大小约5.3cm×4.0cm，边界欠清，未见明显血流信号（图10-1-9）。超声造影病灶于18秒开始强化，38秒呈不均匀性低增强，迅速消退，1分10秒完全消退，呈"慢进快出"低增强模式（图10-1-10）。

【超声检查结果】胰腺癌。

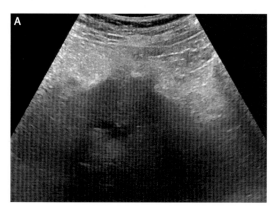
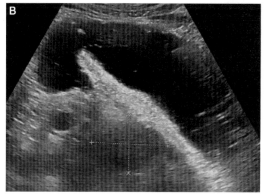

图 10-1-9　胰腺导管腺癌超声表现
A.上腹部低回声团块，边界欠清晰，形态不规则；B.饮水建立胃窗，清晰显示病灶位于胰腺体尾部

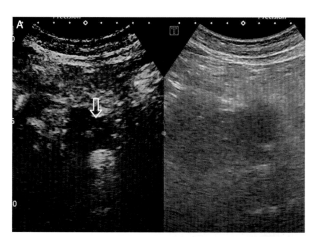
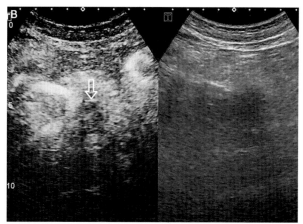
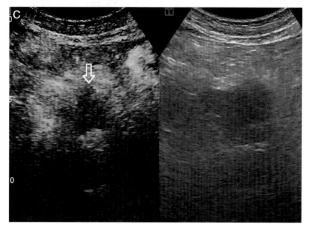

图 10-1-10　胰腺导管腺癌超声造影
A.病灶于18秒开始强化；B.38秒呈不均匀性低增强；C.1分10秒基本消退

（三）其他影像学检查

CT 肠系膜静脉造影

【影像学所见】 胰腺体尾部可见低密度肿块影，大小约 4.6cm×4.5cm，肠系膜静脉造影显示肿块邻近的肠系膜上静脉及脾静脉管腔明显变扁，边缘不规整，肿块包绕腹腔干、脾动脉、肝总动脉及肠系膜上动脉，管壁边缘欠光整，狭窄处下方可见脾静脉与肠系膜静脉属支建立侧支循环（图 10-1-11）。

【影像学诊断】 考虑胰体尾癌，侵犯邻近肠系膜上动静脉及其分支和属支。

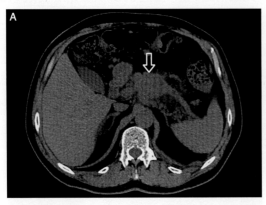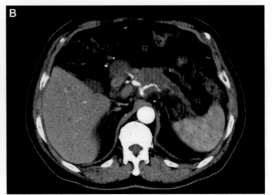

图 10-1-11 胰腺导管腺癌 CT 检查
A. 胰体尾部低密度肿块影；B. 肿块包绕腹腔干、脾动脉、肝总动脉及肠系膜上动脉

（四）实验室检查

1. 肿瘤标志物 CA199 84.99U/mL、CEA 10.6ng/mL、CA125 37.06U/mL。

2. 血常规、尿常规、凝血四项、血淀粉酶、降钙素原未见异常。

（五）术中所见

入院后行"腹腔镜探查+胰腺肿物穿刺活检+肝总动脉旁淋巴结活检术"，术中见胰体部一质硬肿物，边界不清晰，大小约 4cm×3cm，予穿刺活检针穿刺 2 次送术中冰冻病理检查，肝总动脉旁见一淋巴结肿大，直径约 1cm，质软。送胰腺肿物术中冰冻病理检查提示为癌，淋巴结未见癌细胞。

（六）病理检查

胰腺肿物镜下见腺癌浸润。免疫组化结果：CK-pan 阳性。肝总动脉旁淋巴结镜下为纤维、脂肪组织，未见淋巴结。

（七）解析

患者为老年男性，反复上腹部及腰背部疼痛 3 周入院，超声提示胰腺体尾部低回声团块，形态不规则，边界欠清晰，结合患者肿瘤标志物升高，因此，超声首先考虑胰腺癌诊断。超声造影结合时间-强度曲线分析软件可实时评估组织的微循环灌注情况，在胰腺良恶性病变的鉴别诊断中具有重要价值。胰腺癌为乏血供肿瘤，部分血管被肿瘤细胞侵犯破坏，形成血栓、动静脉短路等，典型胰腺癌强化模式为动脉期肿块内不均匀低增强，呈"慢进快出"特点。本例超声造影 18 秒病灶开始强化，38 秒达峰，呈低增强，而后开始消退，实质期病灶呈低增强，符合胰腺癌超声造影特点。

病例二

（一）临床资料

男性患者，66 岁，中上腹闷痛 20 天。既往史、个人史、家族史等无特殊。查体无异常。

（二）超声检查

【超声显像所见】 胰腺体尾部不规则增厚，范围约 7.3cm×3.7cm，边界欠清晰，未见明显血流信号。超声造影病灶于 20 秒开始轻度强化，29 秒强化达峰值，呈不均匀性低增强，迅速消退，1 分 11 秒基本廓清，呈"慢进快出"低增强模式（图 10-1-12）。

【超声检查结果】 胰腺癌。

（三）其他影像检查

1. CT 肠系膜静脉造影

【影像学所见】 胰腺体尾部增大，见一团块状稍低密度影，边界欠清晰，范围约 7.5cm×3.8cm，增强扫描可见轻度不均匀强化，病灶与邻近胃、脾脏关系密切，病灶包绕腹腔干、肝总动脉起始段及脾动脉、脾静脉（图 10-1-13）。

【影像学诊断】 胰腺体尾部占位，考虑胰腺癌可能。

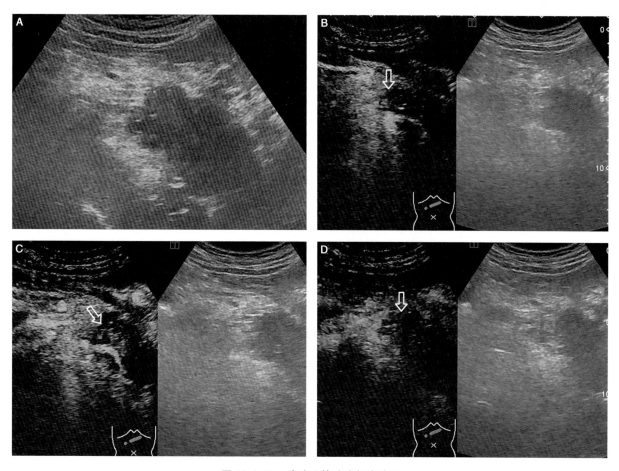

图 10-1-12　胰腺导管腺癌超声造影

A. 常规超声显示胰体尾部不规则增厚,边界欠清晰,形态不规则;B. 超声造影 20 秒,病灶开始轻度强化;C. 29 秒强化达峰值,呈不均匀性低增强;D. 1 分 11 秒基本廓清

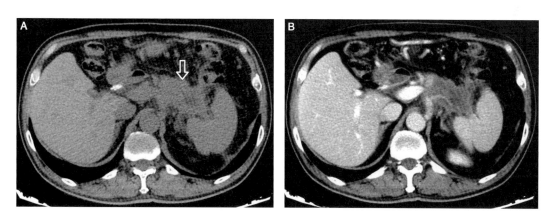

图 10-1-13　胰腺导管腺癌 CT 检查

A. 胰腺体尾部稍低密度影,与脾脏关系密切(箭号);B. 增强扫描病灶可见轻度不均匀强化,包绕腹腔干、肝总动脉起始段及脾动脉

2. 上腹部 MRI 平扫+增强

【影像学所见】胰腺尾部见一不规则团块灶,大小约为 6.3cm×3.5cm,呈长 T_1、长 T_2 信号改变,病灶信号不均匀,内可见更长 T_1、长 T_2 信号影,DWI 高 b 值呈高信号,增强扫描可见病灶不均匀渐进性强化,病灶累及脾门、腹腔干主干及脾动脉(图 10-1-14)。

【影像学诊断】胰腺体尾部占位,考虑胰腺癌累及脾门、腹腔干主干及脾动脉。

(四)实验室检查

1. 肿瘤标志物　CA199 39.34U/mL。

2. IgG4、血常规、尿常规、凝血四项、血淀粉酶、降钙素原未见异常。

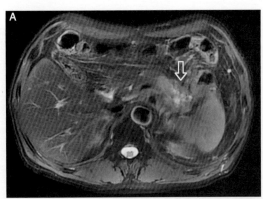
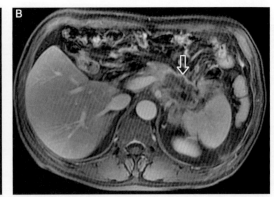

图 10-1-14　胰腺导管腺癌 MRI 检查
A. 胰腺尾部不规则团块灶,T_2WI 呈不均匀高信号;B. 增强扫描可见病灶不均匀强化

(五) 术中所见

入院后行"腹腔镜探查+胰腺肿物穿刺活检术",术中见胰腺体部质硬肿物,边界不清,范围约 6cm×4cm,前方侵犯胃后壁小弯侧,后下方侵及十二指肠悬韧带,可见凹陷征。活检针穿刺送肿物组织术中冰冻病理检查,提示癌浸润。

(六) 病理检查

胰腺肿物镜下见腺癌浸润。

(七) 解析

患者为老年男性,中上腹闷痛 20 余天,超声提示胰腺体尾部占位,虽然患者 CA199 仅轻度升高,但超声造影呈典型"慢进快出低增强"表现,胰腺癌诊断基本成立。此外,本例病灶位于胰腺体尾

部,形态不规则,边界欠清楚,诊断时需结合实验室检查,注意与节段型自身免疫性胰腺炎鉴别。

病例三

(一) 临床资料

男性患者,68 岁,中上腹痛伴眼黄、尿黄、皮肤黄 20 天。既往史、个人史、家族史等无特殊。查体上腹部轻压痛,无反跳痛,余未见明显异常。

(二) 超声检查

【超声显像所见】 胰头低回声团块,大小约 3.9cm×2.8cm,边界不清,未见血流信号(图 10-1-15)。胆囊肿大,肝内外胆管扩张,胰管扩张。胰周淋巴结肿大,大者 1.1cm×0.8cm。

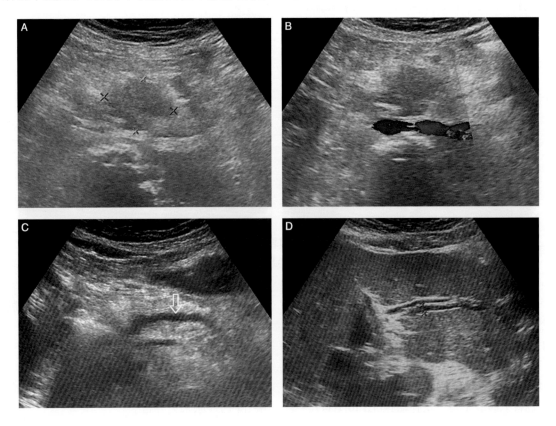

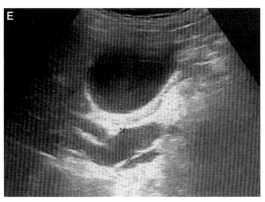
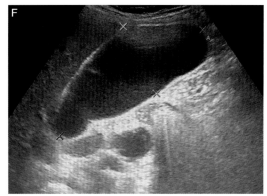

图 10-1-15　胰腺导管腺癌超声表现
A.胰头低回声团块,边界不清,形态不规则;B.病灶内未见血流信号;C.胰管扩张;D.肝内胆管扩张;E.胆总管扩张;F.胆囊肿大

【超声检查结果】考虑胰头癌。

(三) 其他影像检查

1. 上腹部 MRI 平扫+增强

【影像学所见】胰腺头部增大,T_1WI 呈等信号,T_2WI 呈略高信号,信号欠均匀,病灶与周围正常胰腺组织分界欠清,Gd-DTPA 增强扫描病灶呈不均匀强化,胰周围组织境界不清楚,胰管扩张(图 10-1-16)。

【影像学诊断】胰头占位伴胰管扩张,考虑胰腺癌。

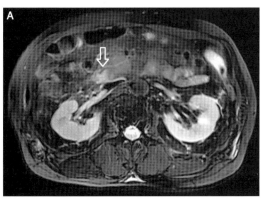
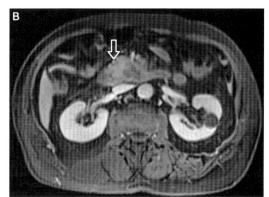

图 10-1-16　胰腺导管腺癌 MRI 检查
A.胰头部病灶,T_2WI 序列呈略高信号;B.增强扫描病灶呈不均匀强化

2. CT 肠系膜静脉造影

【影像学所见】胰头边缘不清,似见肿块影,大小约 3.0cm×2.5cm,边界欠清,增强后呈轻-中度强化,强化不均,低于正常胰腺组织,远端胰管扩张,胰头区周围脂肪密度增高;病变周围与肠系膜上静脉关系密切(图 10-1-17)。

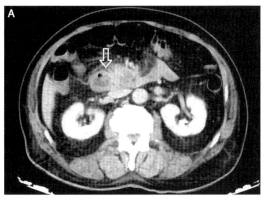
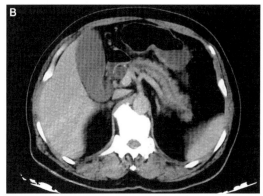

图 10-1-17　胰腺导管腺癌 CT 检查
A.胰头部病灶,增强呈不均匀强化;B.远端胰管扩张

【影像学诊断】胰头占位并胰管、肝内外胆管扩张，考虑胰腺癌可能性大。

（四）实验室检查

1. 肿瘤标志物 CA199＞1 000U/mL、CA125 102.8U/mL。

2. 免疫球蛋白 IgG4 亚型、血常规、尿常规、凝血四项、血淀粉酶、降钙素原未见异常。

（五）术中所见

入院后行"腹腔镜下胃空肠吻合术＋胰头肿物穿刺活检术"，术中见胰头部肿物，大小约 3.0cm×2.5cm，边界不清。

（六）病理检查

病理提示（胰腺肿物）见少量腺癌浸润。免疫组化结果显示：CK（＋）、MUC1（＋）、Villin（＋）、CK7（＋）、CK20（－）、MUC2（－）、SATB2（－）。

（七）解析

患者为中老年男性，腹痛伴梗阻性黄疸入院，超声检查发现胰头部低回声占位，形态不规则，边界不清，乏血供，伴胆道梗阻，胰管扩张，结合肿瘤标志物 CA199 明显升高，胰腺癌诊断成立。

病例四

（一）临床资料

男性患者，64 岁，反复上腹痛 2 个月余。既往史、个人史、家族史等无特殊，查体未见明显异常。

（二）超声检查

【超声显像所见】胰头见一囊实性团块，大小约 4.7cm×4.7cm，边界欠清，可见少量血流信号（图 10-1-18）；胰头段胰管受压变窄，内透声差，颈体尾段胰管扩张，内径约 0.5cm。

【超声检查结果】考虑胰腺癌。

（三）其他影像检查

上腹部 MRI 平扫＋增强

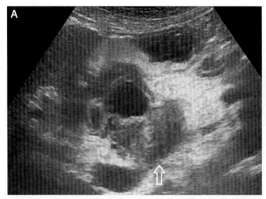
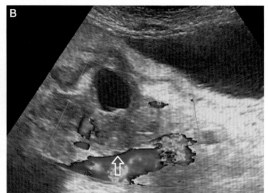

图 10-1-18 胰腺导管腺癌超声表现
A.病灶位于胰头部，呈囊实性团块，边界欠清，形态不规则；B.病灶内见少量血流信号

【影像学所见】胰头增大，局部可见一不规则肿块影，大小约 5.8cm×5.7cm×4.5cm，T_1WI 呈低信号，T_2WI 呈略高信号，信号欠均匀，可见多发囊状更长 T_1 更长 T_2 影，病灶与周围正常胰腺组织分界欠清，Gd-DTPA 增强扫描病灶呈不均匀强化，远端胰管明显扩张（图 10-1-19）。

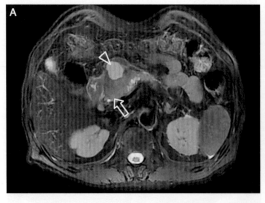
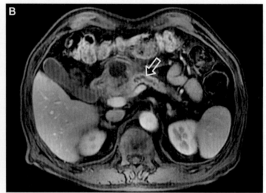

图 10-1-19 胰腺导管腺癌 MRI 检查
A.胰头部病灶 T_2WI 序列呈略高信号（箭号），内见囊状更长 T_2 信号影（三角号）；B.增强扫描病灶呈不均匀强化，远端胰管明显扩张（箭号）

【影像学诊断】胰腺头占位,考虑胰腺癌,远端胰管扩张。

（四）实验室检查

1. **肿瘤标志物**　CA199＞1 000U/mL、CA125 126.3U/mL、CA153 34.58U/mL。

2. 血常规、生化全套、血淀粉酶、降钙素原、凝血四项、尿常规未见异常。

（五）术中所见

入院后行"全胰及十二指肠切除术",术中见胰腺质地硬,胰头颈可触及质硬肿物,大小6cm×5cm×4cm,与肠系膜上静脉、脾静脉关系密切。

（六）病理检查

胰头肿物及另送胰头+十二指肠、胰体+部分胃、胰尾见中-低分化胰腺导管腺癌,部分为印戒细胞癌,侵犯神经,肿瘤边缘局部区域与胃壁粘连,镜下见肿瘤侵及胃壁浆膜下层。免疫组化结果:CK-pan、CK7、MUC-1 阳性,MUC-2、CK20、CDX2、SATB2、CD56、Syn 阴性,Ki-60 约70%阳性。

（七）解析

患者为老年男性,腹痛,肿瘤标志物增高,超声提示胰头囊实性团块,形态不规则,边界不清楚,胰腺癌诊断无疑。印戒细胞癌是分泌黏液的肿瘤,源于胰腺非常罕见,不到胰腺肿瘤的1%,分化差,呈弥漫性浸润生长,病情发展迅速,容易发生远处转移。典型癌细胞呈印戒状,胞质内含丰富黏液,细胞核位于细胞的一侧。有关的影像学特征文献罕见报道,待后续更多病例资料的收集整理和归纳总结。

病例五

（一）临床资料

男性患者,61 岁,发现胰腺占位 3 周,无不适。既往史、个人史、家族史无特殊。查体未见明显异常。

（二）超声检查

【超声显像所见】胰腺头部见一等回声团块,大小约 3.8cm×3.0cm,边界尚清,未见明显血流信号,胰管轻度扩张(图 10-1-20)。

【超声检查结果】考虑实性-假乳头瘤,胰腺癌不能排除。

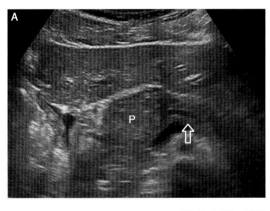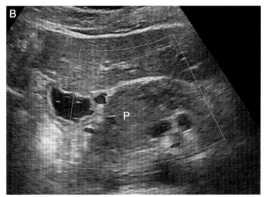

图 10-1-20　胰腺导管腺癌超声表现
A.胰头等回声团块,远端胰管轻度扩张(箭号);B.病灶内未见血流信号

（三）其他影像学检查

CT 肠系膜上静脉造影

【影像学所见】胰腺头部可见类圆形稍低密度影,大小约 3.6cm×3.2cm,边界不清,增强后明显不均匀强化,与肠系上膜静脉关系较密切,脾动静脉未见受累(图 10-1-21)。

【影像学诊断】胰腺头部占位,考虑胰腺癌。

（四）实验室检查

1. **肿瘤标志物**　CA199 224.5U/mL。

2. **血淀粉酶**　535U/L。

3. 血常规、生化全套、降钙素原、凝血四项、尿常规未见异常。

（五）术中所见

入院后行"胰十二指肠切除+胆囊切除术",术中见胰腺呈慢性炎症改变,胰头部见一大小约 3cm×2cm×2cm 的质硬肿物,边界清晰。

（六）病理检查

(胰十二指肠)胰头黏液腺癌,可见侵犯神经,间质脉管未见瘤栓。各组淋巴结未见转移癌。

（七）解析

患者为老年男性,发现胰腺占位 3 周入院,超声提示胰腺头部等回声团块,考虑实性-假乳头瘤,

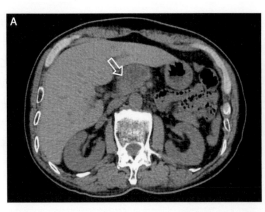
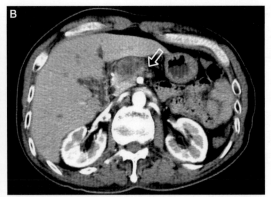

图 10-1-21 胰腺导管腺癌 CT 检查

A.胰腺头部类圆形稍低密度影;B.病灶增强后明显不均匀强化

胰腺癌待排除。胰腺实性-假乳头瘤较少见,占胰腺肿瘤的 1.0%~2.7%,具有特殊的临床病理特点,多见于 20~30 岁的女性患者。病灶多较大,常见于胰腺尾部或头部,边界较清楚,内部可发生出血坏死,超声多表现为囊实性或实性肿物,可伴有钙化。本患者为老年男性,CA199 升高,不符合实性-假乳头瘤的诊断。

胰腺黏液性非囊性癌是胰腺导管腺癌的一种罕见变异类型,镜下可见界限较清楚的黏液池呈结节样分布,黏液池内可见异形上皮细胞或腺样结构。因此,典型胰腺黏液性非囊性癌表现为以囊性为主的肿块,囊壁不规则增厚,囊腔内可见粗细不均的实性成分和分隔。

病例六

(一)临床资料

男性患者,40 岁,反复上腹闷痛 1 年,加重 2 周。既往史、个人史、家族史无特殊。查体未见明显异常。

(二)超声检查

【超声显像所见】 胰腺体尾部回声减低不均,节段性增厚,长约 5.9cm,最厚处约 2.7cm,与腹腔干、脾动脉分界不清(图 10-1-22)。腹膜后淋巴结肿大,大者约 0.9cm×0.6cm,边界清晰。

【超声检查结果】 考虑胰腺癌或自身免疫性胰腺炎。

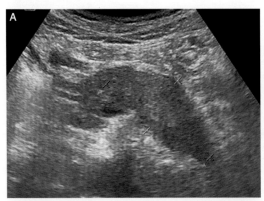
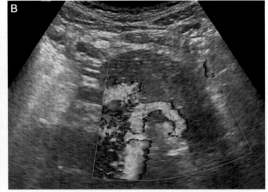
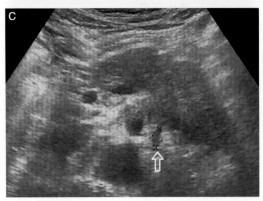

图 10-1-22 胰腺导管腺癌超声表现

A.胰腺体尾部回声减低不均;B.病灶内未见明显血流信号,与腹腔干、脾动脉分界不清;C.腹膜后淋巴结肿大

（三）其他影像检查

CT 肠系膜静脉造影

【影像学所见】胰腺体尾部见低密度灶,边界欠清,大小约 6.7cm×2.6cm,病灶包绕侵犯脾动静脉、肝固有动脉,包绕腹腔干;脾静脉未见显影伴脾周多发迂曲小血管影(图 10-1-23)。

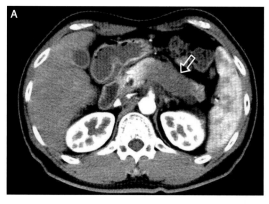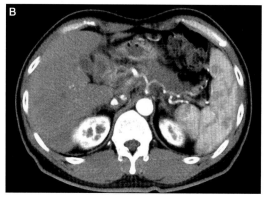

图 10-1-23　胰腺导管腺癌 CT 检查
A.胰腺体尾部低密度灶;B.病灶包绕侵犯脾动脉,肝固有动脉,包绕腹腔干

【影像学诊断】胰腺体尾部占位性病变,病灶包绕侵犯脾动静脉、肝固有动脉,包绕腹腔干。

（四）实验室检查

1. 肿瘤标志物　CEA 12.2ng/mL。

2. 免疫球蛋白 IgG4 亚型 1.62g/L。

3. 血常规、生化全套、血淀粉酶、降钙素原、凝血四项未见异常。

（五）术中所见

入院后行"腹腔镜下探查+胰腺肿物穿刺活检术",术中胰体尾触及一质硬肿物,大小约 6cm×3cm,边界不清。

（六）病理检查

(胰腺肿物穿刺活检组织)少量腺癌。免疫组化结果:MUC1、CK7、CK8/18 阳性。

（七）解析

患者为中青年男性,反复上腹闷痛 1 年,加重 2 周入院,本院超声提示胰腺体尾部回声减低不均,节段性增厚,病变与腹腔干、脾动脉分界不清,首先考虑胰腺癌诊断。本例病灶位于胰腺体尾部,呈稍低回声,占位效应不明显,与正常胰腺组织分界不清,加之腹腔气体较多,仪器分辨率差等因素,外院两次超声检查均漏诊。胰腺为腹膜后器官,位置较深,超声检查时容易受到上腹部胃肠道气体的干扰而显示不清。通过建立胃十二指肠声窗,变换体位,适当加压扫查,可以更清晰、准确地观察胰腺病变。

病例七

（一）临床资料

女性患者,58 岁,中上腹痛 1 个月,上腹部 CT 提示胰体低密度结节。发现"糖尿病"5 年,5 年前因子宫肌瘤行子宫切除术。家族史无特殊。查体于腹正中见一长约 8cm 手术切口,余未见明显异常。

（二）超声检查

【超声显像所见】胰颈体部节段性增厚,范围约 4.9cm×1.9cm;胰管扩张,内径约 0.43cm;胰周见数个低回声结节,大者约 0.9cm×0.8cm,边界清晰;上腹部(紧邻胃十二指肠及胰头)见一厚壁液性区,大小约 3.3cm×1.9cm,边界清晰,未见明显血流信号(图 10-1-24)。

【超声检查结果】胰腺颈体部节段性增厚,考虑胰腺癌伴胰管扩张,胰周淋巴结肿大,胰头旁囊肿。

（三）其他影像资料

1. CT 肠系膜静脉造影

【影像学所见】胰胃间隙见一囊性病变,大小约 4.1cm×2.0cm,边界欠清,囊壁均匀稍增厚,增强囊壁见轻度强化;胰腺体部另见一类圆形低密度影,径约 1.1cm,增强无明显强化,远端胰管扩张,胰腺周围脂肪间隙密度增高,境界模糊,病灶周围可见数个小至轻度肿大淋巴结,大者大小约 1.5cm×1.0cm(图 10-1-25)。

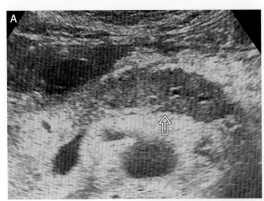
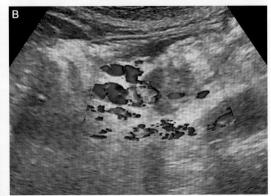
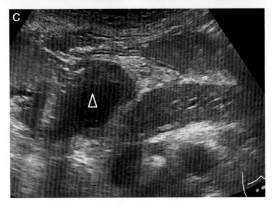

图 10-1-24 胰腺导管腺癌超声表现

A. 胰颈体部节段性增厚,回声减低,与正常胰腺分界不清;B. CDFI:病灶内见少量血流信号;C. 紧邻胃十二指肠及胰头厚壁液性区,边界清晰(三角号)

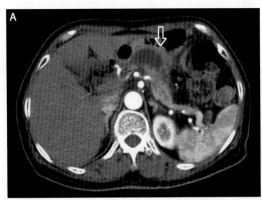
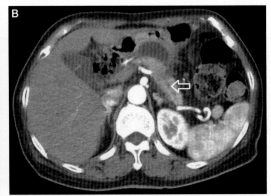

图 10-1-25 胰腺导管腺癌 CT 检查

A. 胰胃间隙囊性病变,壁均匀稍增厚,增强囊壁见轻度强化;B. 远端胰管扩张

【影像学诊断】考虑胰腺炎症伴假性囊肿形成可能,囊腺瘤(癌?)待排除。

2. 上腹部 MRI 平扫+增强

【影像学所见】胰体尾 T_1WI 信号减低,T_2WI 信号稍增高,似轻度强化,胰体上方见片状 T_2WI 稍高信号灶,胰体尾部胰管轻度扩张,胰体前方小网膜囊见囊状长 T_1、长 T_2 信号无强化灶,大小约 3.6cm×1.8cm,胰颈旁见增大淋巴结,大小约 1.3cm×1.0cm(图 10-1-26)。

【影像学诊断】考虑炎症可能,合并胰体近端肿瘤待除,小网膜囊囊性病灶考虑假性囊肿可能性大。

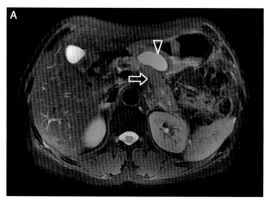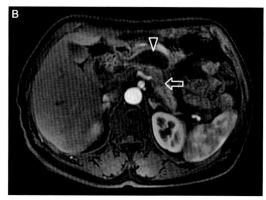

图 10-1-26 胰腺导管腺癌 MRI 检查

A. 胰体尾 T_2WI 信号稍增高(箭号),胰体前方长 T_2 信号囊状病灶(三角号);B. 增强扫描胰体尾部轻度强化(箭号),囊状病灶无强化(三角号)

(四)实验室检查

肿瘤标志物 CA199>1 000U/mL,其余未见异常。

(五)术中所见

入院后行"腹腔镜辅助胰体尾切除+脾切除+副脾切除术",术中见胰腺呈慢性炎症改变,于胰体部触及一质硬肿瘤,大小约 2cm×3cm×3cm,边界不清,胰颈前方见一囊性肿物,大小约 3.0cm×3.5cm,切除肿瘤送冰冻病理检查,回报为腺癌。

(六)病理检查

(胰体尾+脾+大网膜)胰腺中分化导管腺癌,侵及胰腺周围纤维、脂肪组织,间质见神经侵犯。淋巴结未见转移癌。

(七)随访

患者术后化疗,9 个月复查全腹超声显示肝内多个高回声结节,较大者 0.9cm×0.7cm(右后叶),考虑肝内转移待排。全腹 CT 平扫+增强显示肝内多发稍低密度结节影,较大者在肝 S5 段,大小约 1.1cm×0.8cm,考虑转移瘤可能。

(八)解析

本病例患者为中老年女性,腹痛 1 个月,影像学检查发现胰体部占位,胰周厚壁囊性病灶,肿瘤标志物 CA199 明显升高,这种情况要注意鉴别是肿块型胰腺炎还是胰腺癌。胰腺癌多见于老年男性,而胰腺炎常合并胰腺假性囊肿,虽然 CA199 明显升高,但在影像学检查时尚未出检验结果,无法参考,术前 CT 与 MRI 检查均误诊为胰腺炎合并假性囊肿。

胰体尾部癌可表现为胰腺节段性增厚,回声减低,当病灶范围较小时,局部胰腺被膜连续性多比较完整,诊断困难。当病灶增大,可出现被膜不完整,向后方浸润生长,诊断较容易。本病例胰体部增厚,但被膜较完整,胰周又出现一囊性病灶,造成诊断困难。胰腺假性囊肿虽然多见于胰腺炎或外伤后,但少部分胰腺癌亦可以出现胰腺假性囊肿,而且肿块型胰腺炎较为少见,因此超声诊断该病例为胰腺癌。胰腺癌恶性程度高,对化疗不敏感,患者虽然术后多次化疗,复查超声仍出现肝转移。

病例八

(一)临床资料

男性患者,35 岁,反复中上腹痛、腹胀 1 个月余。既往史、个人史、家族史等无特殊。查体中上腹轻压痛,无反跳痛。

(二)超声检查

【超声显像所见】胰腺体尾部见一低回声不

均团块,大小约 7.4cm×6.5cm,形态不规则,累及脾动静脉、腹腔干,局部与胃体后壁分界不清,可见少量血流信号,胰腺头颈部回声尚均匀,胰管未见扩张;肝内见数个低回声结节,大者约 2.1cm×2.1cm

(右前叶下段),边界清晰,未见明显血流信号(图10-1-27)。

【超声检查结果】 胰腺体尾部低回声不均团块(胰腺癌?);肝多发低回声结节(转移瘤?)。

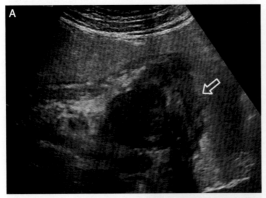
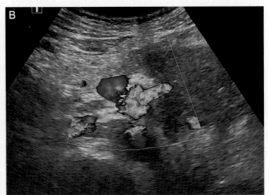
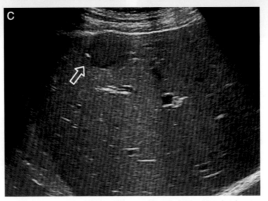

图 10-1-27 胰腺导管腺癌超声表现
A.胰体尾部低回声不均团块,形态不规则,局部与胃体后壁(箭号)分界不清;B.病灶累及脾动静脉、腹腔干;C.肝内低回声结节

(三)其他影像资料

上腹部 MRI 平扫+增强

【影像学所见】 胰腺体尾不规则增大,T_1WI 呈等信号,T_2WI 呈略高信号,信号欠均匀,病灶与周围正常胰腺组织分界欠清,Gd-DTPA 增强扫描病灶呈不规则强化,胰周围组织境界不清楚,腹膜后可见结节状软组织影。病灶累及腹腔干及其 1 级分支、脾动静脉。肝左右叶可见多发大小不等病灶,T_1WI 呈低信号,T_2WI 呈高信号,边界欠清,病灶信号不均匀,中央可见液化坏死区呈长 T_1、长 T_2信号,Gd-DTPA 增强扫描病灶周边强化,中央坏死区不强化,最大直径约 1.6cm(图 10-1-28)。

【影像学诊断】 ①胰腺体尾占位性病变,考虑胰腺癌;②肝内多发结节强化灶,考虑转移瘤可能性大。

(四)实验室检查

1. 肿瘤标志物 CA199>1 000U/mL、CA125

66.99U/mL、CA153 30.86U/mL、CEA 14.8ng/mL。

2. 血常规、生化全套、血淀粉酶、降钙素原、凝血四项、尿常规未见异常。

(五)处理

入院后行 CT 引导下肝肿物穿刺活检术。

(六)病理结果

(肝肿物)送检穿刺组织见腺癌,请结合临床。免疫组化结果:肿瘤细胞 CK7、CK19、Mccl、Villin 弥漫阳性;GPC-3 部分阳性,CK20 小灶阳性,CDX2、AFP、Heppar-1、MUC-2、TTF-1 阴性。

(七)随访

患者"胰体尾癌伴肝多发转移"诊断明确,无手术指征。化疗 6 个疗程后,复查全腹超声胰腺体尾部癌约 7.6cm×6.0cm,与胃壁分界不清,包绕脾静、动脉;胰周见数个淋巴结,大者约 1.6cm×0.9cm;右肝前叶转移瘤,大小约 1.2cm×0.8cm(图 10-1-29)。

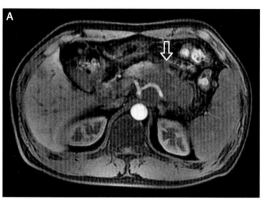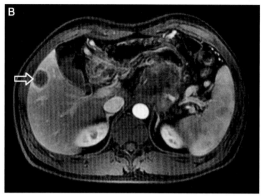

图 10-1-28　胰腺导管腺癌 MRI 检查

A.胰体尾部病灶包绕腹腔干及肝总动脉、脾动脉,增强呈不规则强化;B.肝右叶结节增强扫描周边见环形强化

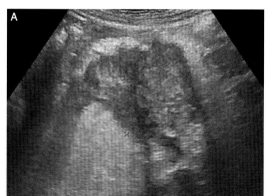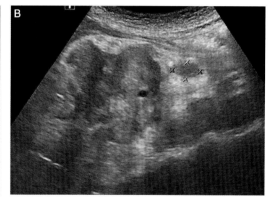

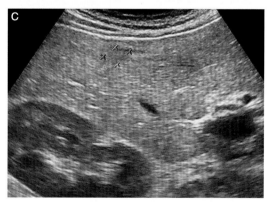

图 10-1-29　胰腺导管腺癌超声表现

A.胰体尾部癌,边界不清,形态不规则,较前相仿;B.胰周淋巴结肿大;C.肝转移瘤较前缩小

（八）解析

胰腺癌多见于老年男性，该患者仅 35 岁，较为少见。患者胰腺病灶很大，肝内结节支持胰腺癌肝转移，并且得到肝活检病理证实。胰腺癌呈浸润性生长，嗜血管神经，常向胰腺后方浸润。该病灶较大，不仅累及胰腺后方组织，同时向前生长，浸润胃壁，通过口服胃肠超声显像剂可见局部胃壁增厚，层次不清，黏膜面凹凸不平。胰腺超声检查时，建立胃窗不仅可以获得比较清晰的胰腺图像，而且可以更清晰地显示胰腺周围浸润情况。

病例九

（一）临床资料

男性患者，35 岁，腰背痛 2 周，发现胰体尾肿物 8 天。既往史、个人史、家族史等无特殊。查体见皮肤中度黄染，巩膜中度黄染。

（二）超声检查

【超声显像所见】 胰腺体尾部见一低回声团块，大小约 5.1cm×7.1cm，边界欠清，形态不规则，包绕脾动脉，可见少量血流信号。肝内见数个高回声结节，大者位于右前叶，约 0.7cm×1.0cm，边界尚清，未见明显血流信号（图 10-1-30）。

【超声检查结果】 ①胰腺体尾部低回声团块（胰腺癌?）；②肝多发高回声结节（转移瘤?）。

（三）其他影像资料

CT 肠系膜静脉造影

【影像学所见】 胰腺体尾部可见软组织密度灶，增强可见轻度强化。脾静脉主干显示不清。脾周及胃底可见多发迂曲血管影。腹主动脉管壁可见低密度影及高密度灶。腹膜后见多发轻度肿大淋巴结。肝脏见多发结节轻度强化灶，较大者最大直径约 1.1cm。胃周及脾门静脉曲张（图 10-1-31）。

【影像学诊断】 ①胰腺体尾部占位，考虑胰腺癌，侵犯脾静脉，脾动脉轻度狭窄；②肝多发结节，考虑转移瘤可能，建议 MRI 检查。

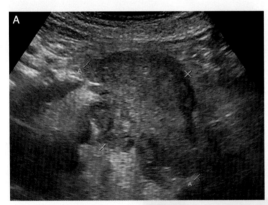
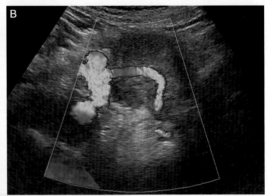
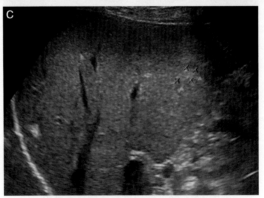

图 10-1-30 胰腺导管腺癌超声表现

A.胰腺体尾部低回声团块，边界不清，形态不规则，累及周围组织；B.肿瘤包绕脾动脉；C.肝内多发高回声结节

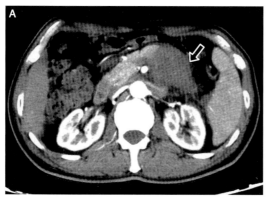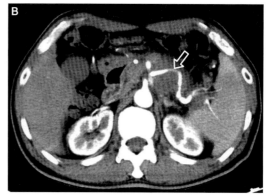

图 10-1-31　胰腺导管腺癌 CT 检查

A. 胰腺体尾部软组织密度灶,增强可见轻度强化;B. 肿块部分包绕脾动脉,脾动脉管腔狭窄

(四) 实验室检查

1. 肿瘤标志物　CA199 > 1 000U/mL、CA125 48.2U/mL、CEA 37.9ng/mL。

2. 血常规、生化全套、血淀粉酶、降钙素原、凝血四项未见异常。

(五) 术中所见

入院后行"腹腔镜探查+左肝肿物活检术",腹盆壁、大网膜、小网膜未触及肿瘤。肝脏表面见多个白色结节,直径 0.8~1.5cm 不等,胰体可见巨大肿物隆起,大小约 7cm×5cm×4cm,切取左肝结节一枚送术中冰冻病理检查为腺癌结节。

(六) 病理检查

(左肝结节)腺癌结节。免疫组化结果:肿瘤细胞 CK7、CK19、CDX-2、MUC-1、Villin 阳性,CK20 小灶阳性;GPC-3、Heppar-1 阳性。

(七) 随访

患者"胰体尾癌伴肝多发转移"诊断明确,予以化疗。化疗期间定期复查全腹超声(化疗 9 个月):肝内见大量高回声结节,大者约 1.1cm× 1.0cm(右后叶),边界清楚,未见明显血流信号;胰腺体尾部见一低回声不均团块,大小约 5.7cm× 5.1cm,向后方生长,与周围组织分界不清,紧邻腹腔动脉,包绕脾动脉,未见明显血流信号(图 10-1-32)。

(八) 解析

本病例亦为青年男性患者,胰体尾部腺癌,肝脏发现多发结节,应考虑胰腺癌肝转移。典型肝转移癌多表现为"牛眼征""靶环征",本病例肝脏结节呈高回声,边界欠清晰,与肝转移癌典型超声表现不相符,诊断时应结合既往肝脏影像检查有无血管瘤等病史,超声造影对鉴别肝脏良恶性病灶具有很高的诊断价值。

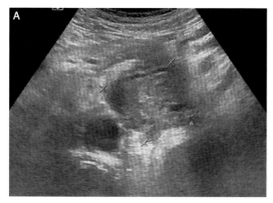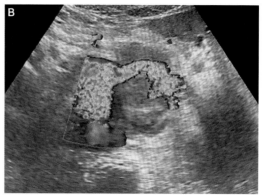

图 10-1-32　胰腺导管腺癌超声表现

A. 胰腺体尾部腺癌,较前稍缩小;B. 病灶包绕脾动脉

病例十

（一）临床资料

女性患者,44 岁,反复上腹部闷痛 3 个月余。外院腹部 CT 提示胰头区占位。既往"结肠腺癌"根治性术后 5 年余,个人史、家族史无特殊。查体:全身皮肤巩膜可见黄染,右上腹触及一大小约6cm×6cm 肿物,质实,边界清楚,中上腹轻压痛。

（二）超声检查

【超声显像所见】 右肝后叶高回声结节,大小约 3.1cm×2.3cm,边界尚清,未见血流信号。胆总管扩张,内径约 1.2cm,下段受压。胰头见一囊实性团块,大小约 11.7cm×8.2cm,边界尚清,可见少量血流信号,胰管扩张,径约 0.52cm。右侧肾上腺区见一低回声结节,大小约 2.4cm×1.5cm,边界清楚,未见明显血流信号。(图 10-1-33)

【超声检查结果】 ①胰腺囊实性团块(胰腺癌? 囊腺瘤?);②右侧肾上腺区低回声结节(转移瘤? 腺瘤?);③右肝高回声结节(血管瘤?)。

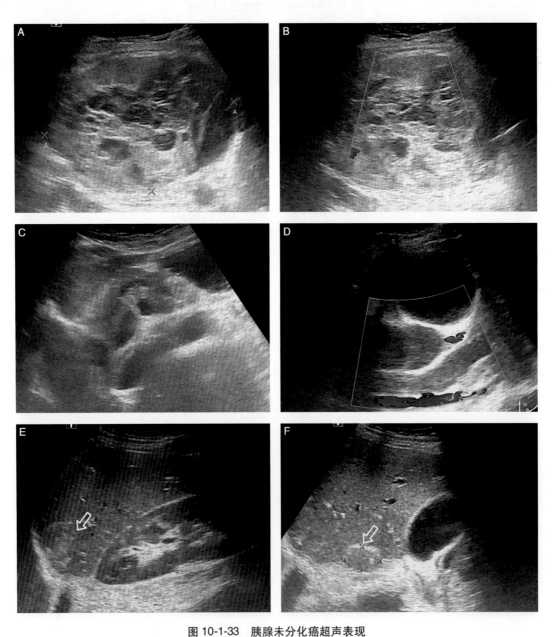

图 10-1-33   胰腺未分化癌超声表现

A、B.胰头部囊实性团块,周边可见少许血流信号;C.胰管扩张;D.胆管扩张;E.右肝高回声结节;
F.右肾上腺低回声结节

（三）其他影像资料

1. CT 肠系膜静脉造影

【影像学所见】胰头颈部见一囊实性占位,大小约 10.9cm×8.6cm,边界尚清,增强后实性成分明显强化,其上游胰管、肝内外胆管、胆总管扩张,门静脉及肠系膜上静脉受压变窄。右肾上腺见一实性结节,直径约 2.4cm,内见小片钙化,增强后轻度强化。(图 10-1-34)

【影像学诊断】考虑:①胰头颈部实性-假乳头瘤;②右侧肾上腺腺瘤。

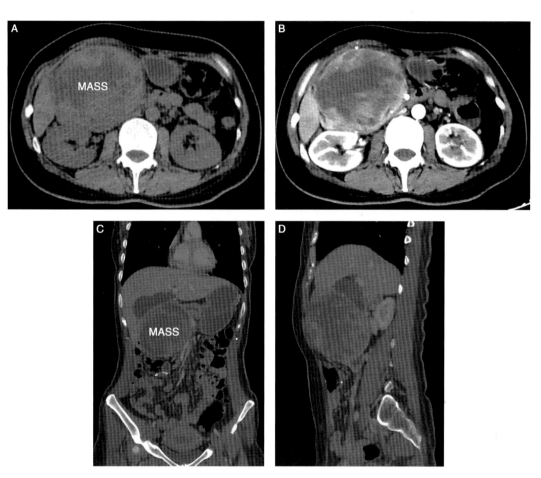

图 10-1-34　胰腺未分化癌 CT 检查
A. CT 平扫横断位不同层面显示胰头颈部巨大密度不均占位;B. 增强扫描动脉期显示胰头颈部明显不均匀性强化;C. D. 分别为冠状位、矢状位重建

2. 上腹部 MRI 平扫+增强

【影像学所见】胰头占位,大小约 6.2cm×5.6cm,呈囊实性,T_2WI 不均匀高信号,T_1WI 低信号,DWI 高 b 值不均匀稍高信号,增强后囊壁及实性部分轻度强化,余胰腺形态及信号未见异常,胰管轻度扩张。肝 S8 段结节,大小约 3.0cm×2.3cm,呈长 T_1、长 T_2 信号,增强后动脉期不均匀强化,强化逐渐充填。右肾上腺结节,大小约 2.8cm×1.9cm,T_2WI 稍高信号,T_1WI 低信号,反相位信号较同相位减低,增强后动脉期明显强化,延迟期强化减退。

【影像学诊断】①胰头占位,囊腺癌? 实性-假乳头瘤? 需与转移瘤鉴别,请结合临床;②肝 S8 段海绵状血管瘤可能性大;③右侧肾上腺结节,考虑腺瘤或转移瘤。

（四）实验室检查

1. 肿瘤标志物　CA199 96.32U/mL、NSE 27.5ng/mL。

2. 血常规　红细胞(RBC)3.23×10^{12}/L、中性粒细胞百分比(NEUT%)80.5%、淋巴细胞百分比(LYN%)11.4%、血红蛋白(Hb)91.0g/L。

3. 血淀粉酶 850U/L。

4. 血生化　TBIL 78.8μmol/L、DBIL 54.9μmol/L、IBIL 23.9μmol/L、ALT 127U/L、AST 81U/L、GGT 101U/L、ALP 135U/L。

（五）术中所见

入院后行"胰十二指肠切除术",术中见胆总管扩张,直径约 1.5cm,胆囊萎缩,胰头肿大,触及一肿物,大小约 5cm×4cm×4cm,质硬,边界不清,肿瘤压迫但未侵犯门静脉,胰体尾质韧。术中冰冻病理检查:胰头未分化癌。

(六) 病理检查

1. (胰腺+十二指肠)符合伴破骨样巨细胞的胰腺未分化癌(建议行 KRAS 基因检测),浸润胰腺周围纤维脂肪组织及十二指肠肌壁至黏膜下层,可见脉管内瘤栓。免疫组化结果:CD68、CD163、Vim 提示巨细胞及单核样细胞阳性;CK-pan、CK-L 提示异型腺体阳性;S-100、P63、P53 散在阳性;β-HCG、CD34、SMA、DEsmin 阴性;Ki-67 约 20%阳性。

2. (右侧肾上腺)皮质腺瘤。

(七) 解析

胰腺伴破骨样巨细胞未分化癌较罕见,WHO 消化系统肿瘤分类将其归为胰腺导管腺癌的一个特殊亚型。本病多见于 60～70 岁的老年人,男女发病率相当,好发于胰腺体尾部,无特征性临床表现,容易侵犯周围组织器官,但发生淋巴结或远处转移并不多见。恶性度高,预后很差,约 2/3 的患者术后 1 年内死亡。

本病例患者为中年女性,腹痛就诊,肿瘤标志物 CA199 升高,超声检查发现胰头部一巨大囊实性占位,边界尚清楚,乏血供;由于病灶位于胰头部,体积较大,压迫胰胆管引起扩张,声像图表现与典型胰腺导管腺癌不同,需要与囊腺瘤、实性-假乳头瘤,甚至胃肠道间质瘤鉴别。超声检查在肝脏和右肾上腺均

发现结节,由于缺乏既往病史对照,不能排除转移的可能。该病例术后病理证实右肾上腺结节为腺瘤,肝脏 MRI 增强符合血管瘤表现,腹腔腹膜后未见明显肿大淋巴结,与胰腺伴破骨样巨细胞未分化癌特点相符。由于本病罕见,缺乏特异性影像学表现和血清学检查指标,术前难以准确诊断。

病例十一

(一) 临床资料

女性患者,56 岁,上腹部闷痛 1 个月余,外院查泌尿系 CT 平扫提示"胰腺体尾部肿块,考虑恶性肿瘤伴周围及肠系膜淋巴结肿大"。发现"2 型糖尿病"1 个月。个人史、家族史等无特殊。查体无明显异常。

(二) 超声检查

【超声显像所见】胰体尾部见一低回声团块,大小约 5.7cm×4.1cm,边界欠清,形态不规则,可见少量血流信号(图 10-1-35)。胰周见数个低回声结节,大者约 1.6cm×1.5cm,界清,未见明显血流信号;肠系膜见数个低回声结节,大者约 1.6cm×1.1cm,界清,未见明显血流信号。左侧腹直肌(脐左上方)见数个低回声结节,大者约 2.2cm×1.0cm,界欠清,未见明显血流信号(图 10-1-36)。

【超声检查结果】①胰体尾部低回声团块(胰腺癌?);②胰周及肠系膜淋巴结肿大;③腹直肌多发低回声结节(转移待排)。

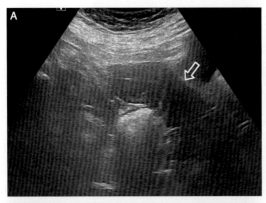

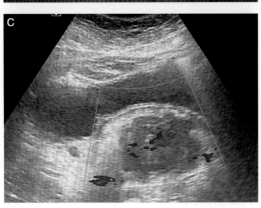

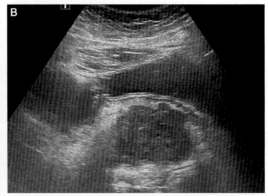

图 10-1-35　胰腺体尾部癌超声表现
A、B.灰阶超声显示胰腺体尾部低回声团块;C.可见少量血流信号

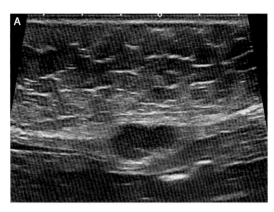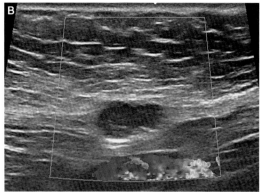

图 10-1-36　胰腺癌腹壁转移超声表现
A. 灰阶超声显示左侧腹直肌低回声结节;B. 结节未见血流信号

（三）其他影像学检查

1. CT 肠系膜静脉造影

【影像学所见】　胰腺体尾部可见低密度影,大

小约 4.8cm×5.5cm,边界模糊,增强后可见不均匀强化,脾静脉受累,显示不清(图 10-1-37)。

【影像学诊断】　胰腺体部癌伴脾静脉受侵犯。

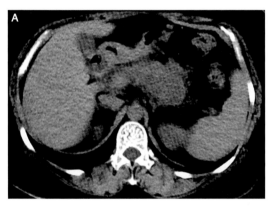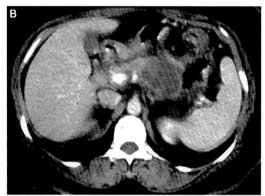

图 10-1-37　胰腺体尾部癌 CT 检查
A. CT 平扫显示胰腺体尾部低密度病灶;B. 增强后不均匀强化

2. 上腹部 MRI 平扫+增强

【影像学所见】　胰腺体尾部见团块状占位,大小约 5.7cm×5.1cm,边界欠清,形态欠规则,T_1WI 呈等低信号,T_2WI 呈混杂高信号,DWI 呈高信号,增强扫描见渐进性不均匀强化,内见斑

片状无强化坏死区。胰周及肠系膜见多发肿大淋巴结,大者约 1.8cm×1.1cm(图 10-1-38)。

【影像学诊断】　胰腺体尾部占位,考虑胰腺癌伴胰周及肠系膜淋巴结转移。

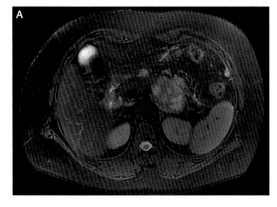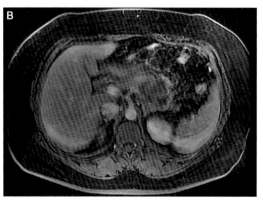

图 10-1-38　胰腺体尾部癌 MRI 检查
A. T_2WI 序列显示胰腺体尾部混杂高信号病灶;B. 增强扫描显示病灶不均匀强化

（四）实验室检查

1. 肿瘤标志物　CEA 15.2ng/mL、CA199 119.3U/mL、CA125 41.2U/mL。

2. 血生化　ALT 48U/L、ALP 124U/L、GLU 7.19mmol/L。

3. 血常规、尿常规、血淀粉酶、降钙素原、免疫球蛋白 IgG4 亚型、粪便检查+OB 未见明显异常。

（五）术中所见

入院后行"腹腔镜探查术+大网膜、腹壁结节活检术"，无腹水，肝表面未见明显肿瘤，腹壁及大网膜可见散在白色结节，直径 0.3~1.0cm 不等，胰尾见巨大实性肿物，大小约 6cm×5cm，累及横结肠系膜。切取大网膜结节和腹壁结节各一枚送检术中冰冻病理检查，提示癌结节。术中诊断：胰体尾癌伴腹腔广泛转移。

（六）病理检查

大网膜结节、腹壁结节镜下均为癌结节。

（七）解析

本病例为胰腺体尾部癌，超声表现比较典型，病灶体积大，呈低回声不均团块，形态不规则，边界不清，乏血供，胰周多发转移淋巴结。胰腺癌血行转移常通过门静脉转移到肝脏，转移到腹壁比较少

见，患者行超声检查时发现左侧腹直肌低回声结节，形态不规则，可见少许血流信号，活检病理证实为转移癌。

病例十二

（一）临床资料

女性患者，57 岁，眼黄、尿黄、皮肤黄 10 余天，伴皮肤瘙痒及中上腹闷痛不适。既往史、个人史、家族史等无特殊。查体见全身皮肤及黏膜中度黄染。

（二）超声检查

【超声显像所见】肝内胆管扩张，内径分别约 0.7cm（左）、1.1cm（右）。胆囊肿大，大小约 12.5cm×3.3cm，壁薄，囊内见细点状高回声沉积。胆总管扩张，内径约 1.4cm。胰腺体、尾部大小正常，实质回声均匀；胰管扩张，内径约 0.7cm；胰腺头颈部见一低回声结节，大小约 3.6cm×2.0cm，界欠清，与肠系膜上静脉、门静脉、脾静脉关系密切，可见血流信号。胰周见数个淋巴结，大者约 1.3cm×0.9cm，界清。左上腹网膜厚约 2.8cm，内见数个低回声结节，大者约 1.1cm×0.6cm，界清。（图 10-1-39）

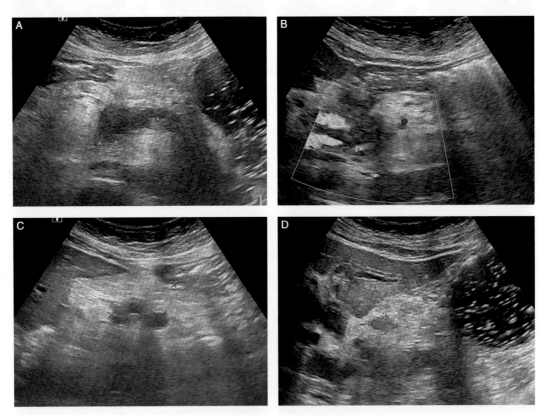

图 10-1-39　胰腺癌网膜转移超声表现
A. 胰头颈部低回声结节；B. CDFI 显示病灶与周边血管关系密切；C、D. 网膜增厚，可见低回声结节

【超声检查结果】 ①胰腺头颈部低回声结节（胰腺癌？）；②肝内外胆管及胰管扩张；③胆囊肿大伴胆泥沉积；④胰周淋巴结肿大；⑤左上腹网膜低回声结节。

（三）其他影像检查

上腹部 CT 平扫

【影像学所见】 肝内、外胆管稍扩张，左肝内胆管隐约见稍高密度影。胆囊饱满，囊壁均匀，未见阳性结石。胰腺头部似见一偏低密度团块，大小约4.5cm×3.2cm，边界欠清，胰管扩张。腹腔及腹膜后未见肿大淋巴结，腹膜腔未见积液（图 10-1-40）。

【影像学诊断】 ①胰头部占位伴胆胰管稍扩张，考虑胰腺癌可能，建议进一步检查；②左肝内胆管可疑结石。

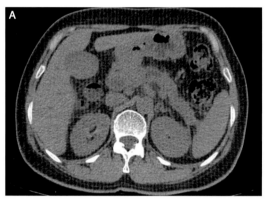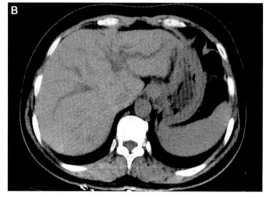

图 10-1-40　胰头癌 CT 检查
A. CT 平扫显示胰头偏低密度灶，胰管扩张；B. 肝内胆管扩张

（四）实验室检查

1. **肿瘤标志物** AFP＋CA199＋CA125＋CA153＋CEA 未见异常。

2. **血常规** 白细胞 3.15×10⁹/L。

2. **血生化** TBIL 178.6μmol/L、DBIL 102.5μmol/L、IBIL 76.1μmol/L、ALT 493U/L、AST 319U/L、GGT 1 372U/L、ALP 604U/L、LDH 344U/L、GLU 8.47mmol/L。

4. 粪便常规＋OB 试验、免疫球蛋白 IgG4 亚型未见异常。

（五）术中所见

入院后行"腹腔镜探查＋胰头肿物穿刺活检＋胃肠吻合＋胆肠 Roux-en-Y 吻合＋胆囊切除＋胰头穿刺活检＋大网膜结节、肝总动脉旁淋巴结活检术"，术中见少量腹水，腹腔脏器轻度黄疸，大网膜见一结节，大小约 1.0cm×0.8cm，腹盆壁、肠系膜未见肿瘤。肝表面未见结节，呈淤胆改变，胆总管扩张约1.5cm，胆压高。胰腺呈慢性炎症改变，胰头颈部见一大小约 6cm×3cm×2cm 的质硬肿物，边界不清，累及肝十二指肠韧带及胃后壁，不易推动，门静脉及肠系膜上静脉被肿瘤包裹，无法分离。胰周、腹膜后淋巴结肿大，直径大者约 1cm，质硬。

（六）病理检查

胰头肿物见腺癌浸润。大网膜结节镜下见少量腺癌浸润，周围纤维组织增生坏死、退行性变。肝总动脉前淋巴结未见转移癌，周围纤维、脂肪组织中见腺癌浸润。肝十二指肠韧带淋巴结 2 枚，均未见转移癌。免疫组化结果：CK 阳性。

（七）解析

本病例为胰头癌，声像图表现比较典型，肿瘤压迫出现肝内外胆管梗阻扩张、胰管扩张。胰头周边紧邻门静脉、肠系膜上动静脉等重要血管，胰腺癌常浸润周围神经血管，超声表现为肿瘤病灶与血管分界不清甚至包绕血管。胰腺癌常发生胰腺周围淋巴结转移，但常规超声对淋巴结反应性增生与转移性淋巴结的鉴别诊断有一定困难。胰腺癌还可侵犯横结肠系膜，发生肿瘤浸润转移。本病例超声显示上腹部大网膜局部增厚，内可见低回声小结节，边界欠清，术后病理提示为胰腺癌浸润。当超声检查怀疑腹壁或腹腔发生肿瘤种植转移时，可换用中高频探头详细扫查，有助于提高病灶显示率。

第二节　胰腺腺鳞癌

胰腺腺鳞癌临床上罕见,是导管腺癌的一个亚型,占胰腺外分泌型恶性肿瘤的 1%~4%,其恶性程度高,预后极差。

一、病理

胰腺腺鳞癌多位于胰头钩突部,长径 2.5~7cm,质地硬,肿瘤组织中腺癌和鳞癌混杂,鳞癌细胞形成癌巢,中央可见角化珠,鳞癌的成分至少占 30%;腺癌细胞呈不规则假复层排列形成的腺样结构。

二、临床特点

胰腺腺鳞癌平均发病年龄 60 岁,以男性多见,临床上多以上腹部闷痛不适就诊,部分患者出现黄疸、体重减轻。腺鳞癌分化程度低,预后极差,肿瘤呈浸润性生长,直接侵犯周围脏器和血管,淋巴结转移和远处转移也常见。

三、超声检查

病灶多位于胰头部,超声多表现为低回声病灶,回声不均匀,部分可见囊性区,边界不清,CDFI可见少量血流信号(图 10-2-1)。淋巴结转移较常见。

四、其他影像检查

1. **CT 检查**　肿瘤多位于胰头部,多呈类圆形,低密度或稍低密度灶,瘤体内常发生坏死囊性变,可引起胰管、胆管扩张,侵犯周围脏器,发生淋巴结及肝脏转移。

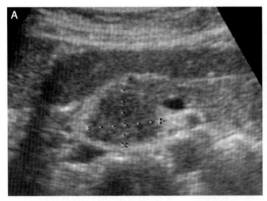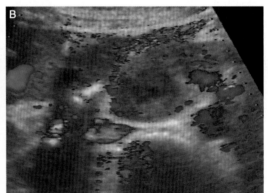

图 10-2-1　胰腺腺鳞癌超声表现
A.胰头见一低回声结节,边界不清,内见液性区;B.周边见少量血流信号

2. **MRI**　T_1 加权成像为低或稍低信号,T_2 加权成像为等或稍高信号,病灶内可见大小不等囊性变坏死区,增强后表现为不均匀强化,由周边开始渐进性增强。

五、实验室检查

血清肿瘤标志物 CEA、CA199 可明显升高。

六、鉴别诊断

1. **胰腺导管腺癌普通型**　二者均为高度恶性肿瘤,腺鳞癌的特点为容易发生囊性变坏死,实性部分增强后表现为等增强甚至高增强,而导管腺癌普通型很少发生囊性变,乏血供。

2. **黏液性囊腺癌**　本病多见于中年女性,体尾部多见,病灶以囊性为主,囊壁可见乳头,囊内可见分隔,预后相对较好。而腺鳞癌多见于老年男性,胰头部多见,病灶呈囊实性,无分隔。

七、病例解析

病例一

（一）临床资料

男性患者,51 岁,反复中上腹闷痛 21 天。既往史、个人史、家族史等无特殊。查体无异常。

（二）超声检查

【超声显像所见】胰头钩突部见一低回声团块,大小约 5.2cm×3.5cm,边界欠清,可见少量血流信号(图 10-2-2)。肝内见数个混合回声结节,大者位于右前叶,约2.3cm×1.8cm,边界尚清,未见明显血流信号。

【超声检查结果】　①胰头钩突低回声团块,考虑胰腺癌;②肝多发结节,考虑转移瘤。

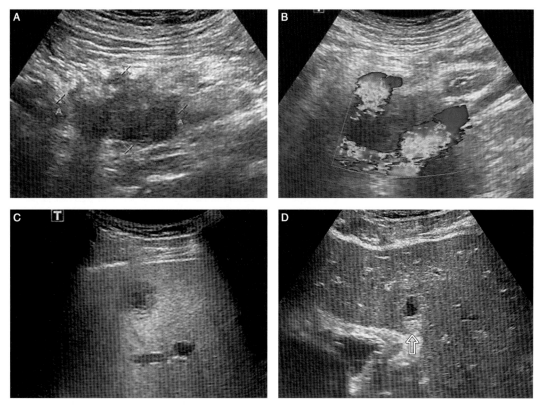

图10-2-2　胰腺腺鳞癌超声表现
A.胰头钩突部低回声团块,边界欠清;B.病灶内见少量血流信号;C、D.肝内多发混合回声结节

（三）其他影像检查

上腹部 MRI 平扫+增强

【影像学所见】　胰头钩突处可见一类圆形异常信号灶,边界欠清,局部与十二指肠关系密切,最大层面大小约为 5.3cm×4.9cm,T_1WI 呈低信号,T_2WI 呈稍高信号,病灶信号不均匀,中央可见液化坏死区,呈长 T_1、长 T_2 信号,增强

扫描可见周围强化,中央液化坏死区未见明显强化。肝内可见多发大小不等病灶,T_1WI 呈低信号,T_2WI 呈稍高信号,边界欠清,病灶信号不均匀,Gd-DTPA 增强扫描病灶周边强化(图10-2-3)。

【影像学诊断】　①胰头钩突占位,考虑胰腺癌;②肝内多发占位,考虑为转移癌可能。

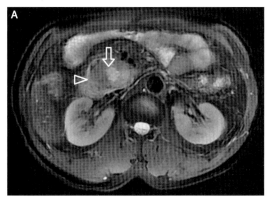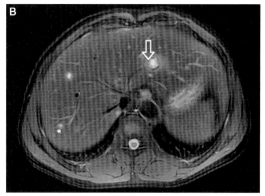

图10-2-3　胰腺腺鳞癌 MRI 检查
A.胰头钩突部类圆形不均匀 T_2WI 稍高信号灶(箭号),边界欠清,中央见长 T_2 信号液性坏死区,病灶局部与十二指肠(三角号)关系密切;B.肝内多发大小不等 T_2WI 呈稍高信号病灶

（四）实验室检查

1. 肿瘤标志物 CA199 255.4U/mL。

2. 血常规、血淀粉酶、血生化全套未见异常。

（五）诊疗过程

患者为肿瘤晚期，无手术指征，行 CT 引导下胰腺、肝脏肿物穿刺活检术。

（六）病理检查

肝穿刺活检组织、胰腺穿刺活检组织镜下见癌浸润，部分呈腺癌表型，部分鳞癌表型，考虑腺鳞癌可能性大。免疫组化结果：CK7、CK5/6、P40、CK19 阳性，MUC-1 部分阳性，MUC-2、Heppar-1、Syn、CgA 阴性。

（七）解析

患者为中老年男性，超声提示胰头占位，肝多发结节，肿瘤标志物 CA199 升高，因此应该考虑胰腺癌伴肝转移的可能。胰腺腺鳞癌是一种非常罕见的胰腺恶性肿瘤，发生率占胰腺恶性肿瘤的 1%~4%，由腺癌和鳞癌成分混合形成，呈侵袭性生长，早期出现淋巴结转移、血管侵犯，预后较 PDAC 差。腺癌细胞可分泌黏液，坏死少见，而鳞癌生长速度快，容易发生坏死囊性变，具有高侵袭性。本例超声并未发现瘤体内液性区，而 MRI 则可见小的液性区，与超声仪器分辨率有关。肝脏为胰腺癌最常转移的脏器，转移瘤内部回声因肿瘤来源、成分结构及坏死程度不同而有很大的差别，本例肝脏转移瘤内见液性区，可能与其原发灶腺鳞癌容易坏死囊变有关。

病例二

（一）临床资料

男性患者，61 岁，中上腹闷痛 7 个月，加重 2 个月。胃镜提示慢性萎缩性胃炎。既往史、个人史、家族史无特殊。查体无异常。

（二）超声检查

【超声显像所见】胰体部见一近等回声团块，约 3.3cm×2.5cm，形态欠规则，边界欠清，未见明显血流信号，胰尾部胰管扩张，内径约 0.5cm（图 10-2-4）。

【超声检查结果】胰体部近等回声团块，胰腺癌不能排除。

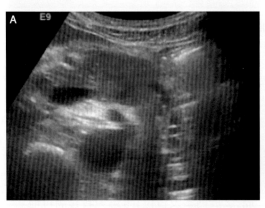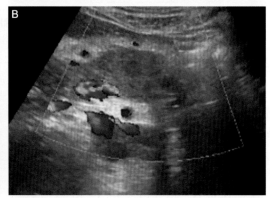

图 10-2-4 胰腺腺鳞癌超声表现
A. 胰体部近等回声团块，边界不清，胰尾部胰管扩张；B. 病灶内未见明显血流信号

（三）其他影像学资料

胰腺 MRI 平扫+增强

【影像学所见】胰腺体部前缘膨隆，见约 2.7cm×2.3cm 的团状稍长 T_1、稍长 T_2 信号灶，增强后边缘轻度强化，中心区不强化，体尾部胰管扩张。

【影像学诊断】考虑胰体癌可能。

（四）实验室检查

血清肿瘤标志物 CA199 87.39U/mL、CEA 11.8ng/mL、AFP 2.03ng/mL。

（五）术中所见

入院后在全麻下行"腹腔镜中转胰体尾切除+脾切除术+门静脉修补术"。术中胰体部可见一肿物，大小约 5cm×5cm×4cm，质硬，边界欠清，侵及横结肠系膜，后方与门静脉粘连约 1cm，胰周见多个肿大淋巴结，大者直径约 1.5cm。

（六）病理检查

胰体尾浸润性腺鳞癌，未累及脾脏，"胰腺切缘"干净。各组淋巴结未见转移。送检"门静脉壁组织"及"肠系膜上静脉壁组织"均可见癌组织浸润;IHC:CK7 及 CK19 阳性,CK5/6 及 P63 部分阳性,CK20 阴性。

(七)解析

本病例患者为老年男性,腹痛就诊,胰腺体尾部占位,边界不清,肿瘤标志物升高,胰腺癌诊断成立,但影像学检查难以区分腺鳞癌与导管腺癌。胰腺腺鳞癌病灶容易发生坏死,但如果没有明显液化时,常规超声检查难以发现,仍表现为低回声,超声造影有助于发现坏死灶。胰腺腺鳞癌恶性度高,容易侵犯周围组织,预后极差。

第三节　胰腺腺泡细胞癌

胰腺腺泡细胞癌(Pancreatic acinar cell carcinoma,PACC)占成人所有胰腺外分泌肿瘤的 1%~2%,约占儿童胰腺肿瘤的 15%,平均年龄约 60 岁,男女比例为 2.1:1,高发群体为糖尿病、慢性胰腺炎患者。其发生于胰腺腺泡细胞,肿瘤体积多较大,最常见于胰头部,其次是尾部和体部。

一、临床特点

PACC 无特异性临床表现,许多患者无明显症状,少部分患者可出现腹痛、恶心、腹泻、体重下降等。PACC 具有侵袭性,常发生肝和局部淋巴结转移,侵犯胆管较少见,10%~15% 的患者可出现高脂肪酶综合征,出现皮下脂肪坏死结节及多关节病变等。个别患者,尤其是年轻患者,出现肿瘤标志物 AFP 升高。患者生存率很低,中位生存时间约为 19 个月,5 年生存率为 25%~50%。

二、超声检查

PACC 超声表现为胰腺局部增大,可达 6~7cm,可向胰腺外凸,境界清楚,内部回声不均匀,常见囊实性改变,以实性为主,内见多发小囊,肿块周边可见血流信号(图 10-3-1、图 10-3-2)。可出现腹膜后淋巴结、肝脏转移。

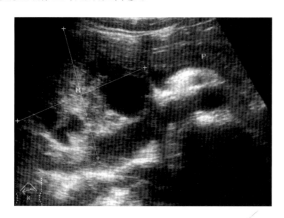

图 10-3-1　腺泡细胞癌超声表现
胰头见囊实性团块,境界清楚,内见大小不一的无回声区

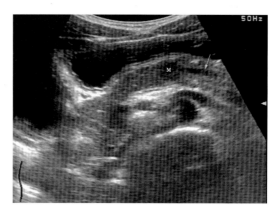

图 10-3-2　腺泡细胞癌超声表现
胰体腺泡细胞癌,胰体见一低回声小结节,胰管扩张

三、鉴别诊断

1. **导管腺癌**　占胰腺癌的 90%,多发生于胰头部,呈浸润性生长,境界不清,内部为实质性低回声,乏血供型。导管腺癌容易侵犯胰胆管导致胆道梗阻及胰管扩张。肿瘤标志物 CEA、CA199 明显升高。

2. **实性-假乳头瘤**　多见于年轻女性,肿瘤境界清楚,内部无回声区常细小,一般不出现胰管与胆管扩张声像改变。

3. **黏液性囊性肿瘤**　常见于中年女性,肿瘤境界清楚,内呈多房结构,包膜与分隔均较厚,囊腔较大,囊内透声差。

四、病例解析

病例一

(一)临床资料

女性患者,50 岁,尿黄 1 个月,眼黄、皮肤黄半个月,查上腹部 CT 平扫+增强提示胰头钩突占位可能,腹膜后及腹腔多发淋巴结肿大;MRCP 提示肝内外胆管扩张,梗阻部位在胰头。既往史、个人史、家族史无特殊。查体见皮肤巩膜黄染。

（二）超声检查

【超声显像所见】PTCD 术后，胰头区见一囊实性结节，大小约 2.2cm×1.8cm，边界欠清，未见明显血流信号；腹膜后淋巴结肿大，大者约 2.2cm×1.3cm（图 10-3-3）。

【超声检查结果】考虑胰头癌。

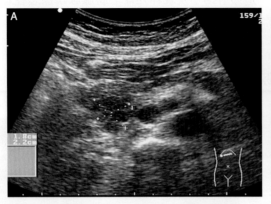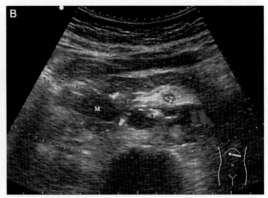

图 10-3-3 腺泡细胞癌超声表现
A. 胰头见囊实性结节，境界清楚；B. 病灶旁见血流信号

（三）其他影像检查

入院后未再行其他影像检查。

（四）实验室检查

1. 血生化检查 ALT 309U/L、AST 262U/L、ALP 1 289U/L、GGT 1 052U/L、TBIL 488.6μmol/L。

2. 血淀粉酶 44U/L。

（五）术中所见

入院后行"胰十二指肠切除+胆囊切除术"，无腹水，腹内脏器中度黄染，胆总管中度扩张，直径约 1.5cm，胰头触及一实性肿物，大小约 3cm×2cm×2cm，质硬，活动度尚可。

（六）病理检查

（胰头）腺泡细胞癌，肿瘤大小 2cm×0.5cm×1.0cm，侵犯周围胰腺组织及十二指肠壶腹，伴脉管内癌栓。胰腺周围淋巴结转移 3/4，左肾静脉旁淋巴结转移 1/1，胃左动脉根部淋巴结转移 1/1，腹主动脉前淋巴结转移 2/2。

（七）解析

由于胰腺腺泡细胞癌的肿瘤细胞具有产酶的特点，声像图常表现为囊实性病灶，应与胰腺囊性肿瘤，主要是囊腺瘤鉴别。囊腺瘤多见于女性患者，病灶多呈囊实性，边界尚清晰，内见分隔带回声，而腺泡细胞癌多表现为实性病灶内多发囊性区，并且可见淋巴结及远处转移。本病例患者病灶位于胰头部，出现明显胆道梗阻表现，腹腔腹膜后多发淋巴结肿大，应首先考虑胰头恶性肿瘤。胰腺腺泡细胞癌较为罕见，并且声像图特征缺乏特异

性，超声诊断应谨慎。

病例二

（一）临床资料

男性患者，54 岁，左上腹闷痛 1 年半。既往史、个人史、家族史等无特殊。查体无异常。

（二）超声检查

【超声显像所见】胰腺尾部见一回声不均区，范围约 4.7cm×2.5cm，边界不清，未见明显血流信号。脾肿大，实质内见多个液性区，大者约 9.0cm×3.7cm，边界清楚，部分液性区内透声差，并见实性成分，边缘见少量血流信号（图 10-3-4）。

【超声检查结果】①胰腺尾部回声不均区（胰腺癌?）；②脾多发液性及混合回声区（肿瘤累及不能排除）。

（三）其他影像检查

CT 肠系膜静脉造影

【影像学所见】胰尾部增大，可见稍低密度灶及囊状低密度灶，部分内见不规则钙化影，局部与脾脏分界不清；脾脏见多发低密度灶，形态欠规则，大者约 7.7cm×4.4cm，部分病灶内见斑片状高密度影，平扫 CT 值 60～70HU，增强扫描病灶边缘轻度强化（图 10-3-5）。

【影像学诊断】①胰尾异常密度伴部分钙化，可疑胰腺癌伴慢性炎症可能；②脾脏内多发低密度灶，积液包裹?

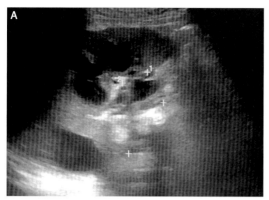
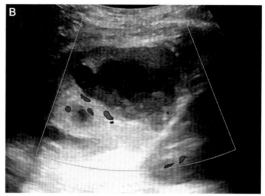

图 10-3-4　腺泡细胞癌超声表现

A.胰腺尾部见一回声不均区,以囊性为主,囊性部分透声差,实性部分不规则,局部与周围组织分界不清;B.病灶实性部分可见少量血流信号

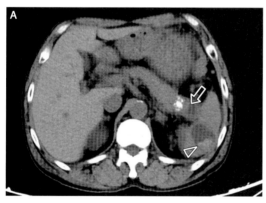
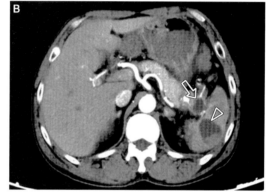

图 10-3-5　腺泡细胞癌 CT 检查

A.胰尾部病灶内不规则钙化影及囊状低密度影(箭号),脾内低密度病灶,其内见斑片状高密度影(三角号);B.增强扫描胰尾部病灶轻度不均匀强化,其内囊状低密度影未见强化(箭号),脾内低密度病灶边缘轻度强化(三角号)

(四) 实验室检查

1. 肿瘤标志物　CA199+CA153+CA125+CEA+AFP 阴性。

2. 血常规、血淀粉酶、血生化全套未见异常。

(五) 术中所见

入院后行"腹腔镜下胰体尾+脾+左肾上腺切除+左肝结节活检术",腹盆壁未见肿瘤;左肝表面见一白色结节,直径 0.3cm;大小肠及系膜未见明显异常;胰周明显炎症粘连,胰腺质硬,呈慢性炎症改变,胰尾可触及一肿物,直径约 2cm,质硬,内含钙化灶,边界不清,与脾门、胃后壁明显粘连;脾质硬,未探及明显肿物,脾周可见明显炎症粘连,脾上极可见一包裹性积液,范围约 3cm×2cm×3cm,内含淡黄色液体;左侧肾上腺明显肿大,质硬,大小 3cm×3cm×2cm。

(六) 病理检查

送检组织于胰尾见肿物,大小 1.8cm×1.5cm×

1.3cm,镜下肿瘤细胞丰富,肿瘤侵犯神经纤维,间质成分较少;癌细胞巢中可见腺泡、小腺腔结构,并见较多筛状结构,肿瘤细胞胞质丰富,部分嗜酸性,并见骨组织,胰母细胞瘤可有类似改变,但本例未见胰母细胞瘤所特有的鳞状小体结构,故倾向腺泡细胞癌。

免疫组化结果:CK、CK19、DOG1 阳性,EMA 部分阳性,β-catenin 胞膜阳性,Inhibinα、S-100、CK20、CK7、Syn、CgA、CD56、PSA、CEA、Insulin、AFP 阴性、Ki-67 约 10% 阳性。

送检破碎脾组织,镜下部分区域见血肿、机化。左肝结节镜下为完全坏死性结节。左肾上腺皮质呈增生,并见出血、含铁血黄素沉着,纤维组织增生伴玻璃样变性。

(七) 解析

本病例胰尾部病灶呈囊实性,边界不清,周围包括脾脏见多个囊性灶,大小不一,这与腺泡细胞癌病理改变有关。腺泡细胞癌细胞可产酶,肿瘤呈囊实性,并且可能外溢,消化周围组织器官,形成类似炎症积液的改变,声像图表现复杂,使诊断变得困难。本病应注意与胰腺囊腺癌鉴别,后者边界多较清晰,囊壁不规则增厚,可见乳头突起,累及周边组织较少见。

(张秀娟　陈志奎　高上达)

参考文献

1. 詹姆斯·D. 布瑞雷,玛丽·K. 高斯伯德罗维兹,克里斯坦·维特金德. 恶性肿瘤 TNM 分期. 8 版. 天津:天津科技翻译出版有限公司,2019.

2. WHO Classification of Tumours Editorial Board. WHO Classification of Tumors:Digestive System Tumours. 5th ed. Lyon:International Agency for Research on Cancer,2019.

3. Pereira SP,Oldfield L,Ney A,et al. Early detection of pancreatic cancer. Lancet Gastroenterol Hepatol,2020,5(7):698-710.

4. Erickson LA. Pancreatic Ductal Adenocarcinoma. Mayo Clin Proc,2017,92(9):1461-1462.

5. Ayres Pereira M,Chio IIC. Metastasis in Pancreatic Ductal Adenocarcinoma:Current Standing and Methodologies. Genes (Basel),2019,11(1):6.

6. 黄江宾,魁国菊,林惠灵,等. 伴有破骨细胞样巨细胞的胰腺未分化癌 1 例报告. 山西医科大学学报,2018,49(11):1401-1403.

7. 钱波,李杨,徐敏,等. 胰腺未分化癌 1 例报道并文献复习. 胃肠病学和肝病学杂志,2018,27(11):1317-1320.

8. Kawamoto Y,Ome Y,Terada K,et al. Undifferentiated carcinoma with osteoclast-like giant cells of the ampullary region:Short term survival after pancreaticoduodenectomy. Int J Surg Case Rep,2016,24:199-202.

9. Zhang L,Lee JM,Yoon JH,et al. Huge and recurrent undifferentiated carcinoma with osteoclast-like giant cells of the pancreas. Quant Imaging Med Surg,2018,8(4):457-460.

10. 李燕菊,肖渤瀚,李绪斌,等. 伴破骨细胞样巨细胞的胰腺未分化癌 MRI 及 CT 表现分析. 实用放射学杂志,2017,33(8):1306-1309.

11. 赵健,田浩,邵成浩,等. 胰腺伴破骨样巨细胞未分化癌一例并文献复习. 肝胆胰外科杂志,2017,29(5):

12. 王丹丹,化宏金,李明娜,等. 伴破骨样巨细胞的胰腺未分化癌临床病理学分析. 中华病理学杂志,2019,48(6):469-471.

13. 谭莉,吕珂,仲光熙,等. 胰腺腺泡细胞癌的临床及超声影像特征. 中华医学超声杂志(电子版),2017,14(6):428-432.

14. Seo S,Yoo C,Kim KP,et al. Clinical outcomes of patients with resectable pancreatic acinar cell carcinoma. J Dig Dis,2017,18(8):480-486.

15. Al-Hader A,Al-Rohil RN,Han H,et al. Pancreatic acinar cell carcinoma:A review on molecular profiling of patient tumors. World J Gastroenterol,2017,23(45):7945-7951.

16. Ordóñez NG. Pancreatic acinar cell carcinoma. Adv Anat Pathol,2001,8(3):144-159.

17. 胡敏霞,赵心明,周纯武,等. 胰腺腺泡细胞癌的影像学表现与病理对照. 放射学实践,2011,26(4):430-433.

18. 丁效蕙,王湛博,邱晓媚,等. 胰腺腺泡细胞癌 14 例临床病理学特征. 中华病理学杂志,2018,47(4):274-278.

19. 郭俊超,展翰翔,张太平,等. 胰腺腺泡细胞癌的诊断及外科治疗. 中华外科杂志,2013,51(3):221-224.

20. 宋彬,刘晓彬,马洪运,等. 胰腺腺鳞癌 80 例临床诊治分析. 中华外科杂志,2014,52(9):658-661.

21. 朱珍,郑建明. 胰腺原发性腺鳞癌 9 例临床病理分析及文献回顾. 国际消化病杂志,2013,33(6):411-414.

22. 孙琦,王益林. 胰腺腺鳞癌的影像与病理诊断分析 中华胰腺病杂志,2010,10(6):427-429.

23. Taniwaki S,Hisaka T,Sakai H,et al. Sarcomatous Component in Pancreatic Adenosquamous Carcinoma:A Clinicopathological Series of 7 Cases. Anticancer Res,2019,39(8):4575-4580.

24. Zhao R,Jia Z,Chen X,et al. CT and MR imaging features of pancreatic adenosquamous carcinoma and their correlation with prognosis. Abdom Radiol(NY),2019,44(8):2822-2834.

25. 王玉涛,汪建华,张建,等. 胰腺腺鳞癌的多排螺旋 CT 检查特征. 中华消化外科杂志,2015,14(8):677-682.

26. Tarabay J,Li X,Chandan VS. Adenosquamous carcinoma of the pancreas. Clin Res Hepatol Gastroenterol,2020,44(6):796-798.

27. 杨建辉,鲁葆春,陈志良,等. 胰腺腺鳞癌的诊断与治疗. 中华消化外科杂志,2015,14(8):683-685.

422-423.

第十一章

壶腹周围癌

壶腹周围癌是指起源于 Vater 壶腹 2cm 以内的恶性上皮肿瘤,包括壶腹癌、胆总管下段癌和十二指肠乳头癌,其解剖部位特殊,临床表现与治疗方法类似,甚至在术中也难以将其截然区分。壶腹周围癌的恶性度低于胰腺癌,其预后相对较好,5年生存率明显高于胰腺癌。

第一节 壶 腹 癌

发病年龄多在 40~70 岁之间,男性多见。由于 Vater 壶腹较小,直径仅约 4mm,肿瘤较小时即可引起胆道梗阻,临床诊断较早,手术切除率可达 52.1%~91.7%,5 年生存率达 51%,当肿瘤局限于 Oddis 括约肌内者 5 年生存率达 85%。

一、病因与病理

壶腹癌的发生可能与饮食结构、饮酒、胆道结石或慢性炎症等因素有关,也可能由良性腺瘤或息肉恶变而来。原发性壶腹癌(不包括十二指肠、胆总管远端、胰头累及壶腹)包含了一组异质性的肿瘤,Adsay 等将其分为:①壶腹内型(25%),肿瘤较大,但浸润性较小,分期早,预后最好;②壶腹导管型(15%),肿瘤体积最小,但预后最差;③壶腹十二指肠周围型(5%),呈外生、溃疡蕈伞型肿块,体积最大、淋巴结转移率最高;④非特殊型(55%)。大部分壶腹癌的组织学分型分为肠型腺癌和胰胆管型腺癌,后者侵袭性较强,预后较差。

二、临床特点

壶腹癌黄疸出现的时间比较早,临床诊断较早,黄疸可出现波动,随着病情发展,患者出现皮肤瘙痒、腹痛、消瘦等症状。当合并感染时,可出现发热;肿瘤发生溃烂坏死,可出现消化道出血,粪便潜血阳性。

三、超声检查

Vater 壶腹位于十二指肠降部旁,位置深,容易受到胃肠道气体的干扰,超声检查壶腹癌有一定难度。近年来,随着超声仪器性能的提高,以及胃十二指肠声窗法的应用,壶腹癌的超声诊断率得到明显提高。

1. 肝内外胆管、胰管扩张,追踪扩张胆总管至末端,可见低回声或等回声结节,病灶大小不一,可小至影像学检查无法发现,大至 6cm,平均 2.5cm,肿瘤可突向十二指肠腔,部分病灶表面溃疡不光整,彩色多普勒超声多显示为少血供(图 11-1-1)。

2. 随着肿瘤进展,壶腹癌可向十二指肠或胰头浸润生长,侵及周围大血管,并可发生肝脏或淋巴结转移(图 11-1-2、图 11-1-3)。

3. 内镜超声可近距离显示壶腹部病灶,肿瘤多呈圆形或椭圆形,多为偏低回声结节。EUS 对壶腹癌病灶的显示率可高达 100%,对病灶大小及浸润深度的评估准确性高。

四、其他影像检查

(一) CT

扩张的胆总管于壶腹部突然截断,壶腹部可见软组织密度影,胆管扩张呈软藤样,胰管扩张,呈"双管征"。壶腹部肿块动态增强扫描动脉期及门静脉期可见轻中度强化,部分病灶延迟强化。

(二) MRI/MRCP

壶腹区域管壁不规则增厚,肿块接近乳头并突入十二指肠降段腔内。MRCP 表现为胆总管和胰管汇合处截断,二者与十二指肠乳头距离增宽,肝内外胆管明显扩张。

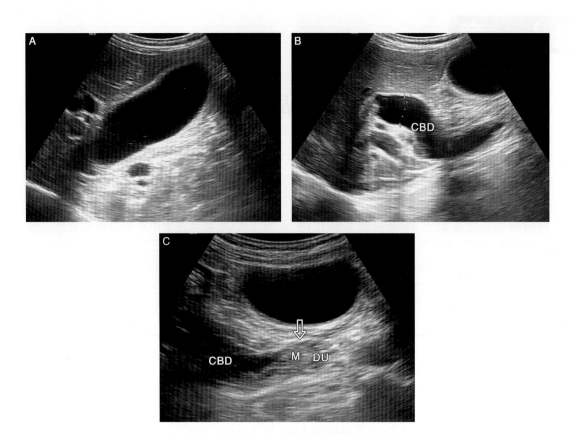

图 11-1-1 壶腹癌超声表现
A.胆囊肿大;B.胆总管扩张;C.壶腹部低回声结节

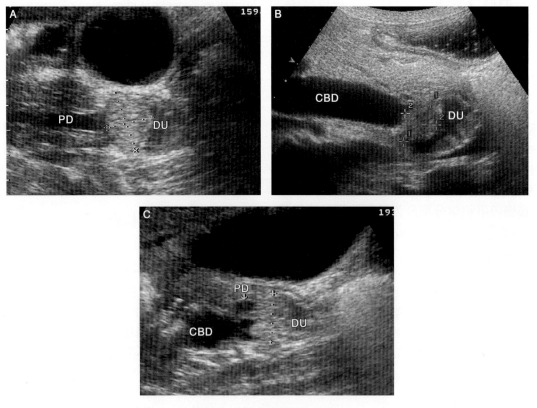

图 11-1-2 壶腹癌超声表现
A.壶腹部偏高回声结节;B.突入十二指肠(DU);C.胆总管及胰管扩张

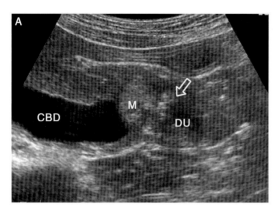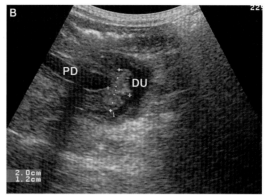

图 11-1-3　壶腹癌超声表现

A.壶腹部偏高回声结节,胆总管明显扩张;B.肿块突入十二指肠(DU),表面溃疡不光整

(三) 内镜检查

可见十二指肠乳头肿大,表面不规则,呈结节状,质脆易出血,活检病理检查可确诊。

五、实验室检查

(一) 血生化检查

胆红素增高,以直接胆红素增高为主,碱性磷酸酶、γ-谷氨酰转肽酶增高,转氨酶轻至中度增高。

(二) 肿瘤标志物

CEA、CA199、CA125 可不同程度增高。

六、鉴别诊断

1. 壶腹癌主要应与胰头癌鉴别,二者在肿瘤生长方式、病程、手术切除率、5 年生存率等方面均有明显不同。壶腹癌黄疸出现早,肿瘤诊断早,肿瘤较胰头癌小,病情进展相对缓慢,手术切除率与5 年生存率明显高于胰头癌。胰头癌诊断时多已进入中晚期,肿瘤较大,进展快,转移发生率高,预后差。

2. 胰头癌超声表现为胰头增大,内见低回声病灶,多大于 3cm,境界不清楚,胆管、胰管受压,远端扩张。壶腹癌肿块位于胆总管末端与胰管开口处管腔内,境界可清楚或不清楚,肿块多小于 3cm。当壶腹癌进展,侵及胰头时,影像学检查常难以鉴别肿瘤的起源。

3. 壶腹癌理论上尚应与胆总管下段癌和十二指肠乳头癌鉴别,三者同属壶腹周围癌,实际上术前影像学检查很难区分,尤其是病灶较大,累及范围较广时更难鉴别。

4. **胆总管结石或炎性狭窄**　胆总管结石多合并胆管炎,管壁增厚,管腔变窄,引流不畅致胆汁淤积,管腔内透声差。此外,胆总管下段位置较深,常受到胃肠气体干扰,超声难以与体积较小的壶腹癌鉴别。建立胃十二指肠声窗,变换体位,结合临床,有助于提高诊断准确率。

七、病例解析

病例一

(一) 临床资料

女性患者,42 岁,体检发现"胆总管下端占位"6 天,无不适。既往史、个人史、家族史等无特殊,查体未见异常。

(二) 超声检查

【超声显像所见】 肝内胆管扩张,内径分别达0.7cm(左肝)、0.9cm(右肝);胆囊大小约 9.1cm×3.1cm,壁薄,囊内透声好;胆总管扩张,内径达2.1cm,末端见一实体回声,大小约 1.3cm×1.2cm(图 11-1-4)。

【超声检查结果】 考虑壶腹癌。

(三) 其他影像检查

1. 上腹部 CT 平扫

【影像学所见】 肝内外胆管呈扩张性改变,至胆总管下段壶腹部管腔呈截断改变,管腔内可见软组织密度影充填。

【影像学诊断】 胆总管下段管腔内软组织密度影,伴肝内外胆管扩张。

2. ERCP

【诊断描述】 内镜下见十二指肠降部乳头明显增大,开口处黏膜呈菜花样改变,触之易出血,经乳头用导丝选择性入胆管,注入造影剂后显示胆总管明显扩张,下段杯口状截断。

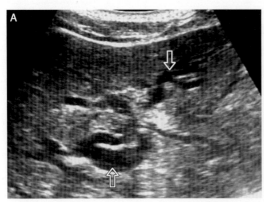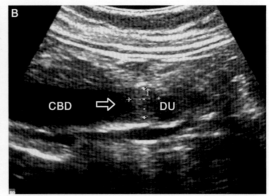

图 11-1-4　壶腹癌超声表现
A.肝内胆管扩张;B.胆总管扩张,末端实体

【镜下诊断】十二指肠乳头部新生物。

（四）实验室检查

血常规、血生化全套、CA199＋AFP＋CEA 未见明显异常。

（五）术中所见

入院后行"根治性胰十二指肠切除术",肝脏未见异常,无淤胆改变;胆囊肿大约 16cm×5cm×4cm,胆总管扩张,直径约 2.0cm,胆压高,胆汁金黄色;壶腹部一肿瘤,大小约 2.0cm×1.4cm,质中等,呈菜花状,可推动;胰腺未触及肿瘤,胰管无扩张。

（六）病理检查

1. 内镜活检　（十二指肠乳头）乳头状腺瘤伴高级别上皮内瘤变。

2. 术后病理　（壶腹部）乳头状腺癌,侵及管壁平滑肌,未累及胰腺及神经组织。

（七）解析

患者体检发现胆总管末端占位而入院诊治。影像学检查发现胆囊肿大,肝内外胆管扩张,手术发现胆总管内胆压高,但肝脏尚无淤胆改变,生化检查见胆红素水平并无增高,可推测因胆总管阻塞导致的淤胆尚处于胆道系统阻塞的缓冲期,此时胆囊肿大正是缓冲期淤胆的表现,当病情进一步发展则会出现皮肤巩膜黄染,胆红素水平增高的明显淤胆表现。

壶腹癌需与胰头癌行鉴别诊断,胰头癌起源于胰头导管上皮,早期患者无明显症状,至肿瘤增大压迫或侵入胆总管后出现黄疸,此时肿瘤多为晚期,患者丧失手术机会。而壶腹癌位于壶腹部,因早期堵塞胆总管至胆汁淤积,肿瘤明显小于胰头癌,手术预后好。该病例影像学见肿瘤位于胆总管下端壶腹部,未侵及胰腺组织,超声检查见饮水后肿瘤与十二指肠呈"零距离"改变,可明确诊断壶腹癌。胃十二指肠镜可见十二指肠乳头病变,并见表面溃疡,ERCP 造影及活检明确诊断。此病例胰管无扩张,提示因主胰管和副胰管的不同引流方式,可有部分患者无胰管扩张表现。

病例二

（一）临床资料

男性患者,65 岁,左上腹痛半年余,眼黄、尿黄、皮肤黄 20 余天。外院查上腹部 CT 平扫提示胰头占位。30 年前因"胃溃疡"行"胃大部切除术毕 Ⅱ 式吻合"。个人史、家族史等无特殊。查体见皮肤巩膜黄染。

（二）超声检查

【超声显像所见】　肝内胆管扩张,内径分别约 1.7cm（左肝）、0.8cm（右肝）。肝门区未见明显肿大的淋巴结回声。胆囊肿大,约 14.0cm×4.9cm,壁薄,囊内见细点状高回声沉积。胆总管全程扩张,内径约 2.1cm,扩张胆管远端见一低回声结节,大小约 1.5cm×1.0cm。胰管扩张,内径约 0.6cm（图 11-1-5、图 11-1-6）。

【超声检查结果】　考虑壶腹周围癌。

（三）其他影像资料

MRI 检查

【影像学所见】　十二指肠壶腹部见肿块影,T_2WI 呈稍低信号,T_1WI 呈低信号,大小约 1.1cm×1.3cm,增强后呈中度强化,肝内外胆管及胰管明显扩张,胆囊明显增大（图 11-1-7）。

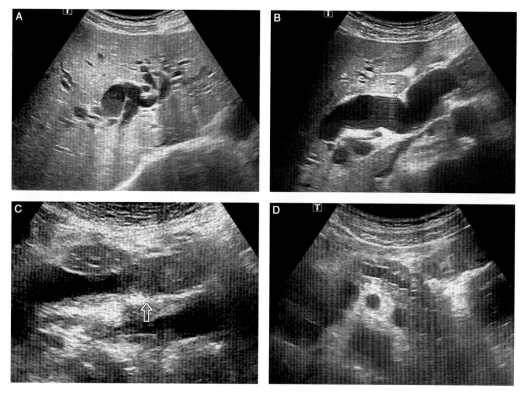

图 11-1-5　壶腹癌超声表现

A.肝内胆管扩张;B.胆总管扩张,内径 2.1cm;C.扩张胆管远端见低回声结节;D.胰管扩张

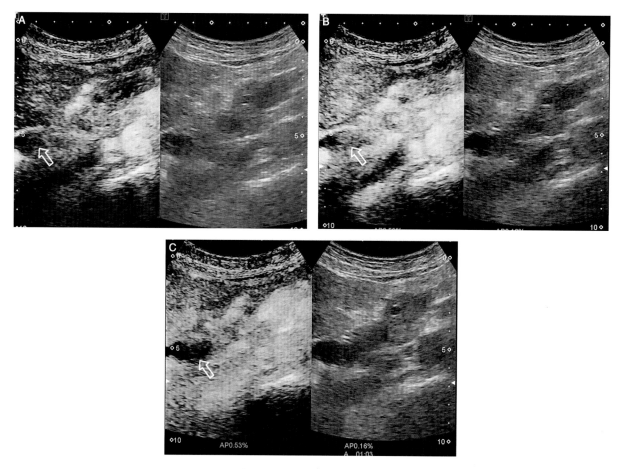

图 11-1-6　壶腹癌超声造影

A.造影 25 秒病灶开始强化;B.31 秒明显增强;C.63 秒基本廓清

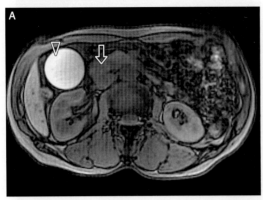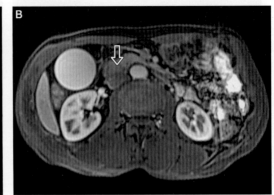

图 11-1-7 壶腹癌 MRI 检查
A. 壶腹部异常信号影(箭号),胆囊增大(三角号);B. 病灶增强后可见强化

【影像学诊断】考虑壶腹癌可能,须与胰头癌鉴别。

（四）实验室检查

1. 肿瘤标志物 CA199 46.08U/mL。

2. 血生化检查 TBIL 119.1μmol/L、DBIL 71.9μmol/L、IBIL 47.2μmol/L、ALT 221U/L、AST 191U/L、ALP 490U/L。

（五）术中所见

入院后行"腹腔镜辅助胰十二指肠切除+胆囊切除+肠粘连松解术",术中见病灶位于壶腹部,直径约 2cm,胆囊肿大,胆总管扩张明显,肝总动脉旁、十二指肠韧带、胃左血管旁见数枚肿大淋巴结,直径大者约 1.5cm,整块移去胰头十二指肠送冰冻病理检查示癌,胰腺切缘阴性。

（六）病理检查

（胰十二指肠）壶腹部低分化腺癌,侵及十二指肠黏膜下层、部分胰腺及部分胆管壁,间质见神经侵犯。

（七）随访

术后 9 个月,患者出现尿黄、眼黄、伴发热,复查全腹超声提示:肝内外胆管扩张,肝外胆管结石,胆肠吻合口壁稍增厚。临床考虑"胆总管结石伴胆管炎、胆肠吻合口狭窄、梗阻性黄疸",行"胆总管切开取石+胆肠吻合口重建+肠粘连松解术"。

（八）解析

壶腹部是超声检查的难点,尤其是年老体胖、腹腔内胃肠气体较多时更难发现病灶。在超声检查前应做好准备,口服西甲基硅油等消除气泡的药物,嘱患者排便后检查,有助于减少胃肠气体干扰,而年老体胖,图像衰减明显者,通过探头加压尽量缩短探头与病灶间的距离,可在一定程度上改善图像质量。

壶腹癌病灶可表现为高回声、等回声或低回声,经腹部超声检查对低回声病灶更难显示,这类病灶如果尚未出现胰胆管扩张时,超声检查大多漏诊。胰胆管扩张是壶腹部占位的重要间接征象,当超声发现胰管或胆管异常扩张时,应提高警惕,注意排除胰头癌和壶腹周围癌的可能性,避免漏诊。

对于壶腹部低回声病灶,超声难以显示病灶时,可通过超声造影协助诊断,注射造影剂后,扩张的胆总管末端出现明显增强的结节,则基本可以明确壶腹部占位,但目前对于壶腹部占位超声造影定性诊断的研究仍较少。

病例三

（一）临床资料

男性患者,66 岁,反复腹痛 8 年,眼黄、尿黄、皮肤黄 1 个月。外院查腹部 CT 提示胰头占位。20 年前于外院行"左侧膝部肿物切除术",个人史、家族史等无特殊。查体见皮肤巩膜黄染,余无特殊。

（二）超声检查

【超声显像所见】胰头见一低回声团块,大小约 3.6cm×2.7cm,边界欠清,未见明显血流信号,胰体厚约 1.2cm,实质回声增粗不均,胰管不规则扩张,内径约 0.6cm。胰腺周围见数个低回声结节,大者约 1.0cm×0.6cm,边界清楚(图 11-1-8)。

【超声检查结果】胰头部低回声团块,考虑胰腺癌。

（三）其他影像资料

CT 肠系膜静脉造影

【影像学所见】肠系膜上、下静脉显影良好,走行尚正常,未见明显异常扩张或狭窄,管壁也未见明显钙化斑及低密度灶。扫及胆管见引流管影,胆囊壁水肿增厚,胰管可见扩张。

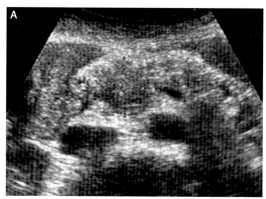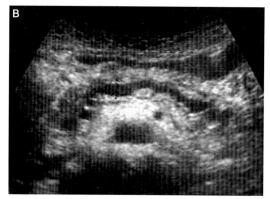

图 11-1-8 壶腹癌超声表现
A.胰头部见一低回声团块,形态欠规则,边界欠清;B.胰管不规则扩张

【影像学诊断】①肠系膜静脉未见明显异常;②胆道引流管置入后,扫及胆囊炎;③胰管扩张,请结合临床。

（四）实验室检查

1. 肿瘤标志物 CA199＞1 000U/mL、CA125 32.63U/mL、CA153 16.67U/mL。

2. 血生化检查 TBIL 368.5μmol/L、DBIL 207.6μmol/L、IBIL 160.9μmol/L、ALT 210U/L、AST 184U/L。

（五）术中所见

入院后行"腹腔镜辅助胰十二指肠切除+胆囊切除",术中胰头部触及一质硬肿瘤,大小约 4cm×3cm×3cm,胆囊肿大,胆总管扩张明显,肝总动脉旁、十二指肠韧带见数枚肿大淋巴结,直径大者约1cm,整块移去胰头十二指肠送冰冻病理检查示腺癌。胰腺切缘阴性。

（六）病理检查

（胰十二指肠）壶腹部中分化管状腺癌,穿透十二指肠肠壁,并累及胰腺及周围脂肪组织,间质可见神经侵犯。淋巴结见癌转移。

（七）解析

本病例为壶腹癌,但在超声和 CT 检查前,患者已经做了 PTCD,胆管无扩张,给超声检查带来很大的困难,CT 检查也未发现壶腹部占位。该病例肿瘤累及胰头,术中探查发现胰头占位,直径约4cm,超声表现为胰头低回声病灶,边界不清,胰周淋巴结肿大,肿瘤标志物 CA199 明显升高,误诊为胰头癌。

壶腹周围癌是指起源于 Vater 壶腹 2cm 以内的恶性肿瘤,广义上讲包括一部分胰头癌,术前诊断困难。壶腹癌与胰头癌的手术方式大致相同,但预后不同。

病例四

（一）临床资料

男性患者,77 岁,发热 6 天,4 天前查全腹 CT 提示胆总管下段似见软组织密度影,血总胆红素 72μmol/L,直接胆红素 38.4μmol/L,谷草转氨酶 153U/L,谷丙转氨酶 153U/L,淀粉酶 415U/L。15 年前因"胆囊炎"行"胆囊切除术";14 年前患"胰腺炎";发现"高血压病"6 年;6 个月前因"胰腺假性囊肿伴感染;重症急性胰腺炎"行"胰腺胰周坏死组织清除+胰腺胰周脓肿切开引流术",术后恢复尚好。个人史、家族史等无特殊。查体:右腹部一胰颈引流管在位。

（二）超声检查

【超声显像所见】肝内胆管扩张,内径分别约 0.4cm（左肝）、0.7cm（右肝）。胆总管囊状扩张,内径约 1.8cm,其末端见一等回声结节,大小约 1.6cm×0.9cm,边界欠清,未见明显血流信号。胰腺萎缩,实质厚薄不均,胰管不规则扩张,最宽处内径约 0.7cm（图 11-1-9）。

【超声检查结果】胆总管末端等回声结节（壶腹周围癌?）。

（三）其他影像资料

1. 上腹部 MRI 平扫+增强+MRCP

【影像学所见】胰胆管呈串珠样扩张,胆总管下端见充盈缺损,呈稍长 T_1 稍长 T_2 信号影,大小约 2.5×2.0cm,DWI 见弥散受限,增强后明显强化（图 11-1-10）。

【影像学诊断】胆总管下端异常信号伴胆道梗阻,考虑肿瘤（恶性?）。

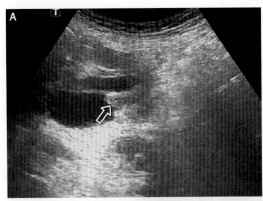
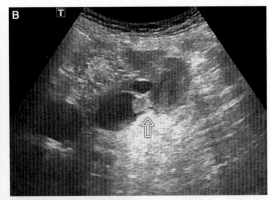
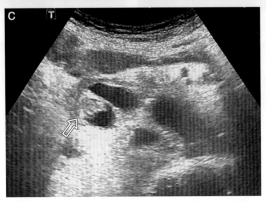

图 11-1-9 壶腹癌超声表现

A、B.胆总管长轴面显示胆总管扩张,末端见等回声结节;C.胰头横切显示胆总管末端结节

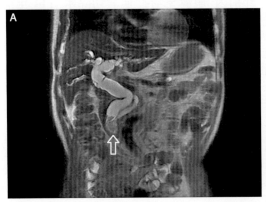
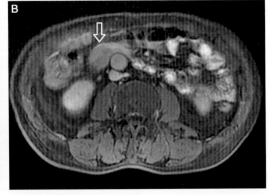

图 11-1-10 壶腹癌 MRI 检查

A.胆总管及胰管扩张,胆总管下端可见充盈缺损;B.壶腹部病灶增强后见强化

2. CT 肠系膜静脉造影

【影像学所见】扫及壶腹部结节影,径约2.7cm,增强后见渐进性较明显强化,其以上胰管、肝内外胆管不同程度扩张(图 11-1-11)。

【影像学诊断】考虑壶腹癌可能。

3. 十二指肠镜检查 十二指肠乳头明显肿大,见新生物,活检质稍硬;考虑十二指肠乳头恶性肿瘤。

(四)实验室检查

1. 肿瘤标志物 CA199 73.36U/mL。

2. 血生化检查 DBIL 9.7μmol/L、ALT 54U/L、AST 61U/L、ALP 218U/L、GGT 367U/L。

(五)术中所见

入院后行"胰十二指肠切除+肠粘连松解术",术中见胆总管扩张明显,外径约 2.0cm,十二指肠壶腹部可触及一质硬实性肿物,直径约 3cm,胰周见数枚肿大淋巴结。术中诊断:十二指肠乳头恶性肿瘤。

(六)病理检查

(胰十二指肠组织)壶腹部癌肉瘤(癌为腺癌),浸润十二指肠肌层外纤维脂肪组织至十二指肠黏膜下层,未累及胰腺组织。淋巴结未见癌转移。

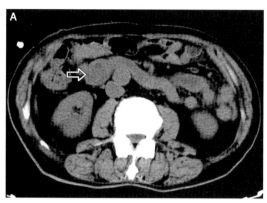
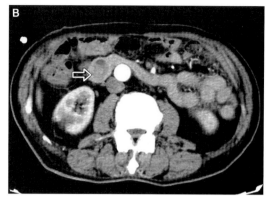

图 11-1-11　壶腹癌 CT 检查
A. 壶腹部见一结节影;B. 增强后明显强化

（七）解析

本病例胰胆管明显扩张,壶腹部占位呈等回声,超声检查不难。超声测量壶腹部占位时测值小于 CT 和 MRI 检查,可能的原因为壶腹癌部分突入十二指肠腔,当十二指肠充盈不佳时,常规超声检查不易显示,故测值偏小。壶腹部癌多为腺癌,本病例病理结果显示为癌肉瘤,癌肉瘤由恶性上皮成分和恶性间叶成分组成,较为罕见,鲜有报道。

病例五

（一）临床资料

男性患者,59 岁,眼黄、尿黄、皮肤黄 5 天,上腹部 CT 平扫+增强提示十二指肠降段区占位,考虑间质瘤可能;MRCP 提示肝内外胆管扩张,梗阻部位位于胆总管末端,胆囊结石,胆总管下段结石。4 个月前"锁骨骨折"手术治疗,个人史、家族史等无特殊。查体见皮肤巩膜轻度黄染。

（二）超声检查

【超声显像所见】肝内胆管扩张,内径分别约 1.0cm（左肝）、1.6cm（右肝）。胆囊增大,约 11.7cm×4.5cm,壁薄,囊内见团状高回声沉积,范围约 1.7cm×0.8cm。胆总管扩张,内径约 1.9cm,末端见一等回声结节,突向十二指肠,大小约 1.6cm×1.1cm,边界尚清,未见明显血流信号。胰管未见扩张（图 11-1-12）。

【超声检查结果】胆总管末端等回声结节(壶腹周围癌?)。

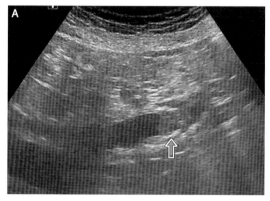
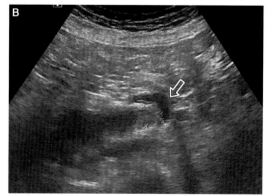

图 11-1-12　壶腹癌超声表现
A. 胆总管扩张,末端见一等回声结节;B. 结节突入十二指肠腔

（三）其他影像检查

1. 十二指肠镜

【诊断描述】于十二指肠降部见主乳头,乳头肿大明显,开口黏膜粗糙糜烂,呈菜花样改变,活检易出血(图 11-1-13)。

【镜下诊断】十二指肠乳头占位（恶性待除）。

【活检病理诊断】腺癌。

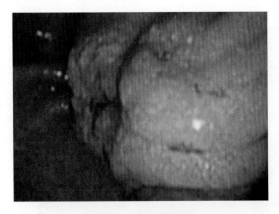

图 11-1-13　壶腹癌

十二指肠降部乳头明显肿大,开口黏膜粗糙糜烂,呈菜花样改变

2. CT 肠系膜静脉造影

【影像学所见】十二指肠腔乳头处见一软组织结节灶,大小约为 1.5cm×1.6cm,增强后见强化(图 11-1-14)。

【影像学诊断】考虑恶性肿瘤可能,其他病变待除。

(四) 实验室检查

血生化全套、肿瘤标志物未见异常。

(五) 术中所见

入院后行"腹腔镜辅助胰十二指肠切除术",术中见胆总管扩张,病灶位于壶腹部,直径约 2cm,质硬,边界不清。切除肿物送冰冻病理检查示腺癌。术中诊断:壶腹部肿瘤伴梗阻性黄疸。

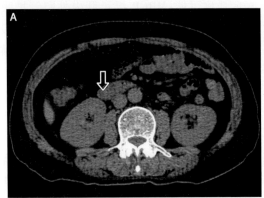
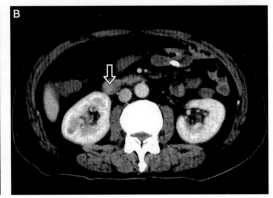

图 11-1-14　壶腹癌 CT 检查

A. 十二指肠乳头处见结节影;B. 增强后病灶明显强化

(六) 病理检查

(胰十二指肠)壶腹部浸润性腺癌(中分化),侵及十二指肠肌层,未累及胰腺。

(七) 解析

本病例为壶腹部癌,侵及十二指肠肌层,术前十二指肠镜和 CT 检查都提示十二指肠乳头癌,可见壶腹周围癌影像学定位诊断的难度很大,甚至在病理检查时如果取材方法不标准也可能导致病理诊断错误。

本病例壶腹部病灶为中等回声,胰胆管扩张比较明显,超声诊断不难。饮水后,十二指肠充盈,可清晰显示出病灶位于壶腹部,部分突向十二指肠,但乳头黏膜层仍比较光滑,据此可基本将病灶定位于壶腹部。

病例六

(一) 临床资料

男性患者,38 岁,上腹部闷痛伴眼黄、尿黄、皮肤黄半个月,伴有全身皮肤瘙痒感,10 天前黄疸加深,上腹部 CT 平扫提示十二指肠乳头区占位,壶腹部周围癌可能。患"结肠炎"1 个月余,个人史、家族史等无特殊。查体见皮肤巩膜中度黄染。

(二) 超声检查

【超声显像所见】肝内胆管轻度扩张,内径分别约 0.6cm(左肝)、0.4cm(右肝)。胆总管扩张,内径约 1.8cm,下段至壶腹部见低回声实体,大小约 3.4cm×1.7cm,未见明显血流信号。胰腺大小正常,实质回声均匀,胰管扩张,内径约 0.9cm(图 11-1-15)。

【超声检查结果】胆总管下段至壶腹部低回声实体(癌?)。

(三) 其他影像资料

CT 肠系膜静脉造影

【影像学所见】胆总管扩张,内径约 1.8cm,下段至壶腹部见稍低密度影,大小约 3.4cm×1.7cm,边界不清,病灶部分包绕肠系膜上静脉;增强扫描动脉期强化程度低于胰腺实质,门脉期强化程度与胰腺相仿。胰管扩张,径约 0.9cm(图 11-1-16)。

【影像学诊断】考虑壶腹癌可能,建议进一步检查。

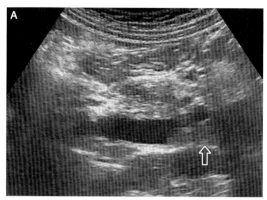
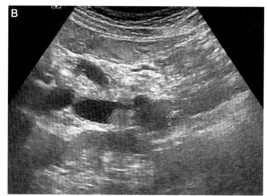
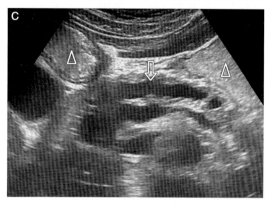

图 11-1-15　壶腹癌超声表现
A.胆总管扩张,末端见低回声实体;B.实体突入十二指肠,回声极低;C.通过胃窗(三角号),清晰显示胰管扩张(箭号)

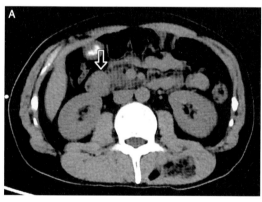
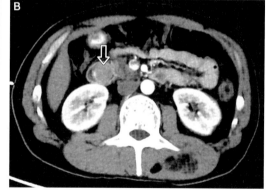

图 11-1-16　壶腹癌 CT 检查
A.壶腹部稍低密度影;B.增强后病灶强化

（四）实验室检查

1. **肿瘤标志物**　CA199 121.81U/mL。

2. **血生化检查**　TBIL 152.5μmol/L、DBIL 75.2μmol/L。

（五）术中所见

入院后行"腹腔镜辅助胰十二指肠切除术",术中见胆总管扩张,病灶位于壶腹部,直径约 3cm,边界尚清。切除肿物送冰冻病理检查示神经内分泌肿瘤。术中诊断:壶腹部肿瘤伴梗阻性黄疸。

（六）病理检查

(胰十二指肠)十二指肠壶腹部神经内分泌癌(G3,大细胞神经内分泌癌),浸润十二指肠壁,累及胰腺及胆总管,间质见脉管癌栓。免疫组化:CK-pan、Syn 阳性,Cga 散在阳性,CDX-2 灶性阳性,CK20 阴性,Ki-67 约 65%阳性。

（七）随访

1. 术后半年复查超声,右肝低回声结节,转移瘤待排,建议增强影像检查。

2. **上腹部 MRI 平扫+增强** 肝 S5 结节,考虑转移癌可能性大,请结合临床。

（八）解析

本病例壶腹部病灶较大,超声显示病灶自壶腹部向胆总管方向生长,并出现胰胆管扩张,考虑为恶性肿瘤。神经内分泌肿瘤常见于胰腺和胃肠道,壶腹部神经内分泌肿瘤鲜有报道,术前影像学检查难以准确定性。神经内分泌瘤根据肿瘤细胞核分裂象等指标可分为 G1、G2、G3 级,无论分级高低,均有发生远处转移的可能,本患者术前术中并未发现肝脏转移,但术后半年影像检查发现肝转移,预后不良。

病例七

（一）临床资料

女性患者,67 岁,眼黄、尿黄、皮肤黄 1 个月余,伴皮肤瘙痒感;腹部超声提示肝内外胆管及胰管扩张(注意排除十二指肠壶腹部病变);MRCP 提示肝内外胆管扩张,胆总管扩张于末端中断。既往

"高血压病"2 年,个人史、家族史等无特殊。查体见皮肤巩膜中度黄染。

（二）超声检查

【超声显像所见】肝内胆管扩张,内径分别约 1.0cm(左肝)、1.2cm(右肝)。胆囊肿大,前后径约 4.3cm,壁薄,囊内见细点状高回声沉积。胆总管扩张,内径约 1.3cm,其远端见一低回声结节,大小约 1.5cm×0.8cm,未见明显血流信号。胰管扩张,内径约 0.7cm(图 11-1-17)。

【超声检查结果】胆总管远端低回声结节(壶腹癌?)。

（三）其他影像检查
CT 肠系膜静脉造影

【影像学所见】壶腹部见不规则肿块,不均匀强化,其以上肝内外胆管明显扩张迂曲,呈软藤征改变,胰管扩张,腹腔及腹膜后多发小至稍大淋巴结(图 11-1-18)。

【影像学诊断】壶腹部占位伴低位胆道梗阻,未见明显血管受累征象,请结合临床。

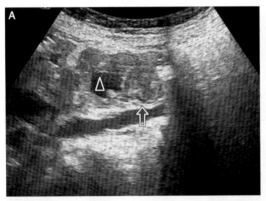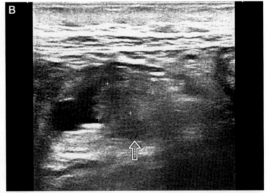

图 11-1-17 壶腹癌超声表现
A.低频探头扫查显示胆总管扩张(三角号),末端见低回结节(箭号);B.线阵探头扫查清晰显示结节形态略不规则,部分边界不清

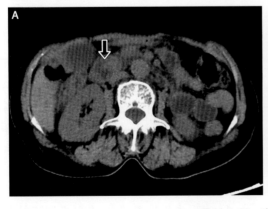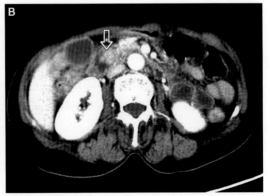

图 11-1-18 壶腹癌 CT 检查
A.壶腹部不规则肿块影;B.增强后病灶呈不均匀强化

（四）实验室检查

1. 肿瘤标志物 CA199 536.8U/mL。

2. 血生化检查 TBIL 147.7μmol/L、DBIL 93.1μmol/L。

（五）术中所见

入院后行"胰十二指肠切除术+胆囊切除术+胆总管切开取石术"，术中见胆总管扩张，胆总管内多枚结石，十二指肠乳头内侧见一肿物，大小约3cm×2cm，质硬，边界不清，侵犯壶腹部及胰头。切除肿物送冰冻病理检查示腺癌。术中诊断：十二指肠乳头腺癌伴梗阻性黄疸，胆总管结石。

（六）病理检查

（胰腺+十二指肠）壶腹部中分化管状腺癌，浸润十二指肠肠壁，未累及胰腺。免疫组化：肿瘤细胞 Syn、CD56、CgA、S-100 阳性。

（七）解析

本病例超声显示壶腹部等回声结节，图像较清晰。对于腹壁较薄者，超声可以换用较高频率的探头，尤其是中频探头，兼顾超声分辨率与穿透性，可以更清晰地区分肿瘤与周边组织，包括十二指肠乳头、胰腺等的关系，对于定位诊断有较大帮助。

第二节 胆总管下段癌

胆管肿瘤绝大多数为恶性，胆管癌是指左右肝管至胆总管下段的恶性肿瘤，好发于 50~70 岁，男性偏多，可分为上段、中段、下段胆管癌，上段胆管癌又称肝门部胆管癌，占 50%~75%，下段胆管癌位于十二指肠上缘至十二指肠乳头，占 10%~20%。

一、病因与病理

病因不明，可能与胆管结石、硬化性胆管炎、胆管囊状扩张、感染等有关。胆管癌大体形态可分为：①管壁浸润型又称硬化型，最多见；②结节型，较管壁浸润型少见；③息肉样-乳头状型，又称管内型，最少见；④弥漫浸润型。胆管癌的组织学类型主要为腺癌，以高分化多见。

二、临床特点

早期常无明显症状，随着病情发展，肿瘤阻塞胆总管，出现梗阻性黄疸，90%~98%的患者出现黄疸，并进行性加重。部分患者出现腹痛，合并胆道感染者，出现寒战高热，甚至休克。体检可触及肿大的胆囊。胆总管癌生长较缓慢，发生远处转移较少见。

三、超声检查

（一）直接征象

可分为乳头型、截断型和弥漫型。乳头型病灶突入胆总管内，边缘不光整，病灶与胆管壁有一定缝隙；截断型病灶充填胆总管，病灶与管壁无缝隙，分界不清；硬化型管壁不均匀增厚，管腔狭窄。胆管癌病灶多呈低回声，少数呈等回声或高回声，CDFI 可见少量血流信号（图 11-2-1、图 11-2-2）。超声造影动脉期高增强，延迟期低增强。

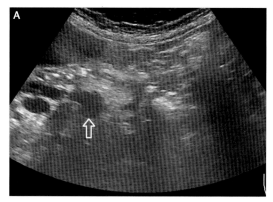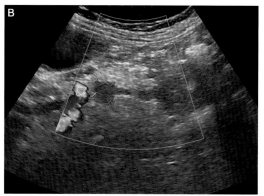

图 11-2-1 胆总管胰腺段癌超声表现

A.胆总管横断面显示胰腺段内低回结节；B.结节内无明显血流信号

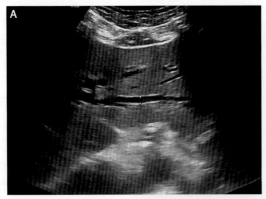
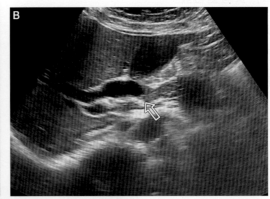
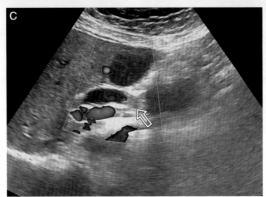

图 11-2-2 胆总管胰腺段癌超声表现
A. 肝内胆管扩张;B. 胆总管长轴面显示胆总管扩张,胰腺段管壁增厚,管腔消失;C. 病灶未见明显血流信号

（二）间接征象

肝内外胆管扩张,胆囊肿大,肿瘤累及胰管时出现胰管扩张,晚期可出现肝脏、淋巴结转移、腹腔种植等表现。

四、病例解析

病例一

（一）临床资料

女性患者,66 岁,皮肤瘙痒 2 个月,眼黄、尿黄、皮肤黄 3 周。外院查全腹 CT 平扫+增强提示十二指肠乳头增大并低位胆道梗阻,胆泥淤积,考虑肿瘤性病变,倾向恶性病变;上腹部 MRI 提示胆总管下段近出口处异常信号并低位胆道梗阻,倾向占位;胃镜活检病理提示(十二指肠乳头部)黏膜中度慢性炎。15 年前行"甲状腺肿物切除术",个人史、家族史等无特殊。查体见皮肤巩膜轻度黄染。

（二）超声检查

【超声显像所见】胆囊大小正常,壁厚,毛糙,囊内见泥沙样强回声及细点状高回声沉积。左肝内胆管置管,胆总管扩张,内径约 1.2cm,末段见一低回声结节,大小约 1.8cm×1.3cm,边界欠清,未见明显血流信号。胰腺大小正常,实质回声均匀,胰管扩张,内径约 0.7cm(图 11-2-3)。

【超声检查结果】胆总管末端低回声结节,考虑壶腹癌。

（三）其他影像检查

1. CT 肠系膜静脉造影

【影像学所见】肠系膜上、下静脉显影良好,走行尚正常,未见明显异常扩张或狭窄,管壁也未见明显钙化斑及低密度灶。肝内见引流管影,肝内外胆管及胰管可见扩张(图 11-2-4)。胆囊壁增厚,内见结石影。

【影像学诊断】①肠系膜上、下静脉未见明显异常;②肝内外胆管及胰管扩张,需警惕十二指肠壶腹部占位;③慢性胆囊炎,胆囊结石。

2. MRCP

【影像学所见】胆总管下端充盈缺损,肝内外胆管扩张,胆囊不大,壁增厚,胰管扩张(图 11-2-5)。

【影像学诊断】可疑壶腹部占位,建议内镜检查。

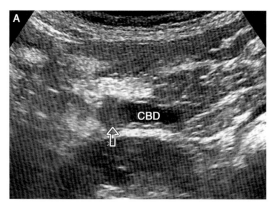
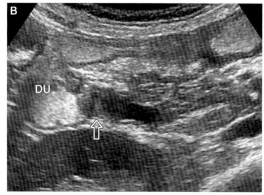

图 11-2-3　胆总管下段癌超声表现

A.胰头部横切,胆总管扩张,末端见一低回声结节(箭头);B.十二指肠球降部充盈,清晰显示低回声结节(箭号)位于胆总管末端

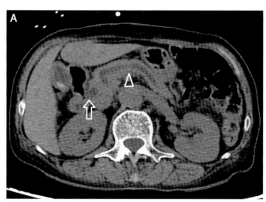
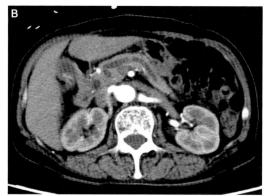

图 11-2-4　胆总管下段癌 CT 检查

A.胆总管扩张(箭号),胰管扩张(三角号);B.增强扫描未见明显异常强化

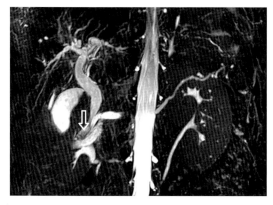

图 11-2-5　胆总管下段癌 MRCP 检查

胆总管下端充盈缺损,肝内外胆管、胰管扩张

(四) 实验室检查

1. 血生化检查　TBIL 47.9μmol/L、DBIL 20μmol/L、IBIL 27.9μmol/L。

2. 血常规、肿瘤标志物未见异常。

(五) 术中所见

入院后行"腹腔镜下胰十二指肠切除+胆囊切除",术中见病灶位于壶腹部,大小约 2cm×1cm×1cm,胆囊肿大,胆总管扩张明显,周围未见肿大淋巴结,整块移去胰头十二指肠送冰冻病理检查,十二指肠壶腹部肿物为腺癌。胰腺切缘阴性。

(六) 病理检查

(胰十二指肠)胆总管中分化管状腺癌,累及十二指肠黏膜,未累及胰管。

(七) 解析

胆总管癌多位于肝门部,下段癌比较少见,多因胆道梗阻就诊,当病灶向下发展,累及壶腹部及胰管时可出现远端胰管扩张。本病例病灶呈低回声,体积不大,而且位置较低,与壶腹癌难以区分,术前 CT 检查亦未发现占位的直接征象。

超声检查对于壶腹部的低回声小病灶诊断较困难,本病例检查时,通过口服高回声的胃肠超声显像剂,使十二指肠充盈,高回声显像剂与低回声病灶相衬托,显影效果明显,清晰显示出胆总管下段的低回声病灶。

病例二

（一）临床资料

女性患者，69 岁，尿黄 1 个月余，眼黄、皮肤黄 1 周，无皮肤瘙痒、恶心呕吐等。体格检查未见异常。发现"高血压病"15 年余，"2 型糖尿病"6 年。

（二）超声检查

【超声显像所见】胆总管扩张，内径约 1.1cm，内见导管回声，胆总管（胰腺段）见一低回声结节，大小约 2.1cm×1.5cm，边界尚清，未见明显血流信号（图 11-2-6）。

【超声检查结果】①胆总管（胰腺段）低回声结节（癌?）②胆总管扩张。

（三）其他影像检查

1. MRCP 梗阻性胆管扩张，梗阻平面在胆总管下段，考虑恶性肿瘤可能性大。

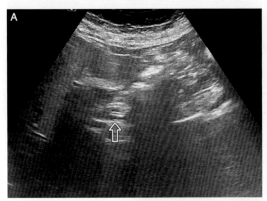
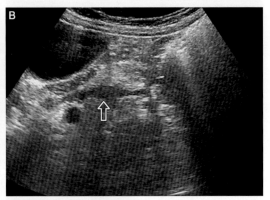
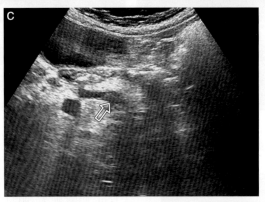

图 11-2-6 胆总管下段癌超声表现
A. PTCD 术后，胆总管内见导管回声；B、C. 胆总管胰腺段见低回声结节

2. CT 肠系膜静脉造影 肠系膜静脉造影未见明显异常；PTCD 术后改变。

（四）实验室检查

1. 肝功能+生化 TBIL 299.9μmol/L、DBIL 156.1μmol/L、IBIL 143.8μmol/L、ALT 229U/L、AST 143U/L、ALP 420U/L、GGT 1 071U/L、GLU 7.75mmol/L。

2. 肿瘤标志物 CA199 49.56U/mL。

3. 降钙素原 0.131ng/mL。

（五）术中所见

患者入院后黄疸明显，相关检查无手术禁忌，先行"经皮肝穿刺胆管置管引流术（PTCD）"减黄。2 周后于全麻下行"胰十二指肠切除术"，术中见肝脏呈淤胆改变，表面未见结节，胆囊萎缩，呈慢性炎症改变。胆总管扩张，外径约 1.2cm，胆总管下段可触及一结节，径约 2cm，边界不清。胰腺质软，切除标本后胆总管下段肿物送术中冰冻病理检查示腺癌。术中诊断：胆总管下段癌伴梗阻性黄疸。

（六）病理检查

（胰腺+十二指肠）胆总管下段中分化腺癌，浸润肌层外纤维脂肪组织，肿瘤累及神经，未累及胰腺及十二指肠。送检淋巴结未见癌转移。

（七）解析

本病例病灶位于胆总管胰腺段，超声检查难度要小于胆总管末段。患者行超声检查前已经做 PTCD，原扩张的胆总管已回缩正常，但胰腺段胆总管内可见偏低回声实体，局部胆总管增宽，呈低回声，与周围高回声的胰腺组织反差明显，超声诊断较容易。

病例三

（一）临床资料

男性患者，55岁，右上腹痛1个月，眼黄、尿黄、皮肤黄10天，伴食欲减退及皮肤瘙痒，无恶心呕吐等。于外院查上腹部MRI平扫+增强提示胆总管局部管壁不规则增厚并管腔狭窄，考虑胆管癌可能性大，继发肝内外胆管扩张，遂行PTCD术。体格检查见皮肤巩膜轻度黄染，未见肝掌蜘蛛痣等异常。PTCD引流管在位，引流墨绿色胆汁。

（二）超声检查

【超声显像所见】PTCD术后，右肝至胆总管内见导管回声。肝周见少量液性区。胆囊大小正常，壁厚，囊内见细点状高回声沉积。胆总管中下段见一低回声实体，约2.4cm×0.9cm。胰腺大小形态正常，回声均匀，胰管未见扩张。腹膜后见数个低回声结节，大者约1.3cm×1.1cm（胰头后方），边界清楚，未见明显血流信号（图11-2-7）。

【超声检查结果】①胆总管低回声实体（癌?）；②肝周少量积液；③胆囊胆汁淤积；④腹膜后淋巴结肿大。

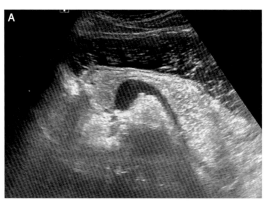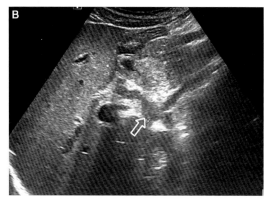

图11-2-7　胆总管下段癌超声表现

A.经胃窗显示胰腺大小形态正常，回声均匀，胰管未见扩张；B.PTCD术后，胆管无扩张，胆总管中下段见低回声实体

（三）其他影像检查

1. 上腹部MRI平扫+增强

【影像学所见】PTCD术后，肝内胆管稍扩张，局部见引流管影，肝门部胆管壁稍增厚，增强扫描见轻度强化。肝外胆管未见明显扩张。肝门区见散在小淋巴结影。胆囊不大，壁增厚，实质内未见异常。胰腺实质信号正常，胰管未见扩张。腹膜后未见肿大淋巴结。腹腔内未见积液。

【影像学诊断】①PTCD术后，肝内胆管稍扩张；②肝门部胆管壁稍增厚，伴周围小淋巴结，胆管炎?建议进一步检查；③胆囊壁增厚，考虑胆囊炎。

2. CT肠系膜静脉造影

【影像学所见】脾静脉及各小属支未见明显迂曲扩张，未见明显狭窄，也未见明显充盈缺损。肠系膜上、下静脉及其各小属支也未见迂曲扩张，肠系膜上静脉内见低密度影。肝门区低密度灶累及门脉主干，门静脉主干受压狭窄，未见明显充盈缺损。肝门区见引流管影，肝门部胆管扭曲，壁增厚伴强化，肝内胆管稍扩张，肝门区见小淋巴结影，径约0.7cm。

【影像学诊断】①门静脉主干受压狭窄；②肠系膜上静脉内低密度影，强化延迟?待除栓子等病变。

（四）实验室检查

1. 血生化检查　TBIL 160.6μmol/L、DBIL 109.8μmol/L、IBIL 50.8μmol/L、ALT 80U/L、AST 59U/L、ALP 293U/L、GGT 2871U/L。

2. 肿瘤标志物　未见异常。

（五）术中所见

入院后行"腹腔镜辅助胰十二指肠切除术"，术中见腹腔脏器呈轻度黄染，肝脏呈淤胆表现，大小、质地尚正常，表面未见结节；胆囊增大，约10cm×6cm×4cm，呈慢性炎症改变；胆总管明显扩张，直径约1.2cm；胰腺质地、形态正常。术中诊断：胆总管中下段癌伴梗阻性黄疸。

（六）病理检查

（胰腺+十二指肠）胆总管中分化腺癌，小灶浸润胰腺组织，肿瘤累及神经。送检淋巴结未见癌转移。

（七）解析

本病例在外院发现胆道梗阻后行PTCD，入院后行MRI及CT检查，都未能发现胆管癌。PTCD后，胆总管回缩，超声表现为胆总管走行区一不规则、粗细不均的条形低回声区,诊断较困难。胆总管梗阻后常发生胆汁淤积,甚至胆泥团或结石形成,常规超声与胆管癌鉴别有一定困难。一般而言,胆道炎症者,其走行相对较规则,粗细较均匀,而胆管癌则局部不均匀增粗,管壁不规则,彩色多普勒超声可见血流信号,超声造影可进一步鉴别诊断。

第三节 十二指肠乳头癌

小肠肿瘤发病率较低,其中恶性肿瘤占 3/4,而十二指肠是小肠癌最常见的部位,尤其是十二指肠 Vater 壶腹周围的癌。十二指肠乳头癌平均发病年龄约 60 岁,男女比例约为 1.8∶1。

一、病因与病理

病因不明,K-ras 基因突变、p53 基因过度表达可能在肿瘤溃疡形成中起重要作用。另外,家族性腺瘤性息肉病、Gardner 和 Turcot 综合征、Lynch 综合征、良性上皮肿瘤如绒毛状腺瘤等疾病,也会进展为十二指肠乳头癌。

十二指肠乳头癌体积多较小,境界相对清楚,多呈息肉样突入肠腔,中心部可形成溃疡。组织病理学上可分为乳头状腺癌、管状腺癌、黏液腺癌等,大约 20% 的肿瘤分化很差,有时含有印戒细胞。

二、临床特点

由于解剖位置的特殊性,十二指肠乳头癌在较早期即可出现胆道梗阻的症状,部分患者出现上腹部隐痛、食欲减退、腹胀、消化道出血等症状。早期发现、早期诊断、早期手术治疗者,预后较好,发生淋巴结转移者预后较差。

三、超声检查

超声检查十二指肠,尤其是降部具有一定难度,需要建立良好的十二指肠声窗。超声对较小的十二指肠乳头癌常难以显示,超声能显示者多在 1cm 以上,多呈结节型,表现为胆总管远端低回声肿块,形态欠规则,突入十二指肠腔,边缘不光整,少部分病灶呈肠壁局部增厚。CDFI 可探及血流信号(图 11-3-1)。

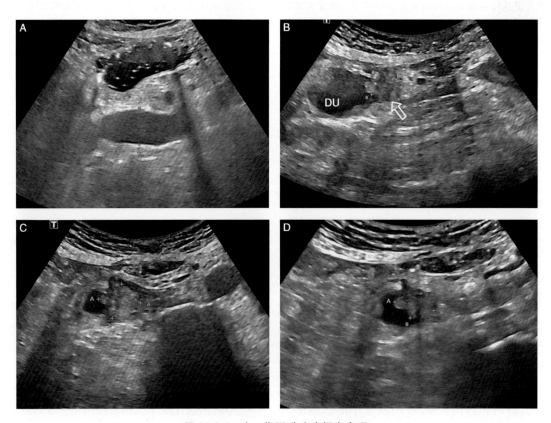

图 11-3-1 十二指肠乳头癌超声表现
A. 胆总管明显扩张;B、C、D. 饮水后十二指肠降部充盈,乳头处见一近等回声结节(箭头),形态不规则

肝内外胆管、胰管扩张,胆囊肿大,晚期出现肝脏、淋巴结转移。

四、其他影像检查

(一) CT

十二指肠乳头增大,呈结节或肿块突入十二指肠腔内,增强扫描动脉期病灶轻度强化,门静脉期中度强化且强化程度高于相邻肠壁,延迟期则强化减退。

(二) MRI/MRCP

胰胆管梗阻平面位于十二指肠乳头部,肝内外胆管及主胰管扩张,伴胆囊增大。

五、病例解析

病例一

(一) 临床资料

女性患者,63 岁,眼黄、尿黄、皮肤黄 1 周。外院查全腹 CT 提示肝内外胆管及胆总管扩张,胆总管下段梗阻? MRCP 提示肝内外胆管及胆总管扩

张,未见明显梗阻点。发现"糖尿病"5 天,个人史、家族史无特殊。查体见皮肤、巩膜中重度黄染。

(二) 超声检查

【超声显像所见】肝内胆管扩张,最大径分别约 1.0cm(左肝)、0.9cm(右肝);肝门区未见明显肿大的淋巴结回声;胆囊大小约 10.1cm×3.4cm,壁薄,囊内见细点状高回声沉积;胆总管扩张,内径约 1.8cm,管腔内未见明显异常回声;胰腺大小正常,实质回声均匀,胰管扩张,内径约 0.5cm;十二指肠乳头呈结节状增厚,范围约 1.6cm×1.3cm,可见丰富血流信号(图 11-3-2)。

【超声检查结果】十二指肠乳头结节状增厚,考虑恶性肿瘤。

(三) 其他影像检查

1. 肝胆 MRI 平扫+增强+MRCP

【影像学所见】肝内外胆管明显扩张,最宽约 2.2cm;胆囊增大;胰管轻度扩张(图 11-3-3)。

【影像学诊断】考虑低位胆道梗阻,十二指肠乳头处病变? 请结合临床。

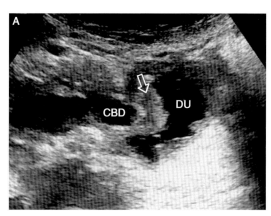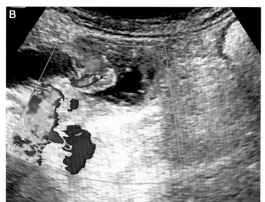

图 11-3-2 十二指肠乳头癌超声表现
A. 胆总管扩张,饮水后十二指肠降部充盈(DU),清晰显示十二指肠乳头呈结节状增厚(箭号);B. 病灶可见丰富血流信号

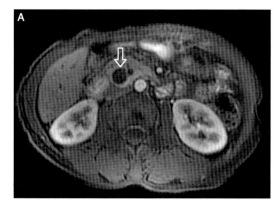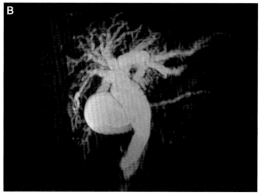

图 11-3-3 十二指肠乳头癌 MRI 检查
A. MRI 显示胆总管扩张;B. MRCP 显示胆囊增大,肝内外胆管明显扩张

2. CT 肠系膜静脉造影

【影像学所见】肝内外胆管扩张,胆囊肿大,胰管扩张,十二指肠壁增厚(图11-3-4)。

【影像学诊断】考虑低位胆道梗阻伴以上肝内外胆管扩张,十二指肠乳头病变?

3. 胃镜

【诊断描述】十二指肠降部内侧壁见大乳头,明显肿胀,开口处糜烂,可见菜花样肿物,可自发性出血(图11-3-5)。

【活检病理诊断】(十二指肠乳头)送检活检

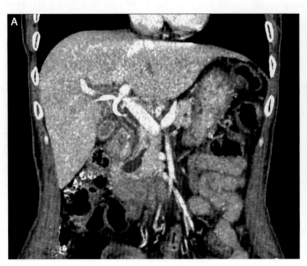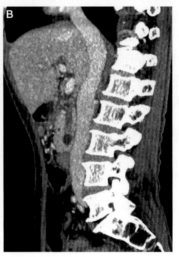

图 11-3-4　十二指肠乳头癌 CT 检查

A. 冠状位重建显示胆总管扩张,管壁增厚;B. 矢状位重建显示胆总管扩张,管壁增厚

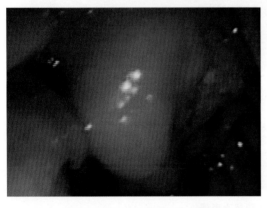

图 11-3-5　十二指肠乳头癌

十二指肠乳头肿胀,开口处糜烂

组织呈黏膜慢性活动性炎伴糜烂,局灶腺体呈低级别上皮内瘤变。

(四)实验室检查

1. 肿瘤标志物　CA199 92.11U/mL。

2. 血生化检查　TBIL 305.6μmol/L、DBIL 227μmol/L、IBIL 78.6μmol/L、ALT 100U/L、AST 86U/L、ALP 691.9U/L、GGT 1 757.9U/L。

(五)术中所见

入院后行"腹腔镜辅助胰十二指肠切除术",术中见腹腔脏器轻度黄染,胆囊肿大,肝内外胆管扩张,十二指肠乳头见一肿物,大小约 2.0cm×1.5cm×1.5cm,质硬,边界不清。术中诊断:十二指

肠乳头癌伴梗阻性黄疸。

(六)病理检查

(胰十二指肠)十二指肠乳头中分化管状腺癌,浸润十二指肠肌层外纤维脂肪组织,紧邻胰腺组织,可见脉管瘤栓,未见神经侵犯。送检淋巴结见转移癌。

(七)解析

本病例是老年女性患者,黄疸就诊,MRI 检查发现胰胆管扩张,但并未检出十二指肠乳头占位的直接征象。正常小肠壁厚度不超过4mm,但如果肠管充盈不好,肠壁皱缩的情况下很难判断肠壁是否增厚,尤其是病灶较小的情况下。

十二指肠降部位于腹膜后,位置深,是胃肠道超声检查的难点。理论上,饮水可充盈肠道,但由于幽门开口小,仅间歇性开放,而水平部内径大,持续性开放,因此,单纯饮水很难将十二指肠很好充盈,超声检查时必须很有耐心,等待液体流下来充盈十二指肠降部的短时间内迅速扫查,争取获得有价值的声像图。

本病例十二指肠乳头的病灶呈中等回声,如果采用中高回声的胃肠超声显像剂可能无法良好显示病灶,通过饮水后耐心观察,最终捕捉到十二指肠降部充盈的声像图,清晰显示病灶位于十二指肠

乳头,表面不光整,可见较丰富血流信号,十二指肠乳头癌诊断成立。

病例二

（一）临床资料

女性患者,43岁,发现十二指肠占位13天,胃镜提示十二指肠降部占位,性质待定。既往史、个人史、家族史等无特殊。查体无异常。

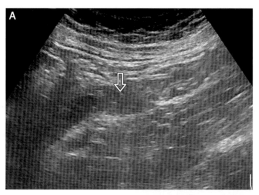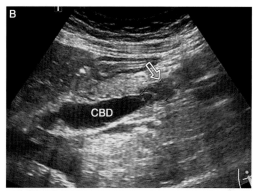

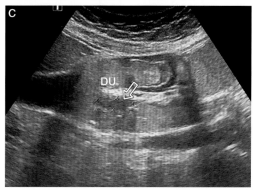

图 11-3-6　十二指肠乳头癌超声表现
A、B.胆总管扩张,末端见一低回声结节(箭号);C.十二指肠充盈,降部壁结节状增厚(箭号)

（二）超声检查

【超声显像所见】肝内胆管轻度扩张,最大内径约0.4cm(左肝)。胆囊大小约9.6cm×3.3cm,壁厚、毛糙。胆总管扩张,内径约1.7cm,远端见一低回声结节,约1.7cm×0.7cm。胰管扩张,内径约0.5cm(图11-3-6)。

【超声检查结果】胆总管远端低回声结节(壶腹周围癌?)。

（三）其他影像检查

上腹部 MRI 平扫+增强

【影像学所见】胆总管扩张,最大径约1.2cm,胆总管下端见一稍长 T_2 等 T_1 异常信号,径约0.8cm,可见轻度强化。肝内外胆管轻度扩张。

【影像学诊断】考虑胆总管下端异常信号,十二指肠乳头状腺瘤? 建议进一步检查。

（四）实验室检查

肿瘤标志物、血生化检查未见明显异常。

（五）术中所见

入院后行"胰十二指肠切除术",见胆囊肿大,胆总管扩张,十二指肠壶腹部可触及肿瘤,直径约1cm,胰周见数枚肿大淋巴结,大者约2cm×1cm×1cm,术中诊断:十二指肠乳头癌。

（六）病理检查

(胰十二指肠)十二指肠乳头管状-绒毛状腺瘤伴低级别上皮内瘤变,局灶高级别上皮内瘤变伴癌变(高分化腺癌),侵及黏膜肌。淋巴结未见转移。

（七）解析

本病例超声检查发现胆总管明显扩张,但下段未见明显占位,而是远端似乎见到一个低回声结节,显示不清晰。通过口服高回声胃肠超声显像剂后,十二指肠获得较好的充盈,呈高回声,衬托出乳头壁不均匀增厚,表面不光整,符合十二指肠乳头癌的表现。高回声胃肠超声显像剂在胃肠道流动比水慢,更适合十二指肠的充盈检查。

病例三

（一）临床资料

男性患者,61岁,眼黄、尿黄、皮肤黄1个月余,上腹部CT提示胆总管下段似见软组织密度伴梗阻性胆管扩张。既往史、个人史、家族史等无特殊。查体见皮肤巩膜黄染。

（二）超声检查

【超声显像所见】PTCD术后,右肝内胆管见导管回声,紧邻导管旁（右前叶下段）见一囊实性结节,大小约3.0cm×1.9cm,边界清楚,未见明显血流信号。肝内胆管内径分别约0.6cm（左肝）、0.4cm（右肝）。胆囊大小正常,壁厚约1.0cm,囊内见泥沙样强回声。胆总管扩张,内径约1.3cm,远端见一偏高回声结节,约3.1cm×2.2cm,突入十二指肠腔,可见少量血流信号。

胰管扩张,内径约0.4cm。右侧肾上腺区见一低回声结节,大小约2.7cm×1.6cm,边界清楚,未见明显血流信号;腹膜后见数个低回声结节,大者约1.7cm×1.1cm（右肾动脉起始段旁）,边界清晰。腹腔见游离液性区,最深径约5.5cm。（图11-3-7）

【超声检查结果】①胆总管远端偏高回声结节（壶腹周围癌？）;②肝内外胆管及胰管扩张;③腹膜后淋巴结肿大;④右肝囊实性结节（PTCD术后改变？）;⑤慢性胆囊炎伴胆囊泥沙样结石;⑥右侧肾上腺区低回声结节（转移瘤？腺瘤？）。

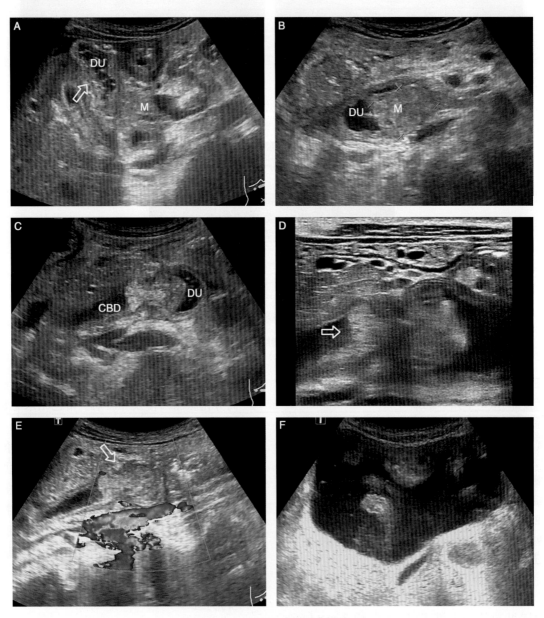

图11-3-7　十二指肠乳头癌超声表现

A.十二指肠降部长轴面,显示偏高回声病灶(M);B.十二指肠降部斜切,腔内见一偏高回声结节;C.病灶呈葫芦状,由十二指肠降部(DU)向胆总管(CBD)方向生长;D.高频探头清晰显示病灶;E.彩色多普勒显示结节周边见少量血流信号;F.腹腔见游离液性区及结节

（三）其他影像检查

1. 上腹部 MRCP+MRI 平扫+增强

【影像学所见】肝内外胆管可见多发扩张;胆

总管下端可见短 T_2 信号(图 11-3-8)。

【影像学诊断】考虑肝内外胆管多发扩张,伴胆总管结石,Calori's病及壶腹部占位待排。

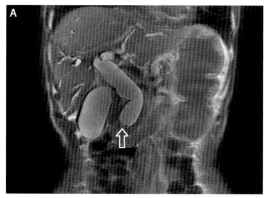
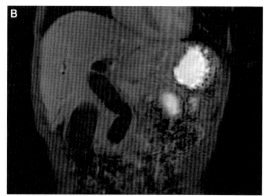
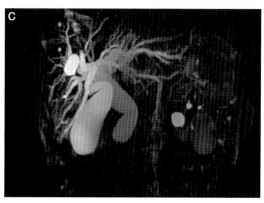

图 11-3-8 十二指肠乳头癌 MRI 检查

A、B.胆总管扩张,下端见短 T_2 信号;C.MRCP 显示肝内外胆管扩张,胆囊增大

2. 十二指肠镜

【诊断描述】十二指肠内侧壁见乳头明显肿大,表面不平,活检质硬(图 11-3-9)。

【镜下诊断】考虑十二指肠乳头腺癌。

【活检病理诊断】腺癌。

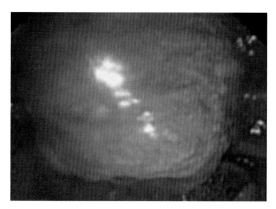

图 11-3-9 十二指肠乳头癌

十二指肠乳头明显肿大,表面不平

3. 上腹部 CT 平扫+增强

【影像学所见】肝内外胆管可见多发扩张;胆

总管下端见一稍高密度结节影,边界模糊,直径约 1.0cm;胆囊增大,壁增厚;腹膜后未见肿大淋巴结;右侧肾上腺可见一低密度结节影,约 2.3cm× 1.2cm。

【影像学诊断】①胆总管下端占位影,其上肝内外胆管多发扩张,请结合临床;②右侧肾上腺结节,考虑腺瘤。

（四）实验室检查

1. 肿瘤标志物 CA199 33.61U/mL。

2. 血生化检查 TBIL 62.9μmol/L、DBIL 46.3μmol/L、ALP 140U/L、GGT 72U/L。

（五）术中所见

入院后行"胰十二指肠切除术",术中见胆总管重度扩张,十二指肠降部可触及一质硬肿物,胰周见数枚肿大淋巴结,大者直径约 0.8cm,术中诊断:十二指肠乳头癌、梗阻性黄疸。

（六）病理检查

(胰十二指肠)十二指肠乳头部中分化管状-乳头状腺癌,肿瘤大小 3cm×2cm×1.8cm,浸润全层,累及胰腺。淋巴结未见转移。

（七）解析

本病例超声检查时就可发现壶腹区偏高回声结节，诊断不难，但是通过饮水适度充盈十二指肠后发现，病灶远比十二指肠未充盈时大，呈葫芦状，较大的部分位于十二指肠乳头，而较小的部分位于壶腹部，病灶形态不规则，边缘不光整，由于病灶较大，累及范围较广，超声提示为壶腹周围癌，未进一步明确定位。患者腹膜后多发淋巴结肿大，但术后病理提示并非转移。

（陈志奎　高上达　陈蕾）

参考文献

1. 赵闯,戴朝六. 提高壶腹周围癌术前定性诊断的方法及意义. 肝胆外科杂志,2018,26(4):245-250.

2. 张波,黄铁汉,何剪太,等. 胰腺癌及壶腹周围癌的超声内镜声像特征分析. 中国内镜杂志,2005,11(5):460-462.

3. Demirci NS,Erdem GU. Prognostic role of neutrophil-to-lymphocyte ratio(NLR)in patients with operable ampullary carcinoma. Bosn J Basic Med Sci,2018,18(3):268-274.

4. Liu F,Shen D,Ma Y,et al. Identification of ampullary carcinoma mixed subtype using a panel of six antibodies and its clinical significance. J Surg Oncol,2019,119(3):295-302.

5. Li HB,Zhao FQ,Zhou J. Prognostic Nomogram for Disease-Specific Survival in Patients with Non-metastatic Ampullary Carcinoma After Surgery. Ann Surg Oncol,2019,26(4):1079-1085.

6. 周建昌,纪丽萍,李惠章,等. MRI平扫结合MR胆胰管造影在胆管壶腹区域疾病中的诊断价值. 磁共振成像,2015(5):361-363.

7. Semelka RC,Kelekis NL,John G,et al. Ampullary carcinoma:demonstration by current MR techniques. J Magn Reson Imaging,1997,7(1):153-156.

8. Chen WX,Xie QG,Zhang WF,et al. Multiple imaging techniques in the diagnosis of ampullary carcinoma. Hepatobiliary Pancreat Dis Int,2008,7(6):649-653.

9. 陈华东,向海波,胡兴荣,等. CT增强扫描与十二指肠镜检查技术对壶腹周围癌的诊断价值. 实用癌症杂志,2018,33(12):2034-2036.

10. 张国慧,王文红,薛继蔚,等. MRCP联合常规MRI及超声诊断壶腹周围癌的价值. 实用放射学杂志,2013,29(1):64-67,76.

11. 程羽青,陈骏,黄勤,等. 美国抗癌联合会Vater壶腹癌TNM病理分期第8版解读. 中华病理学杂志,2017,46(9):596-600.

12. 梅陈玲,何云,杨红,等. 超声在肝外胆管癌术前诊断中的临床价值. 广西医科大学学报,2011,28(2):285-287.

13. 邱识博,丁建民,王彦冬,等. 超声造影对比增强CT在诊断肝外胆管癌中的应用价值. 中国超声医学杂志,2018,34(10):908-911.

14. 叶振伟,王在国. 十二指肠乳头癌的诊断及胰十二指肠切除经验. 中华肝胆外科杂志,2018,24(7):467-469.

15. 顾文江,陆忠烈,赵宏伟,等. 十二指肠乳头癌的CT、MRI影像特征. 中华肝胆外科杂志,2017,23(9):630-632.

16. 史叶锋,刘怡文,吉剑,等. CT增强结合MR胰胆管造影诊断十二指肠乳头癌的价值. 医学影像学杂志,2016,26(9):1713-1716.

第十二章

胰腺罕见肿瘤

胰腺肿瘤以胰腺癌多见,囊性肿瘤、神经内分泌肿瘤等相对少见,而胰腺转移瘤、淋巴瘤等则更为罕见,声像图表现缺乏特异性,术前多误诊。

第一节　胰腺转移瘤

胰腺转移瘤相对少见,文献报道占胰腺恶性肿瘤的 2%～5%。原发肿瘤以肺癌、肾细胞癌、乳腺癌、胃癌、软组织肉瘤多见,转移途径包括血行转移、淋巴转移、肿瘤直接浸润和种植播散。胰腺转移瘤可与原发肿瘤同时出现,或间隔一定时间后被发现,间隔时间为 2～295 个月不等,与原发肿瘤的病理类型相关。少数胰腺转移瘤患者肿瘤指标如 CEA、CA125、CA199 等可出现轻度升高,但缺乏特异性。

胰腺转移瘤可发生于胰腺头、体、尾部,可单发、多发,甚至呈弥漫性病变,其临床症状与影像学表现缺乏特异性。严昆等报道 11 例胰腺转移瘤,常规超声表现为低回声病灶,增强早期 72.7% 呈等增强或高增强,整体团状等增强或高增强,且以均匀强化为主。

病例一

(一) 临床资料

男性患者,59 岁,体检 PET-CT 发现胰头占位 3 个月,高代谢,考虑恶性病变,腹膜后淋巴结转移。3 年前左肾透明细胞癌根治性切除术后。个人史、家族史无特殊。体格检查未见明显异常。

(二) 超声检查

【超声显像所见】胰头见一低回声团块,大小约 4.0cm×4.5cm,内见血流信号,胰体尾部胰管扩张,内径约 1.0cm(图 12-1-1)。

【超声检查结果】考虑胰腺癌。

(三) 其他影像检查

上腹部 CT 平扫+增强

【影像学所见】胰头部增大,胰体尾部萎缩并胰管较均匀扩张(内径约 1.2cm);平扫显示胰头颈

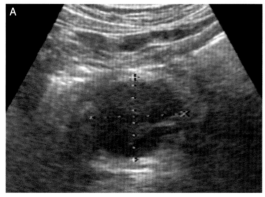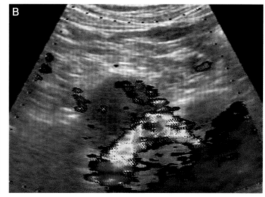

图 12-1-1　胰腺转移癌超声表现

A.胰头部低回声团块;B.病灶内可见血流信号

部软组织肿块影,中央区呈片状稍低密度影;增强后显示该肿块边界较清,呈不规则形,大小约 4.5cm×2.5cm,周缘区呈明显强化,强化程度高于同期余胰腺实质,中央区强化不明显(图 12-1-2)。

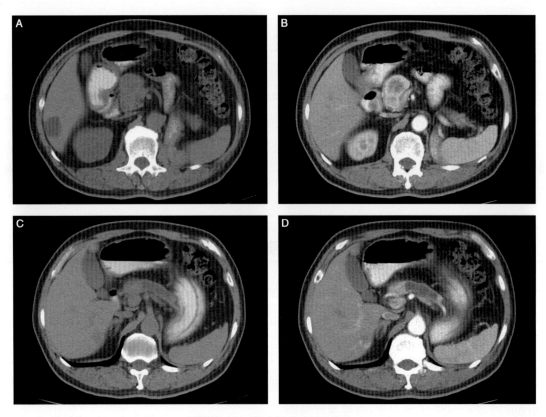

图 12-1-2 胰腺转移癌 CT 检查

A. 平扫胰头部软组织影;B. 增强后病灶周缘区明显强化,中央区强化不明显;C、D. 平扫及增强显示胰管明显扩张

【影像学诊断】考虑胰头癌。

(四) 实验室检查

1. 血常规、生化全套未见明显异常。

2. 肿瘤标志物 AFP+CA199+CA125+CEA 未见异常。

(五) 术中所见

入院后行"全胰十二指肠+胆囊切除术",胰头颈部触及直径约 4cm 大小肿物,胰体表面可见一 0.8cm 的结节,质硬,边界清楚,胰周见多枚肿大淋巴结,大者约 2.0cm。

(六) 病理检查

胰头转移性肾透明细胞癌,胰体尾部见 2 个转移性肾透明细胞癌,淋巴结未见转移。

(七) 解析

胰腺转移癌临床表现为腹痛、腹泻、食欲减退,少数可有黄疸,部分无症状,CA199 一般正常,来自消化道肿瘤,如胃癌、大肠癌者 CEA 可有轻度升高。该病例超声表现为胰头部低回声团块,远端胰管扩张,与原发性胰腺癌有一定相似性。但该病灶边界尚清,可见较丰富血流信号,肿瘤标志物无异常,不支持原发性胰腺癌。患者左肾透明细胞癌切除术后 3 年,全胰腺切除术后病理检查发现胰腺转移灶为多发性。

肾细胞癌最常见的转移部位为肺、骨、淋巴结和脑,转移到胰腺较罕见。有文献报道,胰腺转移的原发肿瘤以肾癌最多。肾癌转移多表现为富血供,超声造影呈早期高增强。胰腺神经内分泌肿瘤亦可表现为高增强,但无胰腺外肿瘤的病史。因此,超声诊断应密切结合病史,超声造影有助于胰腺原发性与转移性肿瘤的鉴别诊断。

病例二

(一) 临床资料

男性患者,59 岁,咳嗽 3 个月余,咯血 1 次,外院查肺部 CT 提示左肺门占位,考虑中央型肺癌伴左肺门及纵隔多发淋巴结转移。吸烟 10 余年。既往史、家族史无特殊。查体未见明显异常。

（二）超声检查

【超声显像所见】胰腺见数个低回声结节，大者位于体部，直径约1.4cm，边界清晰（图12-1-3）。脾肿大，约4.3cm×9.9cm，回声尚均匀。左侧肾上腺区见一低回声结节，大小约2.2cm×1.7cm，右侧肾上腺区见一低回声结节，大小约3.2cm×2.4cm，边界尚清晰，未见血流信号（图12-1-4）。

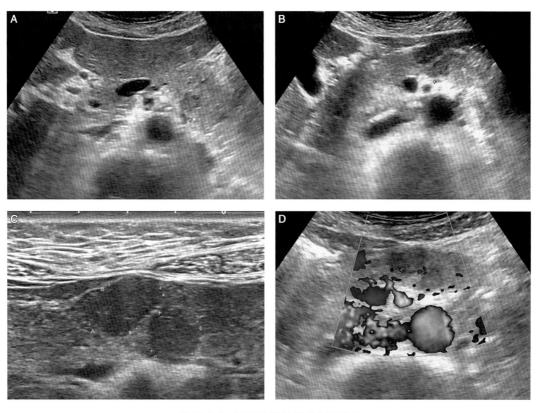

图12-1-3　胰腺多发转移癌超声表现
A、B.灰阶超声显示胰腺体尾部低回声结节;C.高频超声显示胰腺体部低回声结节;D.CDFI可见少量血流信号

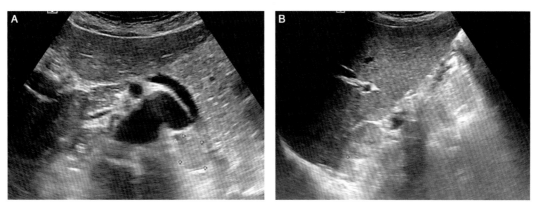

图12-1-4　肾上腺转移癌超声表现
A、B.分别显示左右肾上腺偏低回声结节

【超声检查结果】①胰腺多发低回声结节（转移癌?）;②双侧肾上腺区低回声结节（转移癌?）。

（三）其他影像检查

无。

（四）实验室检查

1. **肿瘤标志物**　CEA 46.4ng/mL、NSE 123.5ng/mL、ProGRP 2 408.0ng/mL、Cyfra21-1 3.44ng/mL。

2. 血常规、尿常规、血生化、粪便检查+OB、皮质醇、醛固酮、儿茶酚胺、甲状腺三项未见明显异常。

（五）病理检查

左肺门占位送检活检组织镜下见小细胞癌，免疫组化结果：CK（＋）、Syn（＋）、CD56（＋）、TIF-1（＋）、P40（＋）、CgA（部分＋）、C/K56（－）、Ki-67（90%＋）。

（六）解析

患者为中年男性，有吸烟史，肺部 CT 提示左肺中央型肺癌伴肺门及纵隔淋巴结转移，左肺门占位活检病理诊断小细胞癌，诊断比较明确。腹部超声检查发现胰腺多发低回声结节，散在分布于胰腺头、体、尾部，病灶体积比较小，边缘不规整，符合转移性胰腺癌声像表现。肺癌常转移到肾上腺，超声检查发现双侧肾上腺偏低回声结节，首先考虑肺癌来源转移灶。由于患者为肺癌晚期，已经发生全身多发转移，无手术指征，放弃治疗。

病例三

（一）临床资料

女性患者，55 岁，反复右上腹闷痛 1 年余，18 天前行腹部彩超检查，提示胰体部小结节，考虑恶性肿瘤。右侧甲状腺癌伴淋巴结转移术后 5 年，长期口服"雷替斯"替代治疗。胆囊切除术后 10 余年。腹部查体无特殊。

（二）超声检查

【超声显像所见】胰腺体部见一低回声结节，大小约 1.3cm×1.0cm，边缘模糊，局部呈毛刺样，内回声不均，可见成簇分布的点状强回声，未见明显血流信号。余腺体大小形态正常，实质回声均匀，胰管无扩张。胰腺周围未见明显肿大淋巴结。（图 12-1-5）

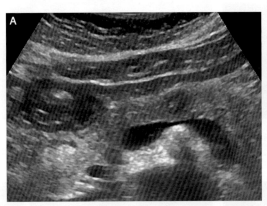
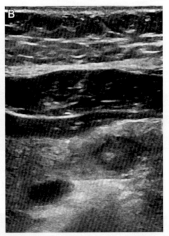

图 12-1-5　胰腺转移性甲状腺乳头状癌超声检查
A. 低频超声显示胰体部结节；B. 高频超声显示胰体部结节，边缘模糊，内见强回声点

【超声检查结果】胰腺体部低回声结节（恶性肿瘤？）。

（三）其他影像学检查

无。

（四）实验室检查

血肿瘤标志物、血常规、血生化检查未见异常。

（五）术中所见

入院后于全麻下行"达芬奇机器人辅助胰腺中段切除+胰空肠 Roux-en-Y 吻合术"，术中探查见胰体部一实性肿物，大小约 2.0cm×2.0cm×1.5cm。术中冰冻提示：甲状腺样细胞。

（六）病理检查

（胰腺肿物）转移性甲状腺乳头状癌。免疫组化结果：肿瘤细胞 CK-pan、TTF-1、TG 阳性，Ki-67

约 8% 阳性，Syn、CgA、CD56 阴性。

（七）解析

甲状腺乳头状癌容易发生颈部淋巴结转移，而血行转移较少见，以肺部转移为主，其次为骨转移。胰腺肿瘤以原发性多见，转移瘤很少见，甲状腺癌转移到胰腺则更为罕见。本例患者 5 年前因右侧甲状腺乳头状癌伴颈部多发淋巴结转移行手术治疗，1 年来反复腹痛，超声检查发现胰腺体部低回声结节，高频超声显示病灶边缘模糊，呈毛刺样改变，内部呈低回声，可见成簇分布的点状强回声，与甲状腺乳头状癌的声像表现存在明显相似之处。

本病应与胰腺癌及胰腺囊腺瘤、神经内分泌肿瘤鉴别。胰腺癌多见于老年男性，多位于胰头部，常伴有胰管扩张、胰周淋巴结肿大，病灶内成簇细点状钙化较为罕见。胰腺囊腺瘤大多表现为囊实性肿块,少数微囊型囊腺瘤表现为类实性病灶,但边界多较清晰,肿瘤内偶见钙化灶,但与本病例成簇分布细点状钙化不同,囊腺瘤以斑状强回声多见,罕见成簇分布细点状钙化。胰腺神经内分泌肿瘤病灶边界比较清晰,微钙化少见,且血供多比较丰富。本病例声像表现与胰腺常见的原发性肿瘤不符,超声检查时应密切结合临床,综合诊断,以免误诊。

第二节　胰腺淋巴瘤

胰腺淋巴瘤多为全身淋巴瘤累及胰腺,少数为原发性胰腺淋巴瘤。原发性胰腺淋巴瘤是指起源于胰腺,仅侵犯胰腺或局部淋巴结,无浅表及纵隔淋巴结肿大,无肝脾浸润,血细胞计数与分类正常,病理分型多为非霍奇金淋巴瘤,其中以弥漫大B细胞淋巴瘤最多见。胰腺淋巴瘤临床上罕见,约占胰腺肿瘤的0.5%,临床症状与实验室检查缺乏特异性。

胰腺淋巴瘤与胰腺癌具有较多相似特征,如好发于老年男性,胰头部多见,患者出现腹痛、腹部包块、黄疸等症状。胰腺淋巴瘤患者常出现发热盗汗症状,肿块体积多较大,黄疸相对较轻;而胰腺癌常出现胰管、胆管扩张,肿瘤标志物CEA、CA199升高较明显,预后更差。

病例一

(一)临床资料

男性患者,35岁,反复左上腹闷痛3个月,疼痛较剧烈,CT检查提示胰体尾部浸润性病灶,考虑胰腺癌并周围、腹膜后多发转移性淋巴结;脾脏多发低密度灶,考虑转移瘤。吸烟、饮酒15年。既往史、家族史无特殊。体格检查见中上腹轻压痛。

(二)超声检查

【超声显像所见】胰体尾部见一低回声团块,约8.1cm×4.0cm,边界欠清,可见血流信号,肿块包绕脾动、静脉,胰管内径约0.3cm(图12-2-1、图12-2-2)。胰周淋巴结肿大,大者约1.7cm×1.1cm。

【超声检查结果】考虑胰腺恶性肿瘤。

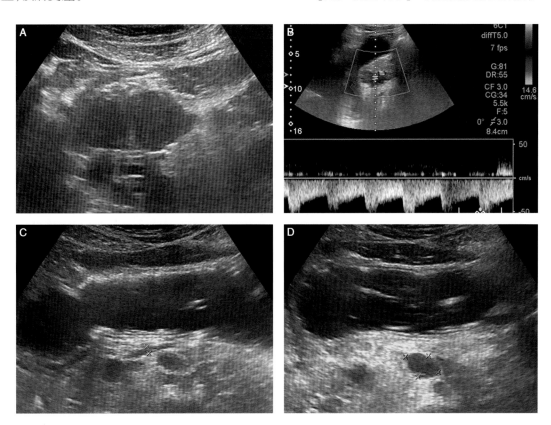

图 12-2-1　胰腺淋巴瘤超声表现
A.胰体尾部低回声团块;B.PW探及动脉血流信号;C.胰管轻度扩张;D.胰周淋巴结肿大

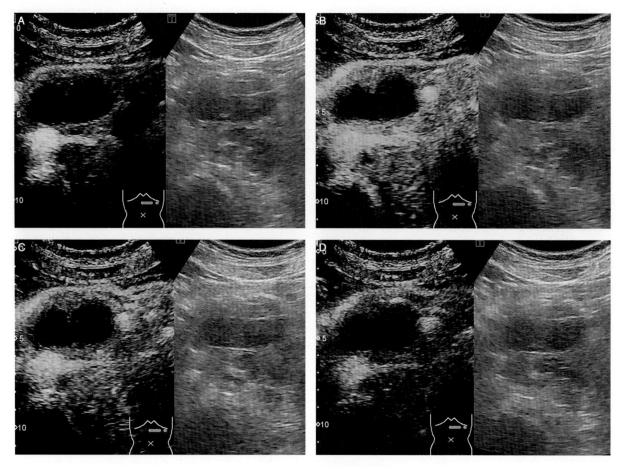

图 12-2-2　胰腺淋巴瘤超声造影

A. 造影 21 秒,病灶边缘开始增强;B. 35 秒,病灶周边明显强化,但中央大部分病灶无增强;C. 47 秒,增强开始消退;D. 100 秒,基本消退

（三）其他影像检查

CT 肠系膜静脉造影

【影像学所见】胰腺体尾部可见肿块影,大小约 7.3cm×3.8cm,病灶境界欠清,腹膜后见多发团块及结节影,部分相互融合,分界不清,增强扫描见不均匀强化;病灶包绕脾动静脉,局部脾动脉管壁不规则,管腔轻度狭窄,腹腔干、肝动脉、肠系膜上动脉走行于肿块周边,未见明显包绕,走行尚正常,管腔无明显狭窄(图 12-2-3)。

【影像学诊断】考虑胰腺癌伴腹膜后多发淋巴结转移,累及脾动静脉,伴脾动脉轻度狭窄。

（四）实验室检查

1. 血常规、生化全套未见异常。

2. **肿瘤标志物**　CA125 43.49U/mL, AFP + CA199+CEA 未见异常。

（五）病理检查

入院后行 CT 引导下腹膜后肿物穿刺活检术,病理可疑非霍奇金 B 细胞淋巴瘤,建议重新活检。后在全麻下行"腹腔镜下探查+大网膜淋巴结活

检+腹膜后淋巴结活检术",病理诊断弥漫大 B 细胞淋巴瘤,non-GCB 免疫表型。

（六）解析

该患者上腹痛就诊,CT 考虑胰腺恶性肿瘤,入院后超声检查提示胰腺体尾部低回声团块,包绕脾动静脉,胰周多发肿大淋巴结,考虑胰腺恶性肿瘤。由于胰腺淋巴瘤极为罕见,影像学检查均未考虑到该疾病。根据临床和各种检查资料,该淋巴瘤患者与胰腺癌存在以下鉴别点:①患者为青年男性,而胰腺癌多见于老年男性。②病灶位于胰腺体尾部,体积大,形态相对规则,类似椭圆形,边界尚清楚,无明显浸润性生长,内部呈极低回声,可探及动脉血流信号,超声造影显示病灶周边增强,而中央明显坏死;而胰腺癌多见于胰腺头部,形态不规则,呈浸润性生长,病灶乏血供,超声造影呈低增强。③血肿瘤标志物 CEA、CA199 正常。

本病尚需与胰腺其他肿瘤鉴别,如囊腺癌、神经内分泌肿瘤、囊腺瘤等。囊腺癌超声多表现为囊性为主的团块,可见分隔或附壁结节;胰

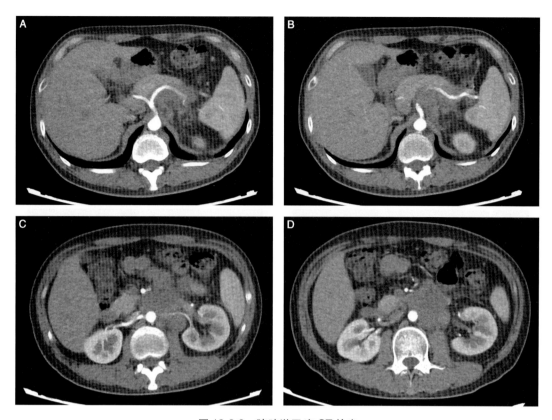

图 12-2-3　胰腺淋巴瘤 CT 检查
A、B.胰腺体尾部肿块影,包绕脾动脉;C、D.腹膜后团块及结节影,相互融合,分界不清

腺神经内分泌肿瘤多表现为低回声结节,血供较丰富,部分呈恶性者,边界可不清,但病灶大片坏死较少见,可发生肝脏转移,而淋巴结转移相对少见;胰腺囊腺瘤多见于中老年女性,病灶多呈囊实性,可见分隔或附壁结节,少血供,无淋巴结转移。

病例二

（一）临床资料

女性患者,42 岁,发现上腹部肿物半个月入院,既往史、个人史、家族史无特殊。体格检查未见明显异常。

（二）超声检查

【超声显像所见】　胰腺头颈体部见一囊实性团块,约 8.0cm×3.7cm,边界尚清,形态不规则,可见较丰富血流信号,胰管无扩张(图 12-2-4)。胰周多发肿大淋巴结,大者约 1.0cm×0.8cm。

【超声检查结果】　考虑神经内分泌肿瘤,恶性肿瘤待排除。

（三）其他影像检查

1. CT 肠系膜静脉造影

【影像学所见】　胰腺头颈体部见肿块影,最大

层面大小约 7.8cm×4.0cm,边界尚清,密度稍低,增强后不均匀强化,低于正常胰腺密度。病变与脾动脉关系密切,局部似部分包绕脾动脉,腹腔干受压移位,所见邻近脾静脉受累,可见脾静脉与肠系膜上静脉汇合区脾静脉低密度充盈缺损,管腔狭窄约 80%,病变与邻近肠系膜上静脉关系密切。腹腔及腹膜后见多发肿大淋巴结,大者约 2.5cm×1.9cm(图 12-2-5)。

【影像学诊断】　考虑胰腺癌并腹腔腹膜后淋巴结转移可能;脾静脉局部充盈缺损并管腔重度狭窄,考虑脾静脉受侵伴瘤栓形成。

2. 上腹部 MRI 平扫+增强

【影像学所见】　胰腺头颈体部见肿块影,最大层面大小约 7.3cm×4.0cm,边界尚清,T_1WI 呈稍低信号,T_2WI 呈稍高信号,增强后强化程度低于正常胰腺,强化稍不均匀。病变与脾动脉关系密切,局部似部分包绕脾动脉,肝动脉变窄,腹腔干受压移位,所见邻近脾静脉受累,可见脾静脉与肠系膜上静脉汇合区脾静脉充盈缺损,管腔见约 80%狭窄,病变与邻近肠系膜上静脉关系密切。腹腔及腹膜后见多发肿大淋巴结,大者大小约 2.0cm×1.6cm(图 12-2-6)。

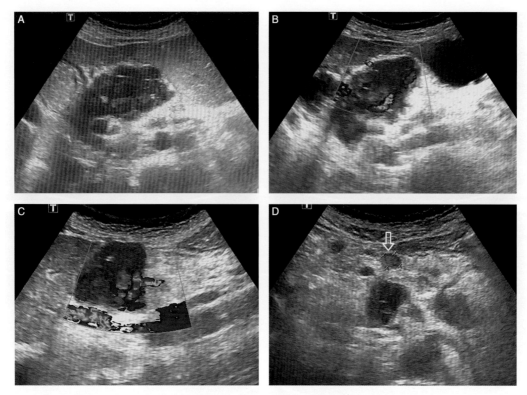

图 12-2-4 胰腺淋巴瘤超声表现
A.胰腺头颈体部囊实性团块；B、C.病灶内见较丰富血流信号；D.胰周淋巴结肿大

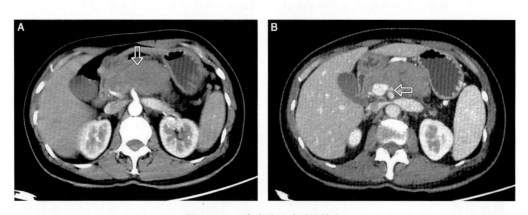

图 12-2-5 胰腺淋巴瘤 CT 检查
A.胰腺头颈体部见肿块影，增强后不均匀强化；B.脾静脉低密度充盈缺损，管腔明显狭窄

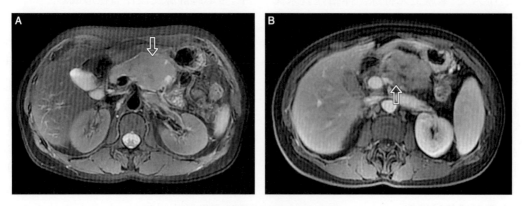

图 12-2-6 胰腺淋巴瘤 MRI 检查
A.胰腺头颈体部病灶，T_2WI 呈稍高信号；B.增强后不均匀强化，局部脾静脉充盈缺损

【影像学诊断】考虑胰腺癌并腹腔腹膜后淋巴结转移。

（四）实验室检查

血淀粉酶、肿瘤标志物、免疫球蛋白 IgG4 亚型未见异常。

（五）术中所见

入院后行"腹腔镜辅助下全胰十二指肠+脾切除+胰腺肿瘤穿刺活检+胰腺周围淋巴结活检术"，术中见腹腔少量淡黄色腹水，胰腺质硬，胰头颈体可触及质硬肿物，边界不清，范围约 8.4cm×5.3cm，与脾动静脉关系密切。胰周可见多发肿大淋巴结，最大约 2.5cm×2.0cm×1.0cm。切取胰腺下缘淋巴结送检，冰冻病理考虑恶性肿瘤。穿刺活检胰腺肿瘤，冰冻病理考虑恶性肿瘤。遂决定行上术。

（六）病理检查

（胰腺）非霍奇金 B 细胞淋巴瘤，结合 FISH 检测结果，符合高级别 B 细胞淋巴瘤伴 C-MYC 及 Bcl-2 基因重排。

（七）解析

该患者为中年女性，无腹痛、黄疸、消瘦等症状，胰腺病灶较大，累及胰腺头颈体部，病灶呈实性为主的混合回声病灶，边界尚清晰，血供较丰富，以上特点不支持胰腺癌。胰腺癌病灶多呈低回声，部分病灶表现为胰腺节段性增厚，胰管扩张较明显，后方回声常出现衰减，乏血供。

本病例超声第一诊断误诊为胰腺神经内分泌肿瘤。胰腺神经内分泌肿瘤包括功能性与非功能性肿瘤，多见于中年人，女性患者偏多。非功能性胰腺神经内分泌肿瘤多见于胰腺体尾部，患者多无症状，呈球形或分叶状，肿瘤体积较大，可发生出血、囊性变或钙化，血供较丰富，与本病例有一定相似性。胰腺神经内分泌肿瘤即使是良性的 G1、G2 级病灶也可能发生转移，肝转移多见，淋巴结转移少见。本病例尚需与胰腺微囊型囊腺瘤鉴别。胰腺淋巴瘤罕见，超声诊断该疾病应密切结合临床资料、实验室检查、声像图表现，尤其是胰腺外表现，如胰周，甚至浅表淋巴结肿大，肝脾浸润等。

第三节 胰母细胞瘤

胰腺肿瘤在儿童中很罕见，各种实体瘤发病的相对频率与成人不同。导管腺癌和导管内肿瘤在儿童中极为罕见。在生命的最初 10 年，最常见的肿瘤是胰母细胞瘤、腺泡细胞癌和神经内分泌肿瘤。在第二个 10 年，实性假乳头状肿瘤、神经内分泌肿瘤和腺泡细胞癌最为普遍。

胰母细胞瘤来源于胰腺上皮细胞，临床上罕见，迄今报道不超过 200 例，儿童发病多于成人，占儿童胰腺肿瘤的 25%，是 10 岁以下儿童胰腺最常见的原发性肿瘤，男女比例为 1.3∶1。腹部包块是最常见的临床表现，部分患儿表现为腹痛、体重减轻、呕吐、腹泻、梗阻性黄疸。

胰母细胞瘤多位于胰头部，体积较大，多为孤立实性、边界清楚的肿块，有完整或不完整的包膜，可见灶性出血、坏死，"鳞状小体"是具有特征性的病理表现。胰母细胞瘤具有一定的惰性，是可治愈的肿瘤，但可以表现出局部侵袭、复发和偶尔远处转移的恶性行为。肿瘤可以侵入邻近的组织器官，如脾、结肠、十二指肠、门静脉和胆总管。在诊断时，17%～35% 的患者存在转移，其中以肝脏最为常见，其他部位包括肺、脑、骨、腹膜后及纵隔淋巴结等。约 2/3 的儿童患者 AFP 升高，通常超过 1 000μg/L，CEA 可能升高。

胰母细胞瘤治疗首选肿瘤完整切除，总生存率约为 50%，局部可手术切除患者的术后预后良好，5 年生存率可达 65%，发生转移及不能手术切除者预后较差。儿童患者预后比成人好，可能与儿童患者肿瘤多为非转移性和包膜完整有关。

病例

（一）临床资料

男性患儿，5 岁，2 年前因贫血住院，查体发现左上腹包块，上腹部 MRI 考虑恶性肿瘤，行剖腹探查+腹膜后活组织检查，病理考虑小细胞性肿瘤，临床诊断神经母细胞瘤。个人史、家族史等无特殊。本次入院查体见左上腹一包块，约 10cm×8cm，无压痛。

（二）超声检查

【超声显像所见】左上腹见一混合回声包块，大小约 12.3cm×12.7cm×10cm，轮廓清，形态尚规则，内回声不均，病灶与胃底大弯分界不清，CDFI 可见丰富血流信号（图 12-3-1）；胃肠气体较多，胰

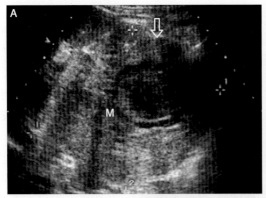
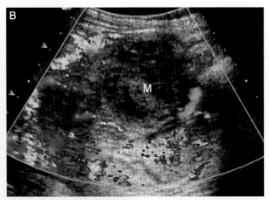
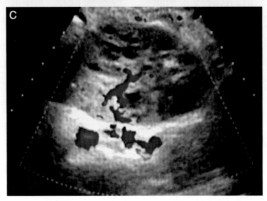

图 12-3-1　胰母细胞瘤超声表现
A. 左上腹混合回声团块;B、C. 彩色多普勒显示病灶内见丰富血流信号

腺显示欠清晰。

【超声检查结果】左上腹包块,考虑胃底大弯间质瘤可能。

（三）随访

患儿后来到上级医院手术治疗,术后病理考虑胰母细胞瘤。

（四）解析

胰母细胞瘤病灶多较大,超声表现为回声不均肿块,可伴有液化坏死、钙化,位于胰头部可出现胆管扩张,可见较丰富血流信号。该患儿病灶达12.3cm×10cm,胰腺显示不清楚,组织起源难以分辨,超声误诊为胃肠道间质瘤。胰母细胞瘤与胃肠道间质瘤声像图表现有一定重叠,当病灶较大,无法区分病灶起源时,诊断尤为困难,但胃肠道间质瘤多见于中老年人,儿童罕见,必要时口服胃肠显像剂,可较清晰显示胃壁及胰腺组织,有助于鉴别诊断。

胰母细胞瘤应与神经母细胞瘤鉴别。神经母细胞瘤是儿童腹部最常见的恶性肿瘤,好发于肾上腺,多以腹胀、腹部包块就诊,超声表现以低回声为主,亦可表现为高低混杂回声,可见囊性变、钙化。左侧肾上腺容易受到胃肠气体干扰,超声显示较困难,当病灶较大,毗邻胰腺体尾部时,难以鉴别。

第四节　胰腺胃肠道间质瘤

胃肠道间质瘤是胃肠道最常见的间叶源性肿瘤,在临床表现上可从良性至恶性,免疫组织化学检测通常表达 CD117 和 DOG1,显示卡哈尔间质细胞分化,大多数病例具有 C-KIT 或 PDGFRA 基因突变。60%~70% 的胃肠道间质瘤发生于胃,发生于胃肠道外的间质瘤较少见,而发生于胰腺的胃肠道间质瘤更为罕见。

胰腺胃肠道间质瘤多见于中老年人,男女性别无明显差异,约 23.3% 的患者无症状,有症状者多表现为腹部不适和体重减轻。最常见于胰头,体积多较大,约 75% 的病灶超过 5cm,呈囊性或混合性影像学特征,生物学危险度分级多为高危,5 年无病生存率明显低于胃间质瘤。

病例

（一）临床资料

女性患者,57 岁,因反复右上腹痛 1 年入院。曾在外院行上腹部 MRI 平扫+增强+MRCP,提示胰头、十二指肠降部之间囊状病灶,倾向于十二指肠降部憩室伴感染。近期体重下降 15kg。既往史、个人史、家族史等无特殊。查体未见明显异常。

（二）腹部超声检查

【超声显像所见】胰头区见一低回声不均区,大小约 6.4cm×3.1cm×4.2cm,边界欠清,内见不规则液性区及点状强回声,可见丰富血流信号(图 12-4-1),主胰管扩张,内径约 0.5cm。肝内外胆管扩张,胆总管内径 1.1cm。慢性胆囊炎伴泥沙样结石。

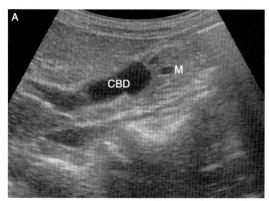
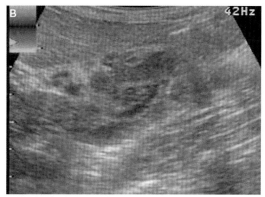
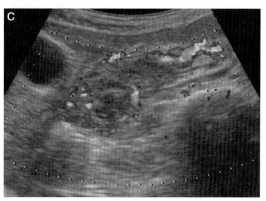

图 12-4-1　胰腺胃肠道间质瘤超声表现
A.胆总管扩张,胰腺段截断;B.胰头混合回声区,边界欠清;C.病灶内可见丰富血流信号

【超声检查结果】胰头低回声不均区,考虑炎性包块或胰腺癌。

（三）超声胃镜

【镜下所见】超声置于胃窦及胃体扫查,胰体尾清晰,可见不规则液性区及点状强回声,超声置于十二指肠球降部扫查,见胰头回声降低且不均,内见多个无回声区域,较大者切面大小约 1.2cm×0.7cm(图 12-4-2)。

【镜下诊断】胰头回声不均伴多发无回声区,囊腺瘤可能。

（四）其他影像检查

胰腺 CT 平扫+增强

【影像学所见】胰头处见一囊实性肿块影,大小约 2.1cm×1.3cm,内见一稍高密度影,大小约 1.1cm×0.6cm,增强后动脉期囊壁明显强化,延时后强化程度减低,囊性密度灶未强化,胰管扩张,最大径约 0.5cm,胆总管受压移位并扩张,径约 2.0cm。所扫层面肝内外胆管扩张(图 12-4-3)。

【影像学诊断】考虑:①胰腺囊腺瘤或实性-假乳头瘤? ②假性囊肿? ③十二指肠腺瘤?

（五）实验室检查

血常规、血生化全套、肿瘤标志物 AFP+CA199+CA125+CEA 未见异常。

（六）术中所见

入院后行"胰十二指肠切除+胆囊切除术",术中胰头触及一囊实性肿物,大小约 5.5cm×5cm×3cm,质硬,包膜尚完整,活动度可,胰周见数枚肿大淋巴结。

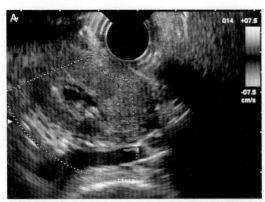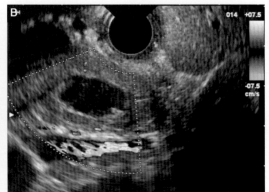

图 12-4-2　胰腺胃肠道间质瘤内镜超声表现
A.胰头回声不均,内见无回声区;B.彩色多普勒见少许血流信号

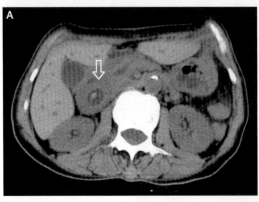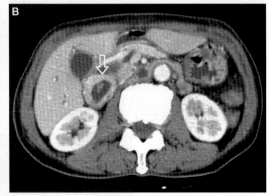

图 12-4-3　胰腺胃肠道间质瘤 CT 检查
A.胰头部囊性病灶,内见稍高密度影;B.增强后囊壁明显强化

（七）病理检查

胰头胃肠道间质瘤,高危险度,大小 5.1cm×3.6cm×2.5cm,梭形细胞和上皮样细胞混合型,核分裂象 3 个/50HPF。肿瘤细胞 CD117、DOG-1 及 CD34 阳性,Ki-67 约 15% 阳性,SMA、Desmin、S-100 阴性。

（八）解析

该患者为中年女性,超声表现为胰头部低回声病灶,伴多发液性区,边界欠清晰,可见较丰富血流信号,病灶压迫出现胆管、胰管扩张。术前内镜超声和 CT 检查均首先考虑囊腺瘤。囊腺瘤多见于中老年女性,多无症状,超声表现为囊实性病灶,边界多较清晰,多乏血供,出现胆管、胰管扩张较少见。

本病例患者在短时间内体重下降15kg,应注意排除恶性肿瘤的可能。胰腺癌是最常见的胰腺恶性肿瘤,多见于老年男性,超声表现为低回声病灶,浸润性生长,乏血供,容易发生淋巴结或肝脏转移;胰腺囊腺癌较少见,多表现为囊性为主的混合回声病灶,可见分隔及附壁结节,与本病例不符。胰腺胃肠道间质瘤极为罕见,生物学危险度多为高危,该患者术后病理分级为高危险度,属于恶性肿瘤,术前影像诊断极为困难。

第五节　胰腺神经鞘瘤

神经鞘瘤可发生于全身任何含有施万细胞和神经内膜的部位,好发于头颈部及四肢的屈侧面,发生于胰腺极为罕见。胰腺神经鞘瘤起源于胰腺迷走神经分支的交感神经纤维和副交感神经纤维,常位于胰头部,患者无特异性临床表现,可出现腹部隐痛或无症状。

胰腺神经鞘瘤以良性多见,少数可恶变。肿瘤多单发,生长缓慢,表面多有完整包膜,肿瘤由施万细胞和不同含量的网状纤维组成,镜下见肿瘤包含两种结构,富于细胞性网状的 Antoni A 区及疏松黏

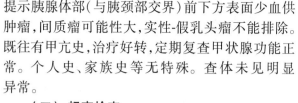

液样网状的 Antoni B 区。约 2/3 的胰腺神经鞘瘤可伴发出血、坏死、钙化及囊性变。手术切除是胰腺神经鞘瘤最好的治疗方式,预后较好。

病例一

（一）临床资料

男性患者,63 岁,2 个月前体检超声发现胰腺肿物;行全身 PET-CT 检查提示胰体部结节影,呈低代谢,考虑良性病变,建议随访;3 天前 MRI 检查

提示胰腺体部(与胰颈部交界)前下方表面少血供肿瘤,间质瘤可能性大,实性-假乳头瘤不能排除。既往有甲亢史,治疗好转,定期复查甲状腺功能正常。个人史、家族史等无特殊。查体未见明显异常。

（二）超声检查

【超声显像所见】胰腺体部见一低回声结节,大小约 2.2cm×1.5cm,边界尚清,周边见血流信号（12-5-1）。

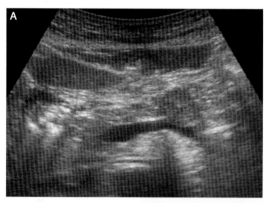

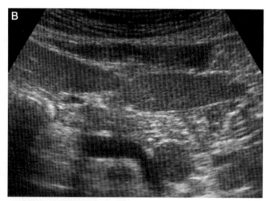

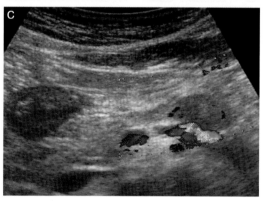

图 12-5-1　胰腺神经鞘瘤超声表现
A、B. 胰腺体部低回声结节,边界尚清;C. 结节周边见少许血流信号

【超声检查结果】考虑非功能性胰岛细胞瘤,恶性肿瘤待排除。

（三）其他影像检查

CT 肠系膜动脉造影

【影像学所见】肠系膜上、下动脉及其各主要分支显影清楚,未见明显狭窄或扩张,未见明显低密度充盈缺损。胰腺体部与颈部间见一卵圆形低密度灶,边缘清楚,最大层面大小约 2.5cm×1.6cm,病灶位于脾动脉前下方(图 12-5-2)。

【影像学诊断】①肠系膜上、下动脉造影未见明显异常;②胰颈部团块,建议进一步检查。

（四）实验室检查

血常规、甲功三项、肿瘤标志物 AFP+CA199+CA125+CEA 未见异常。

（五）术中所见

入院后行"胰颈体部节段性切除+胰空肠吻合术",术中见胰颈体下方一外生性肿瘤,大小约 3cm×2cm×2cm,质地硬,边界尚清,包膜完整,肿瘤后半部分位于脾动静脉之间,与二者紧密粘连。

（六）病理检查

胰腺中段肿物:神经鞘瘤伴出血、囊性变,部分细胞生长活跃。

（七）解析

患者为中老年男性,体检发现胰腺肿物,无症状,肿瘤标志物正常,超声表现为胰体部低回声结节,边界尚清晰,周边少量血流信号,倾向良性病变。胰腺良性肿瘤常见的有神经内分泌瘤、囊腺

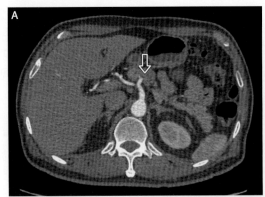
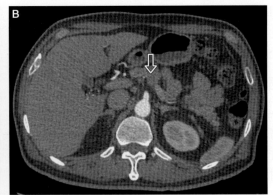
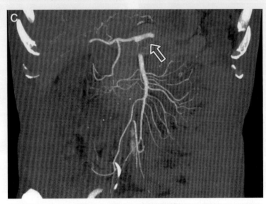

图 12-5-2　胰腺神经鞘瘤 CT 检查

A、B.横断位显示胰腺体、颈部卵圆形低密度影,边界清楚;C.冠状位重建显示病灶位于脾动脉下方

瘤、实性-假乳头瘤,囊腺瘤多见于中老年女性,病灶多呈囊实性,实性-假乳头瘤多见于青年女性,而非功能性胰腺神经内分泌瘤多见于中老年人,女性略多见,多表现为边界较清楚的低回声结节,可见较丰富的血流信号,所以该患者超声检查误诊为胰腺神经内分泌瘤。

胰腺神经鞘瘤罕见,术前各种影像检查,包括 PET-CT、MRI、超声均未能准确定性。超声引导下细针抽吸活检获得标本量少,诊断准确率较低,明确诊断有赖于术后病理检查。

病例二

(一) 临床资料

女性患者,45 岁,反复发热、畏冷 1 周,腹胀 3 天,急诊 CT 提示肝胰间隙占位。既往史、个人史、家族史等无特殊。查体见右中上腹轻压痛,无反跳痛。

(二) 超声检查

【超声显像所见】 胰头上方见一囊性团块,大小约 5.5cm×4.2cm,局部囊壁稍厚,约 0.5cm,内透声好。脾肿大,厚约 4.3cm(图 12-5-3)。

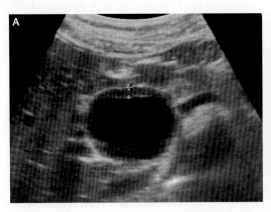
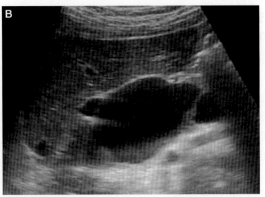

图 12-5-3　胰腺神经鞘瘤超声表现

A.胰头上方可见一囊性团块,囊壁稍厚,与胰腺关系密切;B.病灶形态欠规则,紧邻肝左叶

【超声检查结果】性质待定。

（三）其他影像检查

MRI 平扫+增强

【影像学所见】第一肝门部见一椭圆形囊性占位,呈长 T_1、长 T_2 信号,信号均匀,边缘光整,最大层面大小约 4.8cm×3.8cm,上下径约 5.1cm,增强后囊壁环形强化,病灶下部与胰头部关系密切（图 12-5-4）。

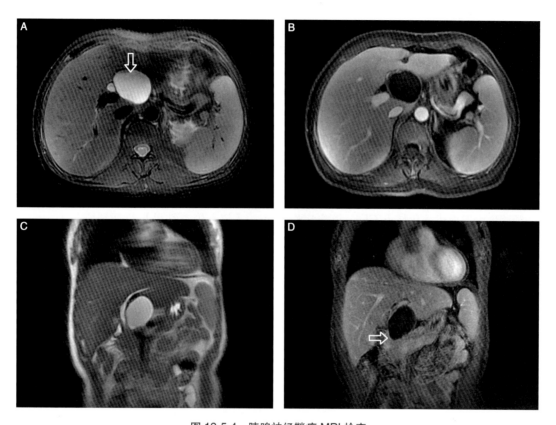

图 12-5-4　胰腺神经鞘瘤 MRI 检查
A. 第一肝门部椭圆形囊性占位,呈长 T_2 信号;B. 增强显示病灶囊壁环形强化;C、D. 冠状位显示病灶下部与胰头关系密切

【影像学诊断】考虑良性占位（胰腺浆液性囊腺瘤可能性大）

（四）实验室检查

1. 血常规、肿瘤标志物 AFP+CA199+CA125+CEA 未见异常。

2. 生化全套　ALT 247U/L、AST 168U/L。

（五）术中所见

入院后行"胰头囊肿切除术",术中见胰头部后上方见一囊性肿物,边界清楚,呈单房状,约 5cm×4.5cm×4.5cm,表面光滑,张力较高,囊液尚澄清。

（六）病理检查

胰腺囊性肿物:神经鞘瘤伴囊性变,细胞丰富,少量细胞轻度异型。免疫组化:S-100、Bcl-2、Vim阳性,EMA 部分阳性,SMA、CD117、Desmin、CK、CD99、CD34 阴性,Ki-67 约5%细胞阳性。

（七）解析

该患者为中年女性,发热、腹胀就诊,超声检查发现胰头上方一囊性病灶,部分囊壁增厚,超声未予以定位、定性诊断。磁共振检查考虑病灶可能来源于胰腺,考虑囊腺瘤可能。术中发现病灶为胰头外生性肿物,病理证实为胰腺神经鞘瘤发生囊性变。

胰腺神经鞘瘤罕见,容易发生囊性变,与胰腺囊性肿瘤鉴别诊断困难,该病例术前 MRI 误诊为胰腺囊腺瘤。胰腺囊腺瘤多见于中老年女性,多为囊实性病灶,伴有分隔回声,少数可呈完全囊性,微囊型呈类实性。

第六节　胰腺炎性肌纤维母细胞性肿瘤

炎性肌纤维母细胞性肿瘤是一种少见的间叶性肿瘤，是由分化的肌纤维母细胞性梭形细胞组成，间质内常伴有浆细胞、淋巴细胞和/或嗜酸性粒细胞浸润。病因与发病机制尚不清楚，是一种潜在恶性或低度恶性的肿瘤。好发于儿童和青少年，可发生在身体各个部位，以肺部、肠系膜、网膜多见。起病隐匿，早期无明显临床症状，可单发，也可多器官、多部位同时或先后发病。

胰腺炎性肌纤维母细胞性肿瘤极为罕见，多表现为左上腹或背部胀痛或隐痛，多数病例无症状，体检时发现。影像学表现缺乏特异性，增强呈延迟性轻中度强化，与胰腺癌的乏血供强化特点不同。该疾病临床诊断困难，明确诊断依赖活检或手术后病理检查。

病例一

（一）临床资料

男性患者，58 岁，反复左上腹痛 4 年，超声检查发现左肾结石，予中成药排石治疗，症状反复。近 20 天腹痛再发，疼痛程度加剧，伴畏寒发热，CT检查提示胰腺病变，考虑囊腺癌或胰腺炎。近期体重下降 7.5kg。吸烟 30 余年，既往史、家族史等无特殊。查体未见明显异常。

（二）超声检查

【超声显像所见】胰头厚约 2.5cm，回声不均，胰体部胰管明显扩张，最大径约 3.0cm，内透声差，内见高回声沉积物，范围约 4.0cm×1.3cm，胰头、尾部胰管扩张，径约 0.7cm。胰尾见一含液性包块，大小约 3.0cm×1.6cm（图 12-6-1）。腹膜后淋巴结肿大，大者约 1.3cm×0.7cm，边界清楚。

【超声检查结果】性质待定。

（三）其他影像检查

1. 胰腺 CT 平扫+增强

【影像学所见】胰腺形态欠规则，胰管全段明显扩张，局部扩大径达 3.5cm，胰腺实质受压变薄，胰尾部可见数个小类圆形囊状低密度影，增强后未见明显强化（图 12-6-2）。

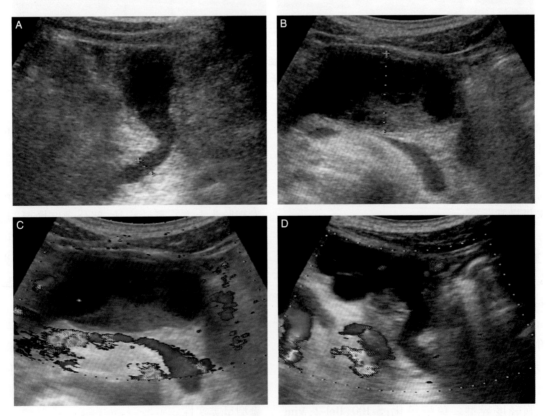

图 12-6-1　胰腺炎性肌纤维母细胞性肿瘤超声表现

A.B.胰体部胰管明显扩张，内透声差，见高回声沉积物；C.扩张胰管未见明显血流信号；D.胰尾部囊性病灶未见明显血流

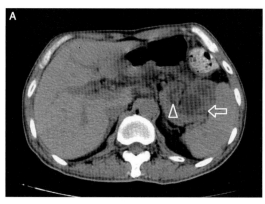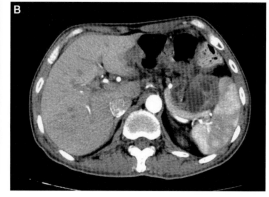

图 12-6-2　胰腺炎性肌纤维母细胞性肿瘤 CT 检查

A. 平扫显示胰尾部数个小类圆形囊状低密度影(箭号),胰管扩张(三角号);B. 增强扫描病灶未见明显强化

【影像学诊断】　考虑胰腺炎伴胰管扩张和假性囊肿形成,需警惕合并肿瘤,请结合临床。

2. ERCP

【影像学所见】　导管置入胰管后,注入造影剂,导管远端可见一囊腔,约 5.5cm×4.6cm。

【影像学诊断】　ERCP 造影所见如上,请结合临床。

(四) 实验室检查

1. 血常规　白细胞 13.4×10⁹/L。

2. 血淀粉酶 812U/L。

3. 胰腺切缘周围引流液细菌培养　粪肠球菌、铜绿假单胞菌(+)。

(五) 术中所见

入院后行"胰体尾切除术+脾切除术",术中见胰腺及胰周组织轻度水肿,呈急性胰腺炎发作后改变,胰体及胰尾分别触及囊实性肿物,径分别约 4cm、1.5cm,其中胰体肿物内为混浊黏液,并含豆渣样物,部分大网膜包裹。

(六) 病理检查

胰体尾慢性胰腺炎伴导管扩张,多发囊肿形成,部分导管上皮低级别上皮内瘤变。胰尾炎性肌纤维母细胞性肿瘤,累及脾门脂肪组织,并与脾脏粘连。SM(+)、Calponin(+)、SMMHC(-)、HHF35(+)、CD163(+)、CD68(+)、AACT(+)、CD99(+)、Vim(+)、Ki-67 约 30%(+)、CK(-)、S-100(-)、CD34(-)、CD117(-)、ALK(-)、CD21(-)、CD23(-)、CD35(-)、EBER(-)、CD1a(-)、Desmin(-)、GFAP(-)、P63(-)、CD10 间质少量阳性。

(七) 解析

该患者为中老年男性,长期吸烟史,上腹痛 4 年,近期体重下降明显。超声检查表现为胰管不均匀扩张,体部明显囊状扩张,血淀粉酶升高,呈慢性

胰腺炎表现。胰腺尾部另见一囊性包块,ERCP 显示与胰管相通。术后病理显示胰尾部病灶为炎性肌纤维母细胞性肿瘤。本病极为罕见,病因不明,部分病例发生在手术、创伤或炎症反应以后,有学者认为与感染有关。本病例声像表现复杂,但不支持胰腺癌,应注意与胰腺导管内乳头状黏液性肿瘤鉴别,明确诊断有赖于术后病理检查。

病例二

(一) 临床资料

男性患者,54 岁,20 天前查 CT 平扫+增强提示胰腺体尾部囊实性占位,考虑胰腺实性-假乳头瘤可能,转移待排除;进一步行 PET-CT 检查发现胰尾部囊实性占位,考虑良性肿瘤可能性大,低度恶性肿瘤不能完全除外。既往行甲状腺腺瘤切除术,右半结肠癌切除术。个人史、家族史等无特殊。查体未见明显异常。

(二) 超声检查

【超声显像所见】　胰尾见一含液性包块,大小约 4.3cm×4.2cm,边界清楚,壁薄,内未见明显血流信号(图 12-6-3)。

【超声检查结果】　性质待定。

(三) 其他影像检查

无。

(四) 实验室检查

血常规、生化全套、肿瘤标志物 AFP+CA199+CA125+CEA 未见异常。

(五) 术中所见

入院后行"腹腔镜胆囊切除+腹腔镜辅助胰体尾+脾切除术",术中见胰体上缘一外生性囊实性肿物,大小 4cm×4cm×3cm,边界欠清,与胃后壁粘连明显。

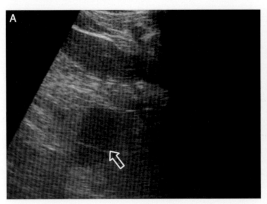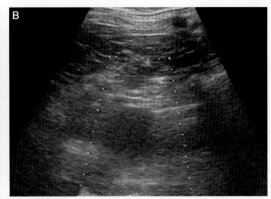

图12-6-3　胰腺炎性肌纤维母细胞性肿瘤超声表现
A.胰尾部见一含液性包块,内隐约见分隔带回声;B.彩色多普勒未见明显血流信号

（六）病理检查

（胰体尾）炎性肌纤维母细胞性肿瘤,（胰腺切缘）未见肿瘤。免疫组化结果:Vim（＋）,SMA（小灶＋）,S-100（小灶＋）,Desmin（－）,Caldesmin（－）、ALK（－）,CD117（－）,CD34（－）。

（七）解析

本病例患者为中年男性,无症状,体检发现胰尾部囊实性占位,超声表现为囊性结节,隐约可见分隔带回声,CT考虑为胰腺实性-假乳头瘤,肿瘤标志物正常,倾向胰腺良性占位。胰腺囊性占位如囊肿、囊腺瘤,声像图多表现为囊性或囊实性结节,单纯从声像图难以鉴别,而实性-假乳头瘤多见于青年女性,超声多表现为实性为主的囊实性结节,可伴有钙化,与本病例不符。

第七节　胰腺孤立性纤维性肿瘤

孤立性纤维性肿瘤（solitary fibrous tumor,SFT）好发于脏层胸膜,胸膜外SFT以头颈部、上呼吸道、盆腔腹膜后和周围软组织相对常见,发病高峰在40~60岁,女性略多见。多数病例表现为局部缓慢生长的无痛性肿块,位于脑膜、眼眶、腹膜后等部位者可伴有相应症状。胰腺SFT发病平均年龄为53岁,女性患者偏多,约1/3的患者伴有轻度的腹部症状,检测血肿瘤标志物多正常。典型SFT镜检肿瘤由交替性分布的细胞丰富区和细胞稀疏区组成,免疫组化肿瘤细胞Vim、STAT6、CD34、Bcl-2阳性,约10%的病例为非典型或恶性型SFT。

胰腺SFT的影像学检查多表现为病灶形态较规则,边界较清楚,增强模式不尽相同,可"快进慢退"或"慢进慢退",可均匀高增强、不均匀增强,或低增强。超声多表现为边界较清楚的低回声病灶,个别病灶囊性变。胰腺SFT术前影像学诊断常误诊为神经内分泌肿瘤。

病例

（一）临床资料

女性患者,45岁,反复上腹闷痛3个月,外院CT平扫＋增强提示胰体部病变,考虑恶性肿瘤,原发性胰腺肿瘤（实性-假乳头瘤? 神经内分泌癌? 胰腺癌?）,转移瘤待排。全身PET-CT提示胰腺头颈交界部结节影,代谢轻度增高,考虑胰腺恶性肿瘤可能性大;双肺多发结节影,部分代谢增高考虑转移瘤可能性大。MRI检查提示胰颈部异常信号影,考虑恶性肿瘤;双肺多发结节影,考虑转移瘤。肺部结节穿刺活检,病理检查结合免疫组化结果支持孤立性纤维性肿瘤。4年前行右小腿肿物切除术,术后病理诊断为孤立性纤维性肿瘤。个人史、家族史等无特殊。查体见左上腹轻压痛。

（二）超声检查

【超声显像所见】胰腺头颈尾部大小形态正常,实质回声均匀,胰管无扩张。胰腺体部见一类圆形极低回声结节,大小约1.9cm×1.6cm,边界清晰,边缘光整,CDFI于病灶周边可见血流信号（图12-7-1）。超声造影显示病灶完全增强,但增强欠均匀,始增时间略迟于正常胰腺实质,增强强度略低于正常胰腺实质（图12-7-2）。

【超声检查结果】胰腺体部极低回声结节,考虑孤立性纤维性肿瘤? 恶性? 神经内分泌瘤?

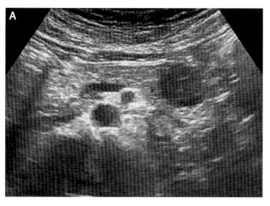
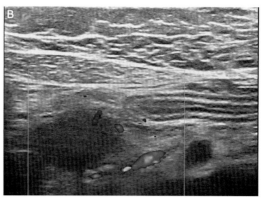

图 12-7-1　胰腺孤立性纤维性肿瘤超声表现

A.胰体部类圆形低回声结节,边缘光整,边界清晰;B.彩色多普勒显示结节周边可见血流信号

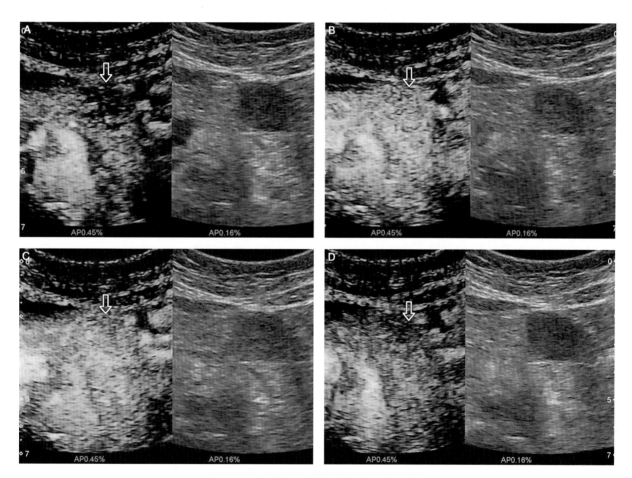

图 12-7-2　胰腺孤立性纤维性肿瘤超声造影

A.造影 17 秒,病灶开始增强;B.25 秒,病灶明显强化;C.30 秒,开始消退;D.1 分 7 秒,病灶明显消退

（三）实验室检查

1. 血常规、生化全套未见异常。

2. **肿瘤标志物**　Cyfra21 13.52ng/mL,AFP+CA199+CA125+CEA 未见异常。

（四）术中所见

入院后行"腹腔镜胰体尾切除术（Kimura 法保脾）",胰体部见一实性肿物,直径约 2.5cm,边界尚清,未侵犯周围大血管。

（五）病理检查

胰体尾:孤立性纤维性肿瘤,大小 2.3cm×2.1cm×1.8cm,细胞丰富伴异型,核分裂象 2 个/10HPF。免疫组化结果:肿瘤细胞 Vim、CD34、Bcl-2 阳性,CD117、CK（pan）、DOG-1、SMA、Desmin、S-100 阴性,Ki-67 约 20% 阳性。

（六）解析

本病例患者为中老年女性,伴有腹痛症状,术后病理提示 SFT 细胞丰富伴异型,核分裂象 2 个/10HPF,尚未达到恶性 SFT 的诊断标准。患者既往有小腿 SFT 手术史,入院时肺部亦发现多个 SFT 病灶,但无法确定患者小腿、肺部及胰腺 SFT 是复发或互相转移关系。

本病例病灶位于胰腺体部,呈边界清晰的极低回声结节,乏血供,采用高频探头仍无法区分病灶为囊性或实性,超声造影显示病灶开始增强时间略迟于正常胰腺组织,平均渡越时间与正常胰腺相似,增强峰值强度略低于正常胰腺,强化欠均匀。

胰腺癌超声造影动脉期呈低增强,或周边不均匀增强,内部可见不规则无增强区,多呈"慢进快出"低增强,与本病例不符。

胰腺 SFT 影像检查的增强模式与神经内分泌肿瘤存在一定重叠,后者病灶多为边界清晰的低回声病灶,血供较丰富,超声造影病灶开始增强时间可早于胰腺实质或与胰腺实质同步,峰值强度高于或等于胰腺实质,而消退时间文献报道快慢不一,可呈"快进快退""同进快退"或"快进慢退"。

第八节　胰腺腹壁外韧带样瘤

韧带样瘤是一种发生于筋膜、肌腱膜或深部软组织的由纤维母细胞和肌纤维母细胞过度增生而形成的纤维性肿瘤。腹壁外韧带样瘤病因不明,较为罕见,形态上呈良性表现,但生物学行为属于低度恶性,切除不净容易复发,但不发生转移。

本病可发生于任何年龄,其中以 20~40 岁多见,女性患者偏多。主要症状为无痛性包块,边界不清,部分患者出现疼痛、感觉异常。发生部位以肩颈部、胸背部、骨盆与大腿多见,可呈多中心性生长。本病治疗以手术为主,但切除不净极易复发。

病例

(一) 临床资料

男性患者,14 岁,反复右上腹痛 5 年,再发伴眼黄、尿黄 7 天,呕吐腹泻,上腹部 CT 提示肝内外胆管扩张,胆总管下段结石可能。9 个月前因胆总管下段狭窄,行 ERCP 术,并置入胆道支架。个人史、家族史无特殊。查体见皮肤巩膜轻度黄染,右上腹轻压痛,余未见明显异常。

(二) 超声检查

【超声显像所见】胰头处见一低回声结节,大小约 2.1cm×1.8cm,周边见少量血流信号环绕(图 12-8-1)。肝内外胆管扩张,胆总管内径 1.7cm。肝门区淋巴结肿大,约 1.7cm×0.6cm。

【超声检查结果】性质待定。

(三) 其他影像检查

MRCP 检查

【影像学所见】T_2WI 平扫肝实质信号未见异常,MRCP 提示胆囊形态增大,肝内胆管及胆总管扩张,胆总管最大径约 1.3cm,扩张胆总管于胰头上方层面中断,胰管未见明显扩张。

【影像学诊断】①肝内外胆管扩张,胆总管下段梗阻;②慢性胆囊炎。

(四) 实验室检查

1. **血常规**　白细胞 $10.9×10^9/L$,中性粒细胞百分比 81.31%。

2. **生化全套**　TBIL 71.1μmol/L、DBIL 16.0μmol/L、ALT 280U/L、AST 59U/L。

3. **肿瘤标志物**　AFP+CA199+CA125+CEA 未见异常。

(五) 术中所见

入院后行"胰十二指肠切除+胆囊切除术",术中见胆总管轻度扩张,胰头部可触及一肿物,大小约 3cm×2cm×2cm,质硬,周围见数枚肿大淋巴结。

(六) 病理检查

胰头部腹壁外韧带样瘤,大小约 1.5cm×0.7cm×0.5cm。

(七) 解析

腹壁外韧带样瘤较罕见,发生于胰腺则更为罕见。本病例患者为青少年男性,反复腹痛 5 年,影像学检查发现胰头部占位,并出现胆道梗阻。超声表现为胰头部低回声结节,边界不清,周边可见血流信号,肿瘤标志物正常。本病例病灶小,但边界不清,出现胆道梗阻表现,提示有不良的生物学行为。

胰腺癌多见于老年男性,早期症状不明显,超声多表现为低回声结节,边界不清,乏血供,肿瘤标志物 CA199 升高,与本病例不符。胰腺神经内分泌肿瘤多为低回声结节,边界清晰,病灶较小时较少出现胆道梗阻。胰腺实性-假乳头瘤多见于青年女性,声像图多呈囊实性,可向外生长,出现胆道梗阻亦少见。

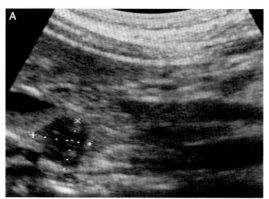
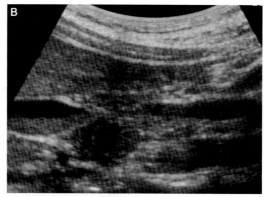
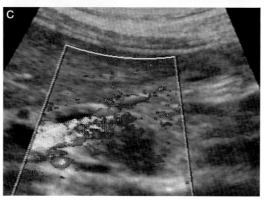

图 12-8-1　胰腺腹壁外韧带样瘤超声表现
A、B. 胰头部低回声结节,边界尚清;C. 结节周边见少量血流信号

第九节　胰腺畸胎瘤

畸胎瘤可分为成熟型、未成熟型与特殊类型畸胎瘤,而成熟型包括囊性(占大多数)和实性两种。胰腺成熟型囊性畸胎瘤极为罕见,迄今国内外文献报道约 30 例,男性患者偏多,平均发病年龄约 37 岁,病灶多位于胰体部、胰头部。临床症状不典型,多为体检发现就诊,实验室检查多无明显异常,若肿瘤较大压迫胆管,可出胆道梗阻表现,治疗首选手术切除。

病例

(一) 临床资料

男性患者,27 岁,发现右上腹肿物 23 天入院。外院行上腹部 CT 检查提示中上腹部右缘巨大混杂密度团块,考虑错构瘤,伴周围脏器受压。既往史、个人史、家族史无特殊。查体于右上腹触及一大小约 20cm×15cm 的肿物,质韧,边界清晰,不可推动,无压痛。

(二) 超声检查

【超声显像所见】右上腹见一囊实性团块,大小约 20.1cm×16.2cm,边界清楚,以囊性为主,内见多发强回声斑,实性部分未见明显血流信号(图 12-9-1)。

【超声检查结果】考虑畸胎瘤。

(三) 其他影像资料

CT 肠系膜静脉造影

【影像学所见】右上腹见一团块状占位,大小约 15.9cm×22.6cm×15.0cm,呈囊实性,内见多发结节状高密度影,增强扫描见实性部分强化明显。肝、右肾、胰腺明显受压,下腔静脉、右肾静脉明显受压狭窄,门脉、肠系膜上静脉明显受压移位,管腔未见明显狭窄(图 12-9-2)。

【影像学诊断】考虑畸胎瘤? 神经源性肿瘤?

(四) 实验室检查

1. 肿瘤标志物　CA199>1 000U/mL、CA125 43.15U/mL。

2. 血生化检查　ALT 89U/L、AST 38U/L、ALP 78U/L、GGT 68U/L。

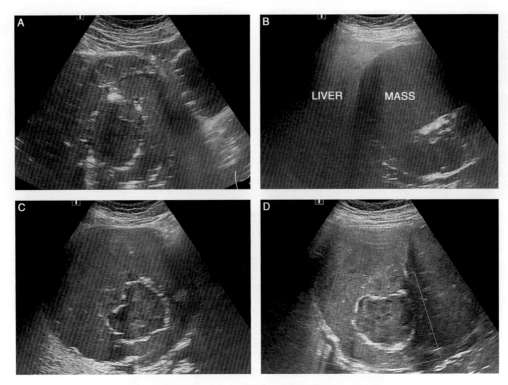

图 12-9-1 胰腺畸胎瘤超声表现
A.右上腹巨大囊实性团块;B.肝脏受压;C.D.病灶内可见环形钙化,无血流信号

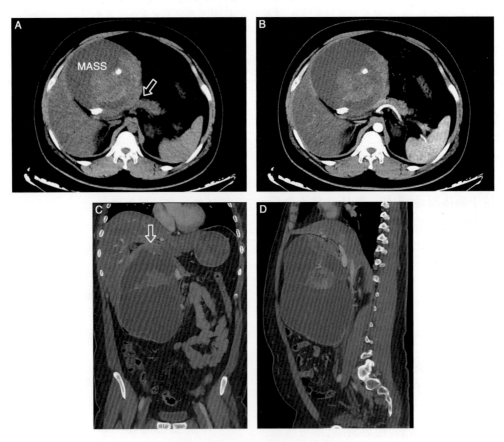

图 12-9-2 胰腺畸胎瘤 CT 检查
A.CT 平扫横断面显示右上腹巨大密度不均团块影,与胰腺关系密切(箭号);B.增强扫描动脉期显示病灶实性部分明显强化;C.冠状位重建显示病灶似位于胰头部下方(箭号),二者分界不清,胰腺组织受压;D.矢状位重建

（五）术中所见

入院后行"胰十二指肠切除"，术中见胆总管无明显扩张，直径约0.4cm，胰腺质软，胰头可见巨大囊实性肿物，大小约23cm×15cm×15cm。胰管轻度扩张，内径约0.4cm。切取少量胰头肿物送检冰冻病理检查，提示恶性肿瘤。

（六）病理检查

（胰头+十二指肠）胰腺成熟性畸胎瘤伴性索-间质肿瘤，胰腺切缘、胆总管切缘、胃及十二指肠切端未见肿瘤。

（七）解析

畸胎瘤可见于身体多个组织器官，发生于卵巢者最为常见，其中成熟型畸胎瘤是最常见的卵巢肿瘤，好发于20~40岁，具有特征性的声像图表现，如面团征、脂液分层征、壁立结节征、杂乱结构征、瀑布征或垂柳征等。

畸胎瘤发生于胰腺较为罕见，同时伴性索-间质肿瘤者尚未见报道。本病例为青年患者，中上腹部巨大无痛性囊实性肿块就诊，首先考虑畸胎瘤。超声显示病灶以囊性为主，内透声差，可见环形钙化灶，实性部分未见血流信号，符合畸胎瘤的声像表现。由于病灶巨大，与肝脏、肾脏等分界不清，胰腺受压，位置加深，超声显示更为困难，术前超声与CT检查均未能准确定位。

该病例术中冰冻病理检查提示恶性肿瘤，但术后病理诊断为胰腺成熟性畸胎瘤伴性索-间质肿瘤。成熟型畸胎瘤为良性，而性索-间质瘤包括良性、恶性与交界性，术后病理诊断未提示良恶性。

第十节　胰腺异位甲状腺腺瘤

异位甲状腺比较少见，是指在甲状腺正常位置以外出现的甲状腺组织，可发生于胚胎时期甲状腺下降路径中的任何部位，其中舌根部约占90%，颈部次之，罕见异位于纵隔、胸腔、腹腔等部位，甲状腺核素扫描是最具特异性的影像学检查方法。异位甲状腺也可发生各种病变，如肿瘤，最常见的是腺瘤。目前文献尚未见胰腺异位甲状腺腺瘤的报道。

病例

（一）临床资料

女性患者，51岁，入院1周前于外院体检查CT提示："胰头占位，神经内分泌肿瘤可能"，平素偶有上腹闷胀不适。既往史、个人史、家族史等无特殊。查体未见明显异常。

（二）超声检查

【超声显像所见】胰头钩突部见一回声不均团块，约5.8cm×5.1cm，部分边界欠清晰，可见血流信号（图12-10-1）。

【超声检查结果】神经内分泌肿瘤？恶性待排除。

（三）其他影像学检查

1. CT肠系膜静脉造影

【影像学所见】胰头部见一团块影，呈不均匀稍高密度，边界较清楚，范围约5.9cm×2.2cm，增强扫描呈不均匀明显强化，由肠系膜上动脉供血，三期强化程度均高于正常胰腺实质（图12-10-2）。

【影像学诊断】考虑：①神经内分泌肿瘤？②实性-假乳头瘤？

2. 上腹部MRI平扫+增强

【影像学所见】胰头后方见一大小约5.9cm×4.8cm的类圆形混杂信号占位，T_1WI呈稍低信号，混杂少许片状稍高信号影，T_2WI呈等、稍高及小囊变区，混杂低信号无强化结节。病灶与胰头界限不清，门静脉向内向前推挤，十二指肠向外移位，周围未见明显肿大淋巴结（图12-10-3）。胰腺体尾部未见异常信号，胰管未见扩张。

【影像学诊断】胰腺实性-假乳头瘤可能。

（四）实验室检查

肿瘤标志物AFP+CA199+CA125+CEA、血常规、尿常规、血淀粉酶、降钙素原、生化全套、D-二聚体+凝血四项、甲状腺三项未见明显异常。

（五）术中所见

入院后行"胰十二指肠切除术"，术中探查胰腺质地正常，胰头可触及质硬肿物，大小约6cm×5cm×4cm，边界清楚，包膜完整，未累及肠系膜上动静脉。术中冰冻病理检查，提示胰头肿物：良性肿瘤。

（六）病理检查

（胰+十二指肠）异位甲状腺腺瘤，大小9.0cm×7.0cm×6.0cm。免疫组化：TG、TTF-1、CK7阳性，降钙素阴性。

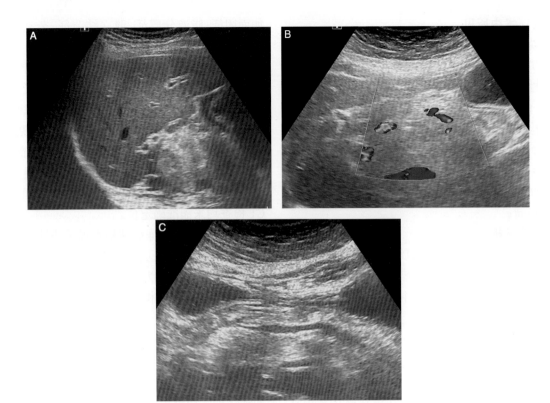

图 12-10-1　胰腺异位甲状腺腺瘤超声表现
A. 灰阶超声显示胰头部高回声不均团块；B. CDFI 可见血流信号；C. 胰腺体尾部未见异常，胰管无扩张

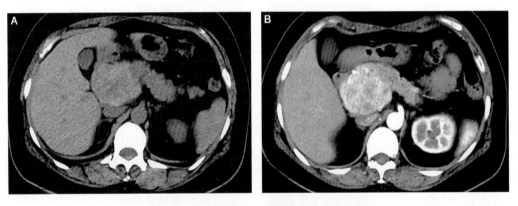

图 12-10-2　胰腺异位甲状腺腺瘤 CT 检查
A. CT 平扫显示胰头部稍高密度灶；B. 增强扫描显示病灶不均匀强化

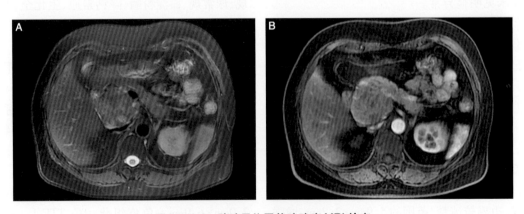

图 12-10-3　胰腺异位甲状腺腺瘤 MRI 检查
A. MRI T_2WI 序列显示胰头部混杂信号病灶；B. 增强扫描显示病灶强化不均匀

（七）解析

本病例为胰腺异位甲状腺腺瘤，患者无症状，体检发现而就诊，肿瘤标志物正常。入院后超声检查发现病灶位于胰头部，体积较大，呈高回声，大部分边界尚清晰，内部可见条状或点状血流信号，胰管无扩张，倾向于良性肿瘤。

中老年女性患者较常见的胰腺良性肿瘤主要有囊腺瘤、神经内分泌瘤，而胰腺实性-假乳头瘤为低度恶性肿瘤，多见于青年女性。超声表现为高回声的胰腺肿瘤并不多见，浆液性囊腺瘤多呈囊实性，微囊型可呈类实性筛窦状，黏液性囊性肿瘤的囊性成分所占比例更大，囊内可见分隔，与本病不相符。胰腺神经内分泌肿瘤多见于中老年人，女性偏多，病灶大小不一，形态多较规则，边界尚清楚，部分病灶可见较丰富血流信号，与本病例声像表现有一定相似之处。由于胰腺异位甲状腺腺瘤极为罕见，术前多种影像学检查都发生误诊。

（陈志奎　唐懿　罗晓雯）

参考文献

1. WHO Classification of Tumours Editorial Board. WHO Classification of Tumors：Digestive System Tumours. 5th ed. Lyon：International Agency for Research on Cancer，2019.
2. 王永超，李强. 原发性胰腺淋巴瘤的临床分析及与胰腺癌的鉴别. 中国肿瘤临床，2014（2）：113-116.
3. Anand D，Lall C，Bhosale P，et al. Current update on primary pancreatic lymphoma. Abdom Radiol（NY），2016，41（2）：347-355.
4. Battula N，Srinivasan P，Prachalias A，et al. Primary pancreatic lymphoma：diagnostic and therapeutic dilemma. Pancreas，2006，33（2）：192-194.
5. Du X，Zhao Y，Zhang T，et al. Primary pancreatic lymphoma：a clinical quandary of diagnosis and treatment. Pancreas，2011，40（1）：30-36.
6. 白新华，李泉水，杨雪冰，等. 超声检查在胰腺淋巴瘤和胰腺癌鉴别诊断中的价值. 临床和实验医学杂，2009，8（5）：3-5.
7. 韩换，王元辰，郑建明，等. 原发性胰腺淋巴瘤九例临床病理分析. 中华胰腺病杂志，2018，18（1）：51-53.
8. 徐明，徐作峰，沈顺利，等. 超声造影在胰腺囊实性病变鉴别诊断中的应用价值. 中华超声影像学杂志，2014，23（10）：869-874.
9. 范智慧，严昆，王延杰，等. 胰腺转移癌超声造影表现探讨. 中华超声影像学杂志，2014（11）：948-951.
10. Du X，Zhao Y，Zhang T，et al. Primary pancreatic lympho-

ma：a clinical quandary of diagnosis and treatment. Pancreas，2011，40（1）：30-36.
11. Boortalary T，Jalaly NY，Moran RA，et al. Metastatic Pancreatic Adenocarcinoma in a Patient With Chronic Calcific Pancreatitis and a Heterozygous SPINK1 c. 194+2T>C Mutation. Pancreas，2018，47（4）：e24-e25.
12. 唐少册，王新华，黄丽萍，等. 非常见胰腺肿瘤的超声表现. 中华医学超声杂志（电子版），2011，08（7）：1425-1430.
13. 迟天毅，桑新亭，毛一雷，等. 肾细胞癌胰腺转移的诊断和治疗. 中华肿瘤杂志，2008，30（10）：793-796.
14. 田玉旺，张立英，许春伟，等. 胰母细胞瘤临床病理特征分析. 实用癌症杂志，2015，30（11）：1713-1716.
15. Huang Y，Yang W，Hu J，et al. Diagnosis and treatment of pancreatoblastoma in children：a retrospective study in a single pediatric center. Pediatr Surg Int，2019，35（11）：1231-1238.
16. Zhang X，Ni SJ，Wang XH，et al. Adult pancreatoblastoma：clinical features and Imaging findings. Sci Rep，2020，10（1）：11285.
17. Cavallini A，Falconi M，Bortesi L，et al. Pancreatoblastoma in adults：a review of the literature. Pancreatology，2009，9（1-2）：73-80.
18. 刘洋，高剑波，高献争，等. 儿童胰母细胞瘤的临床表现、CT 表现与病理改变的特点. 中国 CT 和 MRI 杂志，2015（1）：46-47，63.
19. 闫加勇，霍亚玲，王玉，等. 儿童胰母细胞瘤的超声诊断与病理分析. 中国中西医结合影像学杂志，2019，17（2）：199-200.
20. Liu Z，Tian Y，Xu G，et al. Pancreatic Gastrointestinal Stromal Tumor：Clinicopathologic Features and Prognosis. J Clin Gastroenterol，2017，51（9）：850-856.
21. Soufi M，Bouziane M，Massrouri R，et al. Pancreatic GIST with pancreas divisum：A new entity. Int J Surg Case Rep，2013，4（1）：68-71.
22. Akbulut S，Yavuz R，Otan E，et al. Pancreatic extragastrointestinal stromal tumor：A case report and comprehensive literature review. World J Gastrointest Surg，2014，6（9）：175-182.
23. 2017 年中国胃肠道间质瘤病理共识意见专家组. 中国胃肠道间质瘤诊断治疗专家共识（2017 年版）病理解读. 中华病理学杂志，2018，47（1）：2-6.
24. 李新星，郑继慧，戴朝六，等. 胰腺神经鞘瘤 50 例. 世界华人消化杂志，2007，15（25）：2741-2746.
25. 汪毅，解世亮，王成锋，等. 胰腺非导管腺癌性占位 114 例临床病理学分析. 中华医学杂志，2010，90（16）：1089-1092.
26. 钟婧娇，詹茜，张雪凤，等. 胰腺神经鞘瘤三例的影像学特征并文献复习. 中华胰腺病杂志，2020，20（1）：33-40.

27. Gupta A,Subhas G,Mittal VK,et al. Pancreatic schwannoma:literature review. J Surg Educ,2009,66(3):168-173.

28. Pecero-Hormigo MDC,Costo-Campoamor A,Cordero PG,et al. Pancreatic tail schwannoma. Gastroenterol Hepatol,2017,40(7):458-459.

29. Zhang X,Siegelman ES,Lee MK,et al. Pancreatic schwannoma,an extremely rare and challenging entity:Report of two cases and review of literature. Pancreatology,2019,19(5):729-737.

30. 季敏,李群英,张大江,等. 小儿炎性肌纤维母细胞瘤CT/MRI 表现分析. 放射学实践,2017,32(6):630-634.

31. 侯登峰,卜献民,苏洋,等. 肝胆胰系统炎性肌纤维母细胞瘤三例报告. 中华医学杂志,2017,97(42):3334-3337.

32. 李斌,冯联忠,郑雪勇,等. 胰腺血管淋巴管瘤的诊治分析. 中华消化杂志,2014,34(8):554-556.

33. 闫洪涛,蒋利,唐铭骏,等. 胰腺血管淋巴管瘤的诊断. 中华消化外科杂志,2011,10(5):394-395.

34. Paramythiotis D,Kofina K,Bangeas P,et al. Solitary fibrous tumor of the pancreas:Case report and review of the literature. World Journal of Gastrointestinal Surgery,2016,18(6):461-466.

35. Hwang J D,Kim J W,Chang J C. Imaging Findings of a Solitary Fibrous Tumor in Pancreas:A Case Report. Journal of the Korean Society of Radiology,2014,70(1):53.

36. 宋少伟,郭克建,马刚,等. 胰腺孤立性纤维性肿瘤一例. 中华消化外科杂志,2011,10(6):468-468.

37. 高世乐,胡宗涛,费振乐,等. 胰尾部孤立性纤维肿瘤术后复发灶放射治疗 1 例. 国际肿瘤学杂志,2016,43(10):800.

38. 黄恺,傅红. 韧带样瘤的诊治进展及热点问题. 中国癌症杂志,2010,20(3):227-231.

39. 孙国志,王猛,朱卫红,等. 腹壁韧带样瘤 16 例临床分析. 中华疝和腹壁外科杂志(电子版),2012,06(1):578-582.

40. 胡昊,何天霖,程鹏,等. 胰腺成熟型囊性畸胎瘤一例并文献回顾. 中华胰腺病杂志,2017,17(5):338-339.

41. 宁玉东,李超,蔡永聪,等. 颈鞘副甲状腺滤泡性腺瘤一例. 中华耳鼻咽喉头颈外科杂志,2019,54(11):867-869.

第十三章

胰腺其他疾病

第一节 胰 腺 损 伤

胰腺为腹膜后器官,体部横跨脊柱前方,当上腹部受到外力挤压,可造成胰腺挫裂伤甚至完全断裂,常继发血肿,而后形成假性囊肿。

一、病因与病理

当胰腺受到挤压出现胰管断裂、胰液外漏时,炎症渗出增多,刺激腹膜引发纤维组织增生形成囊壁,导致假性囊肿形成。根据损伤的原因可分为由交通事故、跌落或挤压等造成的挫伤、挫裂伤、裂伤及枪击等造成的穿透伤。

二、临床特点

胰腺损伤多有明确的外伤史,患者表现为上腹部疼痛,实验室检查血淀粉酶升高,当形成假性囊肿时可因囊肿压迫出现腹胀等症状。美国创伤外科学会根据损伤程度及胰管有无损伤将胰腺损伤分为五级:Ⅰ级为无导管损伤的胰腺轻微挫伤;Ⅱ级为无导管损伤或组织丢失的胰腺严重挫伤或撕裂伤;Ⅲ级为伴有主胰管损伤的胰腺远端横断或实质损伤;Ⅳ级为伴有主胰管损伤的胰腺近端横断或实质损伤(包括壶腹部裂伤);Ⅴ级为伴有主胰管

损伤的胰腺头部广泛碎裂伤。

胰腺损伤的治疗方式包括手术治疗和保守治疗。保守治疗的治疗原则与急性胰腺炎相同,主要适用于仅有胰腺挫伤和轻度裂伤的情况。手术治疗包括胰腺部分切除或重建,空肠造瘘及内引流等。

三、超声检查

1. 胰腺挫伤时表现为胰腺肿大增粗、回声不均。

2. 胰腺裂伤时可见腺体局部连续性中断,腺体与周边组织界限模糊,胰周见带状无回声区。

3. 胰腺断裂时可见腺体连续性完全中断,胰周见大片无回声区。

4. 胰腺裂伤或断裂伤时早期局部可形成血肿,晚期则继发假性囊肿形成。(图 13-1-1)

四、实验室检查

肿瘤标志物阴性,根据胰腺外伤的级别不同伴有不同程度的血、尿淀粉酶升高。

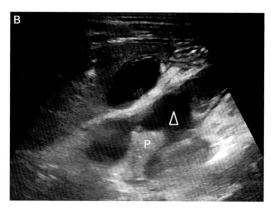

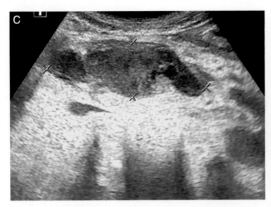
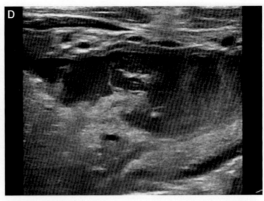

图 13-1-1 胰腺损伤超声表现

A、B. 胰体部(P)外伤断裂,中间见一无回声血肿(三角号);C. 上腹部斜切,于胰腺(P)下方可见一混合性包块(箭头),局部与胰腺分界不清,包块内透声差,可见絮状物及细点状回声;D. 高频探头探查可见胰腺被膜连续性中断,嘱患者改变体位可见包块内回声浮动

五、病例解析

病例一

(一) 临床资料

男性患者,57 岁,4 周前出现上腹胀,无明显腹痛、眼黄、尿黄、皮肤黄等,外院胃镜检查提示胃角恶性肿瘤(未见病理报告),近期无体重减轻。既往史、个人史及家族史等无特殊。查体中上腹轻压痛,无反跳痛。

(二) 超声检查

【超声显像所见】 胰腺头部肿大,厚径约 4.8cm,回声不均。胰头局部被膜连续性中断,其下方见一混合性包块,大小约 9.5cm×3.3cm,边界尚清,内见血肿样絮状物回声,彩色多普勒未探及血流信号(图 13-1-2)。胆总管稍增宽,内径 0.88cm。胃角壁稍增厚,厚径约 0.65cm,长径约 1.75cm。(在超声检查时,超声医师详细询问患者病史,发现患者于 4 周前摔倒,上腹部受到挤压,后出现上腹胀)。

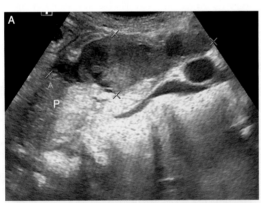
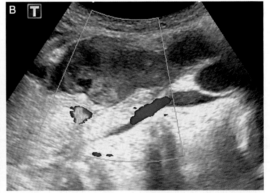
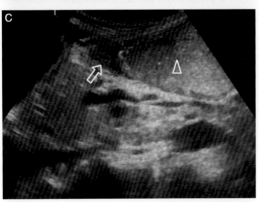

图 13-1-2 胰腺损伤超声表现

A. 胰腺(P)下方见一混合性包块,局部与胰腺分界不清,包块内透声差,可见絮状物及细点状回声;B. 病灶未见血流信号;C. 胃角处壁增厚(箭号),胃体(三角号)充盈良好

【超声检查结果】考虑胰腺损伤伴腹膜后血肿形成,压迫十二指肠。

（三）其他影像检查

1. 腹部 CT 平扫+增强

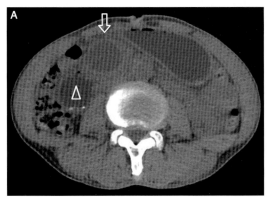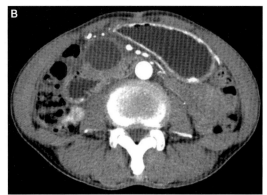

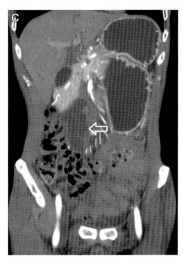

图 13-1-3　胰腺损伤 CT 检查

A. CT 平扫横断面显示中腹部一囊性低密度影(箭号),与十二指肠分界欠清(三角号);B. 增强扫描显示病灶囊壁强化;C. 冠状位重建显示囊性病灶形态不规则(箭号),位于胰头下方

【影像学诊断】考虑胰头旁囊性占位,可疑假性囊肿。

2. 上腹部 MRI 平扫+增强

【影像学所见】胰头增大,其下方见一大小约3.9cm×3.4cm 的不规则囊性无强化灶(图 13-1-4)。

【影像学诊断】考虑假性囊肿。

3. 复查胃镜　活检病理提示(胃角)轻度慢性萎缩性胃炎,间质淋巴组织增生,局灶腺体低级别上皮内瘤变。

（四）随访

患者为胰腺Ⅰ级损伤,选择保守治疗假性囊肿。

（五）解析

患者为老年男性,4 周前上腹闷胀,外院胃

【影像学所见】胰腺头部稍大,胰头下方见一囊性低密度灶,大小约 3.6cm×3.2cm,囊壁稍厚,增强可见强化,与十二指肠分界欠清(图13-1-3)。

镜检查发现胃角增厚,怀疑胃癌住院。超声检查见胰头明显肿大,回声不均,胆总管受压,胰头下方见一血肿样囊实性包块,采用高频探头扫查胰头与包块关系时发现胰头下缘局部被膜连续性中断,与包块分界不清,探头挤压可见包块内血肿样絮状物回声及细点状高回声轻微晃动。于是检查医师详细追问患者病史,发现患者于入院前 4 周摔倒,上腹部受到挤压,考虑胰腺外伤后,血液、坏死组织聚集在网膜囊内,形成假性囊肿,假性囊肿压迫十二指肠出现腹胀。超声检查时,检查医生与患者能够面对面交流,在发现异常时,可补充询问病史及体检,同时可通过探头挤压、变换体位等动态观察病灶,提高诊断的准确性。

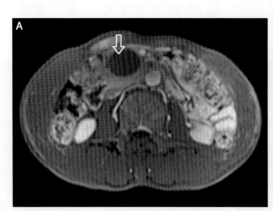
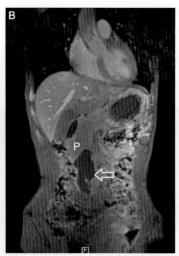

图 13-1-4　胰腺损伤 MRI 检查

A.MRI 检查 T_1 增强序列显示中腹部囊性病灶未见明显强化;B.冠状面显示胰头增大（P）,不规则囊性病灶位于其下方(箭号),与胰头分界不清

病例二

(一) 临床资料

女性患者,18 岁,12 小时前意外从楼梯跌落后出现持续性上腹部疼痛,无腰背部放射痛,改变体位后无缓解,伴恶心、呕吐。查体见中上腹轻压痛。

(二) 超声检查

【超声显像所见】右上腹(胰头右后下方)见一混合回声团块,大小约 9.8cm×9.2cm,形态规则,边界清楚,内回声不均匀,可见散在不规则小片样无回声区,团块内不均匀高回声部分随腹主动脉搏动发生振动,团块内未见明显血流信号(图 13-1-5)。胰头受压显示不清,胰体尾部可显示,主胰管增宽约 0.6cm(图 13-1-6)。

【超声检查结果】考虑胰腺损伤,血肿形成。

(三) 其他影像检查

1. 上腹部 CT 平扫+增强

【影像学所见】右上腹胰头部低密度病灶,增强后未见明显强化,病灶周围可见受压的胰头组织,胰管扩张(图 13-1-7)。

【影像学诊断】考虑实性-假乳头瘤可能,血肿不除外。

(四) 实验室检查

1. 血常规 白细胞 $11.64×10^9/L$、红细胞 $4.6×10^{12}/L$、血红蛋白 106g/L。

2. 尿淀粉酶 1 152U/L、血淀粉酶 262U/L。

(五) 随访结果

患者明确诊断后回当地医院手术,诊断胰头部血肿。

(六) 解析

腹部闭合性损伤中,胰腺损伤相对少见,有报道占腹部闭合性损伤的 2%~3%。由于胰腺为腹膜后脏器,位于上腹区和左季肋区、第 1、2 腰椎前

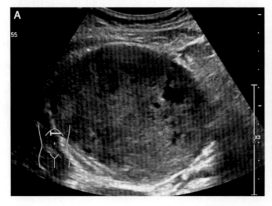
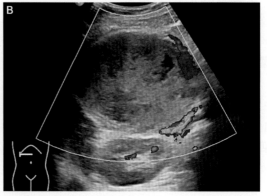

图 13-1-5　胰腺损伤超声表现

A.右上腹混合回声团块;B.团块内未见明显血流信号

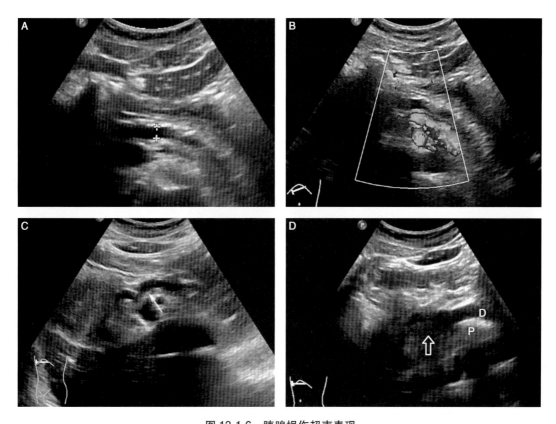

图 13-1-6　胰腺损伤超声表现

A. 胰腺体尾部主胰管扩张；B. 未见异常血流信号；C. 胰头区主胰管扩张（箭号）；D. 胰头部血肿（箭号）与胰腺腺体相连续

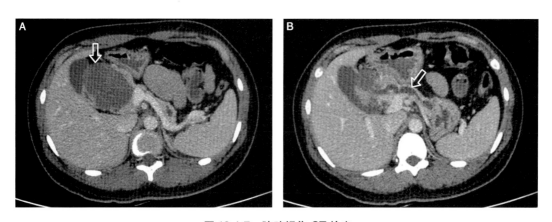

图 13-1-7　胰腺损伤 CT 检查

A. CT 增强显示右上腹胰头部低密度团块未见强化，团块周围可见受压胰腺组织；B. 胰管扩张

方，位置较深，当撞击位于上腹中部且受力部位局限，如桌角、汽车方向盘等，容易造成胰腺挤压损伤。

本病例患者为年轻女性，坠落伤后 12 小时就诊，超声显示胰头区混合性团块，胰头显示不清，但该团块与胰腺组织相连续，胰管扩张。此外，随腹主动脉搏动，可见团块内高回声部分有振动感，超声诊断胰头部血肿，但是否有胰管或壶腹部损伤，超声诊断较困难。患者血尿淀粉酶升高，支持胰腺损伤诊断，血液红细胞数正常，血红蛋白稍低，提示

失血量不大。按照美国创伤外科协会胰腺损伤分级，本病例分为Ⅴ级。

超声检查操作简便，可实时显示，可重复检查，是急诊外科首选的检查方法。超声诊断胰腺外伤时，病史非常重要。胰腺形态和回声改变，均可提示胰腺损伤；当合并血肿时，早期由于凝血块刚形成，还未发生机化，超声显示为不均匀高回声，静置探头，高回声部分可见随腹主动脉搏动发生振动。此外，对于形成时间较长的凝血块，与占位性病变较难鉴别，可使用超声造影进行鉴别诊断。

病例三

（一）临床资料

男性患者,16 岁,1 周前出现中上腹部闷痛,呈持续性发作,尚可忍受,弯腰姿势疼痛可稍缓解,无向他处放射,无明显眼黄、尿黄、皮肤黄等,CT 检查提示胰腺钩突区混杂等低密度影,与周围组织境界模糊,范围约 7.7cm×4.7cm,伴有盆腔积液,诊断为腹膜后炎性病变或占位性病变。既往史、个人史及家族史等无特殊。查体全腹软,无肌紧张,无明显压痛、反跳痛等不适。

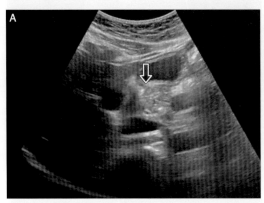
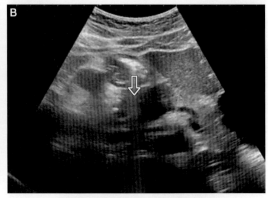
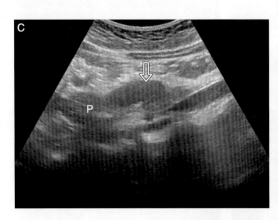
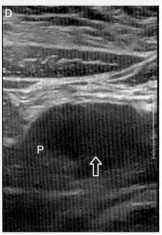

图 13-1-8　胰腺损伤超声表现

A. 上腹部纵切面见胰腺头部回声增粗不均;B. 横切显示胰腺头部肿大、回声不均;C. 上腹部纵切面见胰腺钩突部(P)下方一囊性包块(箭号),与钩突部分界不清;D. 中频探头清晰显示胰腺被膜连续性中断,与囊性包块(箭头)分界不清

（二）超声检查

【超声显像所见】 胰腺钩突部回声不均匀,可见点状强回声,局部被膜不光整,其前下方见一液性区,范围约 5.2cm×1.9cm,形态不规则,未见明显血流信号(图 13-1-8)。盆腔可见游离性液性区,前后径约 2.5cm(图 13-1-9)。

【超声检查结果】 考虑胰腺损伤,肿瘤待排除。

（三）其他影像检查

1. CT 肠系膜静脉造影

【影像学所见】 胰头下方见团片影,范围约 4.8cm×2.8cm,边界模糊,内见片状液性低密度影,

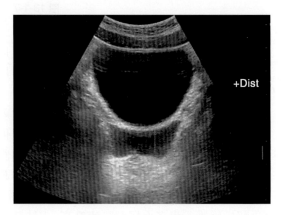

图 13-1-9　盆腔少量积液

增强后见渐进性强化，与十二指肠、胰头分界模糊，邻近肠系膜上下静脉呈受压改变，局部与肠系膜上静脉分界不清，腹膜后血管前方见条片状渗出影（图 13-1-10）。

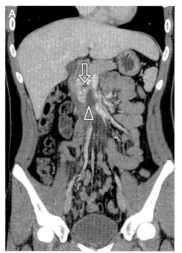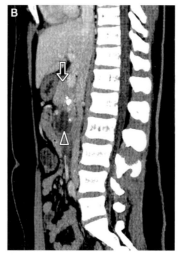

图 13-1-10　胰腺损伤 CT 检查

A、B. 冠状位及矢状位重建显示胰腺钩突部团片影（箭号），可见钙化影，钩突部内下方见一液性低密度影（三角号），与钩突部分界不清

【影像学诊断】考虑炎性病变。

2. 上腹部 MRI 平扫+增强

【影像学所见】胰头钩突部下旁见不规则囊实性灶，境界模糊，范围约 3.1cm×1.9cm，T_1WI 呈低信号，T_2WI 呈高低混杂信号，增强扫描轻度强化，与胰头钩突部分界不清，胰头部部分胰管稍扩张。

【影像学诊断】考虑胰腺假性囊肿，其他占位性病变待排除。

（四）实验室检查

无明显异常。

（五）解析

该患者为青年男性，出现上腹痛前 2~3 天打篮球时，上腹部受到撞击，病史比较明确。采用中频探头扫查上腹部，胰腺钩突部回声不均，钩突部下缘被膜连续性中断，中断处与囊性包块分界不清，结合盆腔出现少量游离液性区，考虑为胰腺损伤合并腹膜后血肿、盆腔少量积液。回顾患者影像学检查，首次外院 CT 发现病灶时大小约 7.7cm×4.7cm，1 周后入院腹部超声检查病灶约 5.2cm×1.9cm，再隔 1 周后上腹部 MRI 检查病灶约 3.1cm×1.9cm，病灶大小随着时间明显缩小。根据美国创伤外科学会对胰腺损伤的分级，该病例为 I 级胰腺损伤，病情较轻，无继续活动性出血，腹膜后病灶在 2 周时间内逐渐吸收缩小到原来大小的一半，临床上只需观察随访。

由于该患者既往无胰腺影像学检查资料，因此亦不能完全排除胰腺囊性肿瘤破裂的可能。导管内乳头状黏液性肿瘤多见于老年男性，胰管扩张比较明显，与本病例不符。胰腺黏液性囊性肿瘤、浆液性囊性肿瘤多见于中老年女性，部分可呈外生性生长，如果受到外力撞击亦可能发生破裂，形成血肿，需定期随访，影像学复查。

第二节　胰腺脂肪浸润

胰腺脂肪浸润（pancreatic fatty infiltration）是 1993 年由 Ogilive 首次提出，又称脂肪胰腺、胰腺脂肪变性或非酒精性胰腺脂肪浸润疾病。胰腺脂肪浸润发病率较高，达 33%。目前对胰腺脂肪浸润所产生的影响研究仍较少，需要引起重视。

一、病因与病理

研究表明，胰腺脂肪浸润与肥胖、高脂饮食、胰岛素抵抗、高甘油三酯水平、2 型糖尿病、遗传、种族等多种因素有关，是遗传-环境-代谢多种因素共同作用的结果。随着年龄增大,胰腺脂肪浸润的发生率逐渐增加,特别是超重或肥胖使其发生率明显上升。

胰腺脂肪浸润通常指胰腺实质外分泌腺体的脂肪浸润,大量脂肪细胞替代胰腺外分泌细胞,但并不累及胰岛细胞。也有研究认为,胰腺脂肪浸润包括胰腺实质细胞内甘油三酯沉积。目前对胰腺脂肪浸润的严重程度仍没有组织学分级的界定标准。

二、临床特点

患者一般无明显症状,随着胰腺脂肪浸润程度的增加,胰岛 β 细胞功能发生障碍,可导致血糖代谢紊乱。研究表明,胰腺脂肪浸润与非酒精性脂肪性肝病、胰腺炎、胰腺癌、胰十二指肠切除术后胰瘘等存在密切的相关性。目前影像学对胰腺脂肪含量的测定结果是判断胰腺脂肪浸润程度的主要依据。

三、超声检查

1. 胰腺形态饱满,体积正常,部分呈弥漫性肿大。

2. 胰腺内部回声均匀性增强,后方回声衰减,后缘显示不清,胰管显示不清,少数可呈局灶型脂肪浸润(图 13-2-1)。

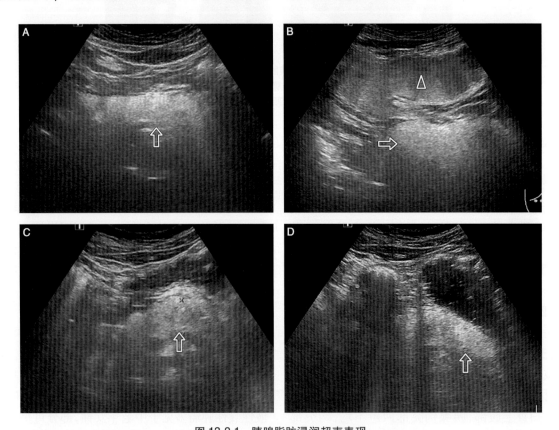

图 13-2-1　胰腺脂肪浸润超声表现
A. 胰腺回声明显增强,轮廓依稀可辨;B. 经胃窗(三角号)显示胰腺实质回声明显增强,后方回声衰减,轮廓不清;C、D. 胰腺实质回声增强,后方回声衰减,轮廓显示欠清晰,胰管未见扩张。

四、其他影像检查

CT 检查　胰腺实质密度均匀性减低,或呈片状减低;胰腺形态萎缩,边缘凹凸不平(图 13-2-2)。

五、实验室检查

部分患者出现血糖升高、血脂紊乱。

六、鉴别诊断

1. **老年性胰腺**　胰腺回声增强增粗,腺体边界清楚,胰管无扩张,体积缩小。

2. **慢性胰腺炎**　胰腺无明显肿大,回声增粗不均,轮廓不清,边缘欠规则,主胰管多扩张大于 3mm,呈串珠样或囊状,可伴有胰管结石或腺体钙化,部分形成胰腺假性囊肿。

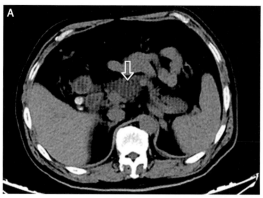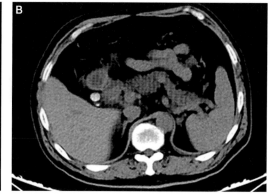

图 13-2-2　胰腺脂肪浸润 CT 检查

CT 平扫显示胰腺边缘凹凸不平,腺体可见不均匀点状或小片状低密度影

（郭晶晶　唐秀斌　杨龙）

参考文献

1. Moore EE, Cogbill TH, Malangoni MA, et al. Organ injury scaling, Ⅱ: Pancreas, duodenum, small bowel, colon, and rectum. J Trauma, 1990, 30 (11): 1427-1429.

2. Menahem B, Lim C, Lahat E, et al. Conservative and surgical management of pancreatic trauma in adult patients. Hepatobiliary Surg Nutr, 2016, 5 (6): 470-477.

3. 梁彤, 石星, 梁峭嵘, 等. 超声造影在胰腺外伤诊断及随访中的应用价值. 中国超声医学杂志, 2013, 29 (11): 1001-1003.

4. 宋青, 罗渝昆, 吕发勤, 等. 超声造影对急性胰腺断裂伤分级与手术结果对照实验研究. 中国超声医学杂志, 2010, 26 (10): 876-878.

5. Ogilvie RF. The islands of Langerhans in 19 cases of obesity. J Pathol Bacteriol, 1933, 37 (3): 473-481.

6. Poitout V, Hagman D, Stein R, et al. Regulation of the insulingene by glucose and fatty acids. J Nutr, 2006, 136 (4): 873-876.

7. 于梦霞, 於晓平, 孙红光, 等. 超声诊断弥漫性胰腺脂肪浸润的临床意义. 中华医学超声杂志(电子版), 2018, 15 (10): 763-765.

8. Singh RG, Yoon HD, Wu LM, et al. Ectopic fat accumulation in the pancreas and its clinical relevance: A systematic review, meta-analysis, and meta-regression. Metabolism, 2017, 69: 1-13.

9. 张丹丹, 李明龙, 周洁, 等. 胰腺脂肪浸润与代谢综合征的相关性分析. 中华内分泌代谢杂志, 2015, 31 (11): 971-973.

10. 李晓阳, 邢国凤, 赵林, 等. 胰腺脂肪浸润的 CT 表现及与 2 型糖尿病关系的临床分析. 中华胰腺病杂志, 2011, 11 (2): 136-137.

11. 赵东幸, 诸琦. 脂肪胰的临床表现和研究进展. 中华消化杂志, 2012, 32 (9): 645-646.

第十四章

胰腺周围血管疾病

胰腺位于腹膜后,胰周有大量血管分布,其后方有下腔静脉、腹主动脉,胰头钩突部与胰颈间夹有门静脉起始部和肠系膜上动静脉,脾动静脉紧贴胰腺后上缘走行。胰腺疾病常累及周围血管。

第一节　胰源性门静脉高压

胰源性门静脉高压是区域性门静脉高压的一种,因胰腺病变导致左侧门静脉系血管回流受阻,引发了一系列门静脉高压症状。由于脾静脉走行紧贴于胰腺体尾部后方,因此病变主要发生于脾静脉,也可以仅仅发生于脾静脉,是唯一可逆的门静脉高压。

一、病因与发病机制

最常见于反复发作的急性或慢性胰腺炎、胰腺癌,其他胰腺疾病包括胰腺结核、胰腺脓肿、胰腺外伤、胰腺囊肿等都可以引起胰源性门静脉高压。发病机制包括以下几种:①炎症浸润导致血管内膜细胞受损,引起血小板黏附、聚集,形成血栓。②胰源性压迫:胰腺纤维化、胰周积液、假性囊肿、肿瘤压迫脾静脉,胰腺炎或胰腺癌继发腹膜后淋巴结肿大,也可压迫脾静脉引起血流瘀滞,促进血栓形成。③胰腺癌直接侵犯脾静脉,产生癌栓,影响回流。④胃短静脉收集胃底壁静脉血,在脾门处汇入脾静脉,当脾静脉回流受阻,可导致胃底静脉曲张,引起上消化道出血。

二、临床特点

胰源性门静脉高压多数无明显症状,临床表现主要有两方面,一是胰腺本身疾病引起的症状,如上腹部疼痛、左肩放射痛、恶心、呕吐等;二是脾静脉阻塞引起的症状,如脾功能亢进、呕血、黑便等。区别于其他门静脉高压的是,患者有胰腺病史、脾肿大史,但肝功能可以是正常的。当胰腺疾病治疗后,脾静脉的外源性伤害消除,门静脉高压症状可以缓解。

三、超声检查

1. 胰腺炎症、胰腺肿瘤等超声表现。
2. 脾静脉扩张,管腔内可见实体回声,多为局部堵塞,全程堵塞少见,若为肿瘤侵犯,实体内可探及血流信号(图 14-1-1)。
3. 脾肿大,部分可见副脾。
4. 胃底静脉曲张,胃底壁多发圆形或管状无回声区,可呈蜂窝状(图 14-1-2),彩色多普勒可探及血流充填,频谱多普勒探及低速静脉频谱。
5. 严重时出现门静脉海绵样变,门静脉结构紊乱,完全闭塞时门静脉走行区被蜂窝状或迂曲扩张管状结构所代替,部分闭塞时门静脉变细、管壁增厚,伴周围侧支血管迂曲扩张(图 14-1-3)。

四、鉴别诊断

门静脉高压可分为肝前性、肝性、肝后性,根据临床特征和影像表现可以大致判断其类型。胰源性门静脉高压属于肝前性门静脉高压,需要与以下不同类型门静脉高压进行鉴别:

1. **肝性门静脉高压**　主要由各种原因的肝硬化引起,患者有肝功能异常表现,一般不伴有胰腺病变。门静脉高压不局限于左侧门静脉系统,超声可见肝硬化、脾肿大、门静脉主干及属支显著扩张,血流缓慢,甚至呈离肝血流,出现门-体静脉交通支开放。

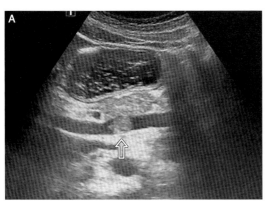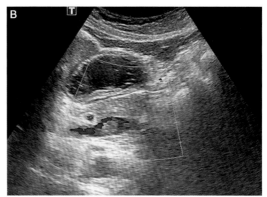

图 14-1-1　胰源性门静脉高压超声表现
A.胰腺头部后方脾静脉内实体回声;B.实体边缘可见血流信号

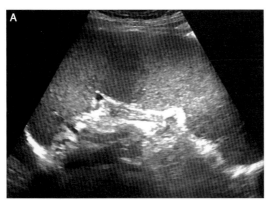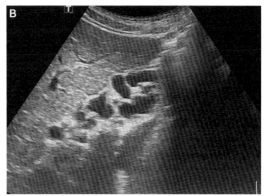

图 14-1-2　胰源性门静脉高压超声表现
A.脾肿大;B.上腹部静脉迂曲扩张

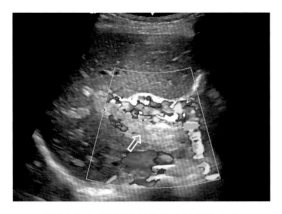

图 14-1-3　胰源性门静脉高压超声表现
门静脉内血栓(箭号)形成,伴门静脉海绵样变

2. 肝后性门静脉高压　常见病因有布-加综合征、缩窄性心包炎等。肝后性布-加综合征因先天性或后天性因素,导致肝段下腔静脉狭窄或阻塞。先天型于静脉内可见膜状回声或管壁增厚、管腔狭小,血流束细窄,而后天型静脉内可见血栓或瘤栓的实体回声,肿瘤压迫时下腔静脉旁可见团块回声,伴有远端管腔扩张,血流缓慢。

五、病例解析

病例一

(一) 临床资料

男性患者,48 岁,排黑便 10 余天,胃镜检查提示"慢性萎缩性胃炎、胃底静脉曲张、胃底溃疡并出血"。既往史、个人史、家族史等无特殊。查体未见明显异常。

(二) 超声检查

【超声显像所见】胰腺尾部见一低回声不均团块,大小约 4.2cm×3.5cm,边界欠清,形态不规则,部分与脾分界不清,包绕脾动静脉,内可见血流信号(图 14-1-4)。脾肿大,约 14.8cm×9.6cm,内见一囊实性结节,大小约 2.7cm×2.0cm,边界清楚,可见少量血流信号。脾静脉扩张,内径约 1.0cm,内见低回声实体,未见明显血流信号(图 14-1-5)。脾门区见数个淋巴结,大者约 1.7cm×1.5cm,边界清楚,部分融合,未见明显血流信号(图 14-1-6)。

【超声检查结果】①胰尾低回声团块,考虑恶

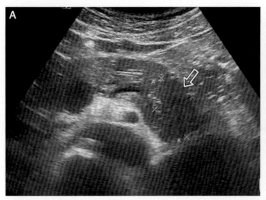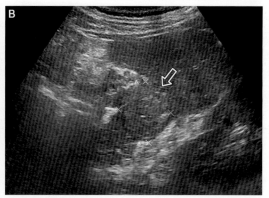

图 14-1-4 胰源性门静脉高压超声表现
A、B.胰腺尾部低回声团块,境界不清

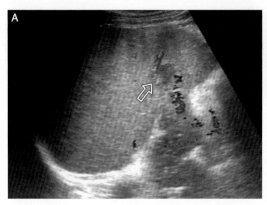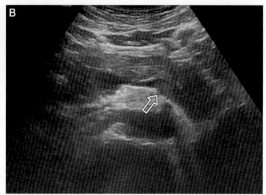

图 14-1-5 胰源性门静脉高压超声表现
A.脾肿大,内见一囊实性结节,未见明显血流信号;B.脾静脉内见实体回声

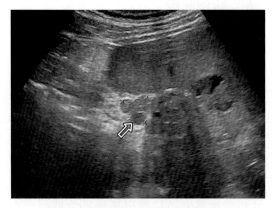

图 14-1-6 胰源性门静脉高压超声表现
脾门处多发淋巴结肿大

性肿瘤;②脾内囊实性结节,考虑恶性肿瘤或血管瘤;③脾静脉内低回声实体,考虑瘤栓或血栓。

（三）其他影像检查

上腹部 CT 平扫+增强

【影像学所见】脾增大,未见明显异常强化;胰腺尾部见一不规则软组织影,大小约 5.9cm×3.1cm,边界不清,与胰体、脾脏分界不清,包绕脾

动脉,增强扫描可见强化(图 14-1-7)。

【影像学诊断】考虑胰尾部囊腺癌。

（四）实验室检查

肝功能检查、血常规检查、血淀粉酶及肿瘤标志物 CA199、CA153、CA125、CEA、AFP 未见明显异常。

（五）病理检查

（胰体尾+部分胃+脾）胰腺低分化腺癌,浸润胰腺周围脂肪组织及脾组织,脉管内见瘤栓。

（六）解析

门静脉高压的诊断是结合临床表现、实验室检查及影像证据的综合诊断。胰源性门静脉高压是一种少见的门静脉高压,诊断最重要的依据为胰腺病史,因病变累及脾静脉,导致左侧门脉系统回流不畅,引起脾胃区静脉局部压力升高,主要表现为脾静脉阻塞、脾肿大、孤立性胃底静脉曲张。本病例患者超声检查发现胰腺尾部占位侵犯脾脏,包绕脾静脉致脾静脉阻塞,瘤栓形成,但患者肝功能正常,支持胰源性门静脉高压的诊断。

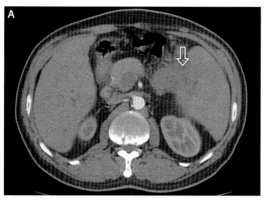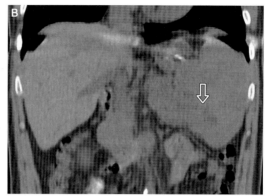

图 14-1-7　胰源性门静脉高压 CT 检查
A. CT 增强扫描横断面显示胰腺尾部见不规则软组织影（箭号），与脾脏分界不清，可见强化；B. 冠状位重建
显示胰腺尾部病灶与胰体、脾脏分界不清

病例二

（一）临床资料

男性患者，40 岁，中上腹疼痛伴腹胀 2 天入院，无畏寒、发热、呕血、黑便等不适。8 年前因"重症急性胰腺炎伴胰周假性囊肿"治疗好转，个人史、家族史等无特殊。查体中上腹轻压痛。

（二）超声检查

【超声显像所见】 肝脏增大，右肝斜径约

16.7cm。胰腺增大，头部厚约 3.1cm，体部厚约 2.0cm，尾部厚约 2.4cm，回声减低。脾肿大，约 14.7cm×5.1cm，回声尚均匀。门静脉稍增宽，内径约 1.5cm；脾静脉迂曲扩张，径约 1.2cm；胃左静脉扩张，内径约 0.6cm。（图 14-1-8）

【超声检查结果】 考虑胰腺炎，门脉及属支增宽。

（三）其他影像学检查

上腹部 CT 平扫+增强

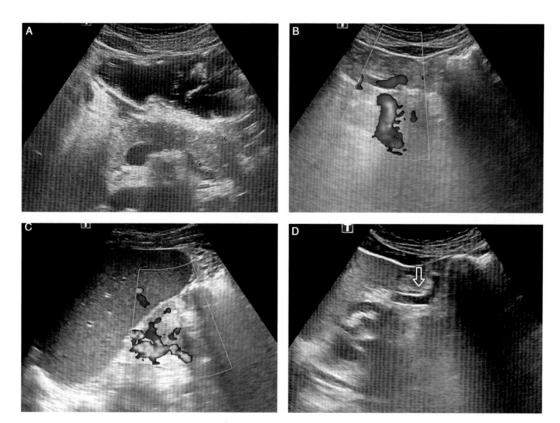

图 14-1-8　胰源性门静脉高压超声表现
A. 胰腺体尾部肿大，回声减低；B、C. 脾静脉迂曲扩张；D. 胃左静脉扩张

【影像学诊断】胰头及胰体部形态增大,边缘模糊,胰腺实质密度稍减低,多期增强扫描未见异常强化影。胰腺周围可见渗出,胰周脂肪间隙密度增高,右肾前筋膜增厚(图 14-1-9)。

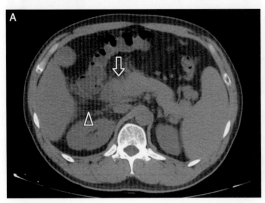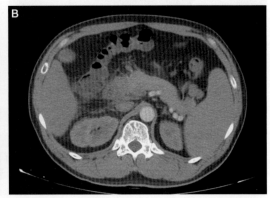

图 14-1-9　胰源性门静脉高压 CT 检查

A. CT 平扫显示胰头、体部肿大(箭号),边缘模糊,周围渗出改变,右肾前筋膜增厚(三角号);B. 增强扫描胰腺未见明显异常强化影

【影像学诊断】考虑急性胰腺炎。

（四）实验室检查

1. 血淀粉酶 289U/L、尿淀粉酶 789U/L。

2. 血常规、肝功能、CA199+CA153+CA125+CEA+AFP 未见明显异常。

（五）随访结果

患者入院后完善相关检查,结合血、尿淀粉酶及相关影像学检查,临床诊断急性胰腺炎,予抗感染、抑制胰液分泌、抑制胰酶、制酸、补液、营养支持等处理后,患者无腹痛、腹胀等不适,复查血尿淀粉酶正常。

（六）解析

本病例患者既往有急性重症胰腺炎病史,此次发病血淀粉酶、尿淀粉酶升高,影像检查发现胰腺肿大,临床初步诊断为"急性胰腺炎",肿大的胰腺直接压迫周围静脉,致脾静脉扩张、脾肿大,胃左静脉沿胃小弯上行,延续为食管静脉,与胃短静脉共同形成食管下段、胃底周围血管网,受压后回流受阻,压力升高,管径扩张。结合反复发作的胰腺炎病史及实验室检查,排除胰腺周围脏器占位,且未发现明显的肝功能异常,可以诊断胰源性门静脉高压。

病例三

（一）临床资料

男性患者,69 岁,体检发现胰腺占位 2 个月,无发热、腹痛、呕血、黑便等不适。发现帕金森病、高血压病、糖尿病 10 余年,个人史、家族史无特殊。

查体无明显异常。

（二）超声检查

【超声显像所见】肝脏大小正常,实质回声增粗,肝内见数个液性区,大者约 5.9cm×4.1cm(左内叶),边界清楚,未见明显血流信号。左外叶另见一高回声结节,约 0.9cm×0.8cm,边界清楚,未见明显血流信号。门静脉主干周围见许多迂曲管状无回声,CDFI 可见丰富静脉血流信号,胆囊壁、胰头部可见蜂窝样管状无回声区,内见丰富静脉血流信号(图 14-1-10)。胰颈体部见一低回声团块,大小约 6.6cm×3.3cm,局部与胃窦壁分界不清,未见明显血流信号,胰尾部萎缩,胰管扩张,内径约 0.8cm(图 14-1-11)。胰周见数个肿大淋巴结,大者约 1.7cm×1.1cm,边界清楚。腹腔见少-中等量游离液性区。

【超声检查结果】①胰腺颈体部低回声团块(胰腺癌?);②左肝高回声结节(转移瘤?);③肝囊肿;④门静脉海绵样变;⑤胰周淋巴结肿大;⑥腹腔积液。

（三）其他影像检查

上腹部 MRI 平扫+增强

【影像学所见】肝内可见多发类圆形长 T_1、长 T_2 信号灶,大者约 5.5cm×4.3cm,增强扫描强化不明显。胰颈体部占位,大小约 4.1cm×3.6cm,边界欠清,增强扫描见周边轻度强化,中央未见明显强化(图 14-1-12)。脾稍大。肝内外胆管及胰管轻度扩张。腹盆腔少量积液。

【影像学诊断】①胰颈体部占位,考虑胰腺

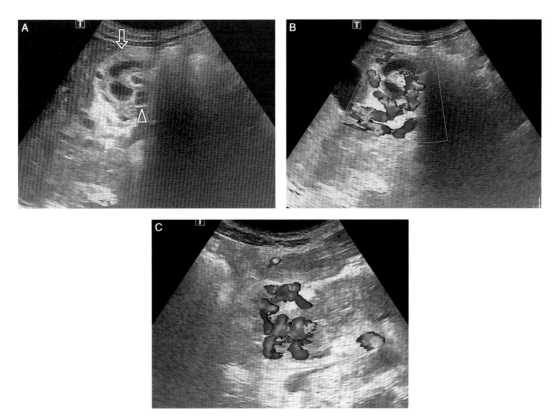

图 14-1-10　胰腺癌并发门静脉高压超声表现
A、B.胆囊壁增厚(箭号),胆囊壁静脉迂曲扩张(三角号);C.胰头周边及内部静脉迂曲扩张

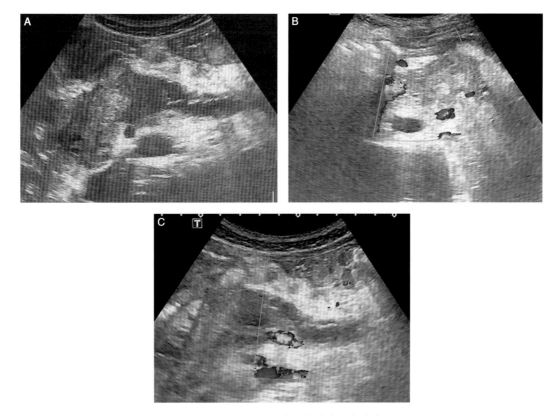

图 14-1-11　胰腺癌并发门静脉高压超声表现
A.胰腺颈体部占位,形态不规则,边界欠清晰;B.病灶内未探及明显血流信号;C.胰尾缩小,胰管扩张

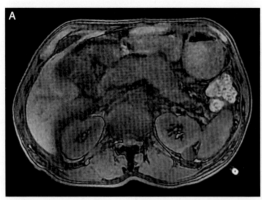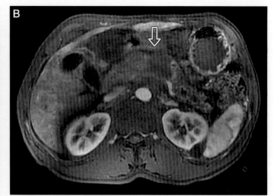

图 14-1-12　胰腺癌并发门静脉高压 MRI 检查
A. T₁WI 序列显示胰颈体部低信号灶;B. T₁ 增强序列显示病灶周边轻度强化,中央未见明显强化

癌,累及邻近门静脉主干、肠系膜上静脉及脾静脉近段,继发门静脉海绵样变及腹腔多发静脉扩张,周围多发淋巴结转移;②肝囊肿可能,部分转移瘤待除;③腹盆腔积液。

（四）实验室检查

1. 肿瘤标志物　CA199 252.40U/mL、CA125 116.10U/mL。

2. 血常规、血生化全套未见明显异常。

（五）随访结果

入院后完善相关检查,"胰颈体部肿瘤"诊断明确,肿瘤侵犯门静脉、肠系膜上静脉及脾静脉,并且肝转移不能排除,无根治性手术指征。

（六）解析

胆囊静脉汇入门静脉右支,胰腺静脉分布广泛,绝大多数汇入肠系膜上静脉、脾静脉,最终进入门静脉系统。本病例胰腺占位压迫门静脉主干、脾静脉及肠系膜上静脉,导致门静脉高压,引起周围血流动力学异常,胆囊静脉和胰腺静脉回流受限,管腔压力升高,内径变宽。虽然本病例患者未出现明显的临床症状,但是影像学检查胰腺占位明确,并伴有门静脉海绵样变的典型声像改变,再结合门静脉高压的声像表现,如脾肿大、胆囊壁静脉曲张、胰腺静脉曲张等,胰源性门静脉高压诊断明确。

第二节　脾 动 脉 瘤

脾动脉自腹腔干分出后,走行于胰腺后上缘,在胰尾的前上方,进入脾肾韧带,然后分支进入脾门,与胰腺关系密切,部分脾动脉甚至走行于胰腺实质内。脾动脉由于各种因素导致管壁张力降低,血流压力致使局部膨出形成脾动脉瘤,若发生于胰腺段,则在超声灰阶图像上与胰腺囊性占位相似。

一、病因与分型

内脏动脉瘤较为罕见,其中脾动脉瘤即占60%,女性发病率是男性的 4 倍,尤其是多次妊娠的女性。可能的病因有:动脉中膜缺陷、肌纤维发育不良、动脉粥样硬化、门静脉高压、感染、动脉炎、先天性畸形、胰腺癌等。妊娠期女性由于雌激素、孕激素促进血管内膜增生,孕期血流动力学改变增加动脉壁压力,均可促进动脉瘤的发展。

根据脾动脉瘤发生的位置分型:①远端型,瘤体远离脾门 5cm 以上,接近脾动脉起始部;②脾门型,瘤体位于脾门脾动脉分支;③中间型,介于前两型之间,较为多见。

二、临床特点

一般无临床症状,常为偶然发现。大多动脉瘤体积小,直径小于 2cm。瘤体较大时可压迫胃后壁,引起厌食、恶心、呕吐,少数可于上腹部触及搏动性包块。脾动脉瘤破裂罕见,常见诱因是妊娠和外伤,破裂后出现剧烈的左上腹痛,左肩部放射痛,一旦发生,死亡率可达 25%。脾动脉瘤直径超过 2.5cm 者,发生破裂的风险很大,应尽早手术治疗。

三、超声检查

　　脾动脉瘤多为单发，表现为脾动脉局部囊状扩张，动脉壁结构光滑完整，瘤体两端均与脾动脉相连，多发生于脾动脉主干，也可见多发动脉瘤扩张成串珠状，瘤体壁可伴有动脉粥样硬化斑块或血栓形成，常常伴有脾肿大。彩色多普勒可在瘤体内探及五彩斑斓的涡流信号，频谱多普勒可探及近似正常的动脉频谱或动脉湍流频谱（图 14-2-1）。

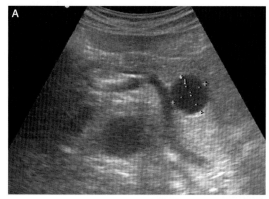
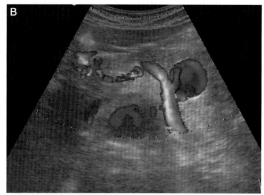
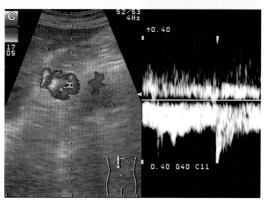

图 14-2-1　脾动脉瘤超声表现
A.胰尾旁囊性结节；B.彩色多普勒声像图可见该囊性结节与脾动脉相连续，内部血流充盈；C.频谱多普勒探及混杂的动脉频谱

四、鉴别诊断

　　1. 脾假性动脉瘤　常为胰腺炎的并发症，胰腺组织破坏后，胰蛋白酶与胰弹性蛋白酶外渗，破坏周围血管壁结构，导致脾动脉破裂，血液从破口流出被周围组织包裹形成血肿，经破口与脾动脉相通。此外，慢性胰腺炎常伴有假性囊肿，从破口流出的血液也可进入假性囊肿内，形成假性动脉瘤。假性动脉瘤外缘一般凹凸不平，内部多伴有血栓，若瘤腔未被血栓完全充填，且破口仍与脾动脉相通时，可见高速血流自脾动脉进入瘤腔。真性动脉瘤一般体积较小，边缘光滑，动脉壁结构完整。

　　2. 胰腺囊性病变　包括真性囊肿、假性囊肿、脓肿、囊性肿瘤、胰腺癌坏死液化等，发生于胰腺的内部或突向胰腺外生长，这些病变不与脾动脉相连通，囊性部分一般无血流信号。

　　3. 左肾上腺囊肿　肾上腺囊肿大多数无临床症状，常为偶然发现，少部分因囊肿过大引起压迫症状。左侧肾上腺囊肿需要与脾门部的脾动脉瘤鉴别，前者不与脾动脉相连通，内部无血流信号。

五、病例解析

病例一

（一）临床资料

　　男性患者，48 岁，2 个月前出现头晕，半个月前出现舌出血，无腹痛等不适。发现高血压 2 个月，个人史、家族史无特殊。查体未见明显异常。

（二）超声检查

　　【超声显像所见】脾肿大，约 18.1cm×6.0cm，回声尚均匀。脾动脉走行迂曲，呈囊状扩张，较大者约 6.0cm×4.7cm，局部血流速度增快，达

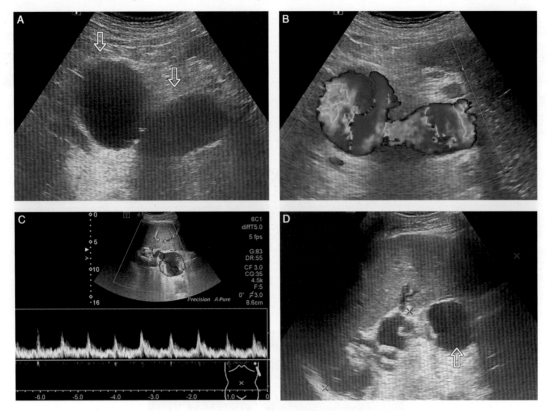

图 14-2-2　脾动脉瘤超声表现

A.脾动脉走行区见多发囊状结节,均与脾动脉相通;B.囊状结节内探及血流信号充填;C.PW 探及动脉血流频谱;D.脾肿大,脾动脉囊状扩张

1.54m/s,局部管腔见等回声实体,范围约 1.3cm×1.2cm(图 14-2-2)。

【超声检查结果】考虑脾动脉瘤。

(三)　其他影像检查

CTA 检查

【影像学所见】脾动脉多发瘤样、梭形扩张,最大者约 7.2cm×5.5cm,壁多发钙化(图 14-2-3)。

【影像学诊断】考虑脾动脉多发动脉瘤。

(四)　实验室检查

1.**血常规**　血小板 75×10⁹/L。

2.生化全套常规检查、肿瘤标志物 CA199+CA153+CA125+CEA+AFP 未见明显异常。

(五)　术中所见

脾动脉主干可见多发动脉瘤,大者约 7cm×6cm×5cm,距脾动脉起始部约 2cm,近脾门动脉瘤大小约 5cm×4cm×3cm,血管壁较脆,触碰易出血,胰体尾受推挤往前方移位,与脾动脉瘤紧密粘连。

(六)　解析

脾动脉瘤发生率达内脏动脉瘤的 60%,多小于2cm,由于缺乏典型临床表现,多为偶然发现。本病例脾动脉多发动脉瘤彩色多普勒超声诊断较为

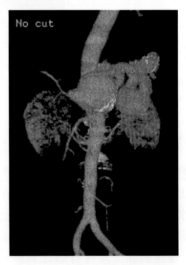

图 14-2-3　脾动脉瘤 CTA 检查

CTA 三维重建显示脾动脉多发瘤样扩张,壁见多发钙化影

明确,病灶最大径达 6cm,动脉瘤破裂风险极大,此外,因脾动脉的血流量增大,压迫脾静脉引起回流不畅,导致脾肿大、脾功能亢进,引起血小板降低,引发舌出血,有继发其他部位出血的风险。本病例多个病灶都已具备手术指征(>2.5cm),需及时进行手术治疗。

病例二

（一）临床资料

女性患者，67岁，体检发现左上肺结节拟入院手术治疗，术前常规检查发现脾动脉局部膨大，无腹痛、腹胀、恶心、呕吐等不适。既往史、个人史、家族史无特殊。查体无特殊发现。

（二）超声检查

【超声显像所见】脾动脉（胰体尾交界处）局部膨大，范围约1.4cm×1.1cm，内探及动脉血流频谱（图14-2-4）。

【超声检查结果】考虑脾动脉瘤。

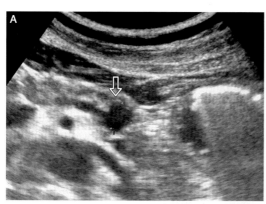
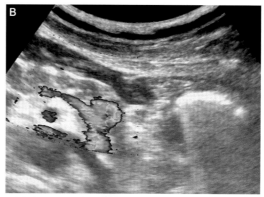
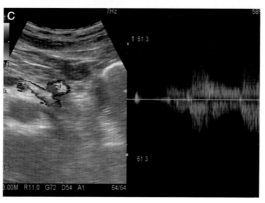

图 14-2-4 脾动脉瘤超声表现
A.脾动脉局部膨大；B.其内部可探及涡流血流信号；C.脾动脉膨大部分内探及动脉血流频谱

（三）实验室检查

血常规、血生化全套检查、凝血四项等未见明显异常。

（四）随访结果

患者左上肺结节切除术后定期复查全腹超声，脾动脉瘤大小、数量未发生明显变化。

（五）解析

患者术前检查时偶然发现脾动脉局部扩张，突向胰腺实质内，形似胰腺囊性肿物，但其前后两端与脾动脉相连续，囊壁结构为动脉壁，内部可探及与脾动脉相同的血流频谱，由此诊断脾动脉瘤较为明确。患者一般生命体征良好，无明显临床症状，且瘤体单发，体积小，对周围脏器无压迫，破裂风险较低，不影响肺部结节的手术治疗效果，可以暂时不进行手术干预，定期影像复查随诊观察瘤体数目、大小等变化。

第三节　急性肠系膜上动脉栓塞

肠系膜上动脉起自腹腔动脉下方、腹主动脉前壁，于脾静脉及胰头后向下走行，经胰腺钩突前方，在胰腺下缘和十二指肠水平部之间进入小肠系膜根部。肠系膜上动脉阻塞会引起肠道血供异常，导致肠管功能障碍，甚至缺血坏死。

一、病因

按照病因分为：①肠系膜动脉栓塞，②肠系膜动脉血栓，③肠系膜静脉血栓，④非阻塞性肠系膜缺血。其中肠系膜动脉栓塞最为常见，起病急骤，病因主要为心源性，如房颤、心肌梗死、风湿性心脏病等，40%~50%的栓塞位于肠系膜上动脉。

二、临床特点

急性肠系膜缺血是少见的外科急症，临床表现为突发性腹部绞痛，一般药物难以缓解。早期特点为临床表现与体征不相符，症状重，体征轻，患者出现剧烈的阵发性腹痛，但腹膜刺激征不明显。晚期肠系膜血管梗死、肠坏死，则疼痛变为持续性，伴有腹膜刺激征、血性腹水等。当肠系膜的血流完全闭塞6小时，就出现不可逆的肠损伤甚至坏死，患者出现全身炎症反应、代谢紊乱、休克，甚至死亡。

三、超声检查

1. 肠系膜上动脉扩张，腔内见实体回声。

2. 血管完全性闭塞时，血管腔局部无血流信号，远端甚至出现反向血流，部分闭塞时，可见管腔血流变细，局部血流由于流速增高呈五彩镶嵌样（图14-3-1）。

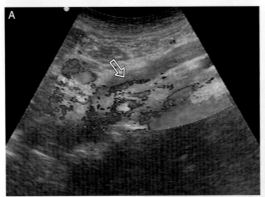
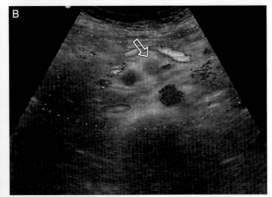
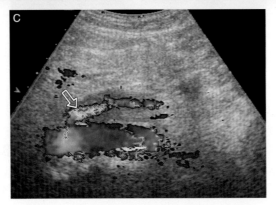

图14-3-1　急性肠系膜上动脉栓塞超声表现

A.肠系膜上动脉内实体回声充填；B.肠系膜上动脉短轴面可见实体回声充填，未见明显血流；C.肠系膜上动脉不完全充填，血流束变窄

3. 狭窄端动脉流速增快，血流阻力增高，远端动脉出现小慢波。

4. 间接征象为肠壁变薄或增厚，蠕动明显减弱或消失，肠系膜模糊，出现腹水，肠壁未见血流信号。

四、鉴别诊断

1. 肠系膜上动脉硬化闭塞症　多见于中老年男性，是全身动脉硬化病变的一个组成部分，临床表现为慢性腹痛。超声可见动脉内中膜增厚，内壁粗糙，管腔变小，内见大小不一的附壁斑块回声，狭窄处血流束细窄，呈五彩镶嵌状。继发急性动脉血栓形成时，可出现急性腹部疼痛，但发病不如动脉栓塞急骤，超声可见动脉管腔内斑块回声，还可见低回声实体充填，血流信号中断。

2. 肠系膜上动脉夹层动脉瘤　较罕见，不包括腹主动脉夹层累及肠系膜上动脉，当真腔受压缺血时，临床出现剧烈上腹部疼痛、呕吐。超声可见肠系膜上动脉内中膜分离形成真腔和假腔,真腔小假腔大,收缩期血流从真腔进入假腔,假腔内血栓形成时可见实体回声。

五、病例解析

病例

(一) 临床资料

女性患者,56 岁,二尖瓣生物瓣置换术后 3 个月,咳嗽、咳痰伴发热 5 天,入院后出现阵发性腹痛,无畏寒、发热,无压痛、反跳痛等不适。既往有高血压、糖尿病病史。个人史、家族史无特殊。

(二) 超声检查

【超声显像所见】肠系膜上动脉近段内径宽约 0.7cm,主干及其分支之一局部管腔膨大,最大内径约 1.5cm,上下径约 5.1cm,内见实体回声充填,可见细窄血流束通过,PD 显示高速湍流频谱,其远侧段分支亦见实体回声充填,未见明显血流信号(图 14-3-2)。

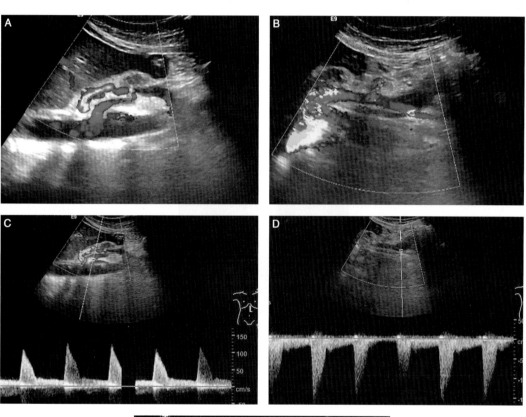

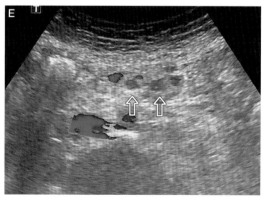

图 14-3-2 急性肠系膜上动脉栓塞超声表现

A、B.肠系膜上动脉纵切面,近端血流通畅,远端血流部分中断,周边见实体回声;C、D.肠系膜上动脉起始段和狭窄段,PD 显示高速高阻血流频谱;E.肠系膜上动脉横切面,远端分支内见实体回声,血流消失

【超声检查结果】考虑肠系膜上动脉栓塞。

（三）其他影像学检查

1. 肠系膜动脉 CTA

【影像学所见】腹腔干、肠系膜下动脉管径未见扩张及狭窄，管腔未见异常充盈缺损影。肠系膜上动脉远端局部走行区可见团块影，包绕血管，大小约 2.4cm×1.7cm，增强可见强化（图 14-3-3）。

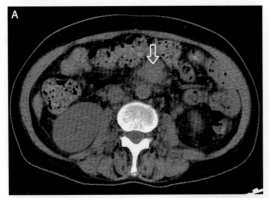
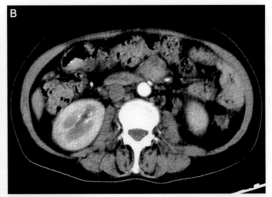

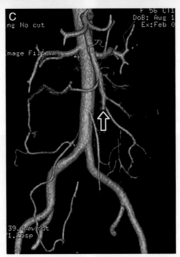

图 14-3-3　肠系膜上动脉 CTA 检查
A. CT 平扫横断面显示肠系膜远端见团块影；B. 增强扫描可见强化；C. 三维
重建显示肠系膜动脉远段中断

【影像学诊断】①肠系膜上动脉远端局部走行区团块影，性质待定，请结合临床；②肠系膜上动脉远段走行中断，考虑血栓可能性大。

2. 心脏超声

【检查描述】二尖瓣位生物瓣位置及启闭未见明显异常，于生物瓣上探及团块状实体低回声，随心动周期甩动，大小约 1.9cm×1.2cm（图 14-3-4）。三尖瓣开幅尚可，闭合不良；余各组瓣膜形态未见异常。

【超声提示】二尖瓣置换术后，生物瓣异常实体回声（赘生物？）。

（四）实验室检查

1. 血常规　白细胞 $17.17×10^9/L$。

2. C 反应蛋白 66.4mg/L。

3. D-二聚体+凝血四项未见明显异常。

（五）随访结果

患者经抗凝、扩血管治疗后，腹痛症状缓解，复查超声，肠系膜上动脉内未见明显实体回声，血流通畅。

（六）解析

动脉栓塞是心脏换瓣术后的晚期严重并发症之一，可能与左心附壁血栓或瓣膜赘生物在用力后部分脱落有关。本病例患者二尖瓣换瓣术后 3 个月，咳嗽、咳痰伴发热 5 天，同时心脏超声可见瓣膜赘生物形成，处于动脉栓塞的高风险状态，结合腹部超声见肠系膜上动脉实体回声，CTA 见肠系膜上动脉走行中断，动脉栓塞诊断基本明确。由于肠系膜动脉之间存在大量侧支循环，一支肠系膜动脉狭窄或闭塞通常不引起症状，在三支肠系膜动脉中至

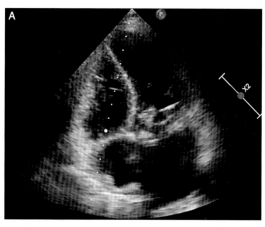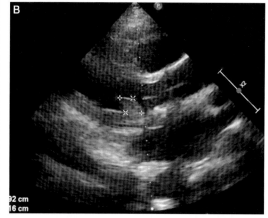

图 14-3-4 二尖瓣位生物瓣赘生物超声表现

A、B. 分别为心尖四腔心、胸骨旁左室长轴切面显示生物瓣赘生物

少有两支出现严重狭窄（>70%狭窄或闭塞）才会出现典型的肠系膜缺血症状。患者仅肠系膜上动脉栓塞未引起严重临床症状，及时采取溶栓治疗取得较好疗效。

第四节　胡桃夹综合征

胡桃夹综合征又称左肾静脉压迫综合征，左肾静脉主干收集左肾、左侧精索（卵巢）静脉、左侧肾上腺静脉，经肠系膜上动脉与腹主动脉之间夹角，汇入下腔静脉。当夹角变小，左肾静脉回流受阻时，会出现一系列相应临床表现。

一、病因

肠系膜上动脉自腹主动脉发出后，向右下走行，肠系膜上动脉与腹主动脉之间夹角的大小变异较大，目前尚无统一标准，国内报道多为45°~60°，其间有一定量的脂肪组织填充支撑夹角，维持其间的血管和肠管走行通畅。当此处夹角变小，夹角间左肾静脉受压，回流受阻，左肾静脉血流瘀滞，静脉压力升高，静脉壁破裂出血导致血尿。直立位时肝脏下移压迫下腔静脉，使左肾静脉压进一步增加，肾小球滤过蛋白增加而产生蛋白尿，平卧时，蛋白尿可减轻或消失，为体位性蛋白尿。

二、临床特点

多见于瘦长体型的青少年男性，临床表现包括血尿、蛋白尿，男性出现不同程度的左侧精索静脉迂曲扩张，女性出现左侧卵巢静脉迂曲扩张，盆腔静脉瘀滞。伊藤克己最早提出诊断标准：①膀胱镜检查确定为左侧上段尿路出血。②尿钙排泄量正常。③尿中正常形态红细胞>90 个/HPF。④肾活检呈微小病变或正常。⑤超声或 CT 检查见左肾静脉扩张。⑥左肾静脉与下腔静脉压差>0.49kPa。对未成年及并发症状较轻的患者避免有创检查，采用保守治疗，定期复查尿常规及超声，保守治疗症状无缓解或加重，可考虑外科手术治疗或介入治疗。

三、超声检查

1. 肠系膜上动脉与腹主动脉间夹角变小。

2. 仰卧位左肾静脉远端内径是狭窄处 2 倍以上，脊柱后伸位 15~20 分钟后，左肾静脉远端内径是狭窄处 4 倍以上，两个体位符合即可诊断。

3. 狭窄处血流细窄，流速加快，色彩斑斓，远端流速减慢。（图 14-4-1）

四、鉴别诊断

与其他原因引起的左肾静脉扩张鉴别，如左肾静脉走行变异、血栓、癌栓、外源性肿瘤压迫等。

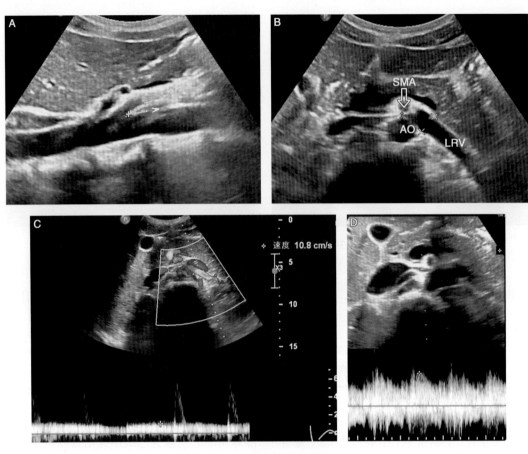

图 14-4-1 胡桃夹综合征超声表现

A. 肠系膜上动脉与腹主动脉夹角变小;B. 左肾静脉远心端扩张,近心端狭窄;C. 左肾静脉远心端流速降低;D. 左肾静脉受压段流速增快

五、病例解析

病例一

(一) 临床资料

女性患儿,11 岁,1 年前体检发现尿蛋白 3+,平时可见泡沫样尿,尿色黄,无肉眼血尿,无眼睑及双下肢浮肿,无腰痛、发热等不适,既往史、个人史、家族史无特殊。查体无特殊。

(二) 超声检查

【超声显像所见】 左肾静脉远心端扩张,内径约 1.2cm,肠系膜上动脉与腹主动脉之间夹角变小,其间左肾静脉内径约 0.3cm,左肾静脉受压处血流增快,远心端血流缓慢(图 14-4-2)。

【超声检查结果】 考虑胡桃夹现象。

(三) 其他影像检查

双肾静脉 CT 造影

【影像学所见】 左肾静脉近肾门处增粗,内径约 1.27cm。肠系膜上动脉后段内径 0.55cm,肠系膜上动脉与腹主动脉之间夹角变小(图 14-4-3)。

双肾静脉内未见充盈缺损或异常狭窄。

【影像学结果】 左肾静脉局部受压,近端扩张,结合临床,考虑胡桃夹综合征。

(四) 实验室检查

1. **尿常规** 尿红细胞微量,尿蛋白 2+。

2. **24 小时尿蛋白定量** 400mg/24h。

3. 血常规、生化全套、血沉、凝血四项、免疫全套、ANA+ANA 抗体谱等未见明显异常。

(五) 随访结果

入院后患儿一般情况良好,暂时无手术指征,出院后定期复查肾脏超声,仍可见左肾静脉近心端受压,远心端扩张。

(六) 解析

患者以蛋白尿为主诉入院,入院后完善实验室检查,未发现泌尿系感染、肾病综合征、结缔组织病诊断依据。腹部超声检查发现左肾静脉远心端扩张内径是受压段内径的 4 倍,扩张段血流速度较狭窄段明显减慢,并排除结石、肾脏占位,结合肾静脉 CT 造影结果,左静脉"胡桃夹"综合征诊断较为明确。患儿一般情况良好,尿蛋白无持续增加,无手

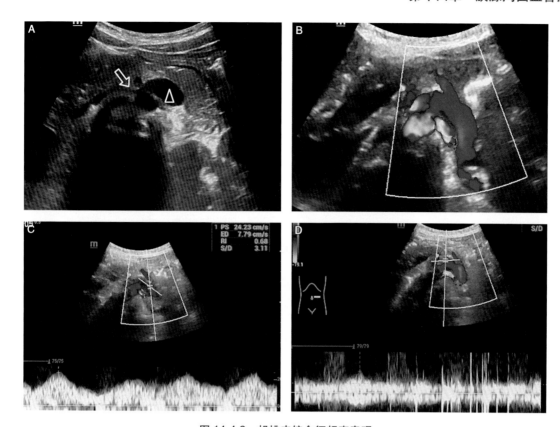

图 14-4-2　胡桃夹综合征超声表现

A、B.左肾静脉近心端受压(箭号),远心端扩张(三角号);C.左肾静脉远心端血流缓慢;D.左肾静脉受压处血流速度增快

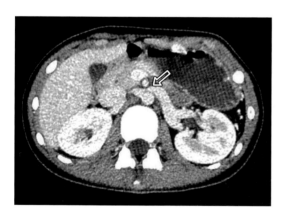

图 14-4-3　胡桃夹综合征 CT 检查

CT 肾静脉造影横断面显示左肾静脉于肠系膜上动脉与腹主动脉夹角处受压变窄,远心段左肾静脉增宽

术指征,可以出院后定期复查尿常规及泌尿系超声,保持随诊以观察左肾静脉受压情况。

病例二

(一) 临床资料

男性患儿,14 岁,因左侧腹股沟斜疝就诊时发现左侧精索静脉曲张,无局部红肿热痛,无腰痛、肉眼血尿、泡沫尿等,个人史、家族史无特殊。查体于左侧阴囊内触及迂曲扩张的精索静脉,Valsalva 征阳性。

(二) 超声检查

【超声显像所见】肠系膜上动脉与腹主动脉之间夹角变小,其间左肾静脉内径约 0.16cm,左肾静脉远心端扩张,内径约 0.97cm(图 14-4-4)。左侧精索内静脉(静脉丛)内径约 0.47cm,彩色多普勒于平静呼吸时可见持续血液反流,外静脉内径约 0.54cm,瓦萨瓦试验可见回流增多(图 14-4-5)。

【超声检查结果】考虑:①胡桃夹现象;②左侧精索静脉曲张(Ⅲb,分流型)。

(三) 其他影像检查

左肾静脉 CT 造影

【影像学所见】左肾静脉经肠系膜上动脉与腹主动脉间夹角穿行,汇入下腔静脉,肠系膜上动脉与腹主动脉间夹角小,其间左肾静脉管腔明显受压变窄,最窄处内径约 0.25cm,其远心端管腔全程扩张,内径约 1.3cm(图 14-4-6)。

【影像学诊断】考虑胡桃夹征。

(四) 实验室检查

血常规、尿常规、粪常规、生化全套、凝血四项等未见明显异常。

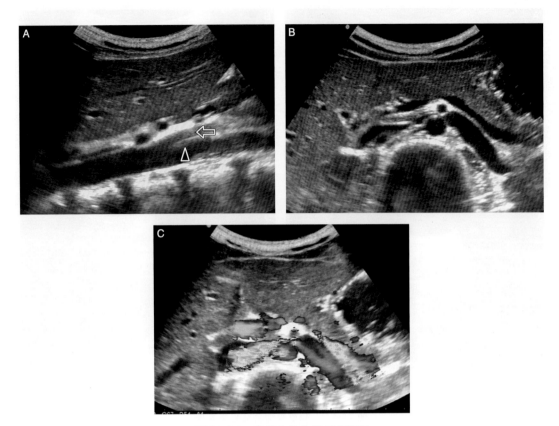

图 14-4-4 胡桃夹综合征超声表现
A.肠系膜上动脉(箭头)与腹主动脉(三角号)夹角变小;B.左肾静脉受压;C.左肾静脉受压,血流变细

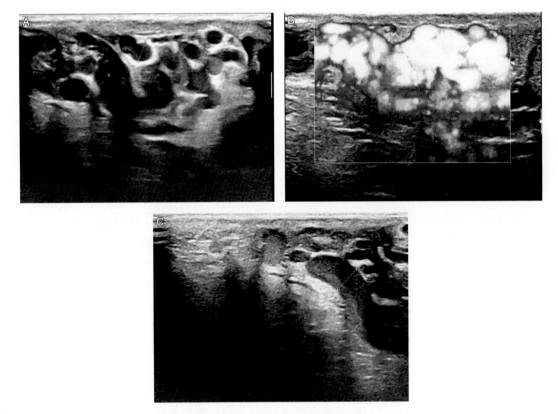

图 14-4-5 精索静脉曲张超声表现
A.左侧精索静脉迂曲扩张;B.左侧精索静脉持续血液反流;C.左侧精索外静脉扩张

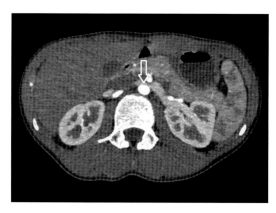

图 14-4-6　胡桃夹综合征 CT 检查
肾静脉 CT 造影显示左肾静脉经肠系膜上动脉与腹主动脉间夹角穿行处受压变窄

（五）随访结果

入院后行"左肾静脉造影+支架成形术"，术中见左肾静脉近-中 1/3 处见一受压狭窄，远端血流明显减缓，狭窄段近端、远端测压分别 12cmH$_2$O 及

23cmH$_2$O，远端肾静脉扩张，左侧精索静脉明显增粗，血流缓慢，造影时可见造影剂反流至精索静脉远端。在狭窄处放置支架后，再次行肾静脉造影显示，左肾静脉及其远端分支血流通畅，狭窄段消失，未见造影剂滞留、外渗，狭窄段近远端测压均为 13cmH$_2$O，左侧精索静脉造影剂排空明显加快。

（六）解析

左侧精索静脉以接近直角汇入左肾静脉，回流阻力较右侧大，当发生左肾静脉压迫时，男性多伴有左侧精索静脉曲张。本病例患者为青少年男性，入院完善检查后排除肾脏肿瘤、腹膜后占位，超声可见肠系膜上动脉与腹主动脉夹角变小，扩张段的左肾静脉内径是受压段的 6 倍，超声诊断明确。肾静脉造影支持超声诊断结果，在狭窄段放置支架后，左肾静脉血流瘀滞及左侧精索静脉曲张明显缓解。

第五节　肠系膜上动脉综合征

肠系膜上动脉与腹主动脉夹角间除了有左肾静脉走行，还有十二指肠水平部，当肠系膜上动脉与腹主动脉间夹角变小时，十二指肠受压导致梗阻而引起的一系列临床症状，称为肠系膜上动脉压迫综合征或良性十二指肠淤滞症，又称 Wilkie 病。

一、病因

肠系膜上动脉综合征多发生于消瘦、脊柱畸形或血管先天发育异常人群，也可因腹部炎症导致粘连、腹部术后肠系膜上动脉下移引起，常与左肾静脉压迫伴行出现。

二、临床特点

进食后出现上腹部疼痛、饱胀、恶心、呃逆、呕吐，发作常为间歇性。长期反复发作后出现厌食、进行性消瘦，消瘦引起夹角间脂肪减少，夹角进一步变小，症状加重，形成恶性循环。治疗上一般采用保守治疗，可以通过胸膝卧位增大夹角，肠内外营养支持纠正营养不良，保守治疗失败后才考虑手术。

三、超声检查

1. 肠系膜上动脉与腹主动脉夹角变小。

2. 十二指肠水平部于夹角间可见压迫征象，最大宽度<1cm，水或显像剂通过受阻。

3. 受压处近端十二指肠降部扩张，宽径>3cm，可伴有胃扩张，肠蠕动增强或出现逆蠕动。

4. 必要时在检查前饮水或超声显像剂 500mL。（图 14-5-1）

四、鉴别诊断

应与其他造成十二指肠扩张的病变鉴别，包括：①先天异常引起十二指肠梗阻扩张，如环状胰腺可见胰腺组织呈环状、半环状包绕压迫十二指肠，肠旋转不良可见肠系膜及肠系膜上静脉围绕肠系膜上动脉旋转成螺旋状。②肿瘤，如十二指肠肿瘤阻塞肠腔、外源性肿瘤压迫十二指肠等，声像图可以发现肿块回声及其上段肠管扩张。③其他，如肠粘连，多有腹腔手术或感染史。

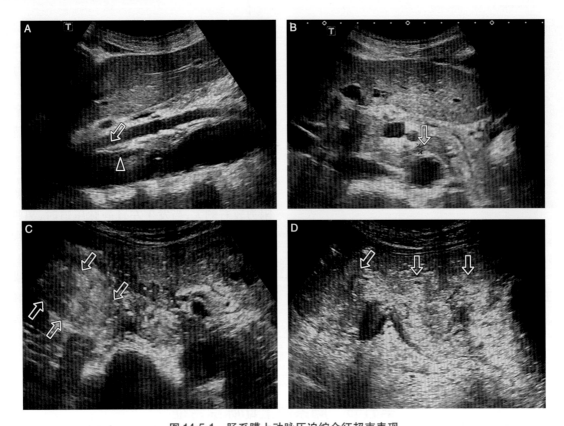

图 14-5-1　肠系膜上动脉压迫综合征超声表现

A.肠系膜上动脉与腹主动脉间夹角变小；B.肠系膜上动脉跨越处肠管明显变窄，内径约 0.4cm；C.十二指肠球部、降部扩张；D.胃潴留扩张

五、病例解析

病例一

（一）临床资料

男性患者，17 岁，2 年前出现饱餐后呕吐，无腹胀、腹痛，无腹泻、便秘，无反酸、嗳气，无黑便、血便等不适，1 年前出现饱餐后腹胀伴中上腹闷痛，前倾位、左侧卧位、俯卧位后可缓解，呕吐后腹胀可缓解，发病以来体重无明显减轻。既往史、个人史、家族史无特殊。查体为瘦长体型。

（二）超声检查

【超声显像所见】肠系膜上动脉与腹主动脉之间夹角变小，约 30°，其间十二指肠水平部受压，局部管腔细窄。左肾静脉远心端扩张，内径约 1.2cm，肠系膜上动脉与腹主动脉间左肾静脉内径细窄，约 0.35cm（图 14-5-2）。

【超声检查结果】考虑肠系膜上动脉综合征。

（三）其他影像学检查

数字胃肠造影

【影像学所见】十二指肠充盈显影欠佳，卧位于水平段中部见笔杆状压迹，降段、水平段略增宽，可见逆蠕动；右侧卧位及立位造影剂通过尚顺畅。

【影像学诊断】考虑十二指肠淤积。

（四）实验室检查

血常规、尿常规、粪常规、生化全套、凝血功能、肿瘤标志物等检查未见明显异常。

（五）随访结果

入院后完善相关检查，行"十二指肠空肠吻合术"，术中见十二指肠水平段扩张，结合术前检查，术中诊断肠系膜上动脉压迫综合征。术后 1 个月复查数字胃肠造影显示十二指肠-空肠吻合口造影剂通过顺畅。

（六）解析

患者为青少年男性，反复发作的进食后呕吐、腹痛，2 年来症状有所加重，超声检查发现肠系膜上动脉与腹主动脉之间夹角变小。超声检查前未使用超声胃肠显像剂，扩张肠管在二维声像图上并不明显，但在夹角间可以直观地观察到十二指肠受压变窄，左肾静脉在夹角间受压、远端扩张，结合数字胃肠造影（考虑十二指肠淤积），以及实验室检查，排除消化性溃疡、肿瘤，排除十二指肠周围占位，如胰头癌、胰腺囊肿等，肠系膜上动脉压迫综合征诊断明确。

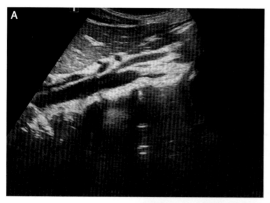
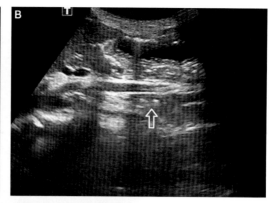
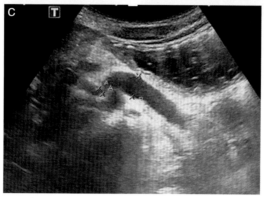

图 14-5-2 肠系膜上动脉压迫综合征超声表现

A. 肠系膜上动脉与腹主动脉夹角变小;B. 夹角间十二指肠水平部受压变窄;C. 左肾静脉扩张

病例二

(一)临床资料

女性患者,20 岁,1 年前进食后出现中上腹阵发性闷痛,伴反酸、呕吐,呕吐后疼痛可缓解,呕吐物为胃内容物及黄色胆汁样物,无腹泻、便秘,无血便等。自发病以来,精神、食欲不佳,体重减轻 20kg。既往史、个人史、家族史无特殊。查体:瘦长体型,上腹部可见一 8cm×8cm 隆起,站立时明显,平卧位可回纳。

(二)超声检查

【超声显像所见】肠系膜上动脉与腹主动脉间夹角变小,约6°,其间左肾静脉接近闭合,远心端扩张,内径约 1.0cm;其间十二指肠管腔明显受压变窄,动态观察,超声显像剂尚可通过,十二指肠降部、水平部增宽,降部内径约 3.1cm,水平部内径约 4.6cm(图 14-5-3)。

【超声检查结果】考虑肠系膜上动脉压迫综合征。

(三)其他影像学检查

数字胃肠造影

【影像学所见】十二指肠降段、水平段扩张,可见钡剂淤积呈钟摆样运动,水平段见垂直压迹,右侧卧位可见钡剂通过顺畅。

【影像学诊断】考虑十二指肠淤积。

(四)实验室检查

血常规、尿常规、粪常规、生化全套、凝血功能、肿瘤标志物等检查未见明显异常。

(五)随访结果

入院后行"十二指肠空肠吻合术",术中见十二指肠水平段扩张,壁增厚,结合术前检查,术中诊断肠系膜上动脉压迫综合征。术后半个月行数字胃肠造影显示十二指肠-空肠吻合口造影剂通过顺畅。

(六)解析

患者为年轻女性,1 年来体重下降明显,反复腹痛、呕吐,符合上消化道梗阻的表现,数字胃肠检查发现十二指肠淤积,经胃镜检查排除消化性溃疡病变或占位性病变导致的梗阻。超声检查排除了十二指肠周边占位,发现肠系膜上动脉压迫十二指肠水平部及左肾静脉,服用胃肠超声显像剂后,受压十二指肠上游的水平部、降部扩张显示清晰。超声检查无创、快速、准确,结合胃肠超声显像剂的使用,明显提高了

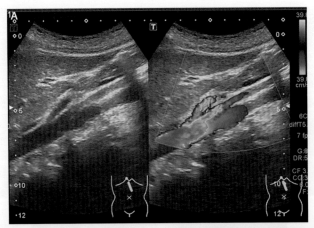

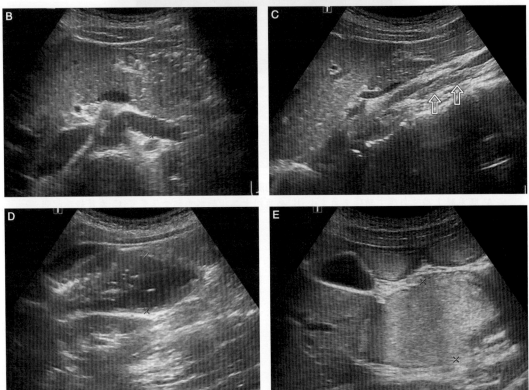

图 14-5-3　肠系膜上动脉压迫综合征超声表现
A. 肠系膜上动脉与腹主动脉夹角变小；B. 左肾静脉扩张；C. 水平段受压变窄；D. 降部内径扩张；E. 近段水平部内径扩张（胃肠超声显像剂）

十二指肠的显像效果。

（张　宇）

参考文献

1. 郭万学. 超声医学. 6 版. 北京：人民军医出版社，2011.

2. 林礼务，薛恩生. 腹盆部疾病彩色多普勒超声诊断图谱. 北京：科学出版社，2007.

3. 张云利，王兵，金望迅，等. 胰体尾肿瘤伴胰源性门静脉高压根治性切除的临床疗效. 中华肝胆外科杂志，2016，22（5）：329-331.

4. 赵学林，王志东，崔云甫，等. 胰源性区域性门静脉高压症的诊断及个体化治疗. 中华普通外科杂志，2015，30（9）：747-749.

5. 郭洪雷，辛磊，胡良皞，等. 慢性胰腺炎所致区域性门静脉高压的诊治进展. 中华胰腺病杂志，2017，17（1）：57-60.

6. 任家书，马秀现，王志伟，等. 肝硬化门静脉高压并发脾动脉瘤的危险因素分析. 胃肠病学和肝病学杂志，2017，11（9）：1233-1236.

7. 任家书，马秀现，王志伟，等. 脾动脉瘤 12 例治疗方式选择及疗效分析. 中国实用外科杂志，2018，38（1）：114-117.

8. 田露，秦勇，蔡金华. "胡桃夹"现象在正常儿童人群中的百分比及临床意义. 第三军医大学学报, 2017, 39(13): 1387-1391.

9. 李红平. 彩色多普勒超声对精索静脉曲张与胡桃夹综合征相互关系的研究. 世界临床医学, 2016, 810(15): 233-234.

10. 付中华, 牛殿英, 刘芳芳. 彩色多普勒超声诊断肠系膜上动脉压迫综合征的应用价值. 中国医药科学, 2016, 6(9): 159-161.

11. Köklü S, Coban S, Yüksel O, et al. Left-sided portal hypertension. Digestive Diseases and Sciences, 2007, 52(5): 1141-1149.

12. Sharon M, Layton F. Splenic Vein Thrombosis and Gastrointestinal Bleeding in Chronic Pancreatitis. World Journal of Surgery, 2003, 27: 1271-1274.

13. Bloom S, Kemp W, Lubel J. Portal hypertension: pathophysiology, diagnosis and management. Internal Medicine Journal, 2015, 45(1): 16-26.

14. Heider TR, Azeem S, Galanko JA, et al. The natural history of pancreatitis-induced splenic vein thrombosis. Annals of Surgery, 2004, 239(6): 876-880.

15. Harris S, Nadkarni NA, Naina HV, et al. Splanchnic vein thrombosis in acute pancreatitis: a single-center experience. Pancreas, 2013, 42(8): 1251-1254.

16. J Ghelfi, F Thony, J Frandon. Gastrointestinal bleeding due to pancreatitis-induced splenic vein thrombosis: Treatment with percutaneous splenic vein recanalization. Diagnostic and Interventional Imaging, 2016, 97: 677-679.

17. SSN Wong, TF Lindsay, G Roche-Nagle. Anomalous splenic artery aneurysm. Vascular, 2013, 21(2): 105-108.

18. Soo Buem Cho, Sung Eun Park, Chang Min Lee. Splenic artery pseudoaneurysm with splenic infarction induced by a benign gastric ulcer. Medicine (Baltimore), 2018, 97(29): e11589.

19. C Chia, G J Pandya, A Kamalesh. Splenic Artery Pseudoaneurysm Masquerading as a Pancreatic Cyst-A Diagnostic Challenge. International Surgery, 2015, 100(6): 1069-1071.

20. Deron J Tessier, William M Stone, Richard J Fowl. Clinical features and management of splenic artery pseudoaneurysm: case series and cumulative review of literature. Journal of Vascular Surgery, 2003, 38(5): 969-974.

21. Michael Ginsburg, Piotr Obara, Drew L. Lambert. Appropriateness Criteria Imaging of Mesenteric Ischemia. Journal of the American College of Radiology, 2018, 15: 332-340.

22. Kerzmann A, Haumann A, Boesmans E, et al. Acute mesenteric ischemia. Revue Medicale de Liege, 2018, 73(5-6): 300-303.

23. van Dijk LJ, van Noord D, de Vries AC, et al. Clinical management of chronic mesenteric ischemia. United European Gastroenterol Journal, 2019, 7(2): 179-188.

24. Kazumasa Orihashi. Mesenteric ischemia in acute aortic dissection. General Thoracic and Cardiovascular Surgery, 2018, 66(10): 557-564.

25. Hangge PT, Gupta N, Khurana A, et al. Degree of Left Renal Vein Compression Predicts Nutcracker Syndrome. Journal of Clinical Medicine, 2018, 7(5): 107.

26. YANG Ze-hong, CHEN Jian-yu, WANG Dong-ye, et al. Evaluation of the diagnosis of nutcracker Syndrome by measuring the angle of superior mesenteric artery. Chinese Journal of CT And MRI, 2008, 6(1): 23-25.

27. Rodríguez-Morata Alejandro, Robles-Martín María L, Reyes-Ortega Juan. PEndovascular treatment of posterior nutcracker Syndrome with a new autoexpandable stent. J Vasc Surg Venous Lymphat Disord, 2019, 7(1): 118-121.

28. Dhôte T, Jung C, Ribiere S, et al. Superior mesenteric artery Syndrome. Presse Medicale, 2019, 48(5): 586-587.

29. Mathenge N, Osiro S, Rodriguez Ⅱ, et al. Superior mesenteric artery Syndrome and its associated gastrointestinal implications. Clinical Anatomy, 2014, 27(8): 1244-1252.

30. Harada T, Kaneko T, Ito S, et al. Superior mesenteric artery Syndrome: risk factor for duodenal involvement in Henoch-Schönlein purpura. Pediatrics International, 2011, 53(5): 630-633.

第十五章

介入性超声在胰腺疾病诊疗的应用

介入性超声在实时超声引导下将针具、导管等器械直接引入体内,对病变进行活检或者局部治疗,具有实时监控、引导准确、微创安全、无射线损伤、操作简便、耗时短、费用低等优点,已广泛应用于临床。

第一节　超声引导下胰腺病变穿刺活检

胰腺癌恶性程度高、预后差,明确诊断时多已处于疾病中晚期,甚至出现远处转移,早期诊断对于胰腺癌的治疗和预后至关重要。随着肿瘤学的进展,肿瘤的治疗逐步规范化、细致化、个体化。在肿瘤治疗前明确其病理类型、分化程度、受体及基因表达等情况,对治疗方案的制订和预后的判断具有决定性意义,而获得这些信息的前提是取得确切的病理诊断。穿刺活检是获得病理诊断的常见途径,然而并非所有肿瘤都易于通过穿刺获得病理组织。

超声作为引导工具进行诊疗操作,最大的优势是可以做到实时监控,将诊疗器械准确导入靶目标。对于胰腺占位性病变,超声引导经皮胰腺穿刺活检术方法简便、实时引导、检出率和准确率高,为胰腺占位性病变的定性诊断提供了细胞学与组织学依据,避免了不必要的手术探查。超声引导下经皮细针穿刺吸取细胞学、组织学活检的开展,大大改进了胰腺肿瘤的诊疗水平,已成为诊断胰腺病变的重要方法。

一、适应证

1. 不同影像学检查发现的胰腺局灶性病变。
2. 临床表现与检查结果不一致的胰腺局灶性病变。
3. 需要病理学诊断结果以指导化疗、内分泌或靶向治疗。
4. 上腹部肿块怀疑来自胰腺,不确定组织来源。
5. 胰腺肿瘤与肿块型胰腺炎鉴别困难者。

6. 胰腺移植后不明原因的排斥反应和胰腺功能损害。

二、禁忌证

1. 严重高血压、糖尿病或心肺功能疾病的患者,严重肾功能异常、肝功能异常、严重心脏病等。
2. 妊娠、哺乳期患者。
3. 出凝血异常、月经期或其他出血倾向的患者。
4. 急性胰腺炎或者腹膜炎。
5. 穿刺路径上胰管明显扩张,无法避开者。
6. 胃肠道梗阻致胃肠道积气积液。
7. 其他如过度肥胖、腹部胀气不能清晰显示病灶。
8. 肿瘤周边或内部血管非常丰富,无安全穿刺路径者。

三、术前准备

1. 器具准备

（1）选择与超声相匹配的探头和穿刺方式。肿物位置较深者,可采用低频超声腹部探头结合穿刺引导架操作。经验丰富者及肿物位置较浅可不使用穿刺引导架,采用徒手自由引导穿刺配以中频线阵超声探头（9MHz左右）。

（2）必要时可经过肝或者胃进行穿刺,一般采用18G或更细的穿刺针。

（3）准备无菌活检包、5mL注射器、1%利多卡因、碘伏、无菌手套、10%甲醛标本固定液等。

2.**患者准备条件**

（1）术前行腹部超声及其他影像学检查，大量腹水者不宜穿刺。

（2）穿刺前检查血常规及凝血（出凝血时间、凝血酶原时间）、血液淀粉酶，必要时查心电图，询问病史及用药情况，停用抗凝药物，停用抗血小板药物7天（在临床医师指导下）。

（3）穿刺前入院，与患者及家属进行谈话，签署穿刺活检知情同意书，留置静脉通路；禁食6~12小时或以上，清洁上腹部皮肤。

（4）穿刺前练习呼吸屏气配合，解释穿刺过程，缓解患者紧张情绪，对于咳喘严重者，待症状缓解后再穿刺，穿刺时需有临床医师陪同。

四、操作要点

（一）操作原则

1. 由两种影像学手段发现胰腺占位性病变，临床有需求并提出申请。

2. 符合超声引导穿刺适应证。

3. 参考多种影像学结果，选择最短、最安全途径。

4. 穿刺途径需避开大血管、胆管、扩张的胰管，尽量不穿过正常胰腺组织，采用彩色多普勒超声检查避开血管穿刺。

5. 多切面扫查，胰腺头部及颈部、体部肿物多采用仰卧位，尾部肿物可采用右侧卧位。

6. 探头加压尽量避开胃肠道。

（二）操作方法

1. 患者常规取仰卧位，胰腺尾部的病灶可以采用右侧卧位，充分暴露上腹部，右侧卧位可于背部垫枕，左上肢上举过头。

2. 常规超声扫查，根据病灶的位置、大小等情况确定拟穿刺点，测量病灶与皮肤间的距离，观察毗邻情况以及可能经过的组织及器官，了解周围血管情况。注意病灶有无坏死或囊性区域，可选择超声造影或结合其他影像学检查，选择合适的穿刺路径、角度与深度，尽可能避开胃肠道和实质性脏器，尤其是胃肠道。

3. 选择胰腺病灶最大切面或明显回声异常、造影增强明显处作为穿刺点，在皮肤上做标志，局部消毒铺巾，如换探头穿刺，则需要再用穿刺探头复查；测量皮肤与病灶的距离，1%~2%利多卡因局麻，探头尽量加压腹壁推开胃肠道，尽量让胰腺病灶贴近腹壁；活检针刺入腹壁深层，嘱咐患者屏气，迅速进针，直接进入病灶；清晰显示针尖位置，并确定病灶在有效射程内，触发活检枪并迅速退针；对于胰腺尾部的病灶尽量取胰腺长轴作为穿刺途径。穿刺者继续观察病灶及胰腺周围情况，将穿刺枪交给助手，取出针槽内穿刺组织，即刻置于滤纸片上，观察组织长度及颜色、性状等情况，置于甲醛溶液内送组织学检查，根据穿刺组织情况一般取2~3针（图15-1-1）。

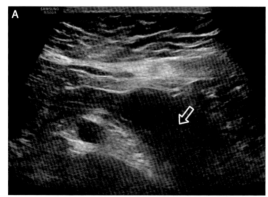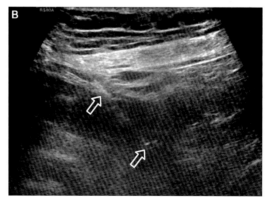

图15-1-1 超声引导下胰腺病变穿刺活检
A.胰腺长轴切面显示胰腺体尾部病灶最大切面；B.穿刺后针道显示清晰

4. 穿刺结束后局部包扎，嘱患者卧床休息，常规禁食12~24小时，密切观察生命体征，复查血淀粉酶、血常规等，以及时发现术后并发症。

五、并发症

1. **疼痛** 文献报道约20%的患者术后短时间内出现疼痛，观察40分钟多数可缓解，必要时可给予少量止痛药物。

2. **胰腺炎** 文献报道约3%，可能是穿刺时经过了正常胰腺组织，损伤胰管，导致胰液外渗造成，严重者可造成腹膜炎。

3. **出血** 主要是损伤胰腺周围肠系膜或胰腺

血管,经过胃肠道时造成胃肠道少量出血,术后注意观察。

4. 其他　胃肠穿孔、感染、针道种植等少见并发症。

六、注意事项

1. 胰腺病灶穿刺尽量避开胃肠道和实质器官,有时难以避开时,可经胃肠道穿刺,选择最短途径,避免应用粗针或切割胃肠道,尽量减少创口,建

议用 18G 或更细的穿刺针,禁忌通过梗阻的胃肠道。

2. 穿刺时穿刺针避免穿刺切割正常胰腺组织,尤其是扩张的胰管。

3. 术前必要时可以静脉持续泵入生长抑素,以减少胰腺炎发生。

4. 肿瘤较大者穿刺时应多方向、多部位、周边取材,以免取材组织为坏死组织而影响诊断,提高穿刺阳性率。

第二节　超声引导下胰腺囊性病变及炎性积液穿刺抽液及置管引流

胰腺囊肿以假性囊肿多见,多继发于急慢性胰腺炎或胰腺损伤。囊肿较大或并发感染时可引起明显临床症状,超声引导穿刺抽液及置管引流术操作简单、实时引导、安全可靠,已成为胰腺囊肿的首选治疗方案,部分代替了传统外科手术。

急性胰腺炎,尤其是重症胰腺炎发病急、临床症状重、并发症多、治疗难度大、病死率高,病程后期主要表现为胰腺坏死组织继发感染,从而引起全身炎性反应综合征和多器官功能障碍。积极有效阻止胰腺坏死组织吸收是治疗本病的关键。超声引导下穿刺抽液及置管引流作为微创干预方式,为重症胰腺炎的治疗提供了新途径,其安全可靠、并发症少,已成为重症胰腺炎治疗的重要方法。

一、适应证

1. 急、慢性胰腺炎所致的假性囊肿。
2. 胰周液体及坏死物积聚。
3. 囊肿合并感染,抗生素治疗效果差者。
4. 全身状况差、手术风险大或高龄等原因不适合外科手术的患者。

二、禁忌证

1. 超声无法显示病变区域或无合适穿刺路径。
2. 有严重出血倾向的患者。
3. 合并其他严重疾病,全身状况衰竭者或大量腹水者。
4. 患者咳嗽、精神症状躁动无法配合者。

三、术前准备

1. 器具准备
（1）穿刺针和引流套管:穿刺抽液可选用 18G

PTC 针,感染性积液需选择 18G 或更粗穿刺针,长 15~20cm。如需置管引流,可根据引流液浓稠程度,选用内衬穿刺针的猪尾样引流管（8 ~ 12Fr,25cm）,18G 或更粗穿刺针、导丝、扩张管和匹配的引流管等。

（2）准备无菌穿刺包、5mL 注射器、1% 利多卡因、碘伏、无菌手套、20mL 或 50mL 注射器等。

2. 患者准备条件
（1）术前行腹部超声及其他影像学检查,确认是否有安全的穿刺路径,方可行超声引导下的穿刺抽液或置管引流。

（2）穿刺前检查血常规及凝血时间,疑诊为胰腺炎时查淀粉酶,询问病史及用药情况,停用抗凝药物。

（3）穿刺前入院,与患者及家属进行谈话,签署抽液引流知情同意书,留置静脉通路;禁食 6 ~ 12 小时,清洁上腹部皮肤。

（4）穿刺前练习呼吸屏气配合,解释穿刺过程,缓解患者紧张情绪。

（5）肠管胀气明显者可行胃肠减压,腹水者先行腹水穿刺引流。

四、操作要点

（一）操作原则
1. 由两种影像学手段发现胰腺囊性病灶或胰周渗液,临床提出申请。

2. 符合超声引导抽液或置管适应证。

3. 参考多种影像学结果确定胰腺囊性病灶或胰周积液部位、多少,与周围脏器关系,选择离体表最近最安全途径。

4. 穿刺途径需避开实质脏器、胆管、大血管、

扩张的胰管和肠管。

5. 尽量沿腹膜后间隙进行穿刺抽液或置管引流。

6. 对于散在或有分隔的积液或坏死组织，可采用多点穿刺。

7. 穿刺针进入囊壁时应尽量迅速一次性刺入。

8. 仅做抽吸诊断或细菌培养、注入药物时，可选用细针，如20~21G，如拟进行抽吸或置管引流，根据液体浓稠程度、大小、位置等，选择不同外径（14~18G）的粗针、套管针，或不同规格的引流套管（8~12F）。

（二）操作方法

1. 患者常规取仰卧位，充分暴露上腹部，上肢上举过头。

2. **选择穿刺点和穿刺路径**　常规超声扫查，确定病灶部位、大小范围等情况确定拟穿刺点，测量病灶与皮肤间的距离，观察毗邻情况以及可能经过的组织及器官，了解周围血管情况。选择合适的路径、角度与深度，保持合适体位，嘱患者不要移动。

3. 选择较接近皮肤的安全路径作为穿刺点，在皮肤上做标志，局部消毒铺巾，1%~2%利多卡因局麻，探头尽量加压腹壁推开胃肠道，充分暴露病灶；穿刺针刺入腹壁深层，嘱患者屏气，迅速进针，直接进入囊腔；清晰显示针尖位于囊腔内，拔出针芯，接上20mL或50mL注射器，进行抽吸。

4. 需要置管引流时，可选用两步法，超声引导下将穿刺针刺入囊腔内，拔出针芯，抽吸见液体后，置入导丝，拔出穿刺针，扩张通道，置入引流管，拔出导丝；也可选用一步法，将内衬穿刺针的引流管刺入囊腔内，拔出导管针内针芯，抽出液体后，拔出穿刺针的同时将套管推入囊腔内。（图15-2-1）

5. 抽出液体送检，可行常规检查、细菌培养和药敏试验。

6. 穿刺结束后缝扎固定引流管，纱布覆盖，嘱患者卧床休息，密切观察生命体征，及时发现术后并发症。

五、并发症

1. **疼痛**　少部分患者术后出现疼痛，一般可自行缓解，必要时给以适量止痛药物。

2. **胰瘘、肠瘘**　腹腔内引流管压迫胰腺组织导致局部缺血坏死所致，精准定位穿刺与良好固定

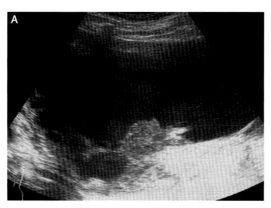
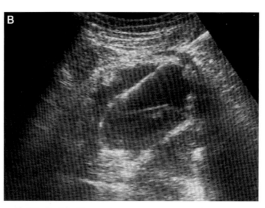
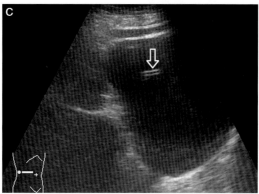

图15-2-1　超声引导下胰腺囊性病变及炎性积液穿刺抽液及置管引流
A.胰周囊性病灶；B.穿刺针位于胰腺囊性病灶内；C.引流管置于囊性病灶内

可降低胰瘘、肠瘘发生率。

3. 出血　主要是损伤胰腺深方肠系膜或胰腺血管,经过胃肠道时造成胃肠道少量出血,术后注意观察。

4. 导管移位、阻塞或脱落　由于固定不牢、患者活动、穿刺路径较长导致导管移位或脱落,囊腔内液体黏稠可导致导管阻塞,一旦阻塞或脱管需冲洗引流管或重新置管。

5. 其他　如胃肠道损伤、感染等。

六、注意事项

1. 多房分隔囊肿,引流效果不佳。

2. 胰腺黏液性囊性肿瘤等有恶性倾向者不宜作外引流或内引流。

3. 当囊壁厚,有乳头状隆起,疑诊恶性或性质不明时,为穿刺引流禁忌。

七、并发症预防与处理

(一) 预防方法

1. 穿刺应在空腹进行,避免穿过充盈的胃肠管。

2. 无法避开胃肠道时,采用探头加压方式或待囊肿增大后再进行穿刺。

3. 选取的穿刺点应避开胰腺周围的大血管、胰管。

4. 穿刺过程中进针要快,减少穿刺的次数,避免针尖划破囊壁。

5. 巨大囊肿首次抽液控制在 1 000mL 以内,防止腹压骤降导致心、脑、肾等血流动力学异常变化。

6. 囊内多腔分隔应使导管尽可能贯通各腔,保持引流管通畅,避免周围组织挤压导管造成扭曲。

7. 经肝胃间隙或脾胃间隙入路,可减少导管脱落的风险。

(二) 处理措施

1. 怀疑出血时应密切监测生命体征,病情平稳可选择保守治疗。

2. 当保守治疗无法控制出血时,可选择介入或手术治疗。

3. 胃肠道损伤者根据情况选择合理治疗方法。

4. 胰腺皮肤瘘者,部分需手术切除窦道。

第三节　超声引导下经皮经肝胆管穿刺置管引流

胰腺肿瘤好发于胰头部,特别是胰头癌容易导致胆管梗阻,引起梗阻部位以上的胆管内压力升高、肝内胆汁的循环及排泄障碍,从而导致内毒素血症、免疫功能低下及其他脏器功能改变。彩色多普勒超声引导下经皮经肝胆道穿刺置管引流(percutaneous transhepatic catheterizing drainage,PTCD)是临床上常用的一种简便有效的胆道持续引流减压的方法,特别是不能根治性治疗的恶性肿瘤患者,PTCD 后胆汁可经引流管排泄,减轻胆管内压力及黄疸症状,对延长患者的生存时间、提高患者的生活质量等具有重要的临床意义。

一、适应证

因胆管梗阻导致胆汁淤积并且由于各种原因而不能手术或不宜马上手术者,均适合 PTCD 治疗,其主要适应证为:

1. 因各种良、恶性病变(如胰头癌等)引起梗阻性黄疸,导致肝内胆管明显扩张(内径≥4mm 以上),需要术前行胆道减压减轻黄疸或姑息性胆道引流者。

2. 胆道梗阻合并化脓性胆管炎,尤其是高龄患者或中毒休克等危重患者,须紧急胆道减压引流出脓性胆汁者。

3. 对于肝内胆管轻度扩张直径 4mm 左右,但肝门区胆管扩张明显,直径大于 10mm,且细针诊断性胆管穿刺抽出混浊或脓性胆汁也应置管引流。

4. 梗阻性黄疸不能手术,无法行 ERCP 或 ERCP 失败者。

二、禁忌证

因胆道梗阻会引起一系列严重的临床症状,若不进行胆道引流,将严重危害患者的生命,因此 PTCD 很少有绝对禁忌证,其相对禁忌证有:

1. 有严重凝血障碍及全身多脏器衰竭者。

2. 肝前间隙有大量腹水者。

3. 各种原因不能配合穿刺者。

三、术前准备

1. 器具准备

（1）超声引导装置：可采用低频超声腹部探头（3.5～5MHz）结合穿刺引导架操作。肝内胆管扩张明显、介入操作经验丰富的操作者，可不使用穿刺引导架，采用徒手自由引导穿刺。

（2）穿刺针：18G，长 20cm，针尖呈斜面带有针芯。

（3）导丝：呈 J 形，前端柔软，直径 0.035in（1in＝2.54cm），长 40～60cm。

（4）引流管：前端卷曲成猪尾状，有侧孔，直径 7～9F。

（5）扩张管：特氟隆制，直径 6～8F，长 10～15cm。

（6）套管针：可选 18G 穿刺针，紧套于针外壁的导管为聚乙烯或四氟乙烯薄壁导管，长度与穿刺针相同，管尖呈锥形，前端可卷曲成猪尾，有侧孔。

（7）其他：引流袋、5mL 注射器、1% 利多卡因、碘伏、无菌手套等。

2. 患者准备条件

（1）术前行腹部超声及其他影像学检查，判断胆管扩张程度及梗阻部位。

（2）穿刺前检查血常规及凝血功能、肝肾功能，询问病史及用药情况，停用抗凝药物，停用抗血小板药物 7 天、肝素钠 24 小时（在临床医师指导下）。

（3）术前禁食 8～12 小时，为减轻迷走神经反射，部分患者可术前半小时肌内注射阿托品 0.5mg、地西泮 10mg，术前监测血压、心率。

（4）黄疸严重者，术前 3 天开始肌注维生素 K，术前 2 天静脉滴注胆道排泄性抗生素。

（5）超声评估选择靶穿刺胆管的部位、内径、周边血管情况及进针路径，并详细了解患者病情。

（6）穿刺前练习呼吸屏气配合，解释穿刺过程，缓解患者紧张情绪，需有临床医师陪同。

（7）穿刺前入院，与患者及家属进行谈话，签署胆道置管引流知情同意书，留置静脉通路。

四、操作要点

（一）操作原则

1. 由影像学检查发现肝内胆管扩张伴有梗阻性黄疸症状，临床有穿刺置管引流的需求并提出申请。

2. 符合超声引导下穿刺置管适应证。

3. 参考多种影像学结果，选择离皮肤较近、管径相对较粗（≥4mm）、走行相对较直的胆管作为靶穿刺胆管。

4. 穿刺针与胆管长轴夹角以 60°～70° 为宜。

5. 穿刺途径无大血管和肿瘤，采用彩色多普勒超声检查避开血管进行穿刺。

6. 穿刺点不宜过高，穿刺路径避免穿过膈肌及胃肠道。

（二）操作方法

1. 患者常规取仰卧位或左侧卧位，充分暴露上腹部，左侧卧位可于背部垫枕，右上肢上举过头。

2. 常规超声扫查，根据扩张胆管的位置、管径大小等情况确定拟穿刺点，避免把左右肝管及胆总管作为靶穿刺胆管。测量靶穿刺胆管与皮肤间的距离，观察毗邻情况以及可能经过的组织及器官，了解周围血管情况。

3. 在皮肤上做拟穿刺点标志，局部消毒铺巾，超声探头用已消毒的塑料膜包裹，以备穿刺。

4. 1%～2% 利多卡因局麻，麻醉深度达肝被膜，并避免针尖刺入肝被膜时患者因疼痛深呼吸而划伤肝被膜。

5. 用 11 号手术刀片切开靶穿刺点皮肤，彩色多普勒超声引导下采用套管针法或 Seldinger 方法完成穿刺置管。

（1）套管针法（一步法）：患者屏气状态下，在彩色多普勒超声实时引导下将套管针刺入靶胆管，拔出针芯，见胆汁从针鞘尾端流出或可用注射器抽出，将针尖斜面转向肝门，导丝由针孔引入至胆管靶位置时，然后向前推套管至合适位置后，将穿刺针和导丝一并拔出。对于胆管明显扩张、置管不要求较深的患者，可不用导丝，将穿刺针退出后直接将引流管推向肝门部的远端胆管，最后将引流管外露端缝合固定于皮肤，接无菌引流袋。（图 15-3-1）

（2）Seldinger 方法（二步法）：该方法操作更加安全，适用范围更广。彩色多普勒超声引导下将穿刺针穿刺入靶胆管，拔出针芯，见胆汁从针鞘尾端流出或可用注射器抽出，将针尖斜面转向肝门，插入导丝至合适位置，然后拔出针鞘，用扩张导管扩张针道，顺导丝插入引流管至合适位置，拔出导丝，最后将引流管缝合固定在皮肤上，接无菌引流袋。

6. 穿刺置管结束后局部包扎，嘱患者卧床休息 24 小时，密切观察生命体征，引流胆汁的颜色、是否混有血液成分，并记录胆汁引流量，以判断引

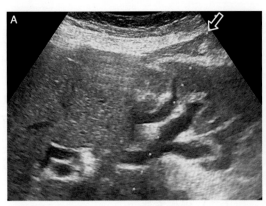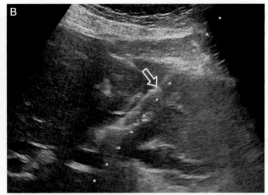

图 15-3-1 超声引导下经皮经肝胆管穿刺置管引流

A.肝内胆管明显扩张,利用穿刺引导线选取合适进针路径;B.超声引导下将导丝经穿刺针顺利导入胆管内

流管是否堵塞或脱落。

五、并发症

1. 胆漏及胆汁性腹膜炎 是最主要的并发症,多与引流管引流不畅、胆汁沿着穿刺道流入腹腔或者置管后短期内脱管、引流管侧孔未完全进入胆管内引起。患者表现为右上腹剧烈疼痛和明显肌紧张,严重的胆汁性腹膜炎可导致休克和死亡。出现上述症状时,应先对症处理,并尽早进行超声检查,可经引流管造影,了解引流管的位置及通畅情况。若腹腔内有积液,要在超声引导下做腹腔穿刺抽液及置管引流,病情严重者应外科手术治疗。

2. 出血 主要为穿刺过程中损伤肋间动脉、肝动脉及门静脉、肝静脉等,或者穿刺操作失败致肝表面留下裂隙出血口等均可导致出血,特别是梗阻性黄疸伴有维生素 K 吸收障碍的患者,其凝血功能下降,损伤血管时容易出血。当肝内损伤血管与邻近胆管存在血管胆管漏时,可导致引流管内见血性胆汁,量少时可观察,不做特殊处理,若为大量血性胆汁时,应立即夹闭引流管,同时采用血管造影下肝动脉栓塞处理胆道出血或手术治疗。

3. 胆管-门静脉瘘 胆管与门静脉紧邻,穿刺针穿透胆管后容易损伤其旁伴行的门静脉,以致压力较高的胆汁经针道进入门静脉,使患者出现寒战、高热、血白细胞及中性粒细胞增高,继而发生菌血症;门静脉压力高于胆道压力时,门静脉血液可经损伤针道进入胆管内,严重时可在胆道内形成大量凝血块,引起胆系感染和黄疸加重。出现上述症状时,处理上可采取调整引流管位置,或更换更粗的引流管压迫止血。

4. 菌血症 较少见,多出现在伴有明显胆道感染患者,此类患者行 PTCD 术时应限于胆道引流,不宜造影检查,以免造影时推注造影剂后加剧胆道内压,使小胆管和肝血窦间形成解剖性吻合,导致感染胆汁直接流入静脉,术后发生菌血症。

5. 胸膜损伤或气胸 多发生在肋膈角位置较低或者穿刺点位置偏高的患者,临床表现为右侧胸痛、气短,X 线胸片或胸部 CT 平扫提示右侧胸腔积液。出现上述情况时,应立即拔出引流管,重新选择穿刺点置管或建立有效的内引流。

6. 引流管堵塞或脱落 大多发生在远期,可用 5~10mL 注射器负压抽吸或生理盐水冲洗,必要时更换引流管或重新置管。

六、注意事项

1. 穿刺过程中,可出现显示器上见穿刺针已进入胆管而回抽未见胆汁的情况,这是由于部分容积效应,穿刺针并未完全进入胆管。解决方法:显示靶胆管后左右侧动探头,使靶胆管管壁显示最清晰时再行穿刺,穿刺进入胆管时有明显突破感。

2. 穿刺前应训练患者控制呼吸频率及幅度,要求患者须平静呼吸,以免深吸气情况下皮肤与肝之间移动幅度大,产生错位而引起置管难或引流管打折。

3. 尽可能减少进针次数,避免误伤大血管,重新穿刺时,穿刺针不必退出肝被膜外,降低出血并发症。

4. 当肝内胆管扩张不明显时(靶胆管内径<4mm),建议待胆管扩张≥4mm 后再穿刺置管;若病情需要立刻进行置管,建议 DSA 下穿刺置管,或在 DAS 监视下超声引导穿刺置管,以增加置管成功率,降低并发症的发生率。

5. 对于肿瘤引起的胆管梗阻患者,术前应根据肿瘤位置、分期以及相应的治疗策略,判断需要切除哪部分肝脏、保留哪部分肝脏,PTCD 应穿刺不被手术切除肝脏的扩张胆管,起到保存残余肝脏功能的作用。

6. 一侧或一支胆管穿刺置管成功,抽取部分胆汁减轻胆道内压力后,可经引流管行胆管内超声造影,以评估其引流的范围,来判断是否需要另行其他胆管穿刺置管引流。

7. 术后继续使用广谱抗生素和维生素 K 3 天以上。

（孙彦　梁荣喜　卓敏玲）

参考文献

1. 陈修涛,邹德平,何铁英,等. B 超引导下经皮穿刺置管引流治疗重症急性胰腺炎局部并发症. 中国普通外科杂志,2012,21(3):257-261.

2. 汤珈嘉,张波. 超声介入技术在重症急性胰腺炎治疗中的应用价值. 中华消化外科杂志,2019,18(12):1189-1192.

3. 张圣道,雷若庆. 重症急性胰腺炎诊治指南. 中华外科杂志,2007,45(11):727-729.

4. 曾志雄,姚玉珍,余卫峰,等.彩超引导下穿刺置管引流术治疗重症急性胰腺炎并积液的疗效研究. 中国普通外科杂志,2014,23(9):1166-1170.

5. 陈能志,张克兰,黎有典,等.早期腹腔置管引流在重症胰腺炎治疗中的应用价值. 中国普通外科杂志,2008,17(9):932-934.

6. 雷衍军,王湘英,肖彦,等.床旁超声引导经皮腹腔穿刺置管引流治疗重症急性胰腺炎. 中国普通外科杂志,2013,22(9):1216-1219.

7. 张云山,贺声,邱宝安,等. 彩色多普勒超声引导下 PTCD 技术的选择与应用. 中国医学影像技术,2007,23(9):1386-1388.

8. 吕新华. 胆道超声造影在经皮经肝胆道穿刺引流术后引流不畅患者中的应用价值. 中国超声医学杂志,2015,31(9):801-803.

9. 中国医师协会超声医师分会. 介入性超声应用指南. 北京:人民卫生出版社,2014.

10. Cozzi G,Severini A,Civelli E,et al. Percutaneous transhepatic biliary drainage in the management of post-surgical bile leaks in patients with nondilated intrahepatic bile ducts. Cardiovase Intervent Radiol,2006,29(3):380-388.

11. 许尔蛟,郑荣琴,李凯,等. 胆管内超声造影在经皮经肝胆道引流术中的应用价值. 中华医学超声杂志(电子版),2011,8(9):1937-1945.

12. 朱璟祺,雷志锴. 超声造影在 PTCD 术后引流管评估中的应用. 浙江医学,2017,39(14):1219-1220.

13. 郑兴学,安泽武,陈治,等. 超声引导下经皮经肝胆管穿刺置管引流 186 例经验总结. 中华普外科手术学杂志(电子版),2010,4(1):66-68.

14. 沙俊峰,安建立,牛洪涛. 经皮肝胆管穿刺引流术加胆管支架置入术治疗恶性梗阻性黄疸. 川北医学院学报,2017,32(004):540-542.

15. 柴文晓,车明,郑宁刚,等. 经皮肝穿刺胆管引流术的常见并发症及防治. 中国介入影像与治疗学,2011,8(1):26-29.

缩　略　语

缩略语	英文	中文
AIP	autoimmune pancreatitis	自身免疫性胰腺炎
AP	acute pancreatitis	急性胰腺炎
CEUS	contrast-enhanced ultrasonography	超声造影
CP	chronic pancreatitis	慢性胰腺炎
ERCP	endoscopic retrograde cholangio pancreatography	经内镜逆行性胰胆管造影术
EUS	endoscopic ultrasound	内镜超声
FNA	fine needle aspiration	细针穿刺活检
IPMNs	intraductal papillary mucinous neoplasms	导管内乳头状黏液性肿瘤
LEC	lymphoepithelial cysts	淋巴上皮囊肿
MCN	mucinous cystic neoplasm	黏液性囊性肿瘤
MRCP	magnetic resonance cholangiopancreatography	磁共振胰胆管成像
MT	malignant tumor	恶性肿瘤
NEN	neuroendocrine neoplasms	神经内分泌肿瘤
PA	pancreatic abscess	胰腺脓肿
PACC	pancreatic acinar cell carcinoma	胰腺腺泡细胞癌
PCN	pancreatic cystic neoplasm	胰腺囊性肿瘤
PDAC	pancreatic ductal adenocarcinoma	胰腺导管腺癌
PET	position emission computed tomography	正电子发射型计算机断层显像
PPC	pancreatic pseudocyst	胰腺假性囊肿
PTCD	percutaneous transhepatic cholangial drainage	经皮肝胆管穿刺置管引流术
SCN	serous cystic neoplasm	浆液性囊性肿瘤
SPN	solid pseudopapillary neoplasm	胰腺实性-假乳头瘤
SWE	shear wave elastography	剪切波弹性成像

胰腺占位的超声鉴别诊断

疾病	性别与年龄	好发部位	病灶超声特征	胰管	胆管	恶变与转移
胰腺癌	老年男性	胰头	实性低回声病灶,形态不规则,边界不清,常侵犯周围组织血管,乏血供	病灶段胰管多受压变窄,远端胰管常扩张	胰头癌常压迫胆总管引起上方胆管扩张	晚期常发生淋巴结及远处如肝脏转移
肿块型胰腺炎	中年男性	胰头	呈低回声,可均匀或不均匀,后方无衰减,可探及血流	常伴胰管扩张、结石	可压迫胆总管引起上方胆管扩张	无
AIP	中老年男性	胰头	胰腺呈结节状、节段性或弥漫性增厚,被膜不光整,可探及血流信号	胰管狭窄,部分可节段性扩张	可压迫胆总管引起上方胆管扩张	无
SC	老年女性	胰体胰尾	单房或多房囊性肿块,囊壁及囊内分隔薄而光滑,囊内透声佳,乏血供	一般不伴有胰管扩张	一般不伴有胆管扩张	恶变率极低
MCN	围绝经期女性	胰体胰尾	单房或多房囊性肿块,囊腔大而少,部分囊内透声差,囊壁及囊内分隔厚薄不均,可伴有附壁结节	一般不伴有胰管扩张	一般不伴有胆管扩张	MCN 伴浸润癌,晚期可伴有肝转移或腹腔内播散
IPMNs	中老年男性	胰头	胰管明显扩张,或呈单房或多房囊性肿块,伴附壁结节,病灶与胰管相通	胰管扩张	黏液阻塞 Vater 壶腹常发生胆管扩张	IPMNs 伴浸润癌,晚期可伴有远处转移
SPN	青年女性	胰尾胰头	病灶多较规则,境界较清,常发生出血、坏死囊性变,可分为实性、囊性、混合型	罕见扩张	罕见扩张	低度恶性,少数发生远处如肝转移
NENs	中老年女性略多	胰头胰尾	实性低回声病灶,形态规则,边界清晰,血供丰富	一般不伴有胰管扩张,少数胰管轻度扩张	一般不伴有胆管扩张	可发生肝转移,更多见于 G2、G3 级病例

续表

疾病	性别与年龄	好发部位	病灶超声特征	胰管	胆管	恶变与转移
假性囊肿	男性	胰尾	多为单房囊性包块，伴感染或出血时透声差，可伴分隔，囊壁较厚，可见乳头状突起，无血流信号	继发于慢性胰腺炎者常有胰管扩张、结石	囊肿可能压迫胆总管引起上方胆管扩张	无

AIP：自身免疫性胰腺炎；SC：浆液性囊腺瘤；MCN：黏液性囊性肿瘤；IPMNs：导管内乳头状黏液性肿瘤；SPN：实性-假乳头瘤；NENs：神经内分泌肿瘤。

第 5 版 WHO 胰腺肿瘤分类

良性上皮性肿瘤与癌前病变

8441/0	浆液性囊腺瘤 NOS
	巨囊（寡囊）型浆液性囊腺瘤
	实性浆液性囊腺瘤
	von Hippel-Lindau 综合征相关性浆液性囊性肿瘤
	混合性浆液性-神经内分泌肿瘤
8441/3	浆液性囊腺癌 NOS
8148/0	腺体上皮内瘤变,低级别
8148/2	腺体上皮内瘤变,高级别
8453/0	导管内乳头状黏液性肿瘤伴低级别异型增生
8453/2	导管内乳头状黏液性肿瘤伴高级别异型增生
8453/3	导管内乳头状黏液性肿瘤伴相关性浸润性癌
8455/2*	导管内嗜酸性乳头状肿瘤 NOS
8455/3*	导管内嗜酸性乳头状肿瘤伴相关性浸润性癌
8503/2	导管内管状乳头状肿瘤
8503/3	导管内管状乳头状肿瘤伴相关性浸润性癌
8470/0	黏液性囊性肿瘤伴低级别异型增生
8470/2	黏液性囊性肿瘤伴高级别异型增生
8470/3	黏液性囊性肿瘤伴相关性浸润性癌

恶性上皮性肿瘤

8500/3	导管腺癌 NOS
8480/3	胶样癌
8490/3	低黏附性癌
8490/3	印戒细胞癌
8510/3	髓样癌 NOS
8560/3	腺鳞癌
8576/3	肝样癌
8014/3	大细胞癌伴横纹肌样表型
8020/3	未分化癌 NOS
8035/3	未分化癌伴破骨样巨细胞
8550/3	腺泡细胞癌
8551/3	腺泡细胞囊腺癌
8154/3	混合性腺泡细胞-神经内分泌癌
8154/3	混合性腺泡细胞-内分泌-导管癌
8552/3	混合性腺泡细胞-导管癌
8971/3	胰腺母细胞瘤
8452/3	胰腺实性-假乳头瘤
	实性-假乳头瘤伴高级别癌

胰腺神经内分泌肿瘤

8150/0	胰腺神经内分泌微腺瘤
8240/3	神经内分泌瘤 NOS
8240/3	神经内分泌瘤, G1
8249/3	神经内分泌瘤, G2
8249/3	神经内分泌瘤, G3
8150/3	胰腺神经内分泌瘤, 非功能性
	嗜酸性神经内分泌瘤, 胰腺非功能性
	多形性神经内分泌瘤, 胰腺非功能性
	透明细胞神经内分泌瘤, 胰腺非功能性
	囊性神经内分泌瘤, 胰腺非功能性

功能性胰腺神经内分泌肿瘤

8151/3*	胰岛素瘤
8153/3*	胃泌素瘤
8155/3*	VIP 瘤
8152/3*	胰高血糖素瘤
8156/3	生长抑素瘤
8158/3	ACTH 产生性肿瘤
8241/3	肠嗜铬细胞类癌
8241/3	5-羟色胺产生性肿瘤
8246/3	神经内分泌癌 NOS
8013/3	大细胞神经内分泌癌
8041/3	小细胞神经内分泌癌
8154/3	混合性神经内分泌-非神经内分泌肿瘤
8154/3	混合性腺泡细胞癌-内分泌癌
8154/3	混合性腺泡细胞癌-神经内分泌癌
8154/3	混合性腺泡细胞癌-神经内分泌癌-导管癌

注:①胰腺肿瘤的分类是基于分化细胞(导管、腺泡、神经内分泌或其他),以及大体形态(实性、囊性或导管内)。

②形态学编码来自肿瘤学国际疾病分类(ICD-O-3.2)。

③生物学行为编码:0 代表良性,1 代表不确定、交界性或生物学行为未定,2 代表原位癌/上皮内瘤变Ⅲ级,3 代表恶性。

* 代表临时 ICD-O 编码,由 IARC/WHO 委员会编码批准。

NOS:非特殊类型(not otherwise specified)。

胰腺疾病常用实验室检查

一、血液淀粉酶

（一）参考值

35~135U/L。

（二）临床意义

1. 急性胰腺炎血液淀粉酶于发病 6~12 小时开始升高，12~72 小时达到峰值，3~5 天恢复正常。淀粉酶值越高诊断准确性越大，但升高幅度与疾病严重程度不成正比。

2. 慢性胰腺炎急性发作、胰胆管阻塞、胰腺癌早期、消化道穿孔或术后等都可以引起血液淀粉酶升高。

二、脂肪酶

（一）参考值

1. 比色法　<79U/L。

2. 滴度法　<1 500U/L。

（二）临床意义

1. 急性胰腺炎发病后 4~8 小时开始升高，24 小时达到高峰，可持续 10~15 天，并且测值升高水平与炎症平行，诊断特异性更高。

2. 慢性胰腺炎升高幅度较急性胰腺炎低。

3. 脂肪酶升高亦见于消化道穿孔、肠梗阻、急性胆囊炎等疾病。

三、血清胆红素

（一）参考值

1. 总胆红素（TBIL）　3.4~17.1μmol/L。

2. 结合胆红素（DBIL）　0~6.8μmol/L。

3. 非结合胆红素（IBIL）　1.7~10.2μmol/L。

（二）临床意义

1. 血清总胆红素升高，但<34.2μmol/L 时为隐性黄疸，34.2~171μmol/L 为轻度黄疸，171~342μmol/L 为中度黄疸，>342μmol/L 为重度黄疸。

2. 溶血性黄疸时，TBIL 常<85.5μmol/L，肝细胞黄疸为 17.1~171μmol/L，不完全性梗阻性黄疸为 171~265μmol/L，完全性梗阻性黄疸常>342μmol/L。

3. 梗阻性黄疸主要表现为 TBIL 和 DBIL 升高。

四、转氨酶

（一）参考值

1. 谷丙转氨酶（ALT）　5~40U/L（速率法）。

2. 谷草转氨酶（AST）　8~40U/L（速率法）。

（二）临床意义

1. 主要见于肝炎、肝硬化、肝癌等疾病。

2. 肝内外胆汁淤积时，转氨酶活性通常为正常或轻度上升。

3. 转氨酶升高亦见于心肌梗死、骨骼肌疾病等。

五、碱性磷酸酶

（一）参考值

男性　45~125U/L。

女性　30~100U/L（20~49 岁），50~135U/L（50~79 岁）。

（二）临床意义

1. 各种肝内外胆管梗阻性疾病，如胰头癌、胆道结石，碱性磷酸酶（ALP）明显升高，且与血清胆红素升高相平行。

2. ALP 升高亦见于骨骼疾病、营养不良、严重贫血等疾病。

六、γ-谷氨酰转移酶

（一）参考值

男性　11~50U/L。

女性　7~32U/L。

（二）临床意义

1. 胆道梗阻性疾病,如原发性胆汁性肝硬化、肝癌,γ-谷氨酰转肽酶(GGT)明显升高。

2. 胰腺炎、胰腺肿瘤可轻度升高。

3. GGT 升高还见于病毒性肝炎、脂肪肝等疾病。

七、空腹血糖

（一）参考值

3.9~6.1mmol/L。

（二）临床意义

1. 空腹血糖 GLU 增高超过 7.0mmol/L 为高血糖症。

2. 餐后 1~2 小时、剧烈运动等情况出现血糖生理性升高。

3. 糖尿病、胰高血糖素瘤、坏死性胰腺炎、胰腺癌等出现病理性血糖升高。

4. GLU 低于 3.9mmol/L 为血糖减低,低于 2.8mmol/L 为低血糖症。

5. 胰岛素瘤、生长激素缺乏等疾病出现血糖病理性减低。

八、肿瘤标志物

（一）癌胚抗原

1. 参考值　<5μg/L。

2. 临床意义　癌胚抗原 CEA 是一种广谱性肿瘤标志物,脏器特异性低。

（1）升高主要见于胰腺癌、结肠癌、直肠癌、胃癌等患者。

（2）胰腺炎、结肠炎、肝脏疾病等也可出现 CEA 轻度升高。

（二）糖链抗原 199

1. 参考值　<37U/L。

2. 临床意义

（1）糖链抗原 199(CA199)是胰腺癌的首选肿瘤标志物,但部分胰腺癌患者血清浓度不高。

（2）急性胰腺炎、胆汁淤积、急性肝炎等,CA199 也可出现不同程度升高。

（3）胆囊癌、胆管癌的阳性率约为 85%,胃癌、结肠癌等亦出现升高。

（4）连续检测对疾病进展、预后评估等有参考价值。

（三）癌抗原 125

1. 参考值　<35U/L。

2. 临床意义

（1）CA125 升高对卵巢癌有较高的诊断价值。

（2）宫颈癌、乳腺癌、胰腺癌、胆管癌等也有一定阳性反应。

（3）部分妇科良性肿瘤也会明显升高。

（四）甲胎蛋白

1. 参考值　<25μg/L。

2. 临床意义

（1）甲胎蛋白 AFP 升高主要见于原发性肝癌。

（2）生殖腺胚胎肿瘤、胰腺癌、胃癌也可出现 AFP 升高。

（3）病毒性肝炎、肝硬化时有不同程度升高。

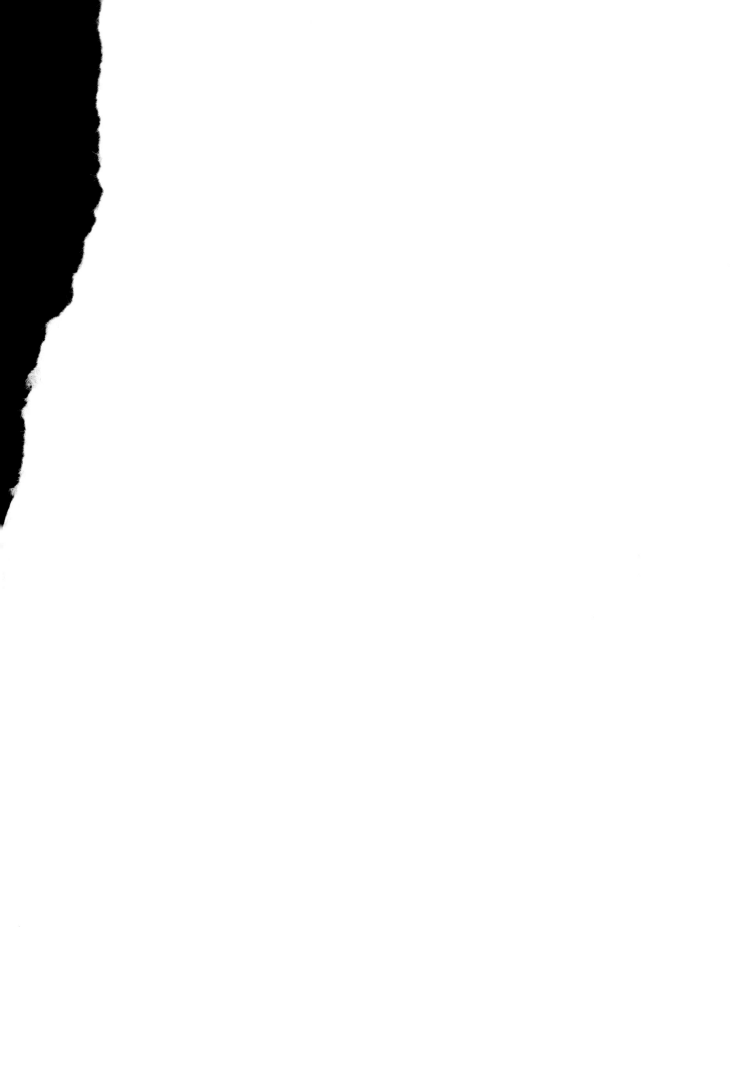